NETTER'S NEUROSCIENCE COLORING BOOK

奈特
神经科学涂色书

［美］ David L. Felten
［美］ Mary Summo Maida 编著
武胜昔　王亚周 主译

山东科学技术出版社
·济南·

图书在版编目（CIP）数据

奈特神经科学涂色书 /（美）大卫 L. 菲尔顿（David L. Felten），（美）玛丽·苏莫·梅达（Mary Summo Maida）编著；武胜昔，王亚周主译 .—济南：山东科学技术出版社，2022.1

ISBN 978-7-5723-1083-6

Ⅰ . ①奈… Ⅱ . ①大… ②玛… ③武… ④王… Ⅲ . ①神经科学 - 图谱 Ⅳ . ① R74-64

中国版本图书馆 CIP 数据核字（2021）第 229985 号

奈特神经科学涂色书

NAITE SHENJING KEXUE TUSESHU

责任编辑：冯 悦
装帧设计：李晨溪

主管单位：山东出版传媒股份有限公司
出 版 者：山东科学技术出版社
地址：济南市市中区英雄山路 189 号
邮编：250002 电话：（0531）82098088
网址：www.lkj.com.cn
电子邮件：sdkj@sdcbcm.com
发 行 者：山东科学技术出版社
地址：济南市市中区英雄山路 189 号
邮编：250002 电话：（0531）82098071
印 刷 者：山东省东营市新华印刷厂
地址：山东省东营市华泰工业园
邮编：257335 电话：（0546）6441693

规格：16 开（184 mm × 260 mm）
印张：20 **字数：**330 千
版次：2022 年 1 月第 1 版 2022 年 1 月第 1 次印刷
定价：98.00 元

ELSEVIER

Elsevier (Singapore) Pte Ltd.
3 Killiney Road, #08-01 Winsland House I, Singapore 239519
Tel: (65) 6349-0200; Fax: (65) 6733-1817

Netter's Neuroscience Coloring Book, 1E

ISBN: 978-0-323-50959-6

This Translation of Netter's Neuroscience Coloring Book, 1E by David L. Felten and Mary Summo Maida was undertaken by Shandong Science and Technology Press Co., Ltd and is published by arrangement with Elsevier (Singapore) Pte Ltd.

Netter's Neuroscience Coloring Book, 1E by David L. Felten and Mary Summo Maida 由山东科学技术出版社进行翻译，并根据山东科学技术出版社与爱思唯尔（新加坡）私人有限公司的协议约定出版。

奈特神经科学涂色书（第 1 版）（武胜昔　王亚周　主译）

ISBN：978-7-5723-1083-6

注　意

本译本由 Elsevier (Singapore) Pte Ltd. 和山东科学技术出版社完成。相关从业及研究人员必须凭借其自身经验和知识对文中描述的信息数据、方法策略、搭配组合、实验操作进行评估和使用。由于医学科学发展迅速，临床诊断和给药剂量尤其需要经过独立验证。在法律允许的最大范围内，爱思唯尔、译文的原文作者、原文编辑及原文内容提供者均不对译文或因产品责任、疏忽或其他操作造成的人身及（或）财产伤害及（或）损失承担责任，亦不对由于使用文中提到的方法、产品、说明或思想而导致的人身及（或）财产伤害及（或）损失承担责任。

编著

David L. Felten, MD, PhD

Associate Dean of Clinical Sciences

Professor of Neuroscience

University of Medicine and Health Sciences

New York, New York

Mary Summo Maida, PhD

Adjunct Professor of Neurobiology and Anatomy

University of Rochester School of Medicine

Rochester, New York

绘图

Art based on the works of the Frank H. Netter, MD collection

www.netterimages.com

Modified for coloring by Dragonfly Media Group

主译

武胜昔　王亚周

译者（按姓氏笔画排序）

王　菲　王　曦　王文挺　王梦梦　邝　芳　刘　玲

祁楚楚　张　坤　陈　晶　武明媚　罗　层　徐　晖

高　方　郭保霖　黄　静　解柔刚　蔡国洪　薛　茜

注：译者单位均为空军军医大学

献　词

纪念我的母亲，Jane E. Felten（1915—1989）

我的母亲 8 岁时因小儿麻痹症瘫痪，一生经历了巨大的医疗挑战。她的家庭和朋友给予了她巨大的支持，她的信仰和对知识的追求让她获得了极大的快乐。

她生活中的幸福和成功，她不可思议的毅力，以及不屈不挠的精神激发了我一生研究神经系统如何运作，神经系统疾病如何发生，个人的决心和积极、感恩的态度如何极大地影响生活质量的兴趣。

母亲还培养了我早期用彩色铅笔绘图和使用记忆卡的兴趣，这种兴趣在我从事奈特图集工作后得以延续。

纪念我的父亲，Harold D. Felten（1916—2016）

我的父亲是一位正直、善良、有深度并且真正遵从自己内心生活的人。他一生都在给予他的妻子爱与照护，从未抱怨。尽管他的家庭责任阻碍了他接受大学教育，但他强烈地支持和鼓励我的学术追求。他睿智的建议和杰出的个人榜样鼓舞着我，指引我应对困难的挑战。

我的父亲在他百岁生日的前 10 天去世了，走完他温暖纯良的一生。

David L. Felten

致我的父母，Anthony Summo 和 Mary Summo 博士

我最好的礼物就是叫你们爸爸、妈妈。更让我感到荣幸的是，我一直都知道，家是一个永远幸福的地方，在需要的时候被爱、被重视、被约束、被拥有。

谢谢你们教会我发现自己的兴趣，无论是科学、医学、音乐、美术还是社区服务，令我跳出传统思维的束缚。

我感谢你们，爱你们，因为你们是最好的父母。

Mary Summo Maida

致　谢

几十年来，Frank Netter 博士丰富而精美的艺术作品为医生和医学专业人员认识解剖学、生理学提供了非常直观的依据。一代又一代的医生和医学专业人员 “从大师那里学习”，并通过他们自己的知识和临床的经验，继承并将 Netter 博士的作品推向前进。Netter 博士的艺术作品独树一帜、无与伦比。几十年来，Netter 系列神经科学作品已经成为医学专业人员和神经科学专业学生使用的经典书籍。我非常荣幸能够为《奈特神经科学图谱》的第一版、第二版和第三版创作图书框架，并更新部分内容，该图谱中的部分内容被改编成这本涂色书。能够有机会为下一代医生和医学专业人员做出持久的贡献是我们的最高荣誉。

感谢杰出的艺术家和医学插画家 James Perkins，感谢他在《奈特神经科学图谱（第 3 版）》中呈现的清晰、精美且富有创造性的作品。本涂色书使用了他的部分黑白插画。我们还要感谢为这本涂色书创作黑白插画的艺术家 Rob Duckwell，以及感谢 Jeryl Varughese 和 Blessy Varughese，她们创作了“复习题”部分的涂色插画，并指出了其中需要特别注意的地方。

特别感谢 Elsevier 临床医学部的杰出编辑：高级内容开发编辑 Marybeth Thiel 和高级内容策划编辑 Elyse O’Grady。他们在本书的出版中提供了积极的帮助和指导，避免我在该书中引入任何不合适的内容，同时帮助我扩充新版块，比如扩充了针对皮质分区、脑室周围器官以及临床情况的讨论。十多年来，我与他们的合作一直很愉快。也要感谢高级项目经理 Amanda Mincher 对本书的贡献。

David L. Felten

作者简介

DAVID L. FELTEN, MD, PhD

David L.Felten 博士现任纽约医学与健康科学大学临床医学院副院长兼神经科学教授。曾任密歇根州罗亚尔奥克市威廉·博蒙特卫生系统医学研究所副所长；奥克兰大学威廉·博蒙特医学院创始人之一，并在医学院担任负责研究工作的副院长；新泽西州南奥兰治西顿霍尔大学研究生医学教育学院院长；苏珊·萨缪利综合医学中心创始执行主任；加州大学欧文医学院解剖学和神经生物学教授；洛马琳达医学院神经免疫学中心创始主任；纽约罗切斯特大学医学院神经生物学系主任。他获得了麻省理工学院理学学士学位和宾夕法尼亚大学医学院的医学博士学位。Felten 博士对淋巴器官中免疫细胞的自主神经支配和神经免疫信号进行了开创性的研究，为精神神经免疫学和整合医学多方面的机制研究奠定了基础。

Felten 博士获得了许多荣誉和奖项，包括著名的 John D. and Catherine T. MacArthur 基金会奖，两项同时颁发的 NIH（美国国立心理卫生研究院和国家老龄研究所）功勋奖，Alfred P. Sloan 基金会奖，Andrew W. Mellon 基金会奖，Robert Wood Johnson 高级教学奖，Norman Cousins 心身医学奖，世界中医基金会一体化桥梁奖及众多教学奖。

Felten 博士与罗切斯特大学医学院的 Robert Ader 博士、Nicholas Cohen 博士共同撰写了神经—免疫领域的权威专著 *Psychoneuroimmunology*（2001 年，第 3 版），并共同创办了该领域的主要期刊 *Brain, Behavior and Immunity*。其撰写了 210 多篇同行评议的期刊论文和综述，其中许多是关于神经系统和免疫系统之间的联系。其作品曾在 Bill Moyer 的 PBS 系列发表；他的著作 *Healing and the Mind*，在 *20/20 Magazine* 以及其他媒体上发表。他曾在全美医学考试委员会任职 10 多年，并担任美国医学职业资格考试神经科学委员会主席，还担任两家生物技术公司 RxMM Health 和 Clerisy Corporation 的非执行董事。

Felten 博士是《奈特神经科学图谱（第 3 版）》和《奈特神经科学闪卡（第 3 版）》的作者之一，其他两位作者是 M. Kerry O'Banion 博士和 Mary S. Maida 博士。

MARY SUMMO MAIDA, PhD.

Mary Summo Maida 是微生物学、金融学和运营管理方面的学士，神经生物学和解剖学硕士以及分子神经科学博士，其硕士和博士学位是在纽约罗切斯特大学医学院获得的。在回到医学院之前，Maida 博士曾担任一家私人咨询公司的首席财务官，该公司亦参与美国各地购物中心和其他商业地产的开发。

在彻底享受了自己最重要的角色——全职妈妈、儿子团队的体育教练、学校及社区的志愿者之后，她最小的儿子进入大学二年级，Maida 博士回到罗切斯特大学医学院继续完成其医学研究学位。最初的研究集中在帕金森病和神经免疫学方面。在完成核心内容之后，Maida 博士在 M. Kerry O'Banion 博士的实验室集中精力研究分子神经科学。Kerry O'Banion 博士开创性地研究并发现了 Cox-2 在介导炎症性疾病中的作用。Maida 博士的研究主要集中在神经炎症相关疾病上，包括阿尔兹海默病、肌萎缩侧索硬化症（ALS）、辐射暴露和慢性精神疾病。Maida 博士亦是许多研究生和医学生的高级顾问和教学教授，这也是她持续不断的学术生涯的一部分。

在完成博士后研究时，Maida 博士对新兴的科技转化领域特别感兴趣。基于其在科学、医学和商业方面的背景，Maida 博士创立了 Medingen 公司，这是一个企业孵化器，从概念的提出到商业化的准备等各个阶段帮助医疗保健产品的发明者，其目标是获得专利授权或实现产品的全面生产。作为 Medingen 公司的首席执行官，她开发了一种独特的鼻内给药装置，该装置由 DeWitt 博士和 Patsy Reed 博士发明，他们也是经皮尼古丁贴片给药系统的发明者。

2006 年，Maida 博士成立了第二家公司，Clerisy 公司，专门推动鼻内给药装置上市，针对该装置完成研究和开发，获得国际专利和 FDA 授权，并进行市场测试。2013 年该产品以非处方应用设备进入市场。2017 年 Maida 博士将公司卖给一家私人控股的澳大利亚公司，但她仍是其美国子公司的董事。

Maida 博士目前的学术任职包括：罗切斯特大学医学与牙科学院兼职教授、医学与健康科学大学客座教授、罗切斯特大学西蒙商学院兼职教授。

Maida 博士曾获得多个学科的荣誉和奖项，其中包括伊克塞尔希尔学院的杰出校友奖、纽约州杰出大厅奖、终身学习奖、罗切斯特卓越成就奖等。

Maida 博士与丈夫 David Felten 博士及其成年儿子居住在纽约州北部的五指湖区。她爱好广泛，喜欢运动、喜剧、阅读、合唱、弹钢琴、低音吉他、划船，钓鱼是她的最爱。她很少错过参加有趣的社交活动的机会，并继续在门罗和安大略省的非营利委员会任职。

绘图者简介

Frank H. Netter, MD

Netter（奈特）博士 1906 年生于纽约，在进入纽约大学医学院之前，他在艺术学生联盟和国家设计学院学习艺术课程，于 1931 年获得医学博士学位。在学生时代，Netter 笔记本上的绘图就吸引了老师和医学界的注意，并受聘为一些论文和著作绘制插图，他因此获得额外收入。1933 年 Netter 成为外科医生之后，继续将绘画作为其副业，并最终放弃了医生的职业，全身心地投入医学插画创作中。第二次世界大战期间，Netter 博士在美国军队服役，退役后开始与 CIBA 制药公司（现为诺华制药公司）长期合作。这一长达 45 年的合作关系促使其创作了大量宝贵的医学艺术作品，为世界各地的医生和其他医学专业人士所熟知。

2005 年，Elsevier 公司从 Icon Learning Systems 购买了奈特绘图集和相关出版物的版权。目前已出版了超过 50 种 Netter 博士的艺术作品（在美国：www.us.elsevierhealth.com/Netter；美国以外：www.elsevierhealth.com）。

Netter 博士的作品是用插画形象地传授医学知识的典范。由 13 部书组成的《奈特医学图集》仍是有史以来最著名的医学著作之一，收录了 Netter 博士创作的 2 万多幅插画中的绝大多数作品。1989 年首次出版的 *Netter Atlas of Human Anatomy*，现已翻译成 16 种语言，成为全世界医学及相关专业学生首选的解剖学图谱。

人们喜欢 Netter 博士的插画不仅是因为其杰出的美学特质，更重要的是其丰富的学术内涵。正如 Netter 博士在 1949 年写道："阐明主题是绘图的目的和最高目标。无论绘画多么精美，艺术构思和主题表达得多么巧妙，如果不能阐明医学概念，那么其作为医学插画是没什么价值的。" Netter 博士的设计、构想、观点和方式都体现在其作品中，使其作品承载着非凡的学术价值。

杰出的医学工作者和艺术家 Netter 博士逝于 1991 年。

更多奈特相关图集的艺术家作品见 https://www.netterimages.com/artist-frank-h-netter.html

Carlos Machado, MD

Machado 博士被诺华制药选为 Netter 博士的继任者，也是《奈特医学图集》的主要贡献者。

Machado 博士是心脏病学专家，其在医学插画方面自学成才。Machado 博士对 Netter 博士的一些原始作品进行了细致的改进，并创作了很多具有奈特风格的新作品，进而丰富了奈特图集。Machado 博士高超的绘画技能及其对医患关系的敏锐洞察力，造就了他令人难忘的绘画风格。他致力于研究其描绘的每一个主题和对象，这使得他成为当今最杰出的医学插画家之一。

更多该艺术家作品见 https://www.netterimages.com/artist-carlos-a-g-machado.html

James A. Perkins, CMI, FAMI

Perkins 博士是罗切斯特理工学院（RIT）医学插画教授，教授解剖学、数字插画和科学可视化课程，是医学插画认证委员会成员和医学插画协会会员。

Perkins 教授是生物过程可视化领域的专家，他为 40 多种医学教科书绘制插画，特别是在病理学、生理学和分子生物学领域。20 多年来，他一直是 Elsevier 出版的 Robbins 系列病理学丛书的唯一插画作者（包括该系列最著名的 *Robbins and Cotran Pathologic Basis of Disease*）。2001 年以来，他是奈特图集的主要贡献者之一，为《奈特人体生理学图谱》《奈特药理学图谱》以及《奈特神经科学图谱》创作了大量新的作品。

Perkins 教授在康奈尔大学获得生物学和地质学学士学位，并在得克萨斯大学和罗切斯特大学学习脊椎动物古生物学和解剖学。在罗切斯特理工学院获得了医学插画美术硕士学位，之后在医学出版和医学法律物证领域工作多年，最终回到罗切斯特理工学院进行教学工作。

更多该艺术家作品见 https://www.netterimages.com/artist-james-a-perkins.html

前　言

《奈特神经科学涂色书》简介

《奈特神经科学涂色书》中的插图主要以《奈特神经科学图谱（第3版）》中的部分插图为基础，综合了 Frank Netter 博士绘制的其他丰富而精美的插图而成。这些插图包含大脑、脊髓和周围神经等许多区域和系统的关键信息。此外，Jim Perkins 和 John Craig 博士也提供了部分精美的插图，以补充原先的奈特插图。

《奈特神经科学图谱（第3版）》提供了对整个神经系统的全面知识，包括周围神经及其靶组织、中枢神经系统、脑室系统、脑膜、脑血管系统、发育神经科学和神经内分泌调节。该书提供了大量但并非详尽无遗的细节和标注，以便读者能够了解人类神经科学的基础知识，包括通常在医学神经科学课程中涉及的神经系统、解剖学课程中的神经系统以及医学院生理学课程中涉及的神经系统的相关知识。

《奈特神经科学涂色书》的编排类似《奈特神经科学图谱（第3版）》，包括：①神经系统概述；②局部神经科学；③系统神经科学。概述部分高度概括地介绍了神经系统的基本成分和组织结构，是理解局部和系统神经科学细节的必要基础。概述包括关于神经元及其性质的章节，介绍了前脑、脑干和小脑、脊髓、脑膜、脑室系统和脑血管等内容。

局部神经科学部分详细介绍了周围神经系统、脊髓、脑干和小脑以及前脑（间脑和端脑）的结构组成。本书从周围神经开始介绍，继而从尾端向吻端延续。周围神经系统部分包含了周围神经的躯体神经和自主神经支配的具体细节。本书不会把读者留在中枢神经系统（CNS）和周围神经系统（PNS）的分界点上，而是希望读者能够通过大体解剖课程或教科书了解周围神经和自主神经。由于损伤部位的定位诊断往往依赖于对局部结构的理解，掌握这些具体的局部内容对于神经损伤的诊断及其病程进展的理解十分必要，包括中风、肿瘤的局部占位效应，损伤，特定的脱髓鞘病变，炎症反应以及许多其他局部疾病。本书提供了许多临床相关内容，以便帮助读者将血管供应的基础知识与梗死（例如脑干综合征）的临床结局联系起来，这就需要对脑干的解剖和联系有详尽的理解。

系统神经科学部分阐述了感觉系统、运动系统（包括小脑和基底神经节，必须承认它们也参与运动之外的许多其他方面的活动）、自主神经—下丘脑—边缘系统（包括神经内分泌）和更高级的皮质功能。按照反射通路、小脑通路以及丘系通路的顺序，本书详细描述了每一种感觉系统。对于运动系统，我们从下运动神经元开始，然后显示上运动神经元相关的各种系统，之后是小脑和基底神经节。由于小脑和基底神经节通过对上运动神经元系统的调节而发挥其对运动的影响，因此放在这里。对于自主神经—下丘脑—边缘系统，本书从自主神经的节前结构和节后结构开始，然后介绍脑干和下丘脑对自主神经传出的调节，最后是边缘系统和皮质对下丘脑和自主神经传出的调节。系统神经科学是实施和解释神经学检查的基础。我们认为，神经科学专业的学生必须同时了解神经系统的局部和系统组成。如果没有这种双重理解，对神经疾病患者的临床评估将是不完整的。

《奈特神经科学图谱（第3版）》曾获得两个国际奖项，一个是英国医学协会图书奖（神经病学领域高度推荐），另一个是医学插画家协会奖（荣誉奖）。《奈特神经科学涂色书》的编排将有助于读者学习神经系统，而《奈特神经科学图谱（第3版）》将为那些寻求更详细的彩色完整插图信息的读者提供帮助。

如何使用本书

罗切斯特大学医学院的John Hansen博士是《奈特解剖涂色书（第2版）》的作者，在其启发和建议下我们受益颇多。《奈特解剖涂色书》是一本非常受欢迎的工具书，可以使读者亲自动手，主动学习解剖学，使读者在使用彩色铅笔对插图进行描绘的同时，掌握插图所传递的知识和临床应用。《奈特神经科学涂色书》遵循了类似的组织结构。我们选择了139幅插图或成套的插图，按下述三个部分进行编排：①神经系统概述；②局部神经科学；③系统神经科学。

每幅插图包含三个部分：①插图的介绍性信息，包括一些组织要点、关键信息摘要、图表或表格，以及对插图的解剖和生理重要性的阐明；②每幅插图大约有12个结构的涂色说明；③临床意义，包括插图中一个或多个结构在临床中的重要性，一种重要的相关疾病，或基于插图知识所获得的治疗方案的说明。临床注释并不是简单的引述，也不是学术性的神经病学的讨论。其旨在通过提供有用且耐人寻味的信息，显示潜在的解剖学和生理学价值，以便理解人类神经疾病和功能障碍。

每位使用者均可在涂色过程中自由发挥想象力和兴趣。根据编写研究小组的建议，在过少和过多的结构之间需要一个平衡，我们在每幅插图中提供了大约12个结构的涂色说明。目的不是制造混乱，或者制造一些令人费解的类似代谢途径的图表。如果读者看到其他感兴趣的结构，也可以给它们涂上颜色；如果遇到非常小的结构（如树突棘），可以用彩色箭头标注它们，而不是试图给它们着色。对于解剖通路和传导束，可以用显眼的颜色来追踪其路径。在某些情况下，你需要意识到，这本书虽然借助不同颜色的涂色对脑干不同部位（如延髓、脑桥和中脑）进行虚拟的解剖分离，但这些功能单元实际上是横跨整个脑干的（如网状结构、中缝核）。

编著过程中，编者们提出了自己的观点并做出一定的让步。Felten博士喜欢提纲、摘要以及它们涉及的许多细节。Maida博士喜欢结构和流程图，以展示复杂的结构和突起，并使其简洁易懂。我们采纳了责任编辑提供的深思熟虑的指导建议，制作了一本实用且具有欣赏价值的涂色书。对于一些读者来说，他们将通过这本涂色书首次了解神经系统。我们希望你们能看到这个极其复杂的系统的非凡之美和组织结构，这也是所有人类行动和努力的源泉。深入研究神经科学是一项终生的挑战，也是一项非常有意义的追求。我们需要清醒地认识到，即便学识渊博的专家穷其一生对神经系统进行研究，并从事与之相关的教学与临床实践，他对神经系统的理解也仅是沧海一粟。

对于已经接触过神经科学各个方面的医学生或临床专业人员，我们希望本书可以巩固你们对神经系统结构的理解，并且认识到掌握解剖学和生理学知识对于理解其临床重要性是十分必要的。我们希望你们能用自己的创造力来选择感兴趣的内容，超越“给某个结构涂色”的指令，让积极的学习过程引导你们享受认识神经系统的喜悦。

目　录

第一篇　神经系统概述

第二篇 局部神经科学

第三篇 系统神经科学

第一篇　神经系统概述

第一章　神经元及其性质

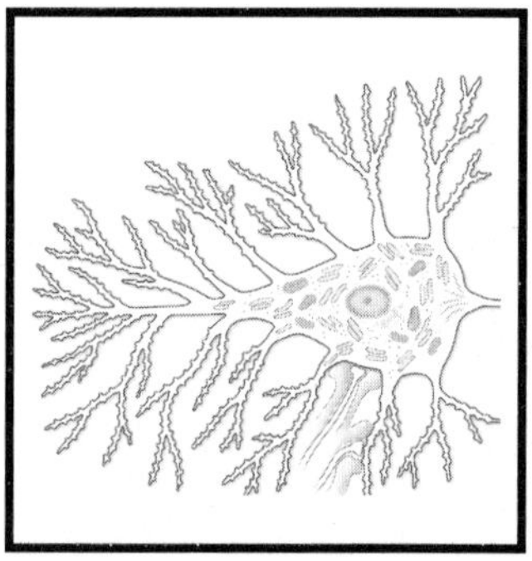
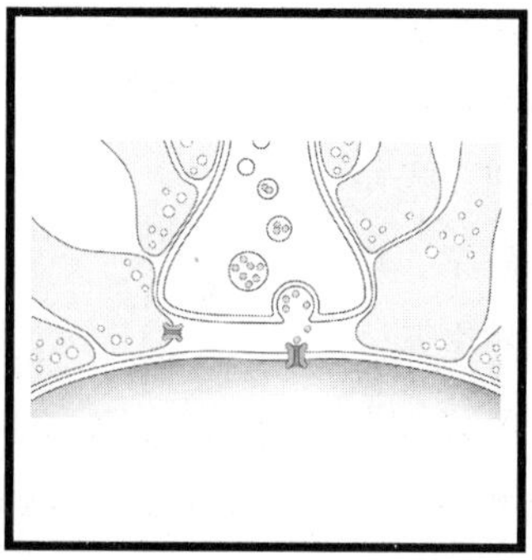
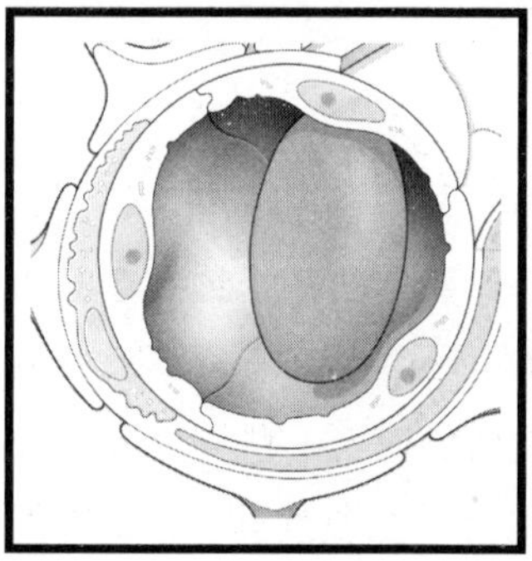
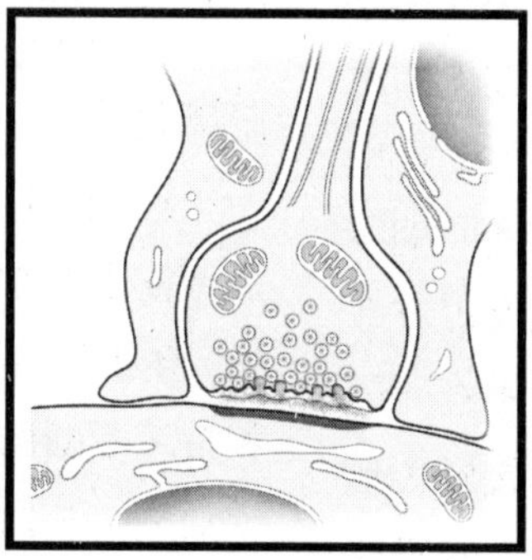

1 神经元结构

神经元是神经系统的解剖、生理及营养单位。每个神经元是一个独立的细胞，与比邻的神经元相分离（神经元学说）。神经元由胞体、树突和轴突（常常只有一个）组成。神经元的胞体中有：含基因组的细胞核，大量用于有氧代谢的线粒体，大量用于蛋白质合成的粗面内质网，沿轴突运输的由高尔基体包装的各类分子，以及其他重要的细胞器。解剖学上的突起，包括轴突和树突，从胞体伸出。树突拥有大量的分支。接收传入神经元轴突终末和递质释放的部位称为树突棘。轴突起始于胞体的轴丘，从其起始段发放全或无的电信息，形成自我加强的动作电位。动作电位通过朗飞结处的重新启动而传播。朗飞结处裸露的轴突富含钠通道。轴突可有非常广泛的分支，与数以万计的靶神经元的胞体（形成轴—体突触）和树突接触（形成轴—树突触，如蓝斑的去甲肾上腺素能神经元），或者仅与少数靶细胞接触（如形成单突触肌肉牵张反射的初级感觉神经元；与肌纤维形成神经肌肉接头的下位运动神经元）。上述结构特点是神经元的一般构成模式。也有例外，如背根神经节和一些颅神经节的初级感觉神经元没有树突；有些神经元无轴突（amacrine 细胞）；有些神经元具有非常广泛的树—树突触网络（如脑干红核的 5- 羟色胺能神经元，脊髓的膈运动神经元）。

请给下列结构涂色，每种结构涂上不同颜色

- □ 1. 树突
- □ 2. 树突棘
- □ 3. 粗面内质网
- □ 4. 线粒体
- □ 5. 细胞核
- □ 6. 核仁
- □ 7. 轴丘
- □ 8. 轴突
- □ 9. 轴突起始段
- □ 10. 胞体
- □ 11. 轴—体突触
- □ 12. 轴—树突触

临床意义

神经元代谢活跃，仅进行有氧代谢，氧糖需求非常高，氧糖消耗比远超过其重量 / 体重比。神经元极少有能量储备，依赖持续不断的氧糖供应。一些神经元会在缺血后（如脑梗死、心肌梗死）5 分钟发生不可逆性功能丧失。如海马 CA1 区神经元对缺血高度敏感，会继发死亡，导致严重的功能障碍，如短期记忆能力丧失，或短期记忆不能转变为长期记忆。

神经元的基因组表达活跃，能根据功能需求表达基因，合成蛋白。局部微环境也影响神经元的基因组。损伤后，神经元的基因组会表达对修复有帮助作用的蛋白。

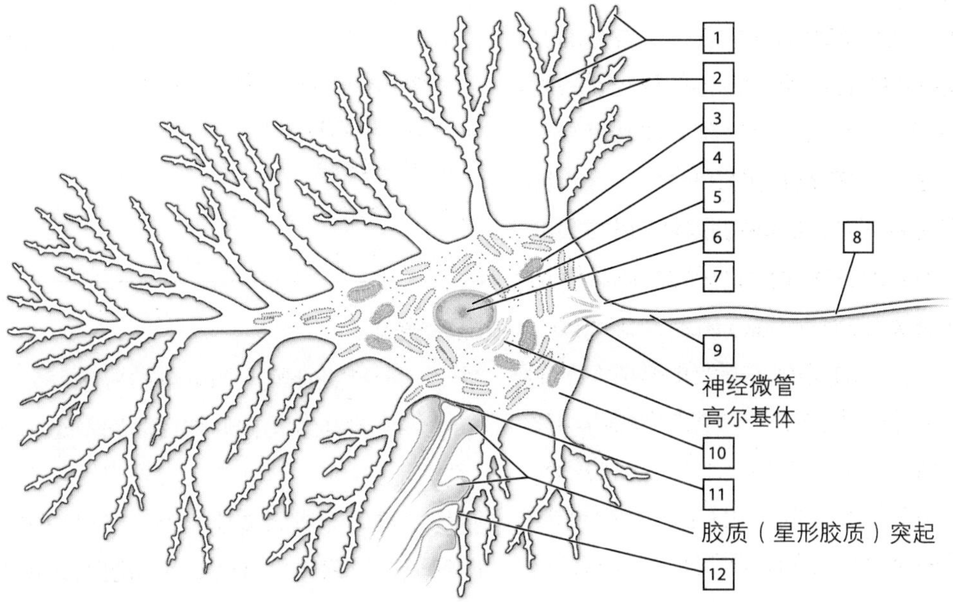

A. 大多级神经元

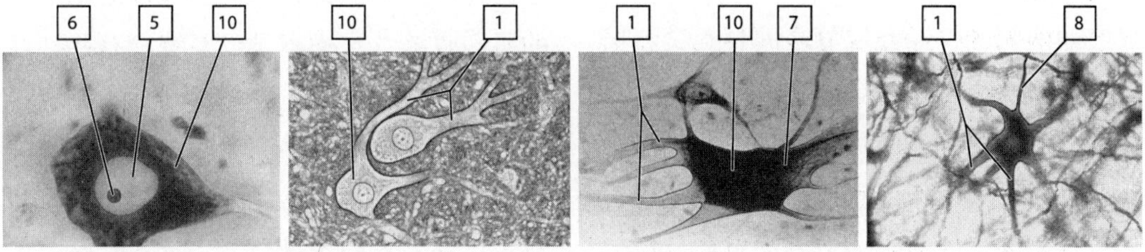

B. 脊髓下运动神经元　C. 浦肯野神经元　D. 脊髓神经元　E. 网状结构神经元

图 1.1　神经元结构

2 突触的类型

突触是一个神经元的一种组成成分（胞体、树突、轴突）与另一单个神经元或更复杂的神经元群的一种或多种组成成分之间信息交流的结构位点。最常见的突触是轴—体突触（即轴突与靶神经元的胞体形成突触）和轴—树突触（即轴突与靶神经元树突或树突棘形成突触）。这些突触的活动通常对靶细胞的胞体或树突膜电位产生很小的去极化或超极化影响，罕见单个突触活动能够引起或阻断动作电位。那些位于轴丘的突触，由于距离动作电位产生的起始区非常近，单个去极化活动或许可以引起轴突发放动作电位。一些轴突与靶细胞的轴突形成突触（轴—轴突触）。这些轴—轴突触抑制靶细胞轴突终末释放递质，从而产生突触前抑制。

有些突触是“交互突触”，从而介导突触两侧的神经元成分之间相互交流信息。串联性突触是单个轴突表面有多个突触前成分，在相邻位置有多处突触囊泡聚集。这种结构可向靶细胞膜释放大量递质，其刺激足以引起一定的突触后反应。有些轴突如去甲肾上腺素能、多巴胺能、5- 羟色胺能轴突会形成含有囊泡的被称为“膨体”（或终扣）的串珠样结构。这种结构有助于向特定区域分泌（旁分泌），而无须精确地靶向接触。在视网膜、小脑、嗅球等处存在由三四个神经元组分之间形成的被称为“突触小球”的复杂突触结构。

请给下列结构涂色，每种结构涂上不同颜色

☐ 1. 轴—体突触或轴—树突触
☐ 2. 树突棘上的轴—树突触
☐ 3. 一个形成轴—树突触的终末上的轴—轴突触
☐ 4. 轴—体和轴—轴的混合型突触
☐ 5. 轴突的膨体
☐ 6. 树—树突触
☐ 7. 交互突触
☐ 8. 串联突触

临床意义

一个特定神经元的突触的构成与分布提供了该神经元如何被控制的信息。在运动肌肉接头，运动神经元轴突终末在肌膜的褶皱处形成胆碱能突触，与单一靶细胞形成广泛联系。通常，运动肌肉接头处的一个动作电位所释放的乙酰胆碱就足以去极化肌膜到阈值，从而引起该运动单元的肌肉收缩。在中枢神经系统，有些神经元（如皮质神经元）在下运动神经元轴丘附近形成突触，刺激下位神经元去极化到达阈值发放动作电位，可确保成功地引起自主运动。在很多情况下，多个突触汇集于一个神经元（如网状结构的神经元）的胞体和树突。这种情况下单个突触的单次递质释放通常不能引起神经元发放动作电位。要使这种神经元的轴突发放动作电位，需要空间总和（同时来自不同部位突触活动的刺激总和），或时间总和（同一部位突触活动的反复刺激）。一些复杂的突触间相互作用，如支配膈肌的下位神经元树突束之间的树—树突触，可共同协调对靶细胞活动的调节。一些调控性的神经递质，如去甲肾上腺素，即使在单个神经元上（如小脑浦肯野细胞），也能够改变其他传入系统的阈值或兴奋性，如兴奋性的谷氨酸传入和抑制性的 γ－氨基丁酸（GABA）传入。

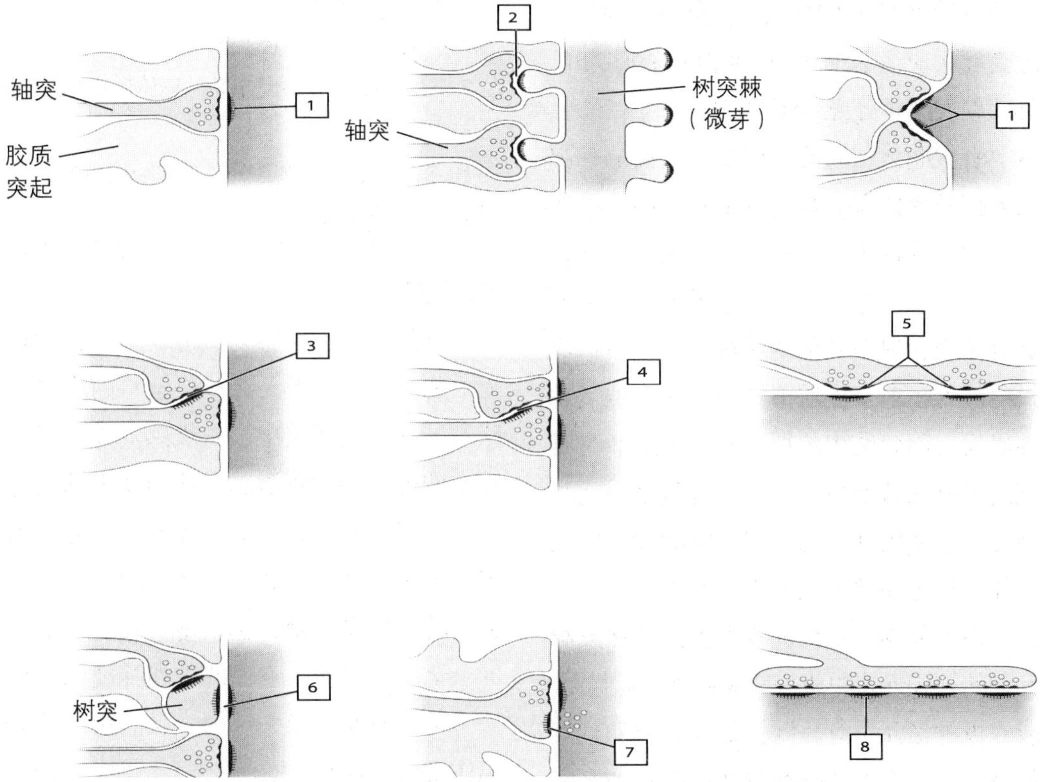

图 1.2　突触的类型

3 神经元的类型

神经元的功能由它的大小、结构、树突野、轴突分支模式共同决定。在中枢神经系统（如**图 1.3**，虚线以下为脊髓，以上为脑），下位神经元胞体大，树突野分布广泛，反映出它接收大量来自脑的上位神经元、中间神经元和感觉神经元的传入。下位运动神经元的轴突通过腹根，特异性地支配相应运动单元的肌纤维。脑干和骶部的副交感神经元、胸腰段的交感神经元，也具有大胞体和广泛的树突。它们的轴突投射到外周的自主神经节细胞。有些神经元，如皮质锥体神经元，具有顶树突和接收广泛传入的基树突，其轴突形成交叉或联合纤维投射至其他皮质神经元，或形成投射纤维投射至皮质下结构，如下位运动神经元。网状结构的神经元和小脑浦肯野细胞具有独特的树突树。还有很多中间神经元是小多极神经元，与特定的大神经元（如下位运动神经元）相互连接。

在外周神经系统，背根神经节和颅神经节的神经元为单极（只有轴突，无树突）或双极神经元（有分别投射向近端和远端的轴突）。它们的轴突将外周感觉神经元的信息传向中枢。自主神经节中的神经元为多极细胞，同时接收节前输入，整合信息调节下游靶器官（如心肌、平滑肌、分泌腺体、代谢细胞和免疫细胞）的活动。

请给下列结构涂色，每种结构涂上不同颜色

- ☐ 1. 双极初级感觉神经元（颅神经节）
- ☐ 2. 单极初级感觉神经元（颅神经节）
- ☐ 3. 施万细胞
- ☐ 4. 单极初级感觉神经元（背根神经节）
- ☐ 5. 中枢神经系统中间神经元
- ☐ 6. 星形胶质细胞
- ☐ 7. 自主神经节神经元（节后）
- ☐ 8. 下运动神经元(脊髓前角的躯体运动神经元)
- ☐ 9. 少突胶质细胞
- ☐ 10. 多极躯体运动神经元（颅神经运动核）
- ☐ 11. 锥体神经元（皮质）

临床意义

神经元可分为感觉、运动与自主神经元。每种神经元都具有相应独特的形态与联系。在感觉系统中，初级感觉神经元将特定的外周感觉刺激忠实地转变为轴突电位，传递至中枢的二级神经元。在运动系统，下运动神经元属于大多极神经元，有大量输入信息汇聚，包括来自皮质、脑干的上运动神经元，脊髓的中间神经元和直接（单突触肌肉牵张反射）及间接（其他躯体反射）的感觉传入。在自主神经元中，中枢神经系统的节前神经元和外周神经系统的节细胞都是大多极神经元，接受广泛的汇聚性输入（如节前神经元接受来自脊髓中间神经元，脑干自主神经中枢，下丘脑及边缘前脑的联系）。

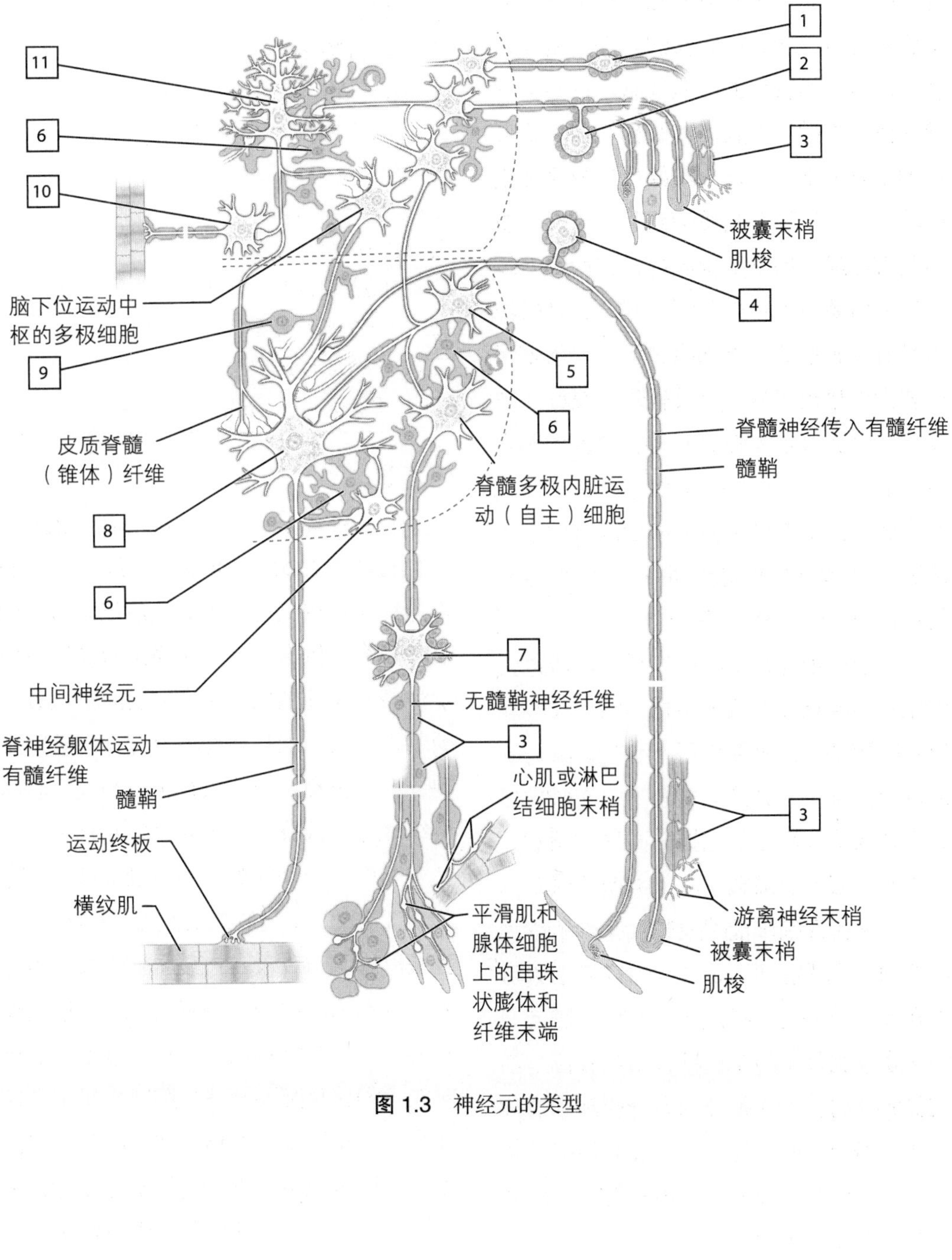
1
2
3
11
6
10
被囊末梢
肌梭
4
脑下位运动中枢的多极细胞
9
5
6
皮质脊髓（锥体）纤维
脊髓神经传入有髓纤维
髓鞘
脊髓多极内脏运动（自主）细胞
8
6
7
中间神经元
无髓鞘神经纤维
3
脊神经躯体运动有髓纤维
髓鞘
心肌或淋巴结细胞末梢
3
运动终板
横纹肌
平滑肌和腺体细胞上的串珠状膨体和纤维末端
游离神经末梢
被囊末梢
肌梭

图 1.3　神经元的类型

4 胶质细胞的类型

中枢神经系统有三种对神经元提供支持的胶质细胞。星形胶质细胞和少突胶质细胞来自神经管，小胶质细胞来自由卵黄囊迁徙而来的特殊的间质细胞。一些解剖学家把灰质的星形胶质细胞称为“原浆型星形胶质细胞”，把白质的星形胶质细胞称为“纤维性星形胶质细胞”。星形胶质细胞为神经元提供结构支持，它们将突触结构（如轴—体突触）隔离开来，并保护神经元膜。星形胶质细胞终足与软膜表面的软膜细胞相接触，形成软膜—胶质细胞屏障，保护整个大脑表面。它们也形成终足向毛细血管内皮细胞提供支持，它们之间形成的紧密连接是血脑屏障的重要组成部分。星形胶质细胞缓冲 K^+，为神经元提供代谢、营养和生长支持。

小胶质细胞是中枢神经系统的清道夫细胞，能够从外周迁入中枢。它们在吞噬组织残片中发挥重要作用，引起和参与脑内的炎症反应，分泌细胞因子，在脑内发挥重要的免疫功能，如抗原呈递和识别。一些血管周围的细胞也发挥类似的作用。

少突胶质细胞的主要作用是为中枢神经的轴突形成髓鞘。每个少突胶质细胞可以在多个轴突表面形成单一节段的髓鞘。室管膜细胞位于脑室内壁，将脑脊液与细胞外液分离。一些特殊的室管膜细胞被称为伸长细胞，能够通过其长突起摄取脑脊液中的物质，并释放到脑内特定部位以影响中枢神经系统的神经元。

请给下列结构涂色，每种结构涂上不同颜色

- □ 1. 神经元
- □ 2. 室管膜细胞
- □ 3. 伸长细胞
- □ 4. 小胶质细胞
- □ 5. 轴突
- □ 6. 少突胶质细胞
- □ 7. 轴—体突触
- □ 8. 血管周围细胞（周细胞）
- □ 9. 星形胶质细胞终足
- □ 10. 星形胶质细胞
- □ 11. 软脑膜

临床意义

中枢神经系统中，胶质细胞的数量大约是神经元总数的 10 倍。星形胶质细胞为神经元提供支持。少突胶质细胞包绕轴突为轴突提供保护。小胶质细胞定居在中枢神经系统的脑实质中，需要时可以浸入脑组织。它们能够转变为反应性小胶质细胞，启动免疫反应，执行免疫功能，吞噬组织碎片，释放反应性的离子和分子。

胶质细胞是脑肿瘤的主要来源。星形胶质细胞瘤，少突胶质细胞瘤，室管膜瘤，胶质母细胞瘤以及其他胶质细胞瘤侵袭性强，对周围的神经元具有破坏性，形成组织占位，最终导致患者死亡。很多胶质瘤对放疗和化疗都不敏感。脑膜瘤属于良性肿瘤，常见于膜型结构，如大脑镰。它们虽然可以造成组织占位，但不是恶性，不具侵袭性。可通过外科手术成功切除。

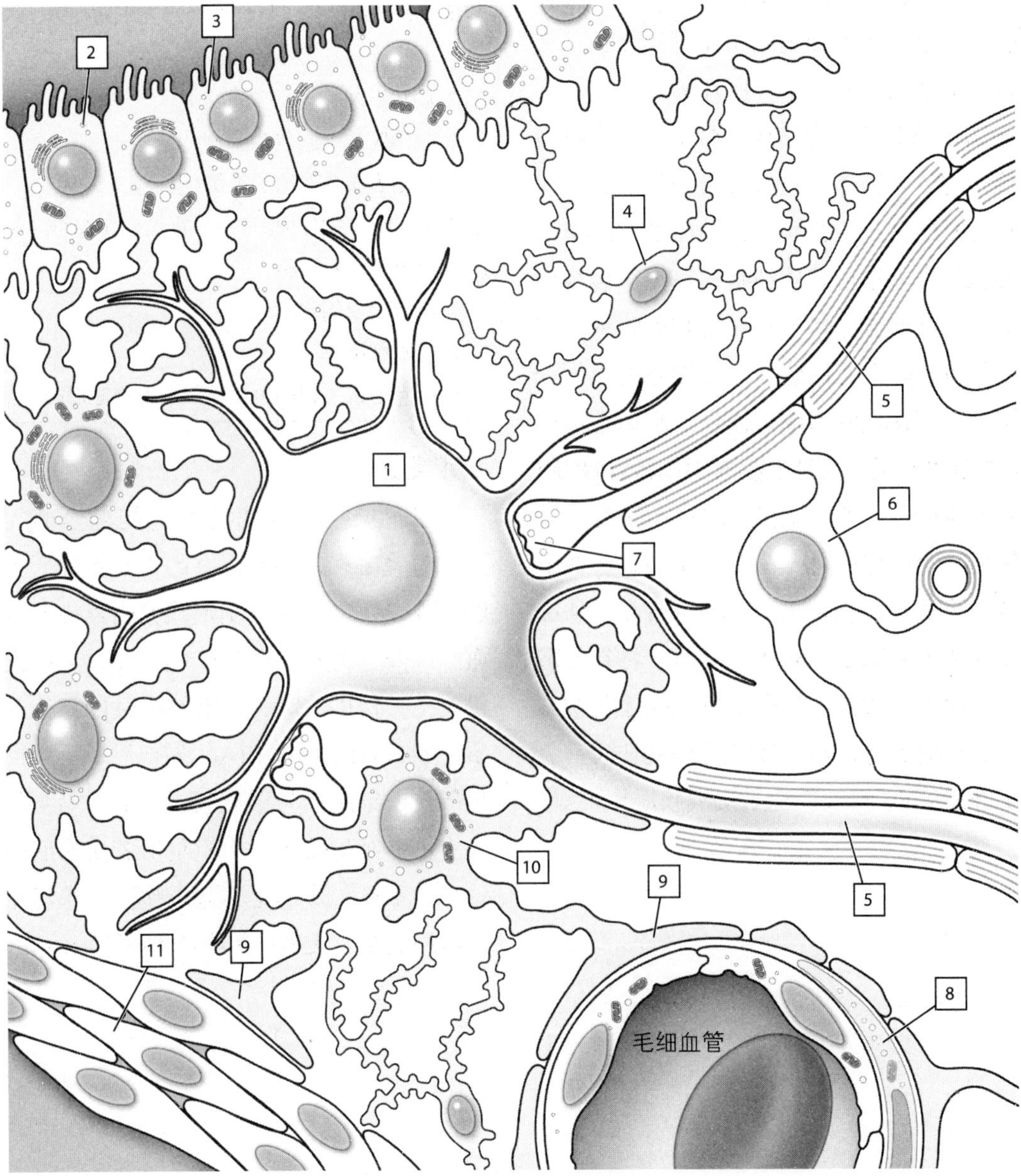

图 1.4 胶质细胞的类型

5 星形胶质细胞的生物学特性

星形胶质细胞数量众多，在三维立体层面，星形胶质细胞之间无相互交叉。大量的簇状突起充满了其所在的所有空间。相邻星形胶质细胞突起之间形成缝隙连接，构成合胞体。星形胶质细胞的突起非常有效地包绕着突触，将轴突及其终末的突触分开。星形胶质细胞的终足突包绕动脉和毛细血管，参与形成血脑屏障，其末端与血管平滑肌细胞、内皮细胞相接触，调节紧密连接的形成，并通过水通道蛋白4调节水转运。终足也释放生物活性物质，如谷氨酸、ATP、腺苷。这些物质有时被称为“胶质递质”。星形胶质细胞还调节离子平衡（如摄取 K^+，缓冲 pH），从突触间隙重摄取谷氨酸和 GABA，将谷氨酸转化为谷氨酰胺。星形胶质细胞还提供其他的代谢支持，如给神经元提供乳酸，分泌神经生长因子，损伤后形成胶质瘢痕等。

请给下列结构涂色，每种结构涂上不同颜色

- □ 1. 非重叠性三维多面体结构
- □ 2. 簇状突起（填充空间的）
- □ 3. 星形胶质细胞包绕突触
- □ 4. 钾通道聚集和离子平衡位点
- □ 5. 星形胶质细胞重摄取谷氨酸和 GABA 的位点
- □ 6. 血管平滑肌细胞
- □ 7. 星形胶质细胞终足突
- □ 8. 内皮细胞
- □ 9. 缝隙连接（相邻星形胶质细胞突起之间）

临床意义

星形胶质细胞为神经元提供营养支持，包绕突触，将不需要的干扰排除于突触之外，帮助内皮细胞形成紧密连接支持血脑屏障，为脑表面的软膜—胶质屏障提供支持，协助清除具有潜在毒性的神经递质，如谷氨酸和 GABA。损伤后，反应性星形胶质细胞参与形成胶质瘢痕，参与形成中枢神经的瘢痕。中枢星形胶质瘢痕的一个“不良”作用是引起癫痫。手术切除胶质瘢痕常常无效，有时需要抗癫痫治疗。

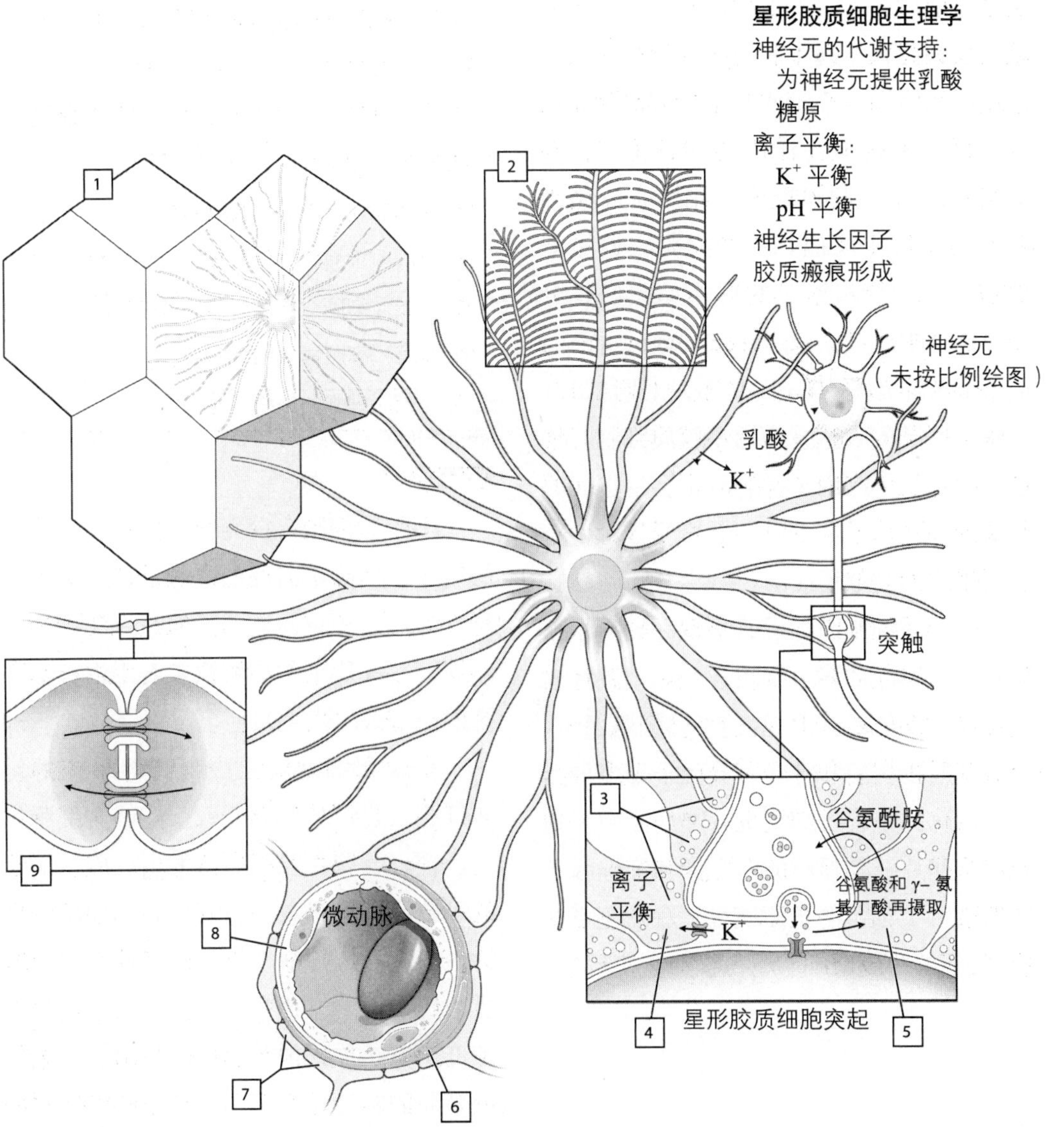

图 1.5　星形胶质细胞生理学

6 小胶质细胞的生物学特性

小胶质细胞定居于脑内，它们的突起通过前后移动不停地检测脑内局部微环境。其突起大约每小时与突触接触一次，感受突触活动。小胶质细胞能够清除无用的突触，重构相互作用的突触位点，在突触可塑性中发挥重要作用。小胶质细胞对损伤发生反应。神经元凋亡通过释放被称为“警报素”的损伤相关模式分子（DAMPs，damage associated molecular patterns），激活 Toll 样受体，上调 IL1β 等细胞因子的表达，激活小胶质细胞。细菌、病毒及细胞因子样刺激也会通过病原相关的模式分子及下游 Toll 样受体触发小胶质细胞的类似反应。

小胶质细胞激活后，呈现一种阿米巴样形态，突起回缩、变粗、变短，并释放包括反应性氧氮自由基、前炎性细胞因子、金属基质蛋白酶和神经营养因子等多种因子。活化的小胶质细胞也吞噬病原微生物及细胞残片，其释放的白介素和细胞因子能够激活 T 细胞的抗原提呈，触发免疫反应。浸润的小胶质细胞也可参与免疫反应。

请给下列结构涂色，每种结构涂上不同颜色

□ 1. 正在探测周围微环境的小胶质细胞突起

□ 2. 与突触接触的小胶质细胞突起

□ 3. 参与突触重构及突触可塑性的小胶质细胞

□ 4. 对损伤和凋亡反应的小胶质细胞

□ 5. 对病原体反应的小胶质细胞

□ 6. 小胶质细胞释放信号分子及反应性离子簇

□ 7. 小胶质细胞吞噬病原体及组织碎片

□ 8. 小胶质细胞释放细胞因子

□ 9. 小胶质细胞的抗原呈递

临床意义

小胶质细胞在探测突触活动、重构突触结构、清除不需要的突触及调节突触可塑性方面发挥重要作用。通过探测周围微环境，小胶质细胞能够快速对中枢神经系统的稳态改变发生反应。

小胶质细胞既是中枢神经系统的定居细胞，也可从外周迁入。能够对细胞损伤、神经元凋亡及病原体发生反应。活化的小胶质细胞释放一系列介质，如反应性活性氧、反应性活性氮、前炎性因子及基质金属蛋白酶。这些介质能够引起损伤性免疫反应，导致神经元损伤与凋亡。老年痴呆症的神经元损伤中即有小胶质细胞的参与。炎性损伤可来自活化的小胶质细胞，也可来自活化的星形胶质细胞。最近的一些研究提示，辐射可以减轻这种炎症反应，促进异常的 β－淀粉样蛋白（Aβ）的清除。

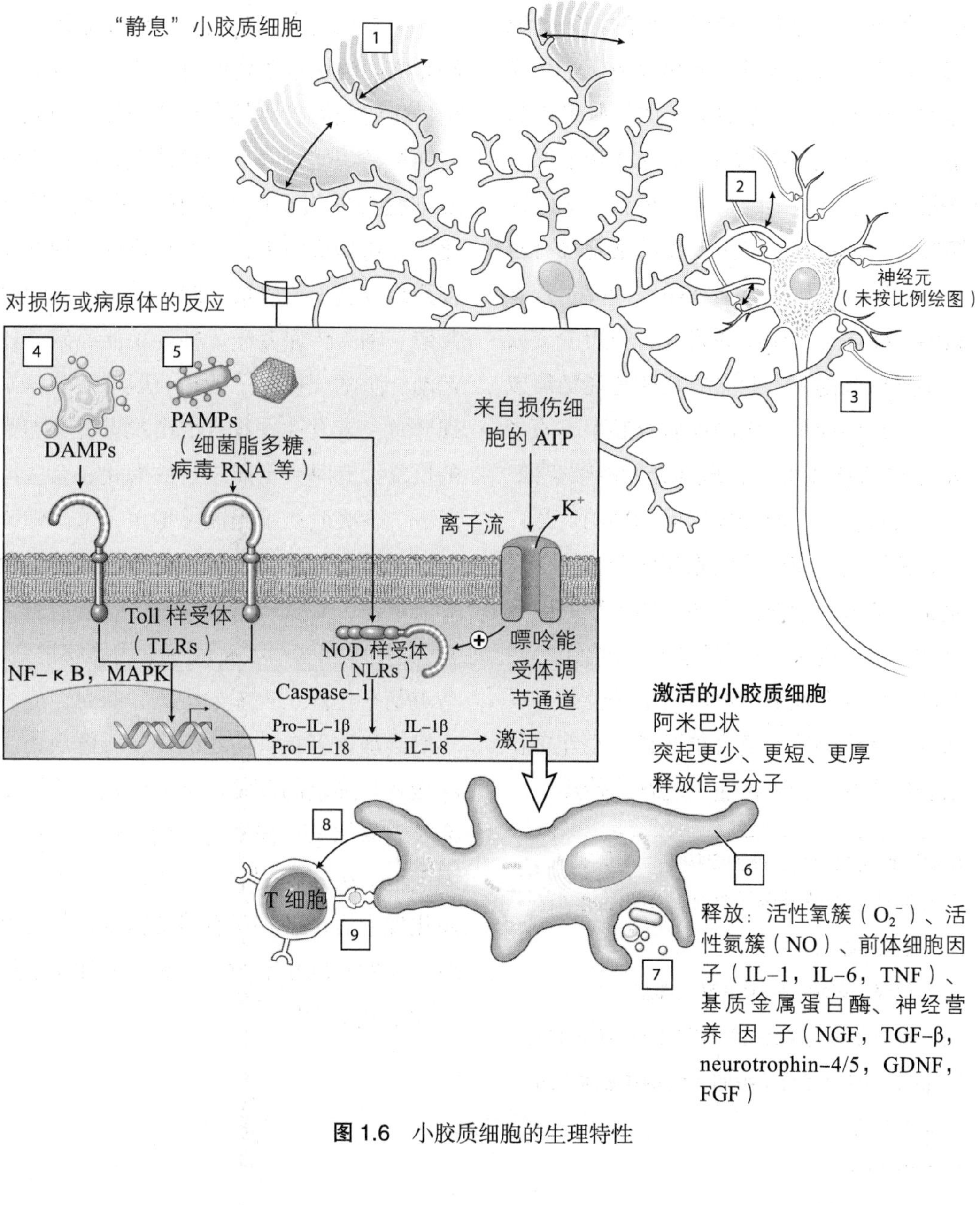

图 1.6　小胶质细胞的生理特性

7 少突胶质细胞生物学

少突胶质细胞是来自神经管的支持细胞，其作用是为中枢神经系统的轴突形成髓鞘。它们从胞体发出突起缠绕一个神经元的一段轴突。一个少突胶质细胞可以缠绕30个甚至更多的轴突，形成髓鞘节段。一根轴突上有多个少突胶质细胞形成的髓鞘节段。中枢轴突对少突胶质细胞具有营养性作用，释放信号如ATP、钾离子、谷氨酸、GABA及细胞黏附分子吸引少突胶质细胞形成髓鞘。轴突的直径是髓鞘形成的一个重要因素。大的皮质脊髓束（直径较大）是髓鞘化的。蓝斑神经元的轴突细、拥有大量膨体，不释放形成髓鞘的信号。髓鞘板层由少突胶质细胞膜融合，层层环绕轴突节段而形成。在融合的胞膜之间仅有很少量的胞浆。单羧酸转运体将胞体的乳酸、丙酮酸及酮类物质转运至髓鞘。朗飞结处轴突暴露、富含钠通道，动作电位重新形成并沿轴膜传递（跳跃式传递）。

请给下列结构涂色，每种结构涂上不同颜色

- □ 1. 释放营养信号诱导少突胶质细胞包裹一段轴突的位点
- □ 2. 包绕一段轴突的少突胶质细胞
- □ 3. 参与突触重构及突触可塑性的小胶质细胞
- □ 4. 被不同少突胶质细胞包绕的中枢轴突的一个节段
- □ 5. 朗飞结
- □ 6. 钠通道位点
- □ 7. 少突胶质细胞膜上的单羧酸转运体1
- □ 8. 少突胶质细胞膜的融合层

临床意义

中枢轴突的髓鞘化对于数以亿计的神经元之间的快速动作电位交流至关重要。髓鞘化的任何破坏都会导致神经元功能障碍和神经功能缺陷。中枢神经系统少突胶质细胞功能失调的经典例子是多发性硬化。在这种疾病中，自身免疫反应导致免疫系统攻击少突胶质细胞，引起阶段性脱髓鞘，轴突传递变慢，神经功能障碍，如运动、感觉、视觉、情绪、眼球运动等出现异常。多发性硬化常常出现缓解和加重的反复，有时会出现进行性恶化。有些情况下，少突胶质细胞能够增殖，重新髓鞘化，部分恢复功能，但动作电位的传递很少能够恢复到发病前的状态。现已清楚，在合适的环境下，少突胶质细胞能够增殖，为重髓鞘化提供更多的细胞。有时，应激环境会加重多发性硬化的发作，体现为症状缓解与加重的反复。高应激刺激后短期症状容易加重。稳定的生活习惯，会最大限度地减少症状的加重。临床上，多发性硬化发生后，许多患者能够恢复，但是有些可伴发持续功能障碍。患者的症状进行性加重并不常见。

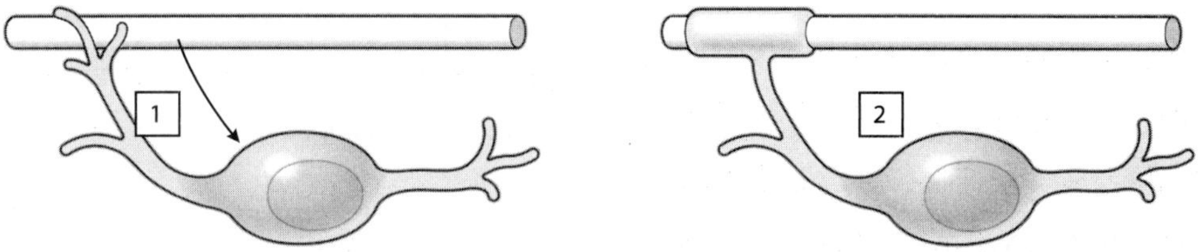

A. 少突胶质细胞成熟
神经元功能活动触发少突胶质细胞前体细胞（OPCs）的髓鞘形成

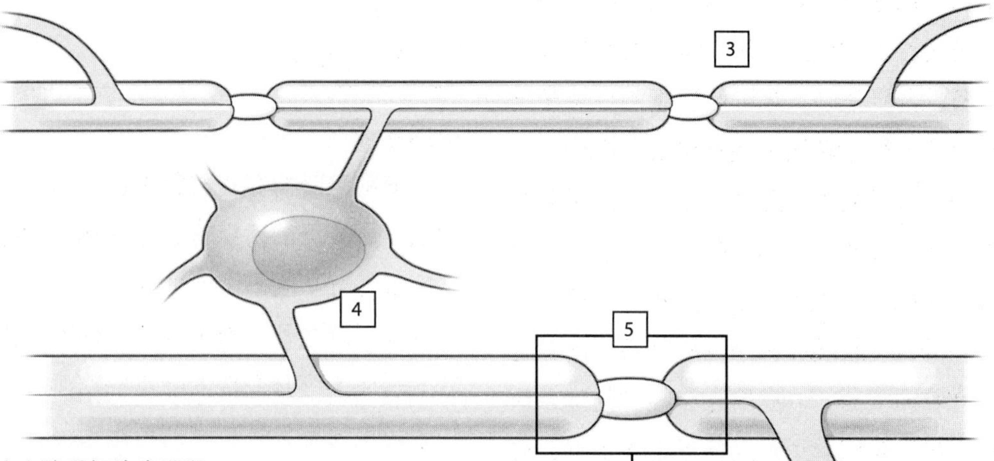

B. 少突胶质细胞生理学

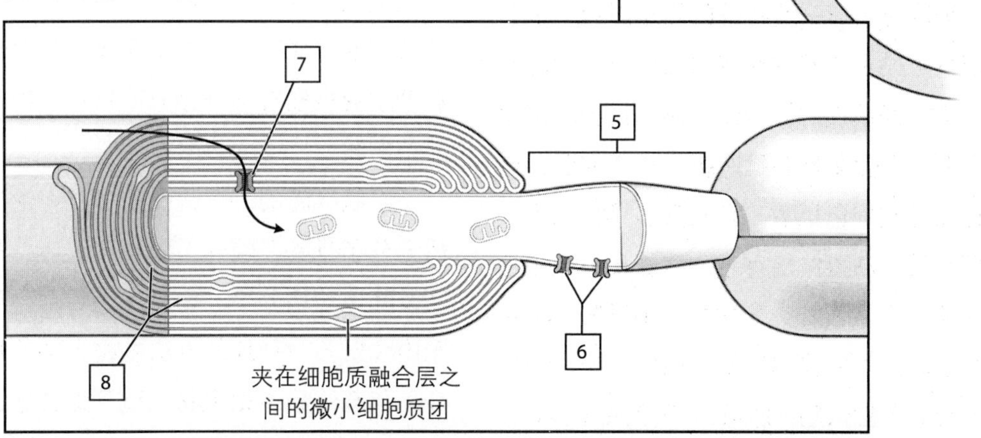

C. 髓鞘

图 1.7　少突胶质细胞生物学特性

8 血脑屏障

血脑屏障是外周血液与中枢神经组织之间的一个保护性界面。其成分包括血管内皮细胞及其紧密连接，星形胶质细胞及其终足。星形胶质细胞的终足将内皮细胞及基底膜连接起来，并辅助维持内皮细胞的紧密连接。血管周围的周细胞包绕毛细血管，防止渗漏。血管周围的巨噬细胞是定居的小胶质细胞，帮助调节血管屏障的完整性与通透性。星形胶质细胞终足帮助神经元从血管转运一些重要的代谢物质，也协助清除附近细胞外液中的钾离子和神经递质（如谷氨酸和 GABA）。这些细胞成分排除了许多大分子，防止外周循环中潜在的毒性物质损害中枢神经系统的神经元和胶质成分。内皮细胞有轻微的胞吞作用，进一步限制了外周分子进入中枢，内皮细胞还具有一些特殊的转运系统，如将能量生成及氨基酸代谢的关键分子运输到中枢神经系统的转运体。例如血脑屏障上存在一个竞争性转运系统，用于向脑内转运酪氨酸、色氨酸、亮氨酸、异亮氨酸、缬氨酸。高蛋白饮食时，酪氨酸会竞争性入脑，增强脑内儿茶酚胺（多巴胺、去甲肾上腺素）的代谢。低蛋白饮食时，色氨酸会竞争性入脑，加强 5- 羟色胺（5-HT）的代谢。

请给下列结构涂色，每种结构涂上不同颜色

- ☐ 1. 血管周巨噬细胞
- ☐ 2. 内皮细胞的紧密连接
- ☐ 3. 毛细血管内皮细胞
- ☐ 4. 血管周围的周细胞
- ☐ 5. 星形胶质细胞
- ☐ 6. 星形胶质细胞终足
- ☐ 7. 基底膜
- ☐ 8. 紧密连接蛋白

临床意义

血脑屏障的存在有很多优点也有很多缺点。最显著的优点是其保护作用，把潜在的毒性分子和不需要的大分子排斥在中枢神经系统之外。对大神经元的毒性损伤常会造成不可修复性的脑损伤。血脑屏障中的内皮细胞具有特殊的转运系统，用于转运上述提到的氨基酸。这些特征参与调节特定的递质表达，如富含蛋白的食物将有助于提供发育期神经元连接形成所需的儿茶酚胺。

血脑屏障的一个缺点是可能将治疗性的大分子排除在脑外，如很多抗体、化疗药及其他药物分子。如果用于治疗，需要鞘内注射。一种新的方法是将大的治疗性分子与载体分子相耦联，以帮助其通过血脑屏障。神经系统疾病如肿瘤、感染、创伤、卒中以及其他损伤会破坏血脑屏障，使得一些分子进入脑内，对神经元产生毒性影响。这种影响可能是致命的，导致不可逆的神经功能缺陷；非致命但具有破坏性的影响会产生慢性炎症，使大脑易于受到进一步的损伤。

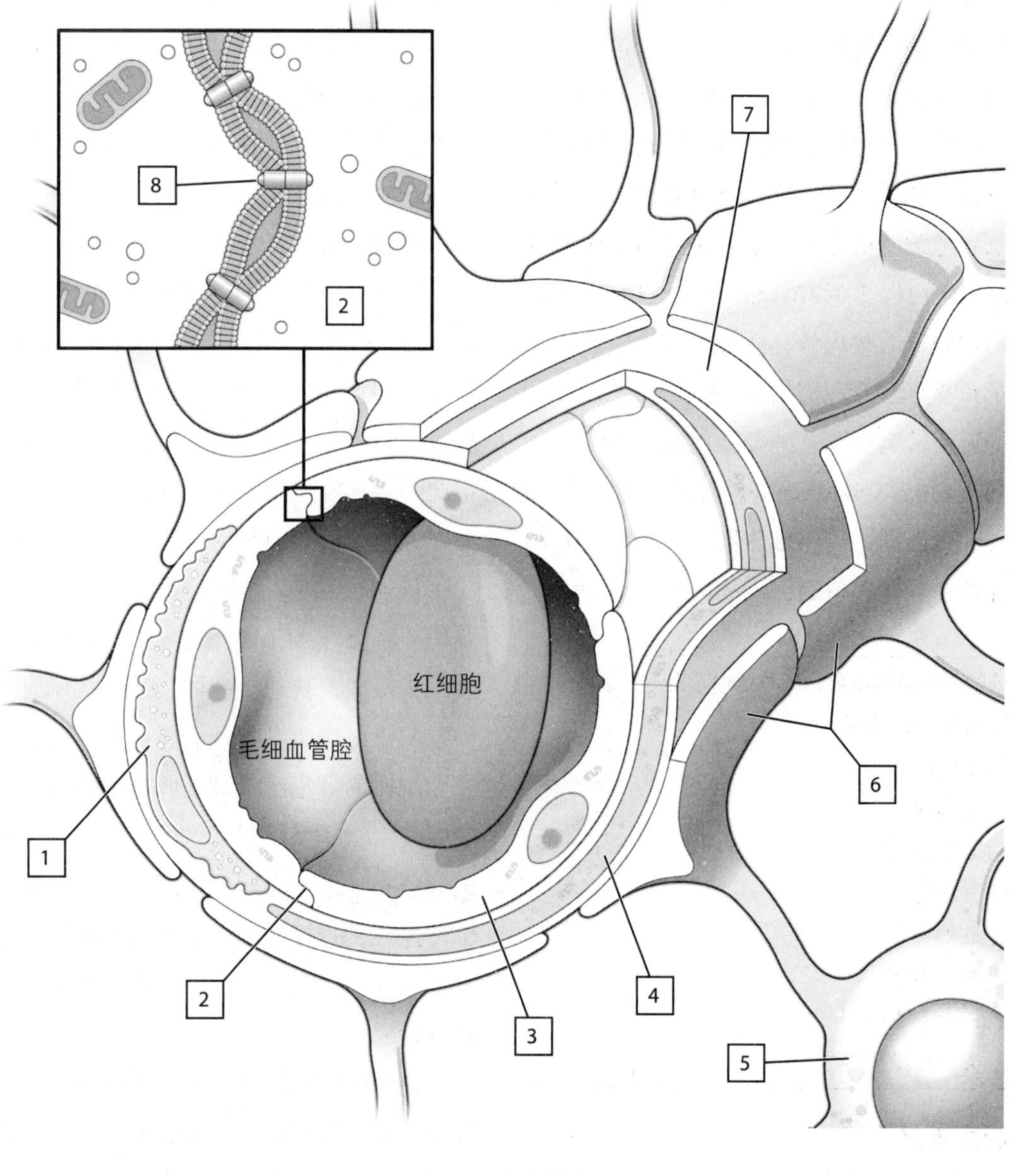

图 1.8　血脑屏障

9 中枢及外周神经系统的轴突转运

蛋白质、细胞器及其他物质可沿胞体顺向转运至轴突，也可由轴突逆向转运至胞体。轴突转运可分为快顺向轴突转运、快逆向轴突转运，慢顺向轴突转运。快顺向运输以 100~400 mm/d 的速度转运囊泡、线粒体、细胞器、膜蛋白、滑面内质网以及神经递质成分。这些成分通过驱动蛋白以一种跳跃的方式转运。快逆向运输通过动力蛋白以 200~270 mm/d 的速度转运损伤的细胞器、核内体、病毒、毒素、生长因子和营养因子。慢顺向运输以 0.2~2.5 mm/d 的速度转运微管、神经微丝和一些细胞骨架蛋白，以 5~6 mm/d 的速度运输一些酶类和蛋白质。有些细胞器，如粗面内质网保留在胞体和树突，不被运输。

请给下列结构涂色，每种结构涂上不同颜色

- □ 1. 粗面内质网
- □ 2. 线粒体
- □ 3. 囊泡
- □ 4. 驱动蛋白
- □ 5. 微管
- □ 6. 轴突
- □ 7. 核内体
- □ 8. 动力蛋白
- □ 9. 神经微丝的转运

临床意义

轴浆运输对于正常的沿胞体—轴突之间的细胞器、蛋白质等分子的转运至关重要。逆向轴浆运输对于监测轴突终末的微环境十分重要。有些情况下，轴突终末可以摄取信号分子，逆向运输到胞体，改变基因表达和蛋白合成。轴突终末损伤时，轴突也会有类似的逆向运输。信号分子转运到胞体后，改变蛋白合成，从而影响轴突的修复或结构的重构。

有时，病毒（如脊髓灰质炎病毒、带状疱疹病毒）或毒素可以通过逆向运输到达胞体。有时，病毒（如脊髓灰质炎病毒）会杀死神经元。有时，病毒（如带状疱疹病毒）在神经元胞体内保持休眠，在应激情况下炎症反应时激活，在感觉神经末梢分布的地方引起泡样反应，产生剧烈疼痛。

科学研究中，顺、逆行轴浆运输被用于研究轴突连接。逆向运输的染料可被轴突终末摄取，转运至胞体，从而揭示这些终末的投射来源。顺行染料可被注射到神经元胞体的聚集区，被吸收后顺行转运到轴突终末，从而可揭示这些神经元轴突终末的分布。采用不同的示踪剂可以揭示一个神经元是否投射到多个不同的脑区，以及不同的神经元是否将轴突汇聚到同一个神经元。

错误的轴浆转运也会导致临床问题。如 tau 蛋白磷酸化的不足会引起阿尔兹海默病中微管和细胞骨架的崩溃。

A. 快速顺行轴突运输
跳跃式运输 100~400 mm/d
（运输—停止—运输）
运输物包括：
突触小泡和突触小泡前体
线粒体和其他膜性细胞器
跨膜蛋白
分泌性多肽
神经递质
滑面内质网的成分

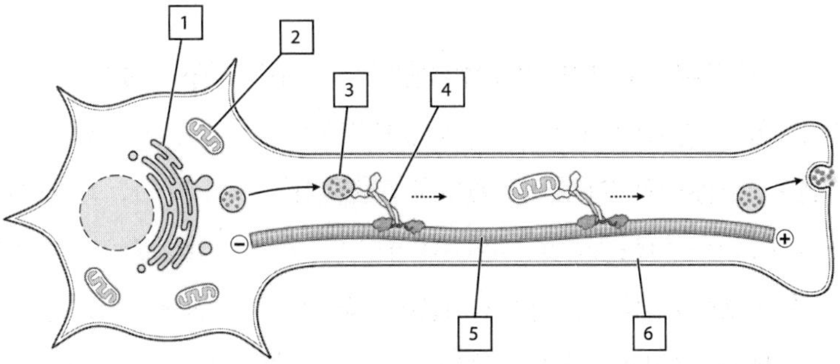

B. 快速逆行轴突运输
200~270 mm/d
运输物包括：
内体
受损的线粒体和其他细胞器
滑面内质网成分
调节信号（生长因子和神经营养素）
病毒和毒素（如破伤风，单纯疱疹病毒，狂犬病，脊髓灰质炎病毒）

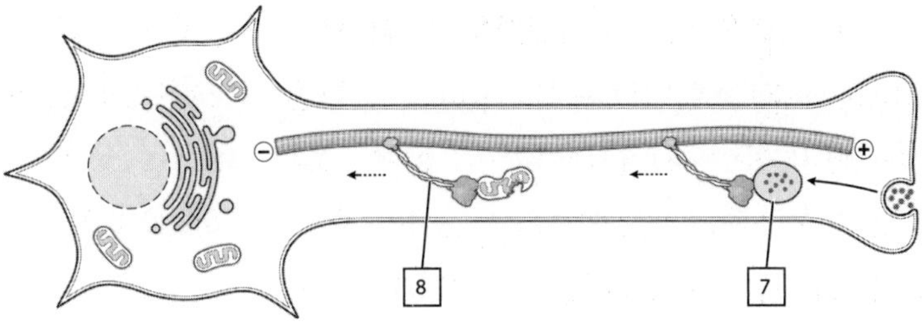

C. 慢速轴突运输（仅限顺行）
不同的物质以两种不同的速度移动：
慢运输物质 a（SCa）
0.2~2.5 mm/d（轴突伸长速率）
- 微管
- 神经丝
- 细胞骨架蛋白（如 α 和 β 微管蛋白）

慢运输物质 b（SCb）
5.0~6.0 mm/d
- 胞质蛋白
- 网格蛋白
- 钙调蛋白
- 可溶性酶和其他蛋白质

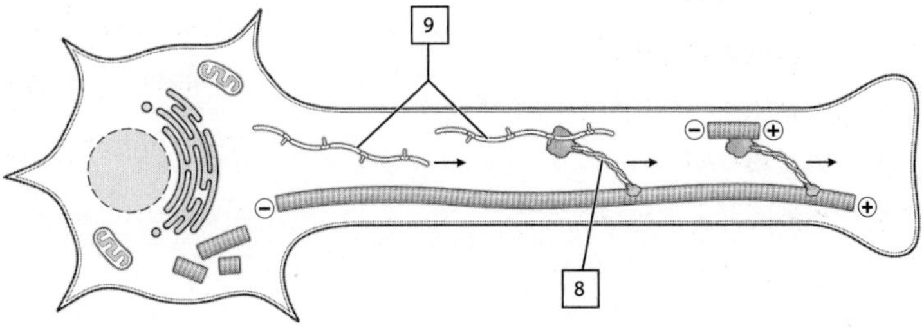

图 1.9　轴突运输

10 中枢及外周轴突的髓鞘化

少突胶质细胞形成中枢的髓鞘。其胞膜的薄片包绕约 30 个（甚至更多）轴突的一个节段。轴突的直径可以启动髓鞘化。1~2 μm 的直径即可发出髓鞘化信号。单个中枢轴突由多个少突胶质细胞分阶段形成。髓鞘间的朗飞结处轴突暴露，富含钠通道，可使动作电位沿轴突向下传递（跳跃式传递）。

施万细胞形成外周的髓鞘，其触发髓鞘形成的轴突直径也是 1~2 μm。一个施万细胞用其胞膜的薄片包绕一个轴突。施万细胞为外周的下运动神经元、外周除 C 纤维外的初级感觉神经元、外周节前自主神经元以及一些节后自主神经元的轴突形成髓鞘。在外周，所有的无髓鞘轴突都被施万细胞形成的鞘索包绕，受其胞体保护。

请给下列结构涂色，每种结构涂上不同颜色

- ☐ 1. 少突胶质细胞
- ☐ 2. 初级感觉神经元胞体
- ☐ 3. 施万细胞（与外周轴突的髓鞘相连）
- ☐ 4. 星形胶质细胞
- ☐ 5. 中枢神经元上的轴—体突触
- ☐ 6. 自主神经节的节后神经元
- ☐ 7. 朗飞结
- ☐ 8. 横纹肌运动终板上的轴突终末

临床意义

髓鞘可使动作电位快速传导，达到 100 m/s 甚至更高。髓鞘缺失，轴突的功能将丢失，出现严重的神经功能障碍。多发性硬化病中，少突胶质细胞受到自身免疫攻击，产生中枢性脱髓鞘。多个脑区的轴突传递功能受损，出现相应症状，如失明、复视（眼肌肌肉失协调）、虚弱、感觉障碍、运动失调、认知和情感改变等。少突胶质细胞能够增殖，重新髓鞘化部分轴突，从而部分恢复功能。有些情况下，功能恢复并不完整或不会发生。

外周的脱髓鞘也会发生在感染后的自身免疫攻击时，如胃肠道的空肠弯曲菌感染导致的吉兰—巴雷综合征，或 Zika 病毒感染。症状有局部麻痹、精细皮肤感觉丧失。局部麻痹常由远端产生，向近端进展。自发性再髓鞘化可以发生，但需要几个月。有时仍会有功能障碍持续残留，或功能恢复根本不会发生。少突胶质细胞和施万细胞的重髓鞘化，对于这些自身免疫攻击后的修复至关重要。

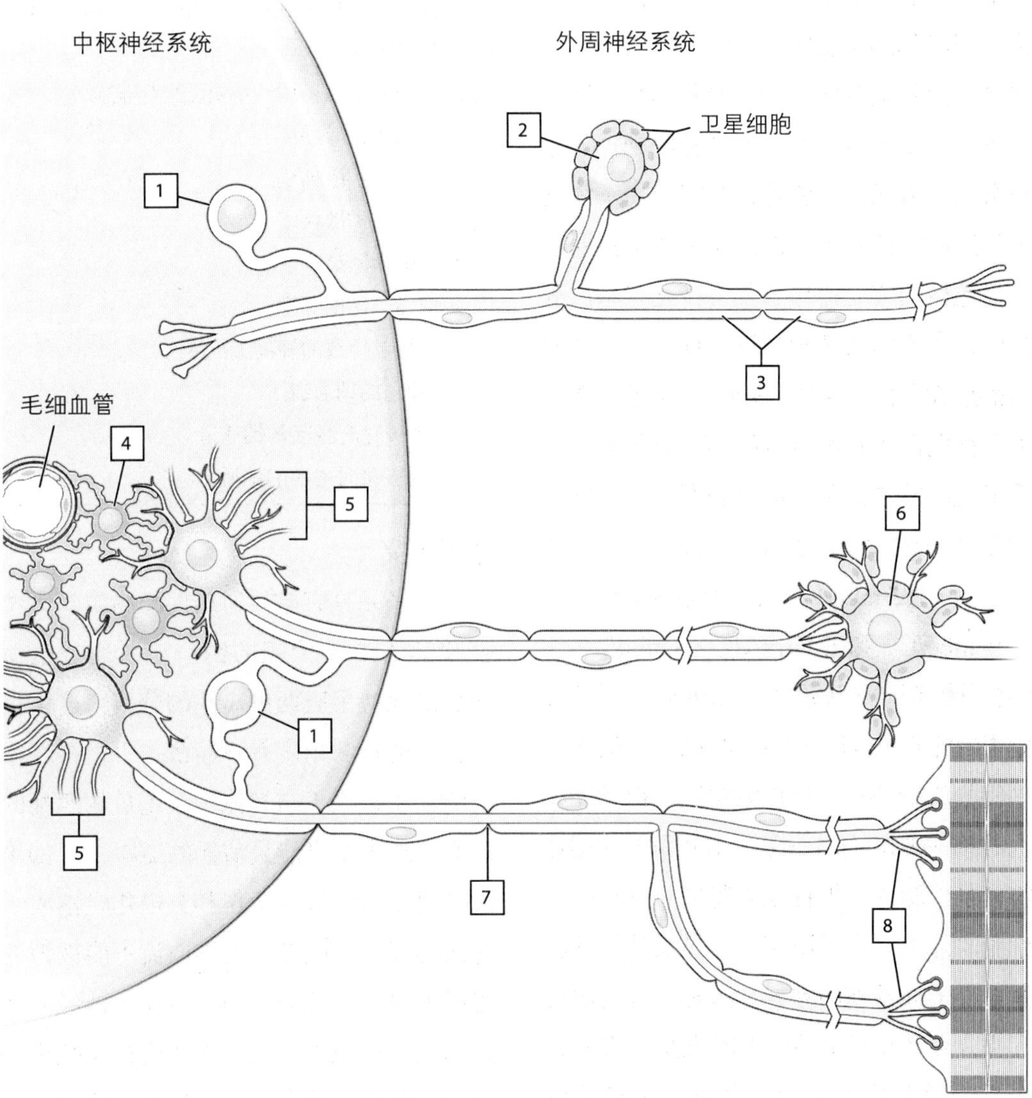

图 1.10 中枢及外周神经系统的髓鞘

11 神经元静息电位

神经元细胞膜是一种选择性通透的脂质双分子层。主要的阳离子（钾离子、钠离子）和阴离子（氯离子及其他胞内阴离子）在神经元胞膜两侧的分布并不均衡。造成这种不均衡分布的主要力量有两种：①电荷分离所造成的电势差；②特定离子浓度差异造成的扩散差。神经元膜对于主要离子通透性的改变依赖于其去极化状态。静息时，在不同的细胞外液条件下，神经元的静息膜电位是 –70~90 mV，接近钾离子的平衡电位（平衡电位指细胞膜仅对钾离子通透时的电位）。静息状态下，细胞外的钠离子浓度（约为 145 mEq/L）、氯离子浓度（105 mEq/L）高于细胞内的钠离子（15 mEq/L）和氯离子浓度（8 mEq/L）。细胞外的钾离子浓度（3.5 mEq/L）低于细胞内的钾离子浓度（130 mEq/L）。这些不平衡的离子分布产生扩散梯度。神经元膜上的钠—钾泵（钠—钾—ATP 酶）持续地将钠泵出胞外，把钾泵入胞内。静息时，细胞内外主要离子浓度的差异反映了细胞膜对离子通透性的差异。这种差异的改变在去极化（电位趋向 0）时发生。去极化会导致膜两边电荷的重新分离和离子的扩散。

请给下列结构涂色，每种结构涂上不同颜色

☐ 1. 轴浆（细胞内部分）（用一小块颜色标记）
☐ 2. 神经元膜
☐ 3. 细胞外空隙（用一小块颜色标记）
☐ 4. 钠离子扩散梯度
☐ 5. 钾离子扩散梯度
☐ 6. 氯离子扩散梯度
☐ 7. 细胞内阴离子
☐ 8. 钾离子浓度梯度
☐ 9. 电势差导致的钾离子扩散
☐ 10. 静息的钠通道
☐ 11. 去极化时激活的钠通道
☐ 12. 复极化时失活的钠通道

临床意义

神经元具有差异通透性的脂质双分子膜和其 ATP 酶依赖的钠—钾泵通过电荷和扩散保持了膜两侧离子的分离。这个过程，从能量的角度并不经济。中枢神经系统消耗了远大于与其体积及重量相匹配的能量（约占全身能量消耗的 20%）。如果没有离子泵的有效工作和去极化时钠离子进入神经元的改变（当钠内流不能被钾外流抵消时），神经元的电活动及神经元之间的轴突交流将消失。钠通道在无髓鞘的轴突表面都有分布，但在髓鞘化的轴突表面只分布于朗飞结。阻断朗飞结处的钠通道会阻断动作电位的传递。局部麻醉即是阻断连续朗飞结处的神经传递（牙科疾病的下颌神经阻滞）。

离子通道异常会导致多种疾病，包括生理性功能障碍、神经元、肾脏、内分泌、视觉等功能障碍。相关资料可参阅 Dworakowska B, Dolowy K 撰写的《离子通道相关疾病》［*Acta Biochem Pol.* 2000; 47(3):685-703.］。

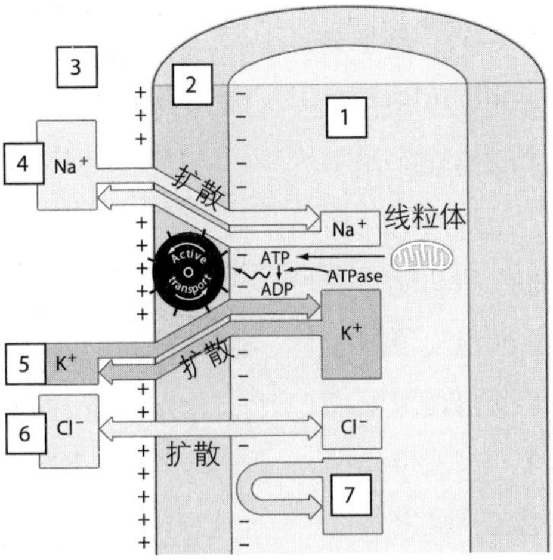

A. 轴突内外离子分布（通过电荷分离与扩散）

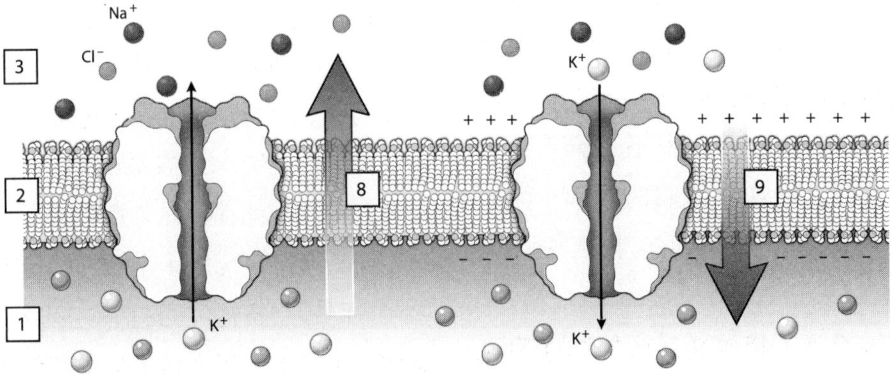

B. 跨轴膜离子运动

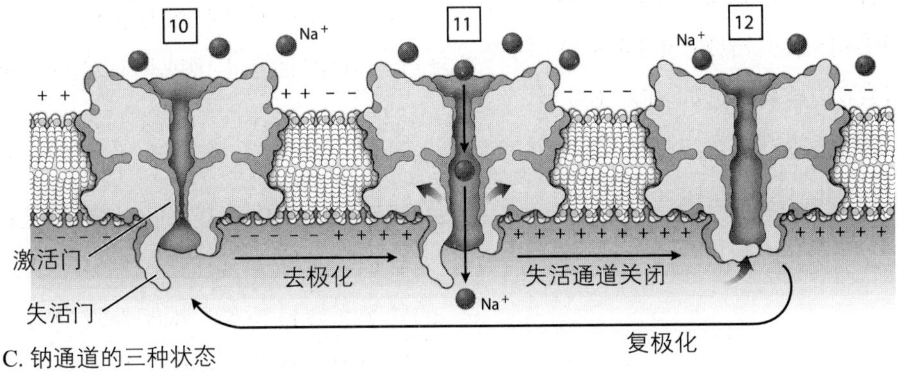

C. 钠通道的三种状态

图 1.11 神经元静息电位

12 神经元梯度电位

神经元膜电位的扰动（包括趋向 0 mV 的去极化和远离 0 mV 的超极化）主要来自神经递质在突触后膜上与其受体相互作用的效应。神经递质—受体的相互作用不仅改变膜电位，也激活神经元胞内信号传导，改变基因表达和其他胞内的功能。在神经递质—受体相互作用的细胞膜位点，会产生去极化兴奋性反应（细胞膜对阳离子通透性增加导致的钠内流）或超极化抑制性反应（氯离子内流）。这些膜电位的改变称为梯度电位，被命名为兴奋性突触后电位（EPSP）和抑制性突触后电位（IPSP）。这些局部的 EPSP 和 IPSP 会产生局部效应，随时间和空间而消散。单个 EPSP 很难使膜电位去极化到阈值而引发动作电位。EPSP 可以在时间和空间上发生总和而去极化到阈值。精巧的 IPSP 可以阻断去极化和动作电位的发放。通常，神经元轴突终末释放兴奋或抑制性的递质，作用于下一级神经元的胞体或树突。有时，轴突也可释放递质作用于另一个神经元的轴突终末（如突触前抑制），树突也能释放递质影响附近的轴突或树突。注意：一种神经递质的效应是兴奋性还是抑制性取决于其突触后受体的效应。

请给下列结构涂色，每种结构涂上不同颜色

- ☐ 1. 神经末梢的突触囊泡
- ☐ 2. 突触前膜
- ☐ 3. 突触间隙的神经递质
- ☐ 4. 突触后膜
- ☐ 5. 突触前神经末梢
- ☐ 6. 梯度电位引起的电流
- ☐ 7. 使用谷氨酸的兴奋性纤维
- ☐ 8. 使用 GABA 的抑制性纤维
- ☐ 9. 突触前末梢的钙通道
- ☐ 10. 钠通道

临床意义

神经信息交流的一个普遍原则是传入汇聚。很多功能重要的神经元（如下运动神经元、节前自主神经元、感觉神经元、小脑浦肯野细胞、大脑皮质锥体神经元以及数百种的其他神经元）接收来自不同脑区不同类型神经元上千个轴突的传入。这些传入纤维与靶神经元的不同区域（包括胞体、树突干、树突棘）甚至其他传入纤维相接触。传入信息的效应需要 EPSP 通过空间、时间总和使轴丘去极化产生动作电位。IPSC 能够平衡或抑制这些去极化。靶神经元膜兴奋性的改变取决于传入的强度。更加强烈的动作电位串联刺激会改变神经递质释放的浓度。有些轴突终末含有一种以上递质，其递质的释放与动作电位的频率无线性相关。细胞外液中的一些分子可以改变神经递质的结构构象（如多巴胺、5-羟色胺和去甲肾上腺素可以改变一些神经肽的三维构象），或者改变递质与受体的相互作用（如去甲肾上腺素能够改变浦肯野细胞对GABA及谷氨酸的反应）。

神经元的输入及其产生的分级电位之间的平衡对于神经元的正常功能至关重要。如果神经元传入丧失或重构，如同脊髓损伤后发生在下运动神经元那样，这些神经元会展现异常反应，如张力亢进或反射亢进。

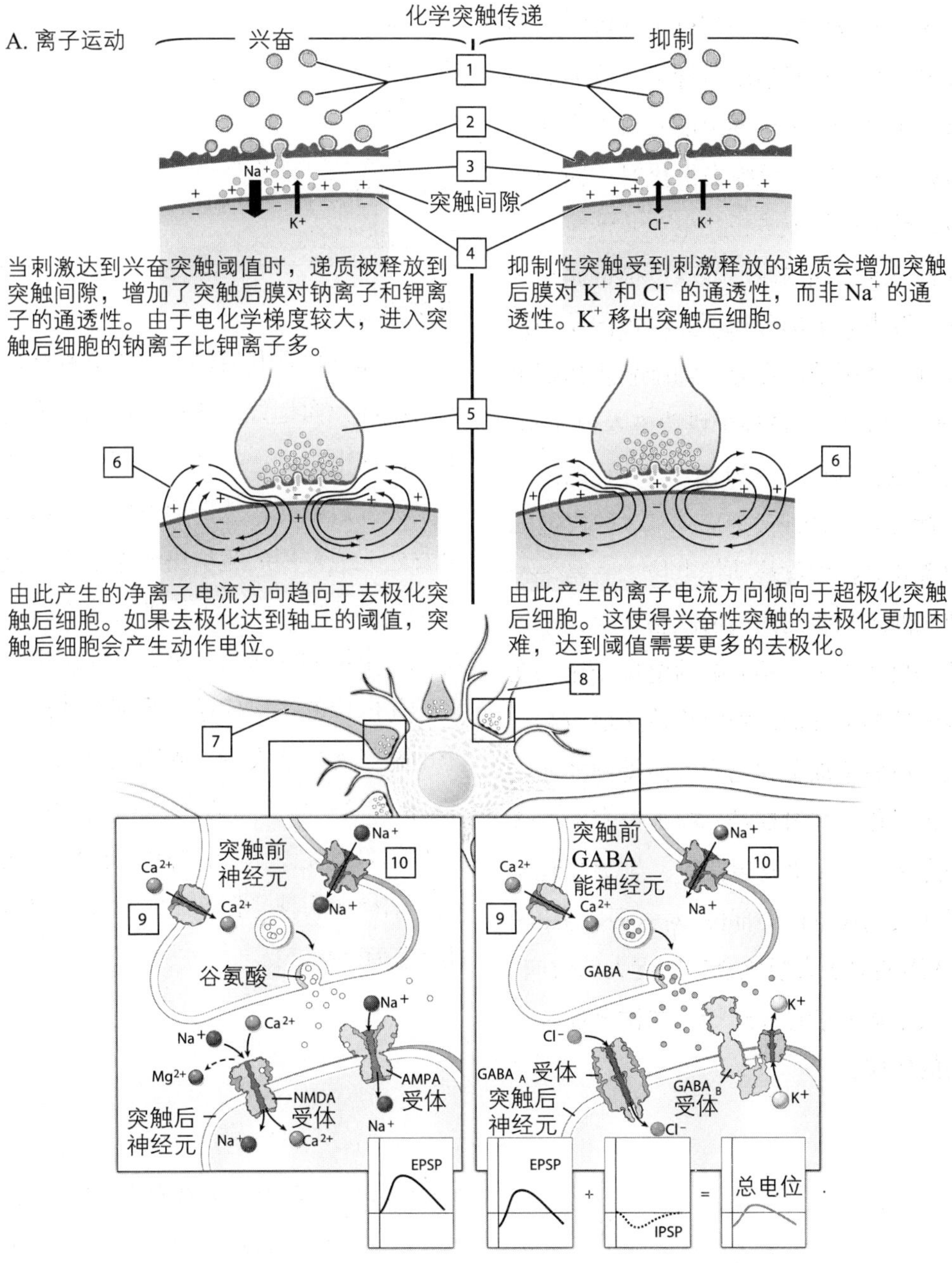

图 1.12　神经元的分级电位

13 动作电位

静息时，细胞外液的钠离子浓度远高于轴浆内（胞浆内）。细胞膜上的钠—钾 ATP 酶持续地将钠离子泵出轴突。静息膜电位为 –70~90 mV。由于轴突的终末与神经元的多个部位相接触，神经元膜的局部去极化（由于阳离子通道的开放）会使膜电位接近 0。神经元膜去极化时，钠通道开放，钠离子形成去极化电流（钠电导）进入神经元。钠内流的效应可被钾离子的外流（钾电导）部分抵消。当钠内流到达钾外流不能抵消的点时，细胞膜到达阈电位（40~55 mV），钠离子快速进入神经元，使得膜电位反转为 +20 mV，直到钠离子的平衡电位（约 +55 mV）。这种快速的钠内流和去极化就是动作电位。它是一种全或无的（只要到达阈值就会产生，不达阈值不会产生），不衰减的电位变化。在动作电位的上升期，钠内流快速地引起去极化，后者增加了钾电导，使得钾外流，对抗去极化，并将神经元膜电位带回原来的静息水平（复极化电流）。轴突的起始段是引发动作电位的部位，对这段轴突（轴丘）的影响对于去极化会产生更大的效应，如远大于输入信息在远端（如树突远端）作用的效应。

请给下列结构涂色，每种结构涂上不同颜色

□ 1. 动作电位
□ 2. 钠电导
□ 3. 钾电导
□ 4. 细胞外液
□ 5. 轴膜
□ 6. 细胞内液（轴浆）
□ 7. 复极化电流
□ 8. 去极化电流

临床意义

动作电位及其沿轴突的不衰减性传导使得神经元向远处快速传递电信息成为可能。动作电位到达末梢，引起神经递质的兴奋—释放耦联，从而通过电化学耦合向靶神经元或外周的靶组织传递信号。快速传递（达 120 m/s）对于神经系统的正常功能及个体的存活至关重要。脱髓鞘会破坏动作电位的快速传递，受损系统产生严重的神经元功能失调。脱髓鞘多见于自身免疫性疾病（如外周的吉兰—巴雷综合征，中枢的多发性硬化），外周神经病理性情况（如糖尿病神经损伤），以及其他的中枢脱髓鞘性疾病。

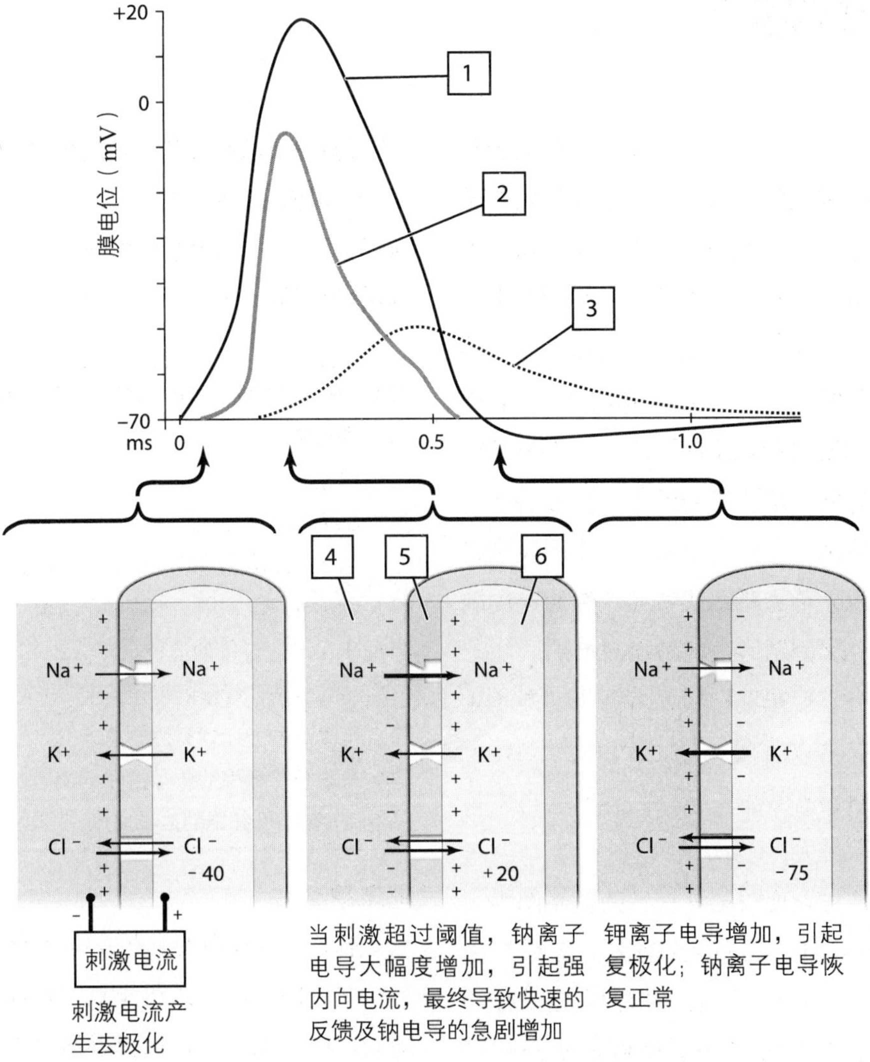

A. 动作电位期间的电势、离子电导和离子运动

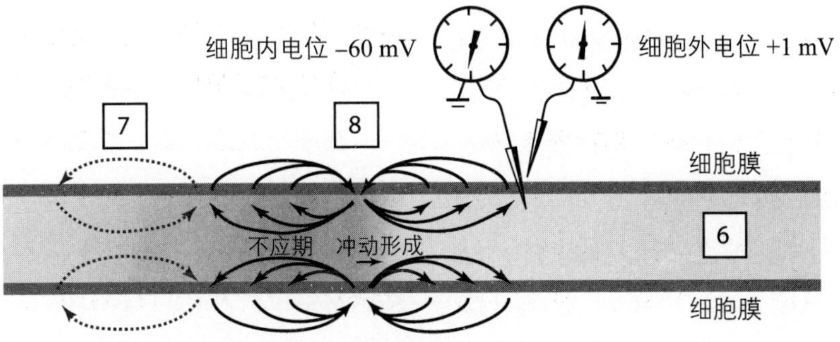

B. 伴随动作电位的去极化和复极化被动电流

图 1.13　动作电位

14　传导速度

动作电位上升期细胞膜的快速去极化会引起局部电流，后者会使未髓鞘化的轴膜达到阈值，再次引发动作电位。这会引起动作电位沿轴膜的移动，成为动作电位的传播。在无髓鞘的轴突，动作电位的传导速度随轴突直径的增加而增加。在有髓轴突，钠通道局限于朗飞结。局部被动电流在相邻朗飞结引发去极化。这一过程中，动作电位从一个朗飞结到另一个朗飞结跳跃性出现，称为跳跃式传导。传导速度随轴突直径和髓鞘厚度的增加而增加。

轴突直径按罗马数字可分为四类（Ⅰ类最大，Ⅳ类最小）。也可按A、B、C系统地对所有纤维（运动、感觉、自主）分类（A最大，C最小）。

在传导速度与轴突直径的关系图中，传导最慢（1~2 m/s）的轴突，是Ⅳ类无髓鞘轴突（C类纤维：痛觉感觉纤维和节后自主神经元的无髓鞘纤维），直径仅1~2 μm。直径大于2 μm的轴突（2~20 μm）在周围和中枢都会诱导形成髓鞘。在外周，传导速度最快的轴突是Ⅰα肌索传入纤维（达120 m/s），其次是下运动神经元轴突和Ⅰb类高尔基腱器官传入轴突（60~100 m/s）。Ⅱ类传入纤维（二级肌索传入纤维，感受触压觉的本体觉纤维）的传导速度为30~70 m/s，Ⅲ类纤维即Aδ纤维，包括来自一些肌肉和关节受体、触压觉受体、内脏传入、温度受体及其他的传入纤维，传导速度为10~30 m/s。γ运动神经元轴突既包括Ⅱ类，也包括Ⅲ类纤维，传导速度为20~40 m/s。自主节前髓鞘化的纤维的传导速度为5~15 m/s。

请给下列结构涂色，每种结构涂上不同颜色

- □ 1. 朗飞结
- □ 2. 髓鞘
- □ 3. 轴突脂质双分子膜
- □ 4. 轴浆（细胞内部分）（用一小块颜色填涂）
- □ 5. 细胞外空隙（用一小块颜色填涂）
- □ 6. Ⅰα 传入纤维的传导速度
- □ 7. 本体觉传入纤维的传导速度
- □ 8. 下运动神经元轴突传导速度
- □ 9. 自主节前纤维的传导速度
- □ 10. 伤害性C纤维的传导速度

临床意义

临床上外周神经的传导速度较易测量。肌电图可以记录肌肉自主收缩时的电活动。肌电图记录可以提供肌肉病变和神经病变的信息，协助诊断纤维颤动和肌束震颤。神经传导速度的研究可以提供外周神经元轴突传递动作电位能力的信息，有助于评估脱髓鞘疾病或病变的情况。

在中枢神经系统，多数轴突的传导速度很难测量。但是，可以用于评估特定功能通路的信息流，如视觉诱发电位和听觉诱发电位，从而可检测这些系统的功能异常。

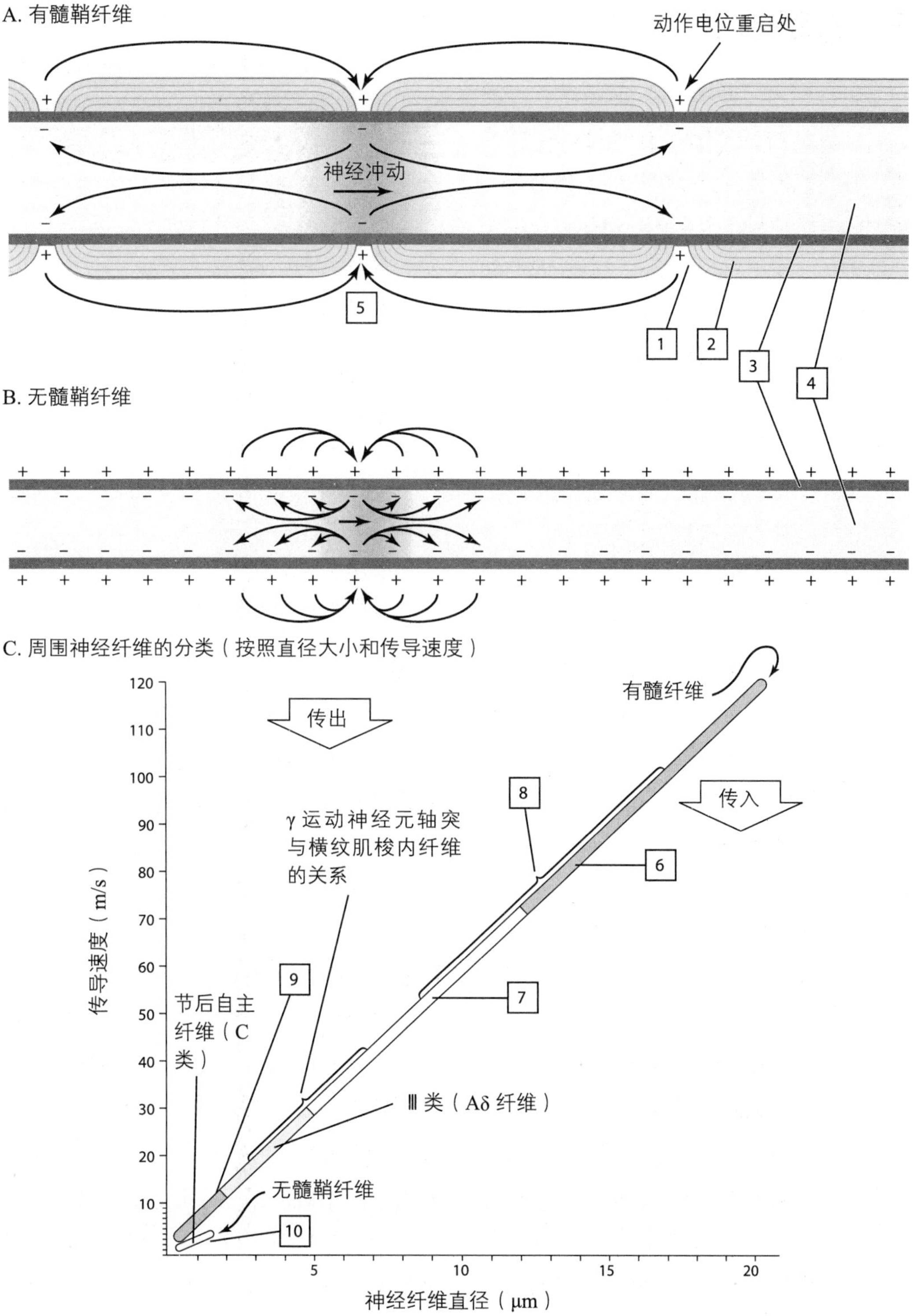
A. 有髓鞘纤维
动作电位重启处
神经冲动
5
1
2
3
4
B. 无髓鞘纤维
C. 周围神经纤维的分类（按照直径大小和传导速度）
有髓纤维
传出
传入
8
6
γ 运动神经元轴突
与横纹肌梭内纤维
的关系
9
7
节后自主
纤维（C
类）
Ⅲ 类（Aδ 纤维）
无髓鞘纤维
10
传导速度（m/s）
神经纤维直径（μm）

图 1.14　传导速度

15 递质释放

突触是神经终末（有时是树突或胞体）与其他神经元或靶组织间信息交流的特化位点。神经终末来自髓鞘化或无髓鞘的轴突，终止于树突、胞体、轴丘及其他神经终末。突触被星形胶质细胞突起包绕保护。动作电位到达神经末梢后，引起钙内流，动员含有神经递质的囊泡。囊泡通过 SNARE 复合体（其作用是对接蛋白，膜融合，刺激递质释放）与突触前膜融合，将包装好的神经递质释放（量子释放）进突触间隙。神经递质作用于配体门控通道处的受体上，影响突触后膜的兴奋性，或作用于突触后膜的代谢型受体影响胞内反应（如信号转导）及基因表达。突触前后成分都有递质受体。突触前的自受体会反馈影响递质释放及其他突触前神经末梢的活动。神经递质（如多巴胺、去甲肾上腺素、5- 羟色胺）可被突触前成分的高亲和力摄取运载体重新摄取而失活；也可被胶质细胞或突触前成分以非受体途径失活（如谷氨酸、GABA）；或通过扩散和酶降解（乙酰胆碱，一些肽类）而失活。高亲和力摄取运载体不仅能重摄取刚释放到突触间隙的递质，也能重摄取非突触来源的递质（如循环血中的肾上腺素和去甲肾上腺素），后者可在被清除后再次作为“替代递质”而释放。这一机制有助于动物在“战或逃”反应中使血中的儿茶酚胺能够及时补充，从而加强去甲肾上腺素的激活。

请给下列结构涂色，每种结构涂上不同颜色

☐ 1. 树突
☐ 2. 轴丘
☐ 3.（星形）胶质细胞突起
☐ 4. 突触囊泡
☐ 5. 突触间隙
☐ 6. 突触前膜
☐ 7. 突触后膜
☐ 8. 配体门控的钠通道
☐ 9. SNARE 复合体
☐ 10. 突触后代谢型受体
☐ 11. 突触前自受体
☐ 12. 高亲和力摄取运载体

临床意义

轴—树、轴—体突触的模式决定了神经元对重要传入的反应及活动。如下运动神经元具有广泛的突触联系，可对来自上运动神经元、Ⅰα 类肌索初级传入、局部中间神经元传入以及邻近的下运动神经元间联系的综合传入信息进行反应。如果上述传入来源受到破坏，如内囊出血损伤下行纤维（如皮质脊髓束、皮质红核脊髓束），或脊髓损伤后所有上运动神经元来源的联系中断，下运动神经元的传入被剥夺，剩余的传入将发出侧支，占据胞体和树突上空余的部位。这将显著地改变下运动神经元的反应，使得它们最终对肌肉牵张反射、感觉刺激以及腹部和膀胱非常敏感，表现出超强或过度反应。这是脊髓损伤后常见的一种景象。

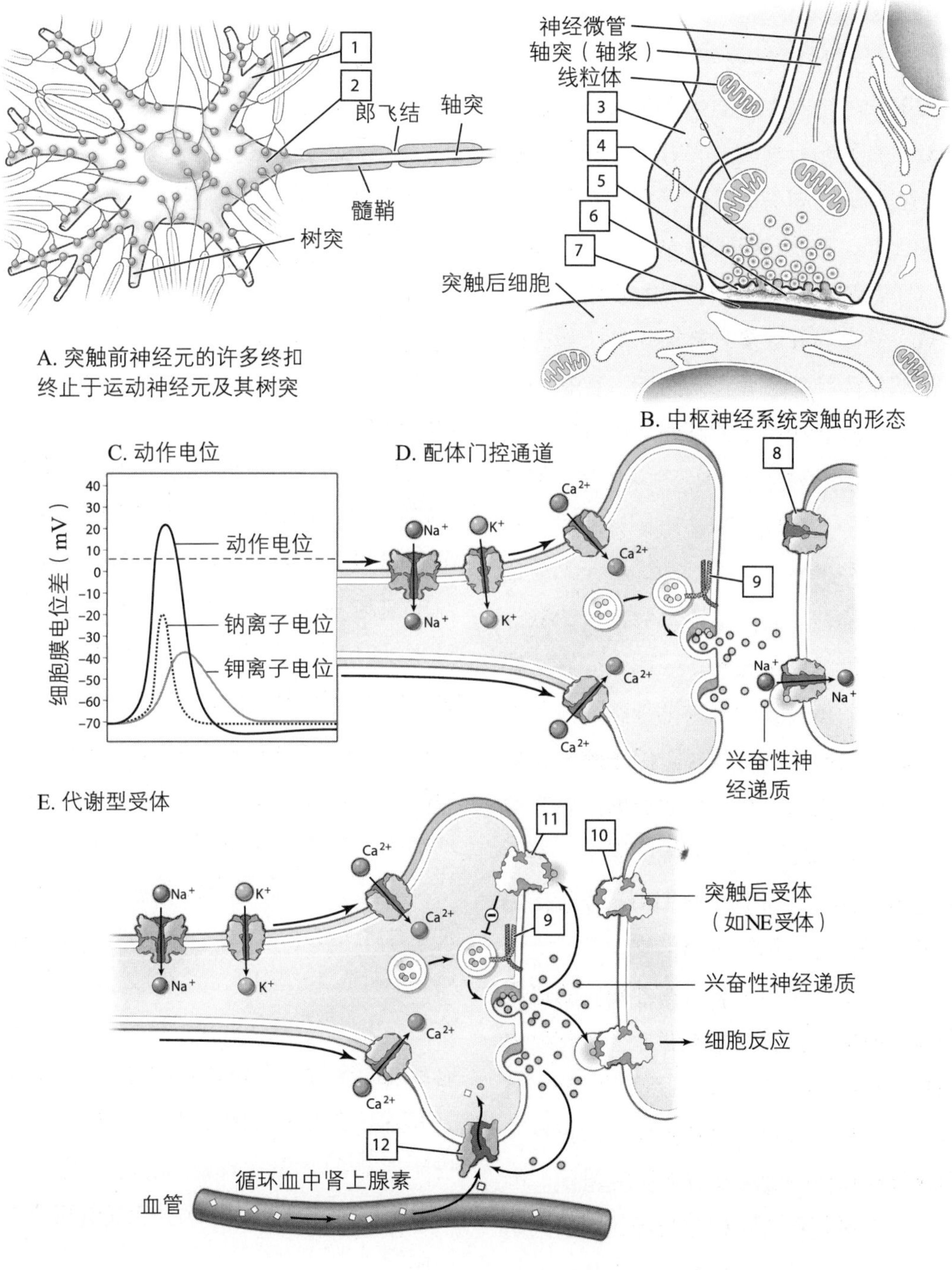

1
2
郎飞结
轴突
髓鞘
树突
A. 突触前神经元的许多终扣终止于运动神经元及其树突
神经微管
轴突（轴浆）
线粒体
3
4
5
6
7
突触后细胞
B. 中枢神经系统突触的形态
C. 动作电位
细胞膜电位差（mV）
40
30
20
10
0
-10
-20
-30
-40
-50
-60
-70
动作电位
钠离子电位
钾离子电位
D. 配体门控通道
8
9
兴奋性神经递质
E. 代谢型受体
11
10
12
突触后受体（如NE受体）
兴奋性神经递质
细胞反应
循环血中肾上腺素
血管

图 1.15　神经递质释放

16 单个神经元的多种神经递质合成、释放和信号转导

神经递质的释放与到达终末的动作电位的频率之间无必然的线性关系。递质释放常常是非线性的，并有额外的其他递质伴随释放，如去甲肾上腺素和神经肽 Y（NPY），P 物质和降钙素相关肽伴随释放。正常情况下，有些神经元在同一终末合成、储存和释放多种神经递质（如去甲肾上腺素和神经肽 Y）。然而，在有些神经元中（甚至在相同的细胞群中），却仅合成其中的一种递质。有些情况下，神经元的主要分支合成一种递质，另外的分支合成另一种递质。如下运动神经元支配骨骼肌纤维的神经肌肉接头释放乙酰胆碱，但其脊髓段释放谷氨酸。一些轴突终末细胞外液中的信号分子可以被神经终末重摄取，转运回胞体作为核转录因子诱导新的信号分子的表达。如支配次级淋巴器官的去甲肾上腺素能终末摄取细胞因子，诱导表达 IL-1β，后者顺轴突运输至其支配的淋巴器官作为新的递质释放。

尽管在配体门控和代谢性效应的递质释放模型中，递质由终末释放，对其反应的受体分布在邻近的突触后膜，但是也有例外。例如，有的效应性受体分布很远，形成神经递质—受体在分布上的错配。因此，关于递质释放和相应神经元反应之间的预测是非线性的，并且十分复杂。

请给下列结构涂色，每种结构涂上不同颜色

☐ 1. 同时含有去甲肾上腺素和 NPY 的神经终末

☐ 2. 运动神经元终末的乙酰胆碱

☐ 3. 运动神经元终末的谷氨酸

☐ 4. 神经肌肉接头

☐ 5. 随动作电位频率增加而递质释放减少的神经末梢

☐ 6. 递质—受体错配举例

临床意义

传入神经元动作电位的频率可能会决定特定递质释放的量，以及与靶细胞相互作用的程度。因此，对于“当传入 A 接触靶细胞 B 时，传入 A 做什么”这样的问题没有简单的回答。传入 A 的效应取决于哪种递质共释放以及释放的量，在局部同时期是否有其他来源的递质释放，有无抑制性信号抵消兴奋性传入，还有哪些自分泌、旁分泌和内分泌信号存在，靶神经元的电生理、代谢状态如何等。因此，有些神经元的活动发挥“许可性”或“神经调节性”的作用（如多巴胺、去甲肾上腺素、5- 羟色胺），它们的存在改变其他系统的突触后反应性。这些效应很好地解释了抗抑郁药的副作用，即改变了单胺能递质的含量、释放和活性，尤其是考虑到这些递质在中枢神经系统几乎无处不在。

A. 共定位与释放

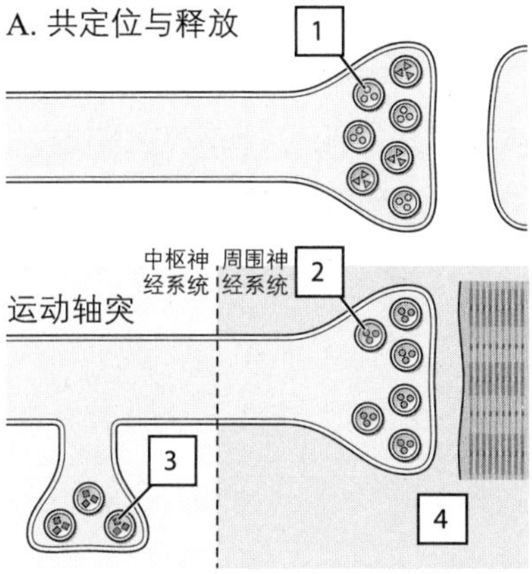

神经递质	共存递质
多巴胺	谷氨酸，神经降压素，胆囊收缩素或各类钙结合蛋白
去甲肾上腺素（交感神经）	神经肽 γ，生长抑素
去甲肾上腺素（蓝斑）	甘丙肽
P 物质	降钙素基因相关肽
血清素（5- 羟色胺）	谷氨酸，γ- 氨基丁酸
促皮质激素释放因子	γ- 氨基丁酸
生长激素释放激素	多巴胺，γ- 氨基丁酸
乙酰胆碱	血管活性肠肽
甲硫氨酸脑啡肽	催产素（定位于下丘脑大细胞神经元）

纤维类型	共存神经递质
运动轴突	乙酰胆碱（定位于神经肌肉接头），谷氨酸（定位于 SG）
内侧缰核	乙酰胆碱，谷氨酸
弓状核	多巴胺，γ- 氨基丁酸，其他
苔状纤维	γ- 氨基丁酸，甘氨酸
背角神经元	甲硫氨酸脑啡肽，γ- 氨基丁酸
纹状体神经元	甲硫氨酸脑啡肽，γ- 氨基丁酸

B. 非线性释放

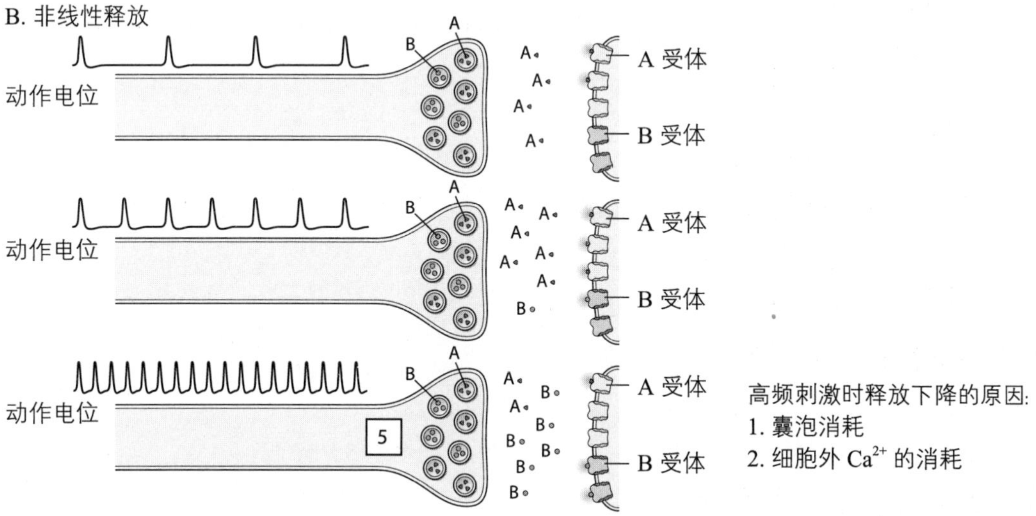

C. 神经递质—受体错配

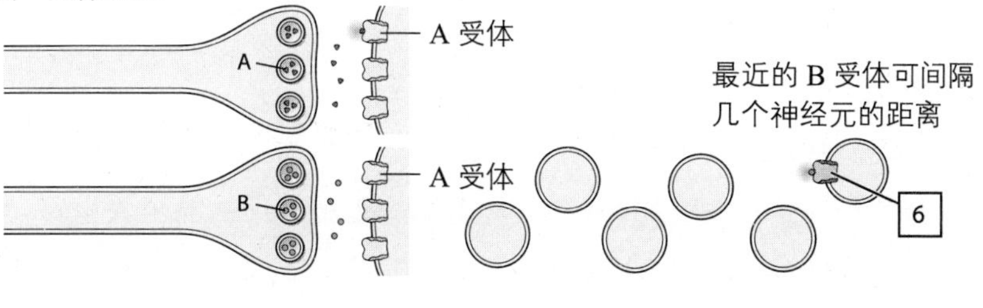

图 1.16 神经递质的合成、释放与信号转导

17 化学神经传递

不同的神经递质在分子大小、合成与代谢部位、作用与失活机制方面都不同。氨基酸类递质（兴奋性的谷氨酸、天门冬氨酸，抑制性的 γ－氨基丁酸、甘氨酸）存在于胞浆及神经末梢，可被突触囊泡摄取。到达神经末梢的动作电位引起氨基酸类递质（如谷氨酸）的释放，后者作用于突触后受体（如 NMDA，AMPA 受体）上引起突触后反应。

去甲肾上腺素在神经末梢合成。其限速酶是酪氨酸羟化酶，酪氨酸羟化酶由其前体酪氨酸产生。酪氨酸可由食物获得。在有些终末，酪氨酸羟化酶的产物 L 多巴在芳香族 L－氨基酸脱羧酶的作用下转变为多巴胺，或者进一步在多巴胺－β－羟化酶的作用下生成去甲肾上腺素。儿茶酚胺类递质主要通过高亲和力摄取运载体的重吸收而失活。

类似地，血清素（5－羟色胺）也在终末合成。它的限速酶色氨酸羟化酶在胞体由其前体色氨酸（食物中获得）转化而来。其产物 5－羟色氨酸在芳香族 L－氨基酸脱羧酶的作用下转变为 5－羟色胺。血清素主要通过高亲和力摄取运载体的重吸收而失活。

肽类递质在胞内粗面内质网合成。有时经历翻译后修饰，包装入囊泡，顺轴突转运至神经末梢。在肽能突触，神经肽释放后可扩散至神经肽受体处。肽类递质主要通过多肽酶而失活。

胆碱能递质传递来自神经终末胆碱乙酰转移酶对乙酰辅酶 A 和胆碱的作用。乙酰胆碱包裹在突触囊泡中，在动作电位到达时释放，作用在靶神经元或效应组织的胆碱能受体。乙酰胆碱被乙酰胆碱酯酶快速灭活。胆碱和乙酰辅酶 A 被重摄取入神经终末循环使用。

请给下列结构涂色，每种结构涂上不同颜色

- □ 1. 氨基酸突触（终末）
- □ 2. 谷氨酸
- □ 3. 儿茶酚胺类突触（终末）
- □ 4. 酪氨酸羟化酶
- □ 5. 去甲肾上腺素高亲和力摄取运载体
- □ 6. 5－羟色胺突触（终末）
- □ 7. 色氨酸羟化酶
- □ 8. 血清素高亲和力摄取运载体
- □ 9. 肽类突触（终末）
- □ 10. 肽酶
- □ 11. 乙酰胆碱突触（终末）
- □ 12. 胆碱
- □ 13. 胆碱乙酰转移酶
- □ 14. 乙酰胆碱酯酶

临床意义

递质的释放及其突触后效应对神经系统的正常生理功能至关重要。递质在突触间隙的失活也同样重要，后者可以避免延长的持续性效应的毒性作用。神经肌肉接头处乙酰胆碱的释放对于动作电位到来时引发的肌肉收缩非常重要。每次释放的乙酰胆碱足以使得肌纤维达到阈值，确保收缩。乙酰胆碱酯酶是将乙酰胆碱水解为胆碱和辅酶 A 的关键。如果乙酰胆碱酯酶被抑制（如有机磷，氨基甲酸酯类杀虫剂），乙酰胆碱将在神经肌肉接头及胆碱能突触处持续存在，患者会出现流涎、流泪、尿失禁、腹泻以及广泛的自主神经激活效应。肌肉接头处效应的症状会表现为肌肉抽搐、肌束震颤、虚弱、呼吸抑制、昏迷乃至死亡（取决于乙酰胆碱酯酶抑制剂的剂量）。有些试剂，如磷石膏，可以重新激活乙酰胆碱酯酶，使得乙酰胆碱酯酶抑制的效应得到部分恢复。

谷氨酸释放后也可在中枢突触间隙持续存在。在海马，高剂量糖皮质激素可引起谷氨酸过量释放，后者可引起神经元凋亡，尤其是 CA3 区的神经元凋亡。选择性血清素重摄取抑制剂能够延长突触间隙中血清素的活动。它们被用于治疗情绪障碍。

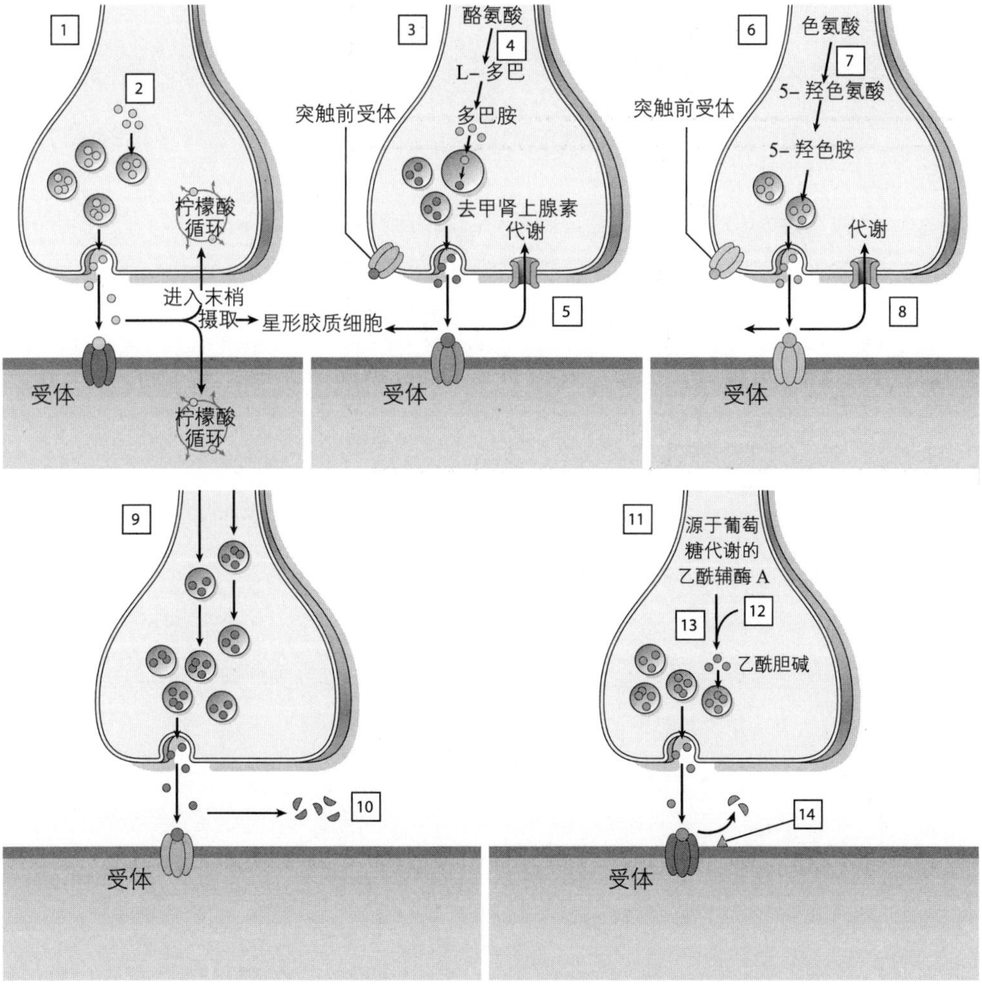

图 1.17　化学神经传递

第二章　大脑、颅骨及脑膜

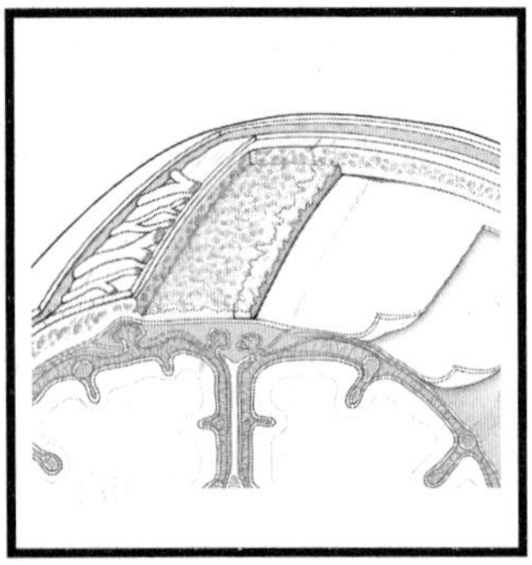

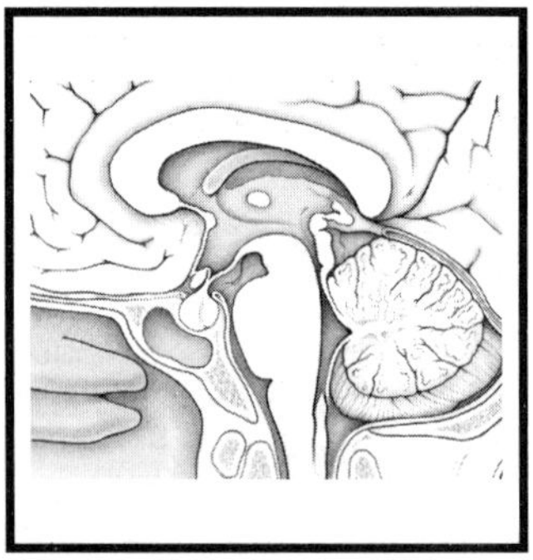

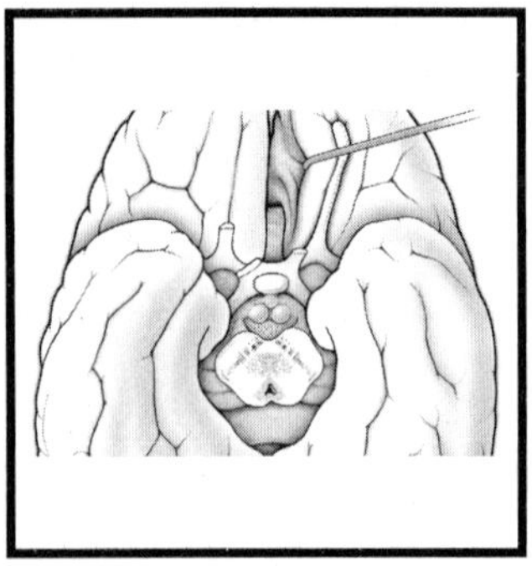

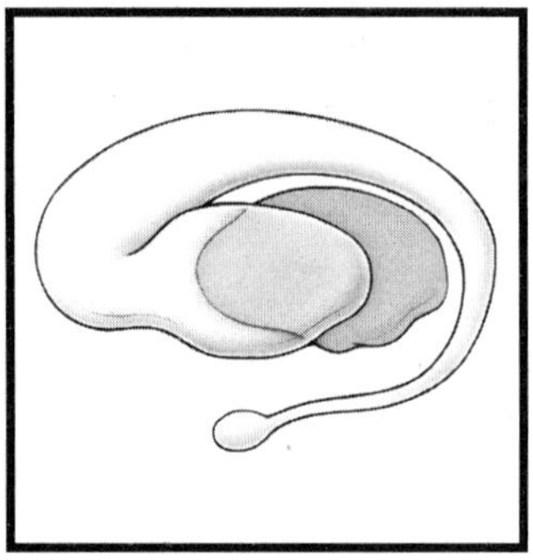

1　脑膜及其与大脑和颅骨的关系

脑膜对中枢神经系统具有保护和支持作用。软脑膜包绕整个中枢神经组织并深入其沟裂深处。软脑膜与星形胶质细胞的终足相黏结，形成神经胶质膜。蛛网膜薄而光滑位于软脑膜外，并跨越脑的沟裂。蛛网膜和软脑膜之间的腔隙是蛛网膜下腔，腔内充满脑脊液，为脑组织提供浮力和缓冲，使大脑免受来自加速和减速运动带来的损伤。硬脑膜是一厚而坚韧的纤维性保护膜，内侧贴附于蛛网膜，外侧贴于颅骨内表面。在某些部位，硬脑膜分成内外两层膜形成硬脑膜静脉窦，将脑静脉血引流入颈内静脉系统。硬脑膜内层从颅顶正中线向下深入两侧大脑半球之间的纵裂，形成坚硬的保护膜即大脑镰。蛛网膜颗粒在硬脑膜静脉窦附近，特别是在上矢状窦两侧形成突起，突入硬脑膜静脉窦内，有利于脑脊液向静脉及心脏回流。

蛛网膜下腔是动脉和静脉进出脑的通道，可将脑静脉血引流入静脉窦，脑动脉的破裂会导致蛛网膜下腔出血。

请给三层脑膜分别涂上不同的颜色

☐ 1. 硬脑膜

　1A. 大脑镰

　1B. 硬脑膜内层

　1C. 硬脑膜外层

　1D. 硬脑膜的汇合层

☐ 2. 蛛网膜

☐ 3. 软脑膜（软脑膜—神经胶质膜）

请给上矢状窦，蛛网膜下腔突入静脉窦的部分涂色

☐ 4. 蛛网膜颗粒

☐ 5. 上矢状窦

重点是：

☐ 6. 蛛网膜下腔

☐ 7. 脑膜中动脉

☐ 8. 大脑上静脉

临床意义

脑动脉穿行于蛛网膜下腔。Willis 环是脑动脉瘤最常见的发生部位，脑动脉瘤破裂会引起蛛网膜下腔出血，常常导致患者突然出现剧烈头痛、意识丧失或者死亡。桥静脉也穿行于蛛网膜下腔，包括大脑上静脉。无论是发生于青年人的严重脑外伤还是老年人的轻度创伤（如脑萎缩），均会引起桥静脉撕裂，导致静脉血在硬膜下腔积聚，从而使硬脑膜与蛛网膜剥离。按头部外伤和血肿症状出现的时间早晚，可将硬膜下血肿分为急性和慢性两类。硬脑膜下血肿属于占位性病变，会引发颅内压（ICP）升高、脑水肿及小脑幕边缘脑疝等症状。

脑脊液通过蛛网膜颗粒渗入硬脑膜静脉窦，回流入静脉。如果蛛网膜颗粒被阻塞（如急性化脓性脑膜炎），脑脊液压力升高，导致颅内压增加，最终导致脑受压、脑疝及脑死亡。颅骨骨折会使附着在颅骨内表面的血管撕裂，如脑膜中动脉。脑膜中动脉破裂流出的血液会使硬脑膜从颅骨内表面脱落，形成硬膜外血肿，该占位性疾病是脑疝的潜在病因之一。

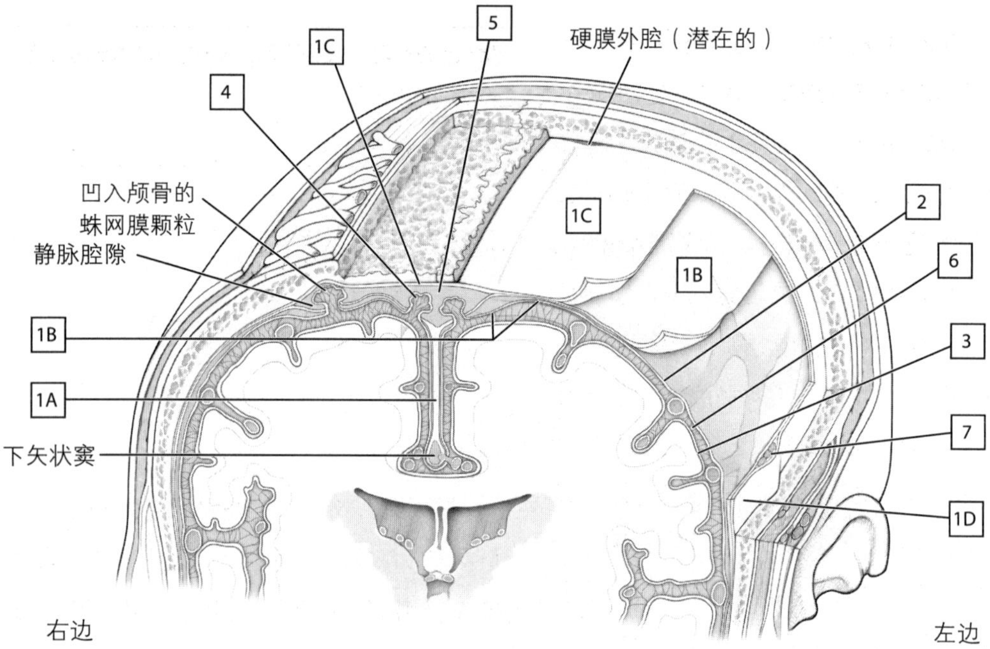

A. 头皮、颅骨、脑膜和脑血管

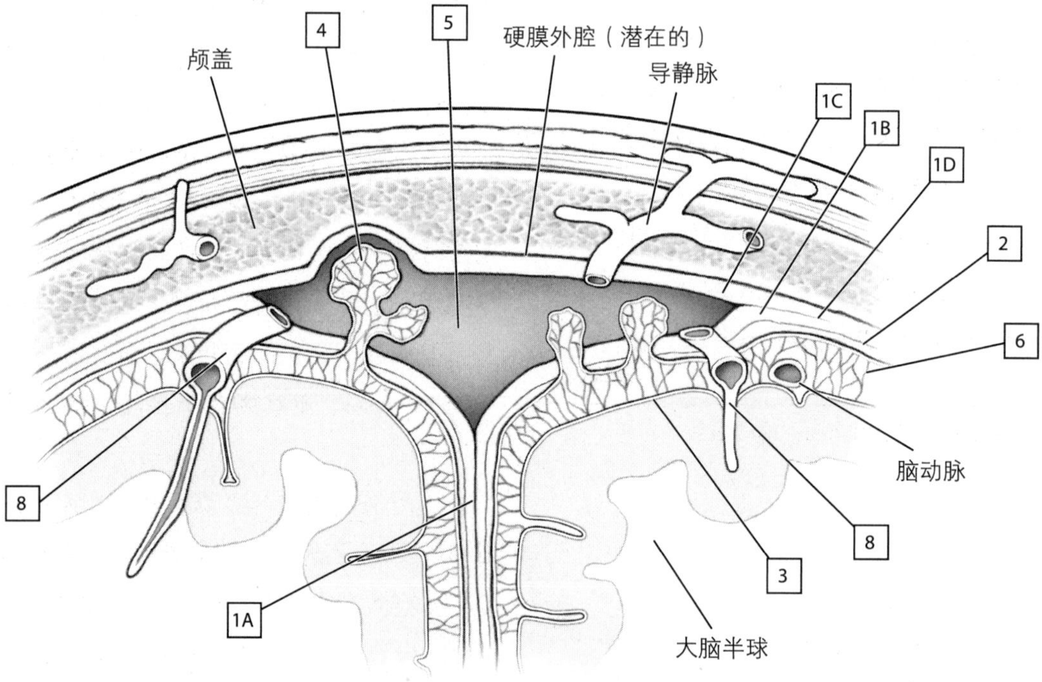

B. 脑膜和大脑浅静脉

图 2.1　脑膜及其与大脑和颅骨的关系

2 前脑的表面解剖：侧面观

大脑皮质弯曲折叠形成脑沟和脑回，这种结构使大脑皮质的表面积大为扩大。以皮质主要的沟回为标志，大脑皮质可分为四叶：额叶、顶叶、颞叶和枕叶。外侧裂（sylvian 裂）把下面的颞叶与上面的额叶、顶叶分开。中央沟把前面的额叶与后面的顶叶分开。顶枕沟将顶叶与枕叶分开，顶叶在前，枕叶在后。

某些已命名的脑回具有特定功能。如中央前回为初级运动皮质，中央后回为初级感觉皮质，颞上回的横回为初级听觉皮质，枕叶内侧面距状沟上下的皮质为初级视觉皮质。

在大脑左半球，位于额下回内侧的 Broca 区为运动性语言中枢，Wernicke 区（缘上回及角回）为接受性语言中枢（感觉性语言区）。额叶和颞叶的上、中、下回等脑回，仅是解剖学标志，并没有特定功能。顶上小叶主要负责正确的空间定位和体像感知。一些复杂的功能，如长时程记忆，需要多个脑区协作完成，不能完全定位于某一特定脑区。皮质的一些深部区域如岛状皮质，负责调控各种内脏活动。

请给下列结构涂色，每种结构涂上不同颜色

- □ 1. 外侧裂
- □ 2. 额下回
- □ 3. 中央前回
- □ 4. 中央沟
- □ 5. 中央后回
- □ 6. 缘上回
- □ 7. 顶上小叶
- □ 8. 角回
- □ 9. 颞上回
- □ 10. 岛叶皮质
- □ 11. 给 B 部分大脑各叶涂色

临床意义

脑的特定功能是由脑的一些特定区域负责，因此由于脑外伤、肿瘤或血管病变造成特定区域的损伤往往导致特定脑功能的丧失。外侧半球中央前回和前运动皮质（例如大脑中动脉梗死）的损伤会导致上肢对侧痉挛性硬瘫和对侧面部下部下垂。外侧半球中央后部损伤会使对侧上半身的感觉丧失。大脑前动脉梗死会造成中央前回和中央后回内侧区（中央小叶旁）损伤，导致对侧痉挛性瘫及下肢感觉丧失。大脑后动脉梗死引起距状裂损伤，会使对侧视力丧失（对侧偏盲）。颞叶视觉相关区域损伤会造成失认症，即面部失认或不能识别有生命的物体。

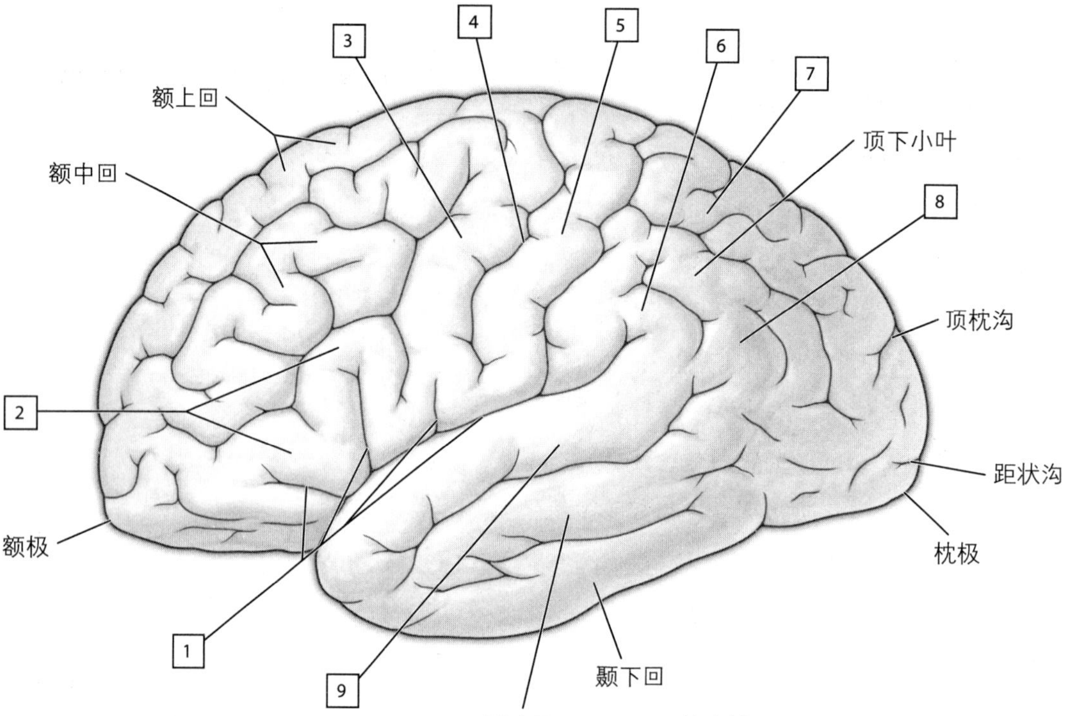

A. 前脑侧面观

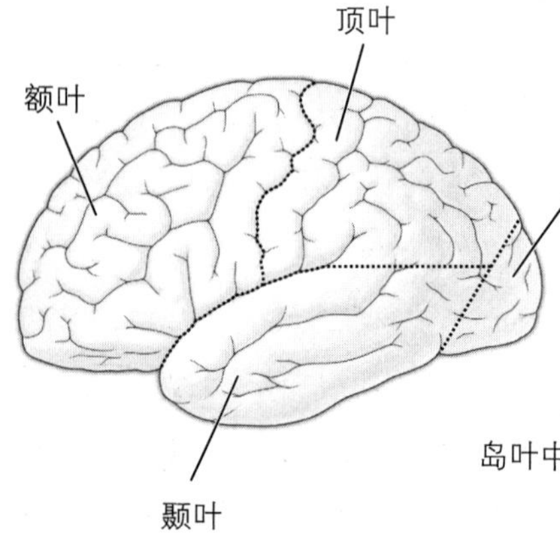

B. 皮质主要分区（侧面观）

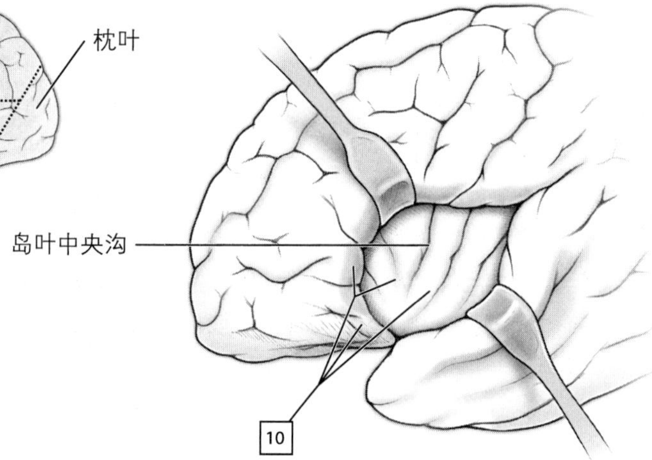

C. 岛叶（侧面观）

图 2.2 前脑表面解剖（侧面观）

3　大脑皮质解剖和功能区：侧面观

大脑皮质（新皮质）垂直方向有六层神经细胞，包括锥体细胞，颗粒细胞及其他神经元。脑的特定区域行使特定功能，有些区域形成“垂直柱”这种特定结构并且按照明显的躯体定位关系支配机体的功能。

一些具有特定功能的脑区被称为“初级皮质”（躯体感觉皮质、三叉神经感觉皮质、视觉皮质、听觉皮质，运动皮质）或“次级皮质”（感觉模态）。初级躯体感觉皮质和初级运动皮质具有明确的定位投射关系，下肢的代表区位于内侧，躯干和上肢在外侧，头部则在更外侧，接近外侧裂区域。其他脑区特别是联络区，它们的功能不局限于一种，接收整合来自中枢神经系统广泛区域的多种信息。

皮质区域	功能
Broca 区	与语言的口头表达有关
外侧初级躯体感觉皮质	通过丘脑腹后外侧核接收对侧肢体的触觉相关信息
外侧初级运动皮质	控制对侧手部运动
辅助运动皮质	当某一动作预计但尚未执行时该区域被激活
初级视皮质	接收对侧视野的视觉信息
额叶眼动区	启动眼睛的对侧共轭运动
顶叶皮质	分析观察对象运动和位置之间的关系
顶上小叶	综合身体部位和位置信息
初级听皮质	接收双侧听觉信息
颞中回	识别可视对象
Wernicke 区	理解口语信息

请给下列结构涂色，每种结构涂上不同颜色

☐ 1. Broca 区

☐ 2. 额叶眼动区

☐ 3. 辅助运动皮质

☐ 4. 外侧初级运动皮质

☐ 5. 外侧初级躯体感觉皮质

☐ 6. 初级听皮质

☐ 7. 颞中回

☐ 8. Wernicke 区

☐ 9. 顶上小叶

☐ 10. 初级视皮质

临床意义

血管病变（出血、梗死）、撞击伤或退变均会损伤大脑皮质。缺血或缺氧会导致更广泛的脑功能丧失，并伴有严重的认知障碍，包括昏迷。意识受脑干网状激活系统和大脑半球所控制。一些初级皮质区域（如躯体感觉皮质和初级运动皮质）具有精细的躯体定位投射关系，这在临床疾病诊断中具有重要的意义。大脑中动脉或一侧大脑前动脉中风会导致对侧身体特定区域的感觉和/或运动障碍。优势半球的皮质损伤（右利手和大多数左利手人的优势半球都是左半球）可能导致表达性失语症（Broca 区）、感觉性失语（Wernicke 区）或完全性失语（中部脑动脉供血的皮质区）。ICP 升高常常会导致一侧或两侧大脑皮质功能失调。

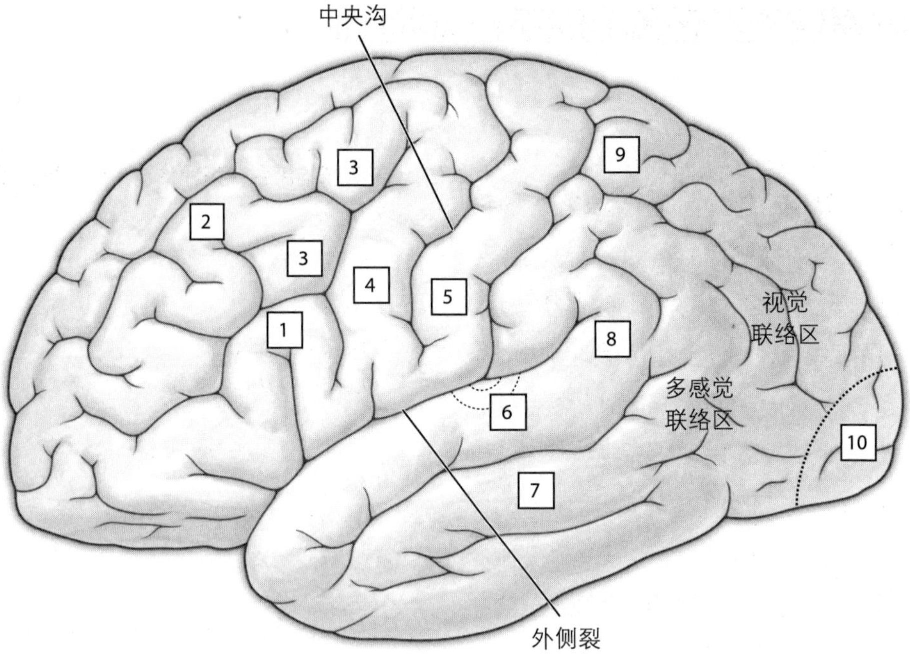

A. 前脑侧面观

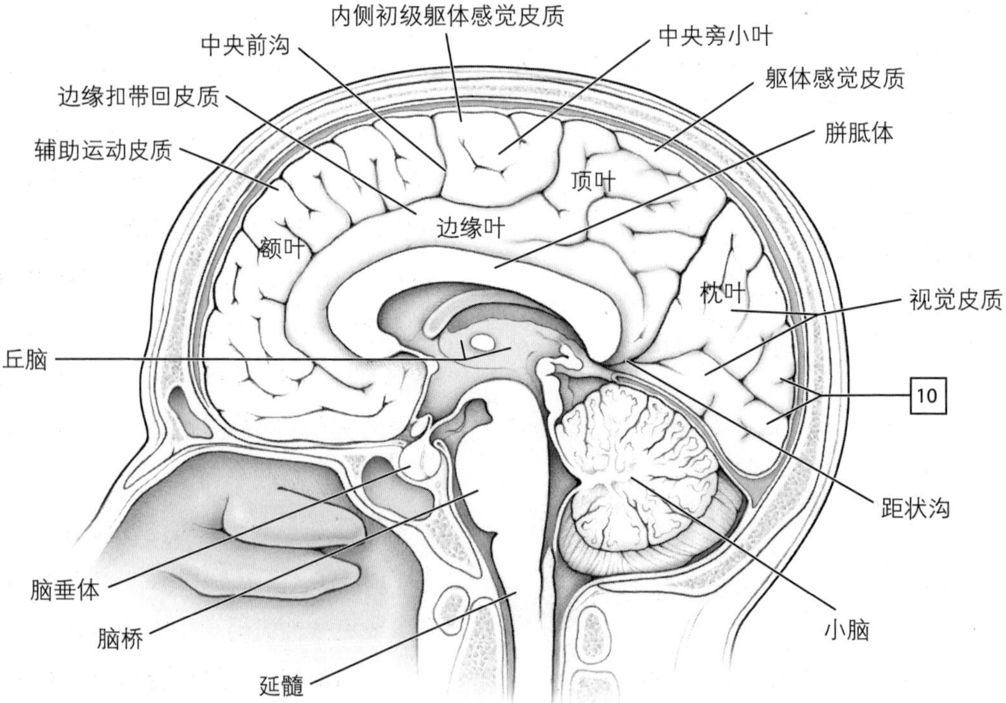

B. 大脑内侧面（正中矢状面）结构图

图 2.3　大脑皮质解剖和功能区：侧面观

4　皮质结构：Brodmann 分区

随着染料在神经组织学染色中的应用，早期的神经解剖学家如 Golgi 和 Cajal 向人们展示了各种各样的神经元形状、大小、分支及突触连接。新皮质包含六层细胞结构，不同部位的皮质厚度和细胞层次有所不同；颗粒细胞层由接收传入投射纤维的小神经元组成，在躯体感觉皮质中富集；而锥体细胞在运动皮质中富集，其轴突及侧支会投射至同侧皮质的其他区域（联络纤维）、对侧（胼胝体纤维）以及皮质下区域（投射纤维）。由于新皮质结构的复杂，学者们对大脑皮质做出了不同构筑分区的描述，分区数目从 40 到 200。现在人们广为采用的命名系统由 Korbinian Brodmann 在 1909 年提出，他命名了不同功能的脑区和皮质。在神经科学中广泛使用的 Brodmann 分区指的是皮质的功能区。

Brodmann 区	功能	解剖学位置
3、1、2 区	初级躯体感觉皮质	中央后回
40 区	第二躯体感觉皮质	顶下小叶腹前侧
5、7 区	躯体位置感知、空间定位	顶上小叶
4 区	初级运动皮质	中央前回
6 区	运动前区、辅助运动皮质	额中回后上部
8 区	额叶眼动区	额中回前上部
44、45 区	Broca 区（左半球）	额下回后部

（续表）

Brodmann 区	功能	解剖学位置
40、39 区	Wernicke 区（左半球）	顶下小叶前部
11 区	眶额叶皮质	外侧额叶基底部
41、42 区	初级听皮质	颞横回、颞上回
17 区	初级视皮质	矩状裂上下皮质
18、19 区	视觉联络皮质	17 区外侧的枕叶皮质
21、22、37 区	多感觉联合皮质	颞叶中上部

请用不同颜色给 Brodmann 各分区涂色

☐ 1. 11 区
☐ 2. 8 区
☐ 3. 44、45 区
☐ 4. 6 区（属于运动皮质脊髓束）
☐ 5. 4 区
☐ 6. 3、1、2 区
☐ 7. 5、7 区
☐ 8. 40、39 区
☐ 9. 40 区
☐ 10. 41、42 区
☐ 11. 18、19 区
☐ 12. 17 区

临床意义

Brodmann 区特定皮质的损伤会出现特定临床症状。初级躯体感觉皮质内侧及中线区域受损会导致对侧躯体和上下肢感觉丧失。运动皮质和前运动 / 补充运动皮质损伤会导致对侧痉挛性偏瘫，波及上肢（损伤部位在外侧）、下肢（内侧和中线皮质）或全身（内囊受损）。左侧 Broca

区域的损伤(右利手和大多数左利手个体)会导致表达性失语，而左侧 Wernicke 区域的损伤会导致感觉性失语。矩状裂枕骨区域损伤会导致对侧失明（偏盲）。初级听皮质的损伤会导致双侧听力减弱（不仅仅是对侧），同时也不能接收对侧的听觉刺激。额叶眼部损伤后眼睛将无法转向损伤对侧。

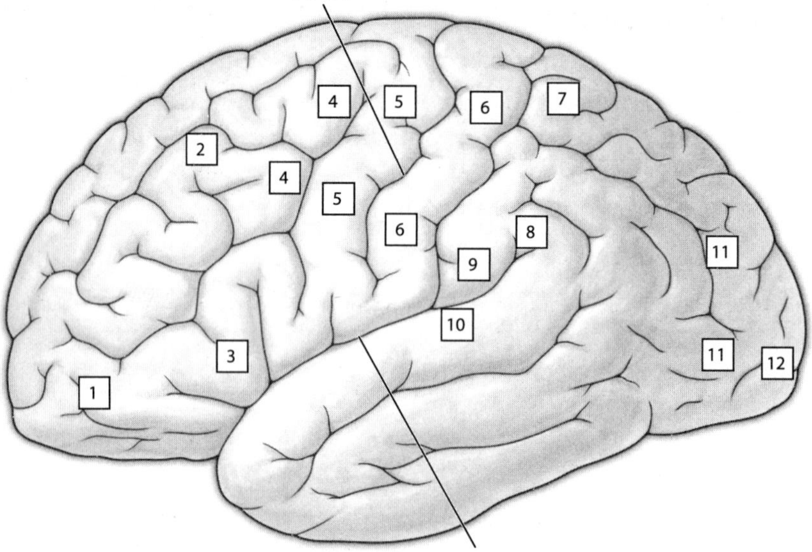

A. 前脑外侧面观

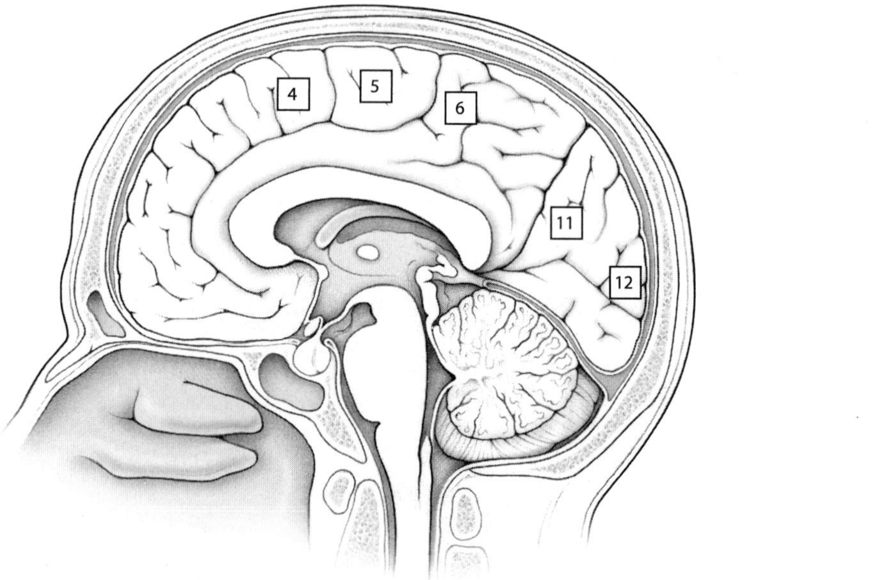

B. 大脑内侧面（正中矢状面）结构

图 2.4 皮质结构：Brodmann 分区

5　大脑正中矢状面

大脑的正中矢状位（沿中线的侧面观）展示了整个中枢神经的全貌，包括脊髓、脑干（髓质、脑桥、中脑）、间脑和端脑。脊髓接收来自机体的感觉传入，并发出运动和自主神经信号支配机体。脑干接收头颈部的感觉传入并向头颈部的肌肉发送运动信号，还通过颅神经发出副交感神经节前纤维支配胸腹部脏器、唾液腺、泪腺、瞳孔括约肌及近距离识物的睫状肌。脑干网状结构对于意识的产生至关重要，有助于调控脑功能。小脑通过脑干的上运动神经元和大脑皮质（通过丘脑）调节运动的协调和平衡。

间脑由丘脑和下丘脑两个主要成分组成。丘脑是通向大脑皮质的门户，调控皮质信息（感觉、运动及其他类型皮质）的传入和传出。下丘脑调节内脏功能（通过脑干和脊髓）和神经内分泌（通过前叶和垂体后叶）。

端脑由基底节、边缘前脑、嗅觉系统和大脑皮质组成。基底节与丘脑和大脑皮质之间联系丰富，帮助皮质选择调控活动所需要的信号，并抑制不需要的信号。边缘前脑结构接收内外部刺激并控制情绪反应。嗅觉系统将嗅觉信息传递到边缘前脑，并对环境中的气味做出快速恰当的反应。大脑皮质对内外部信息进行精细分析，调控机体的运动、语言、记忆、思维、执行、智力和认知等一切活动过程。

请给下列结构涂色，每种结构涂上不同颜色

□ 1. 下丘脑
□ 2. 丘脑
□ 3. 大脑皮质
□ 4. 小脑（涂一叶即可）
□ 5. 脊髓
□ 6. 延髓
□ 7. 脑桥
□ 8. 中脑
□ 9. 垂体腺

临床意义

脊髓损伤往往引起躯体感觉丧失、疼痛及运动障碍，有时伴随交感神经损伤（如 Horner 综合征）或盆腔副交感神经损伤（肠、膀胱或生殖系统）。

脑干病变通常涉及颅神经Ⅲ ~ Ⅻ的特异性功能障碍。可能会出现躯体感觉、躯体运动功能的丧失及同侧小脑功能障碍。脑干网状结构的损伤会导致昏迷和死亡。前脑损伤通常伴有对侧躯体运动和感觉障碍，有时会出现对侧面瘫。其他感觉功能的损害，例如视觉、听觉或嗅觉（嗅球或嗅束受损）也可能会出现上述症状。左侧前脑病变可伴有表达性（前部，Broca 区）或感觉性（后部，Wernicke 区）失语症。前脑一侧半球大面积的损伤会导致认知功能障碍。基底核特定区域的损伤会导致运动障碍。海马（特别是双侧）损伤会出现短期记忆丧失、记忆混乱和定向障碍。边缘系统损伤会引发情绪变化，如恐惧、焦虑、强迫症（伏隔核受累）等。

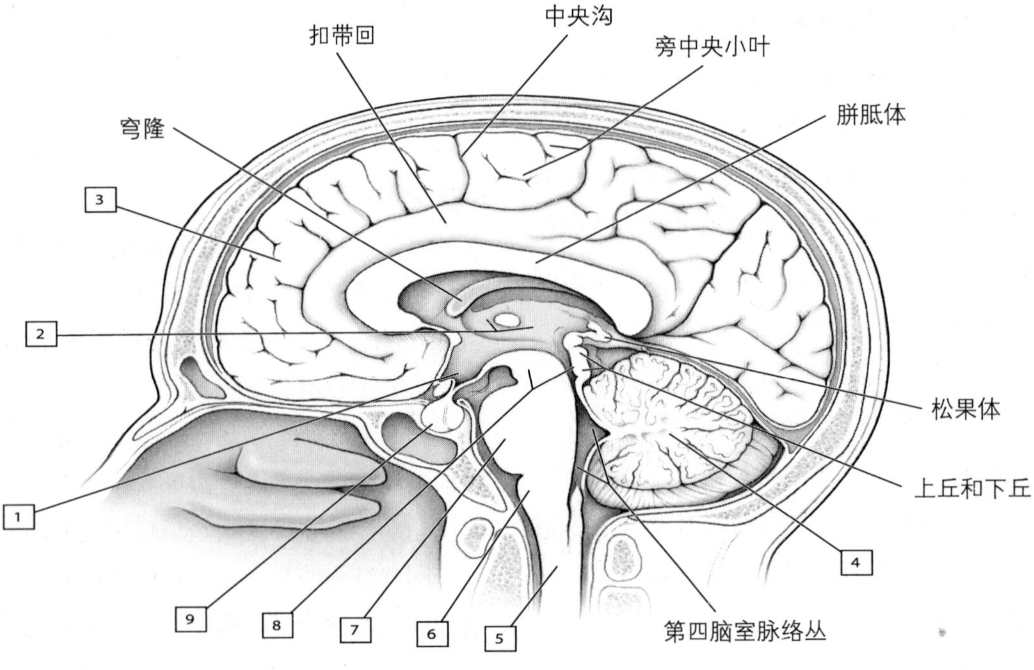

图 2.5　大脑正中矢状面

6　大脑基底面

剥离脑干和小脑的大脑基底面视图展示了颞叶下面的结构。这些结构包括初级嗅皮质、海马旁回（覆盖在海马上）和杏仁核周围皮质（毗邻皮质下杏仁核）。可见枕叶的下表面具有初级视皮质和视觉联合皮质。丘脑区域包括丘脑枕、内侧膝状核（体）和外侧膝状核（体）。在下丘脑区域，可见乳头体、视神经、视交叉、视束及脑垂体。嗅球和视束沿着额叶的内侧面向下延伸。在去除脑干和小脑的中脑横截面中，大脑脚清晰可见，包括内囊后肢尾部和膝部。还可看到黑质（具有色素沉着的多巴胺神经元）和红核（红核脊髓束的起源）。

请给下列结构涂色，每种结构涂上不同颜色

☐ 1. 嗅球和嗅束

☐ 2. 垂体

☐ 3. 初级嗅皮质

☐ 4. 乳头体

☐ 5. 大脑脚

☐ 6. 黑质

☐ 7. 视觉联合皮质

☐ 8. 初级视皮质

☐ 9. 海马旁回

☐ 10. 杏仁核周围皮质

临床意义

大脑脚是内囊后肢和内囊膝的尾部延续。内囊后肢走行有皮质脊髓束，皮质红核束和皮质网状束，以及与皮质下感觉中枢和脑桥核连接的纤维（将运动信号传递到小脑）。胼胝体膝部走行有皮质脑干束，从中央前区和前运动皮质的外侧大部分区域到颅神经运动核。一侧大脑脚损伤与内囊后肢和膝部损伤在运动功能方面具有相同的临床症状。临床表现为对侧偏瘫，伴有眼压升高、反射亢进、某些病理反射（足底伸肌反应）和对侧面部下垂（面神经运动核及相应的第Ⅶ对颅神经失去了对下面部表情肌的皮质控制）。但二者的感觉功能障碍存在差异。来自丘脑腹侧后外侧（躯体感觉）和丘脑腹后内侧核（三叉神经，面神经）的躯体感觉上行通路的感觉轴突在内囊的后肢行进，在丘脑水平而非中脑大脑脚的水平进入内囊。

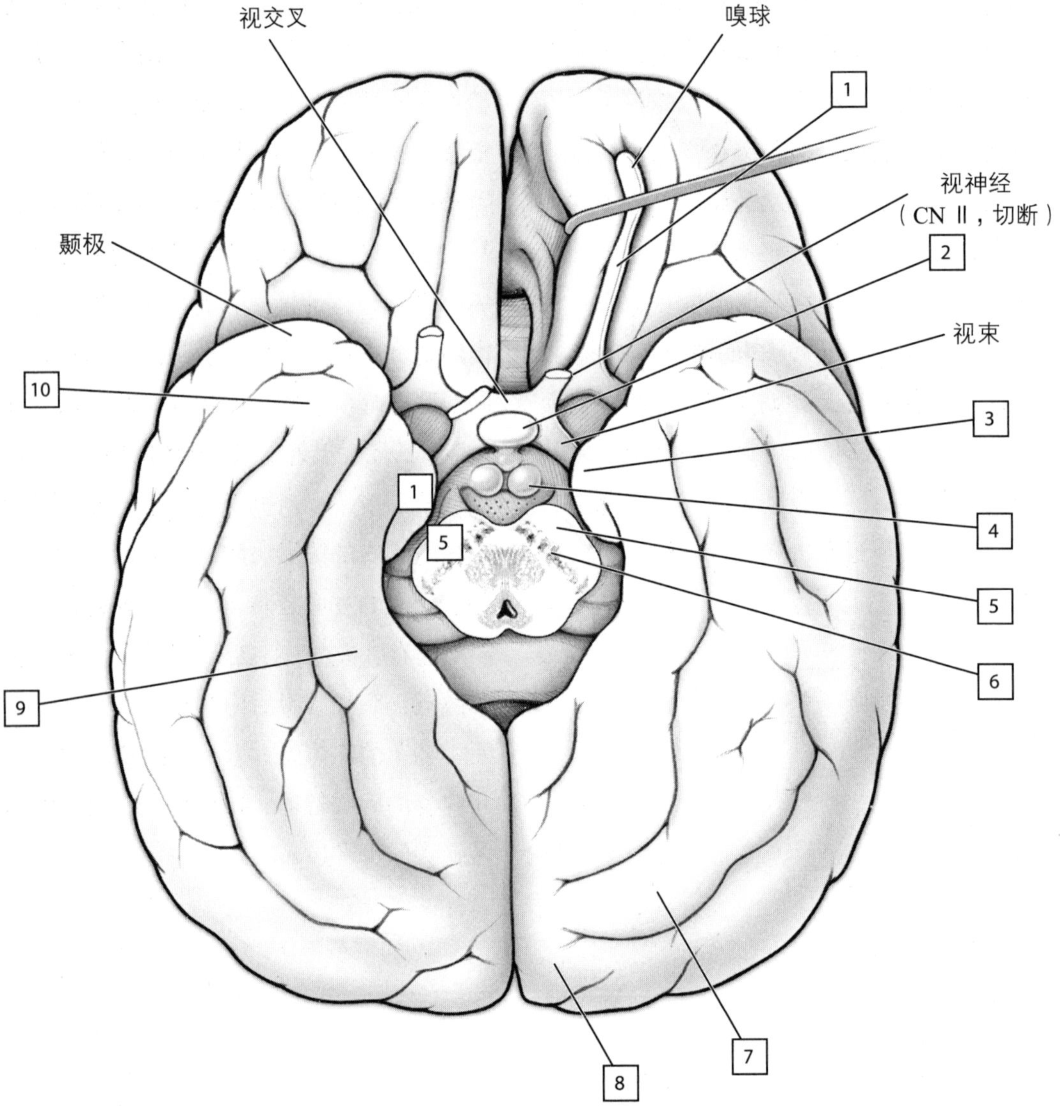

图 2.6　大脑基底面

7　中枢神经系统的水平面和矢状面

神经系统由中枢神经系统（CNS）和外周神经系统（PNS）组成。中枢神经系统由脑和脊髓组成。大脑又分为脑干（延髓、脑桥、中脑和相关小脑）和前脑（间脑和端脑）。间脑的主要成分是丘脑和下丘脑。端脑的主要成分是基底节、边缘前脑结构、大脑皮质和嗅觉系统。PNS由CNS的传入和传出纤维组成，包括初级感觉纤维、神经节细胞和感受器；下运动神经元轴突及其与骨骼肌的连接，以及自主神经节前纤维，神经节细胞与淋巴器官中的平滑肌、心肌、分泌腺、代谢器官和免疫细胞的节后连接。

大脑和脊髓的标准放射线成像不能很好地展示神经结构。要看到神经解剖结构的细节，需要进行MRI。MRI是靠电磁波的短脉冲（射频脉冲），被成像组织中的质子吸收成像的。在脉冲过程中，质子由于具有较高的能量而排列整齐。脉冲刺激后，在弛豫阶段，质子恢复到非排列状态。脉冲之间的间隔和采集时间之间的间隔确定了合成图像中对比度的参数。T1加权图像能较好地展示详细的解剖结构；脑室看起来很暗。T2加权图像用于观察病理变化；脑室呈白色。

请给下列结构涂色，每种结构涂上不同颜色

□ 1. 脊髓

脑干

□ 2. 延髓

□ 3. 小脑

□ 4. 脑桥

□ 5. 中脑

间脑

□ 6. 下丘脑

□ 7. 丘脑

端脑

□ 8. 皮质相关白质（胼胝体，内囊）

□ 9. 边缘前脑（海马结构和穹隆，扣带回皮质）

□ 10. 基底节（尾状核、壳核、苍白球）

脑室系统

□ 11. 侧脑室

临床意义

内囊无论是在解剖学上还是功能上都是一个关键结构。在解剖学上，它为神经放射科医生提供了大脑冠状面和矢状面的一个重要标志。从矢状面上看，内囊形状像一个指向内侧的V形，前肢内侧是尾状核（基底节的一部分）的头部和体部，后肢内侧是丘脑。V形外侧是苍白球，紧邻壳核，这是基底核的两个组成部分。

在功能上，内囊是进出皮质的主要“超级通道”。它把接收到的除嗅觉系统以外的所有感觉信号从丘脑传递到大脑皮质的相应区域，并将大脑皮质发出的运动指令传递到脊髓（皮质脊髓束）和脑干（皮质延髓束）的下运动神经元。内囊也与小脑（通过桥核）和基底节相连。所有主要的特异性丘脑核与其皮质投射区之间均存在相互联系。大脑中动脉卒中可引起内囊损伤，导致对侧偏瘫（反射增强，出现病理反射）、对侧面中部神经麻痹（面部下垂）以及对侧躯体感觉丧失。

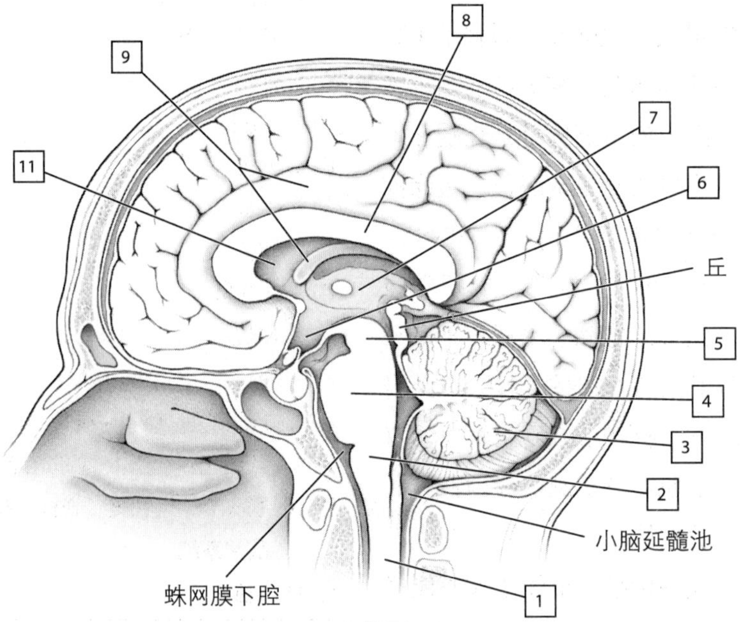

A. 矢状面

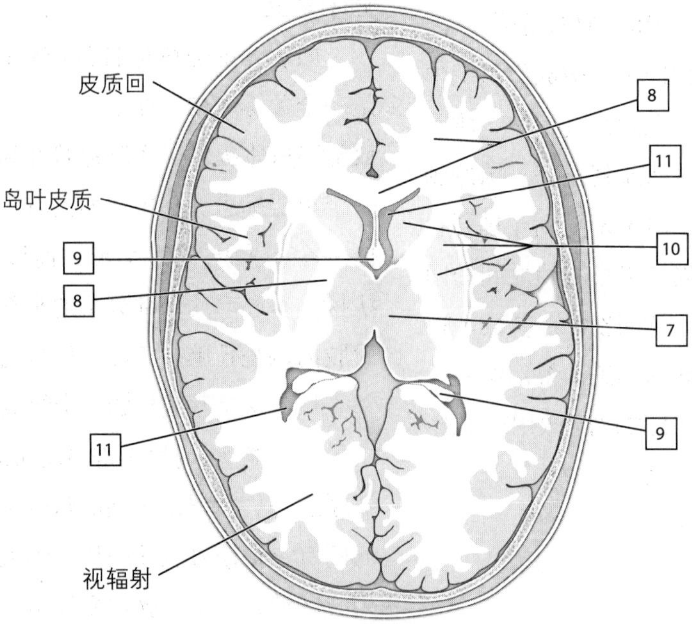

B. 水平面

图 2.7 中枢神经系统的水平面和矢状面

8 显示基底神经节的大脑水平切面

基底节是由端脑核（尾状核、壳核和苍白球）及其相关神经纤维束、与端脑相互连接的端脑下核（黑质、下丘脑）组成的结构。尾状核和壳核在细胞组成和神经连接方面相似（例如它们都接受来自黑质致密部的多巴胺能输入）；人脑中，这两个核团由于内囊前肢的介入而在解剖学上分裂，在其他物种中，尾状核和壳核统称为尾壳核。苍白球神经元相对较大，是端脑基底节的主要传出结构。基底神经节与丘脑和相关的皮质区域参与相同的神经环路，协助皮质选择需要的调控信号并抑制不需要的信息。基底核相关回路包括运动回路、边缘回路、认知回路和动眼神经回路。图中从外侧到内侧：颞叶、侧裂、岛叶皮质、最外囊、屏状核、外囊、壳核、苍白球外段、苍白球内段、内囊膝、内囊后肢及丘脑，这些结构为通过端脑基底节的轴切面提供了主要解剖标志。

请给下列结构涂色，每种结构涂上不同颜色

☐ 1. 尾状核
☐ 2. 前肢（内囊）
☐ 3. 膝部（内囊）
☐ 4. 后肢（内囊）
☐ 5. 壳核
☐ 6. 苍白球
☐ 7. 丘脑
☐ 8. 尾状核（尾部）
☐ 9. 侧脑室枕角（后角）

临床意义

物理损伤、神经退化或主要神经递质传递（如多巴胺）障碍导致基底节受损时，丘脑、皮质和基底节之间的神经环路都会中断。基底神经节病变最明显的临床功能障碍是运动障碍。帕金森病是由黑质致密部多巴胺能神经元变性及尾核和壳核的多巴胺能递质丢失引起的，患者表现为静止性震颤、肌肉僵硬、运动迟缓（难以启动或停止运动）及姿势不稳。在亨廷顿舞蹈症中，尾状核神经元退变，出现舞蹈动作（轻快、舞动样）、情绪障碍和认知能力下降。其他基底核病变还包括手足徐动症（扭动）、痉挛性斜颈（不自主的颈部旋转运动）、肌张力障碍和单侧抽搐（投掷运动）。治疗方法包括药物［例如用 SINEMET（左旋多巴和卡比多巴）替代多巴胺］及深部脑刺激，在某些情况下还包括外科手术。

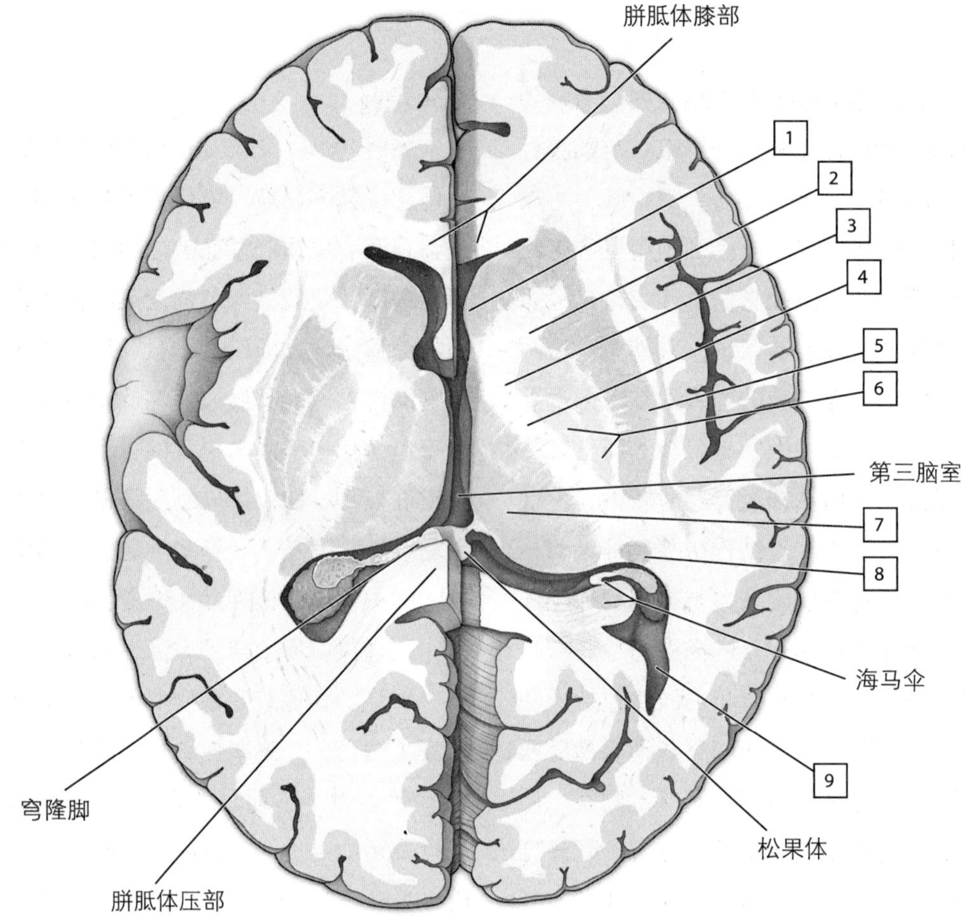

A. 脑的水平切面：显示基底核

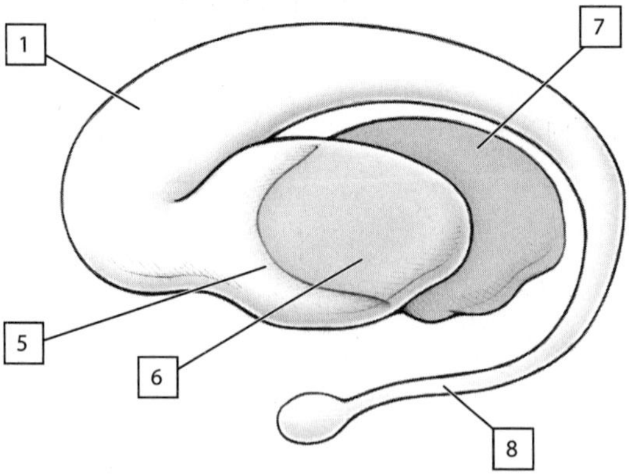

B. 基底核 3D 示意图（侧面观）

图 2.8 显示基底神经节的大脑水平切面

9　主要的边缘前脑结构

边缘系统是以围绕丘脑的环状结构（海马结构、杏仁核、扣带回皮质、隔核、沟回、缰核等）命名的，并与皮质和皮质下结构相联系以调节情绪和行为。Nauta将边缘结构细分为边缘前脑和边缘中脑。边缘结构与皮质回路和下丘脑/脑干结构相互作用，以实现与情绪反应和相关行为、动机和奖励行为、短期记忆巩固以及环境和情境适应（个体化反应）相关的内脏和神经内分泌反应。一些边缘前脑结构以C形构造排列，包括海马结构（带有齿状回的海马、海马旁回、下丘脑、内嗅皮质）和穹隆，以及杏仁核和相关的终纹。

请给下列结构涂色，每种结构涂上不同颜色

☐ 1. 缰核

☐ 2. 终纹

☐ 3. 穹隆

☐ 4. 扣带回皮质

☐ 5. 隔核

☐ 6. 杏仁核

☐ 7. 初级嗅觉皮质

☐ 8. 海马旁回

☐ 9. 海马

☐ 10. 齿状回

临床意义

杏仁核接收来自机体内外部刺激，并对此做出情感应答。杏仁核接收并处理来自皮质的多个区域的信息，特别是恐惧反应，包括一般性恐惧和特定恐惧。双侧杏仁核损伤会导致恐惧反应及感知对面个体恐惧的能力丧失。

海马结构加工来自颞叶、下托和内嗅皮质的广泛信息，并通过穹隆将信号发送到下丘脑和隔核，随后通过丘脑传递至扣带皮质。海马结构易受缺血损伤（尤其是CA1区），导致新信息不能整合到长期记忆中，出现严重健忘、定向障碍（迷失方向）和记忆混乱，尽管一些长期记忆仍然存在。

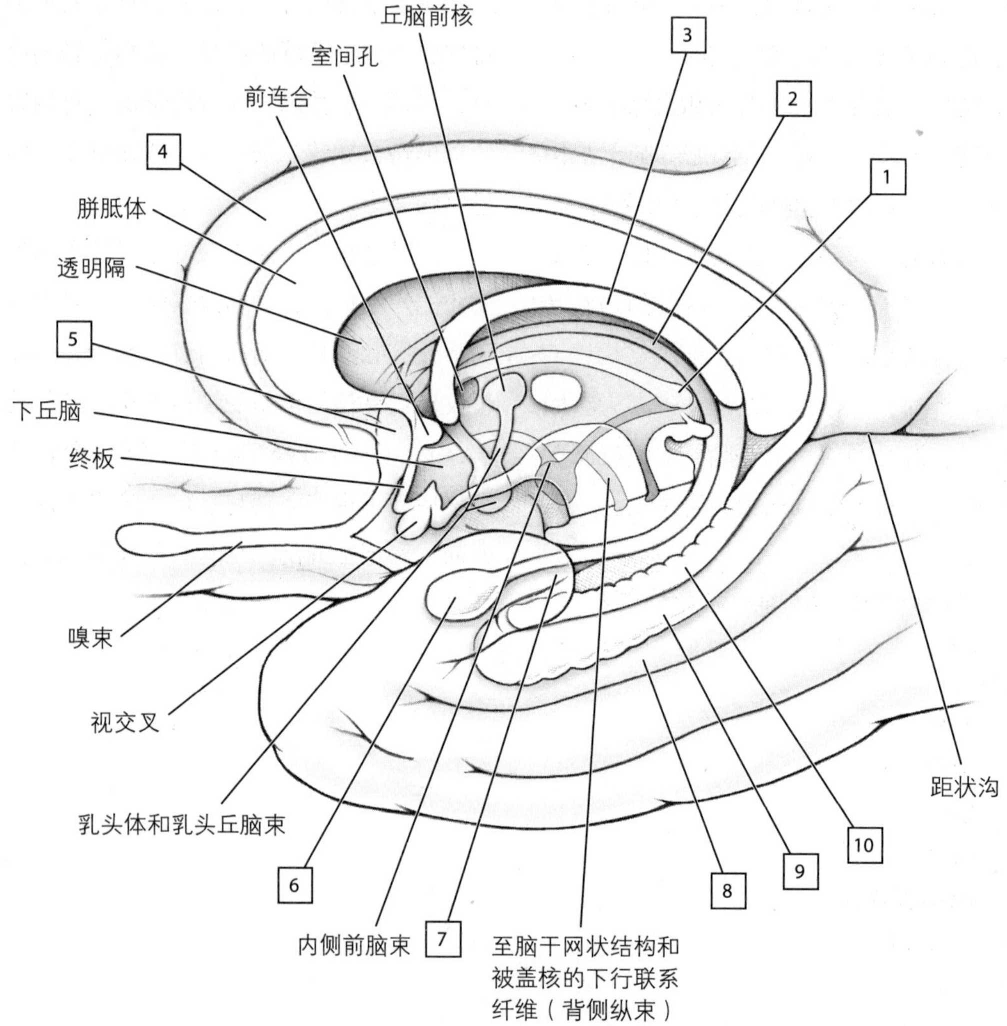

图 2.9 主要的边缘前脑结构

第三章　脑干、小脑及脊髓

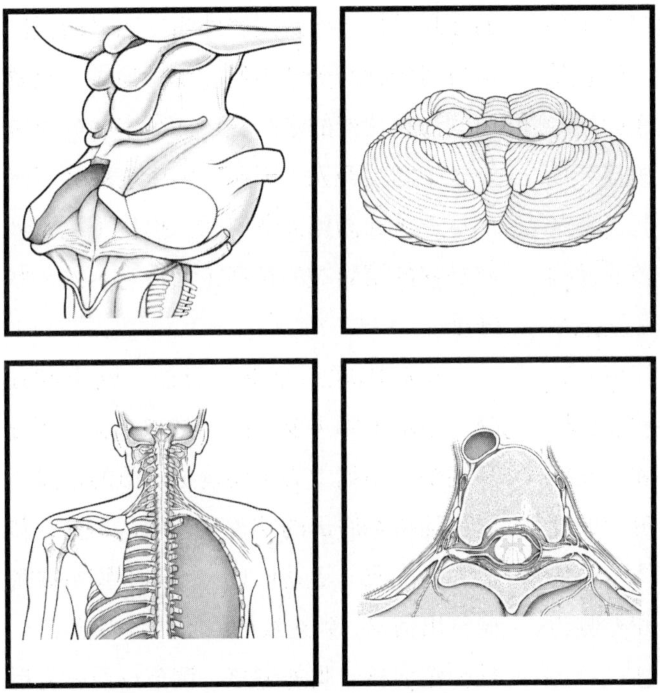

1 脑干表面解剖：后侧面观

这个角度是从侧后方来看脑干表面的，整个前脑、大部分的间脑、小脑已经被去除。负责携带信息进出小脑的Ⅲ对小脑脚（小脑上、中、下脚）也被截断。背根携带传入信息进入脊髓，而颅神经（如三叉神经、前庭蜗神经和面神经）的感觉成分将信息传入脑干。第四脑室底面的结节和舌下神经三角是以位于其下的神经核团命名的。面丘是脑桥背侧的隆起，在其下方可见展神经核和环绕展神经核的面神经纤维。延髓的背侧，薄束结节和楔束结节很突出，它们下方是薄束核和楔束核，这两个核团负责处理精细感觉（精细触觉，关节的位置觉和振动觉）。上丘和下丘构成了中脑的背侧表面，它们分别负责处理视觉和听觉信息。外侧膝状核（体）和内侧膝状核（体）位于丘脑的尾侧和外侧边缘，分别负责处理视觉和听觉信息。

请给下列结构涂色，每种结构涂上不同颜色

☐ 1. 上丘
☐ 2. 下丘
☐ 3. 面丘
☐ 4. 楔束结节
☐ 5. 薄束结节
☐ 6. 脊髓的背根
☐ 7. 小脑下脚
☐ 8. 小脑中脚
☐ 9. 小脑上脚
☐ 10. 三叉神经（第Ⅴ对颅神经）
☐ 11. 间脑的内侧膝状体（核）
☐ 12. 间脑的外侧膝状体（核）

临床意义

第四脑室底面的薄束和楔束结节损伤将破坏精细感觉向内侧丘系—腹后外侧丘脑—初级感觉皮质的上传。第四脑室底面的面丘受损将导致同侧外侧注视（展神经，第Ⅵ对颅神经）和内侧注视（损害了负责内侧注视功能的走行在内侧纵束中的展神经核中间神经元）障碍，临床表现为复视（重影）和同侧面瘫，因为损伤了绕行展神经核的第Ⅶ对颅神经（面神经）的环状纤维。

小脑脚联系小脑和脊髓、脑干和丘脑。小脑下脚主要连接小脑和脊髓、延髓和脑桥。小脑中脚主要运送皮质的信息，通过脑桥基底部的脑桥核，到达小脑，传递大脑皮质的活动信息。小脑上脚主要传输传出信息，到达红核（经红核小脑束）、丘脑腹前核、腹外侧核（调节皮质—脊髓的信息传出）。损伤了小脑外侧及其相应的小脑脚将导致同侧肢体的共济失调、轻度肌张力降低和测距不准（错误地估计距离），关节运动不连贯，意向性震颤，轮替运动障碍（不能完成快速的转换运动），不能抑制运动（回弹现象）。

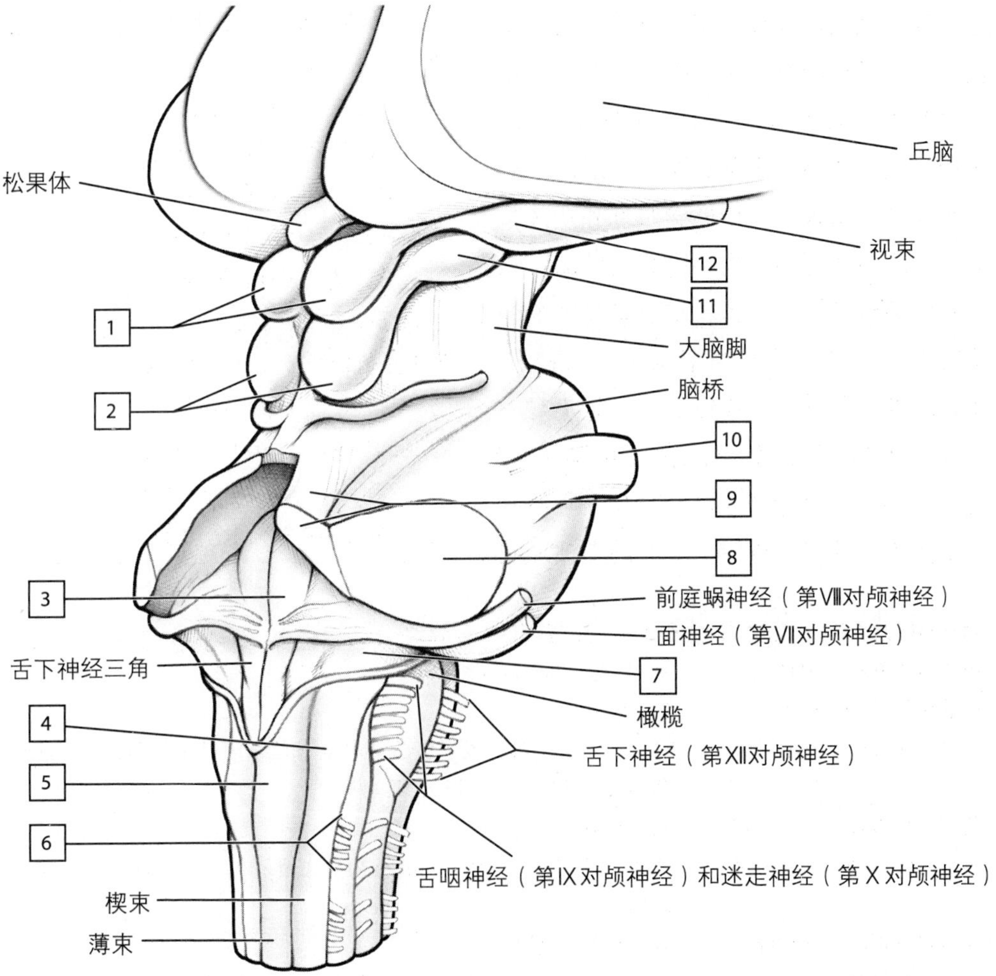

图 3.1　脑干表面解剖：后侧面观

2 脑干表面解剖：前面观

脑干前面（腹侧）以颅神经的出现为主要特征，除了第Ⅳ对颅神经从脑干背侧出脑，其他的颅神经都从脑干腹侧面出脑。这些颅神经通过神经节将感觉器官的感觉信息从三叉神经系统和特殊感觉器官传递入中枢神经系统（CNS），并将 CNS 的运动信息传递给头面部和颈部的肌肉。通过头部副交感系统，传递给眼部和唾液腺的平滑肌、喉部的肌肉、腹部的脏器。脑干腹侧结构突出的是包含皮质脊髓系统的下行神经纤维[中脑（大脑脚）、脑桥（脑桥基底部）和延髓（锥体）]。第Ⅰ对颅神经（嗅神经）和第Ⅱ对颅神经（视神经）是 CNS 束路，其髓鞘是由 CNS 胶质细胞（少突胶质细胞）构成，而非周围神经髓鞘形成细胞（施万细胞）。施万细胞形成第Ⅲ至第Ⅻ对颅神经的髓鞘。

请给下列结构涂色，每种结构涂上不同颜色

- ☐ 1. 嗅束（延伸自嗅神经）
- ☐ 2. 视交叉（视神经从此处转变为视束）
- ☐ 3. 动眼神经（第Ⅲ对颅神经）
- ☐ 4. 滑车神经（第Ⅳ对颅神经）
- ☐ 5. 三叉神经（第Ⅴ对颅神经）
- ☐ 6. 展神经（第Ⅵ对颅神经）
- ☐ 7. 面神经（第Ⅶ对颅神经）
- ☐ 8. 前庭蜗神经（第Ⅷ对颅神经）
- ☐ 9. 舌咽神经（第Ⅸ对颅神经）
- ☐ 10. 迷走神经（第Ⅹ对颅神经）
- ☐ 11. 舌下神经（第Ⅻ对颅神经）
- ☐ 12. 副神经（第Ⅺ对颅神经）

颅神经感觉（S）、运动（M）和自主（A）成分	
第Ⅰ对颅神经：嗅神经	S：嗅觉（闻气味）
第Ⅱ对颅神经：视神经	S：视觉
第Ⅲ对颅神经：动眼神经	M：至眼内直肌、眼下直肌、眼上直肌、眼外上斜肌；A：至睫状肌和通过睫状神经节去瞳孔括约肌
第Ⅳ对颅神经：滑车神经	M：至眼外下斜肌
第Ⅴ对颅神经：三叉神经	S：面部、鼻窦、牙齿口腔前三分之二和舌的一般感觉；M：至咀嚼肌、鼓膜张肌
第Ⅵ对颅神经：展神经	M：至眼外直肌
第Ⅶ对颅神经：面神经	S：舌前三分之二的味觉、软腭的味觉；M：至表情肌、镫骨肌；A：经翼腭和下颌下腺神经节至下颌下腺、舌下腺和泪腺
第Ⅷ对颅神经：前庭蜗神经	S：直线和角度加速度（平衡觉）及听觉
第Ⅸ对颅神经：舌咽神经	S：舌后三分之一味觉，咽喉部和中耳的一般感觉；M：至茎突咽肌、咽部肌群；A：经耳神经节至腮腺、鼻黏膜腺体
第Ⅹ对颅神经：迷走神经	S：至心、肺、支气管、气管、咽、喉、消化道、外耳；M：至咽喉；A：经内脏神经节至心、肺、支气管和大部分消化道
第Ⅺ对颅神经：副神经	M：至胸锁乳突肌，斜方肌上三分之二
第Ⅻ对颅神经：舌下神经	M：至舌肌，颈部的带状肌肉

临床意义

第Ⅱ对颅神经可被一种中枢脱髓鞘疾病多发性硬化影响而导致同侧的视神经炎、失明。对于第Ⅲ至第Ⅻ对颅神经而言，损伤可来自不同的原因。脑干下运动神经元（LMN）可被LMN疾病（如脊髓灰质炎、延髓麻痹）损伤。混合的LMN和上位运动神经元疾病（肌萎缩脊髓侧索硬化症），或脑干血管梗阻导致脑干LMN所在的脑干区域供血不足。颅神经轴突对中枢（多发性硬化）和周围脱髓鞘疾病（如吉兰—巴雷综合征）、肿瘤、压迫、糖尿病及其他神经病变都很敏感脆弱。感觉性轴突（第Ⅴ、第Ⅶ对颅神经和内脏神经，第Ⅷ，第Ⅸ和第Ⅹ对颅神经）对周围神经病变、压迫性损伤、脱髓鞘、炎症、肿瘤和其他侵扰敏感脆弱。损伤或损害至第Ⅲ、第Ⅶ、第Ⅸ或第Ⅹ对颅神经可导致副交感功能异常。第Ⅲ对颅神经压迫小脑幕切迹，小脑幕疝可导致同侧瞳孔不能收缩（瞳孔固定或散大），是头部损伤的一个重要体征，伴有近距离视觉调节功能丧失。

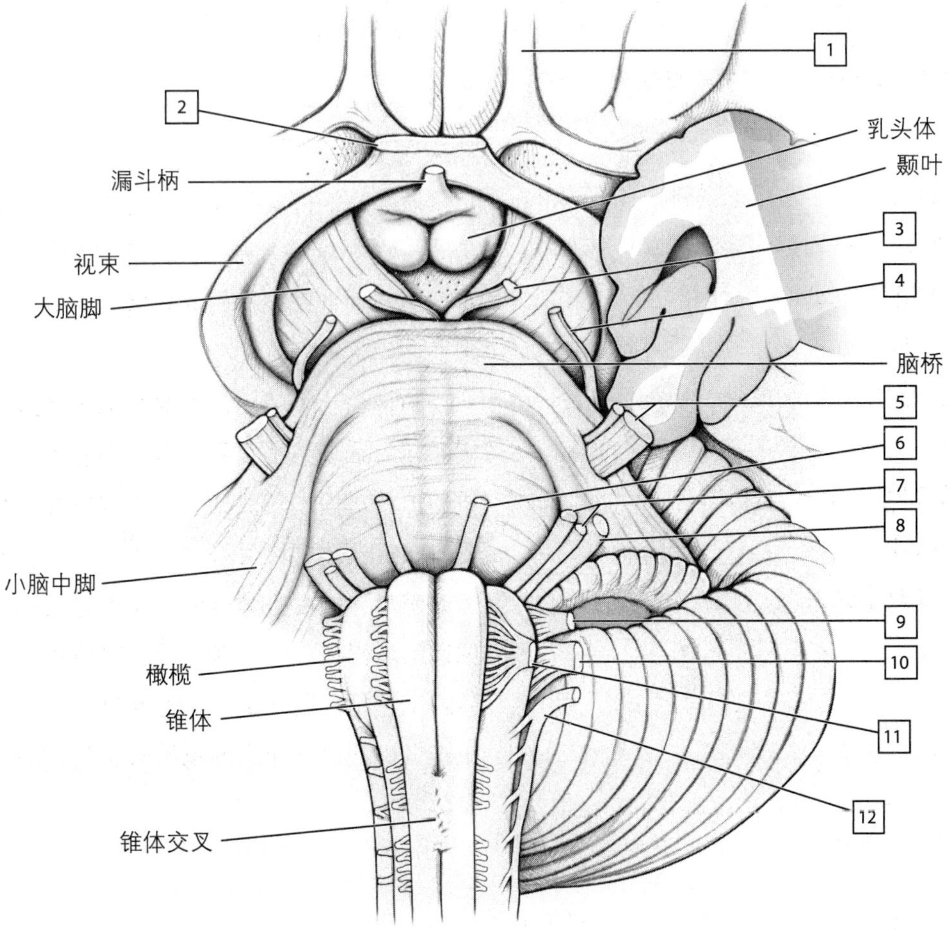

图 3.2　脑干表面解剖：前面观

3 小脑解剖

图 3.3A 和 **B** 显示了小脑的外部形态特征（分别为上部 / 尾侧和下部 / 腹侧表面）。上面观描述了以蚓部、蚓旁部和外侧半球构成的小脑的垂直组成。这三个组成的每一部分都与其深部特异的核团和上位运动神经元系统相联系。

区域	小脑深部核团	上位运动神经系统
蚓部	顶核	外侧前庭脊髓束
	外侧前庭核	网状脊髓束
蚓旁部	球状核	红核脊髓束（自红核）
	楔状核	
外侧半球	齿状核	皮质脊髓束（经丘脑腹外侧核）

下面观显示了小脑的前部、中部和绒球小结叶，以已知损伤导致的相应体征所做的传统解剖划分。三对小脑脚（下脚、中脚，上脚）已被切除，以更好地显示下部表面。这些小脑脚携带传入和传出小脑的信息。

图 3.3C 描述了小脑的内部结构，包括深部核团（顶核、球状核、楔状核、齿状核）以及小脑上脚。

请给下列结构涂色，每种结构涂上不同颜色

☐ 1. 蚓部（上部和下部）
☐ 2. 蚓旁部
☐ 3. 小脑外侧半球
☐ 4. 前叶
☐ 5. 中叶
☐ 6. 小脑上脚
☐ 7. 小脑中脚
☐ 8. 小脑下脚
☐ 9. 绒球小结叶
☐ 10. 顶核
☐ 11. 球状核和楔状核
☐ 12. 齿状核

临床意义

前叶和蚓部接受身体的传入，特别是四肢，经过脊髓小脑束。它通过前庭外侧核帮助协调下肢，损伤导致宽大、僵硬的步态。

小脑中叶（特别是外侧半球）经过桥核和其他感觉系统收集来自全身和大脑皮质的传入。损伤导致典型的小脑体征，蹒跚步态，肢体共济失调，辨距不良，轮替运动困难，轻度张力减弱，构音障碍和眼球运动障碍。患者不能完成连贯行走、指鼻测试、跟—胫测试、步态测试，不能完成连贯讲话，可作为现场清醒度测试的重要部分。

绒球小结叶，包含绒球和小结（又称蚓小结），与上述核团密切相连，影响基础语调、头部运动和眼部运动。局部的损伤可导致视觉跟踪损害、眼球震颤、眩晕，以及末端肌肉共济失调导致的平衡能力丧失。这种综合征有时候在儿童延髓母细胞瘤患者中可以见到。

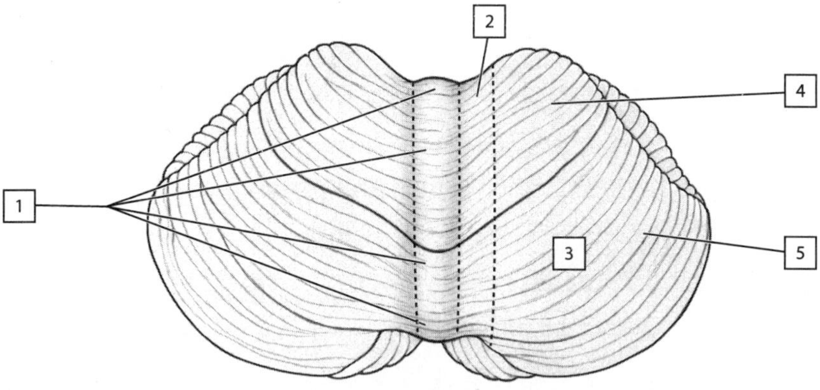

A. 上表面

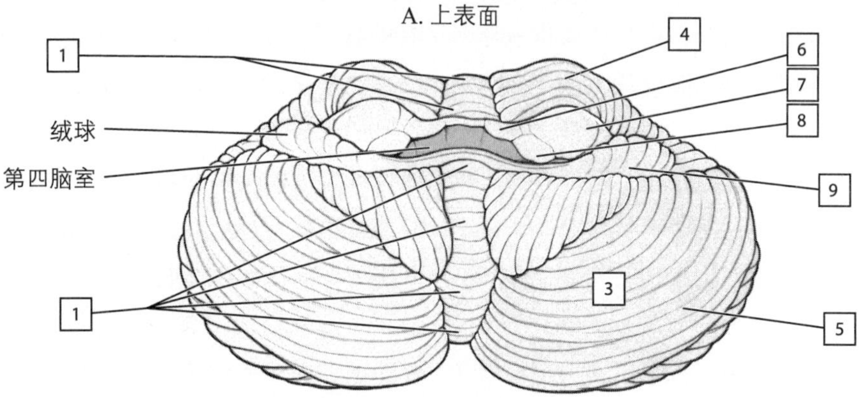

B. 下表面

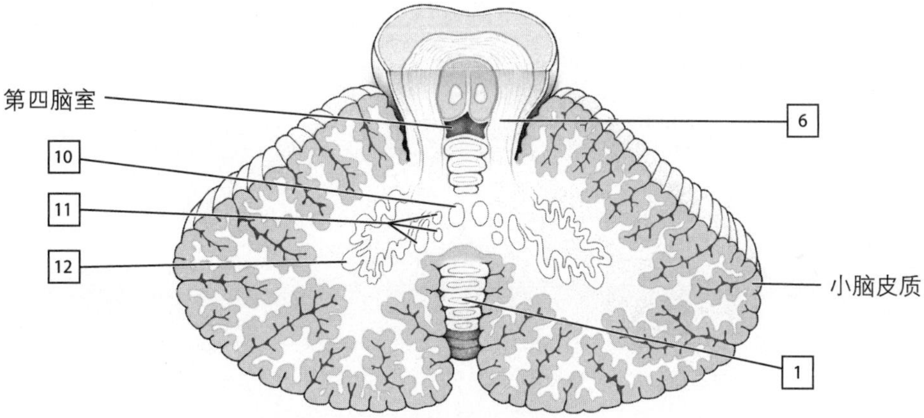

C. 小脑上脚水平切面

图 3.3　小脑解剖

4 脊髓大体解剖：后面观

脊椎动物的脊髓受到脊柱椎管的保护。**图 3.4** 所示的脊髓原位解剖图中，脊柱后部已被去除。脊髓有两个膨大的区域：颈膨大和腰膨大，负责相应的上下肢增加的传入和传出。颈部脊髓的上部是延髓经过枕骨大孔的延续。发育过程中，不断生长的脊柱超过了脊髓的长度；于是，脊髓终端（脊髓圆锥）止于 L1 椎体水平。神经根［背侧 / 后面（感觉神经）；腹侧 / 前面（运动、自主神经）］从每一节脊髓中出来，经过椎间孔转而进入蛛网膜下腔。对于更多的尾侧脊髓节段，这些神经根经历漫长的路径通过蛛网膜下腔，形成马尾样的神经根堆积即马尾；位于扩大的蛛网膜下腔池——终池中。终池是抽取脑脊液最好的腰穿位点。终丝将脊髓背侧锚定在尾椎骨上，齿状韧带（软膜的延伸）将脊髓向侧面锚定在周围的膜（硬膜、蛛网膜）上。这些膜结构从椎间孔离开的部分包绕着脊髓和部分神经根。

请给下列结构涂色，每种结构涂上不同颜色

- □ 1.（脊髓）颈膨大
- □ 2. 硬脊膜
- □ 3.（脊髓）腰骶膨大
- □ 4. 脊髓圆锥
- □ 5. 马尾
- □ 6. 终丝
- □ 7. 枕骨大孔
- □ 8. 终池
- □ 9. 背根
- □ 10. 齿状韧带

临床意义

终池是一个重要的直接抽取脑脊液的位点。脑脊液从脑室流到蛛网膜下腔，它含有很重要的成分，可用于分析神经病理状态，例如感染、出血、炎症状态、退行性疾病和其他状态。脑脊液分析包括压力、颜色和外观、黏度、红细胞和白细胞的出现、细胞组成、蛋白成分和含糖量。

椎间孔是背根和腹根出现的位点，并合并成为脊神经。椎间盘的髓核可从盘囊中脱出，并可能撞击到背根神经（通常会导致放射样的疼痛）和 / 或腹根（导致所支配的肌肉运动障碍），所导致的损伤被称为神经根病。脱出的髓核（特别是颈段的）也可能延伸并压迫脊髓，导致脊髓病，损伤下行运动束路（皮质脊髓束、红核脊髓束），脊髓小脑束，以及易引起病理性改变（如疼痛和温度异常）的束路（脊髓丘脑束 / 脊髓网状束）。椎间盘脱出最常见的位点是腰段的 L5~S1、L4~L5，颈段的 C6~C7、C5~C6、C4~C5。

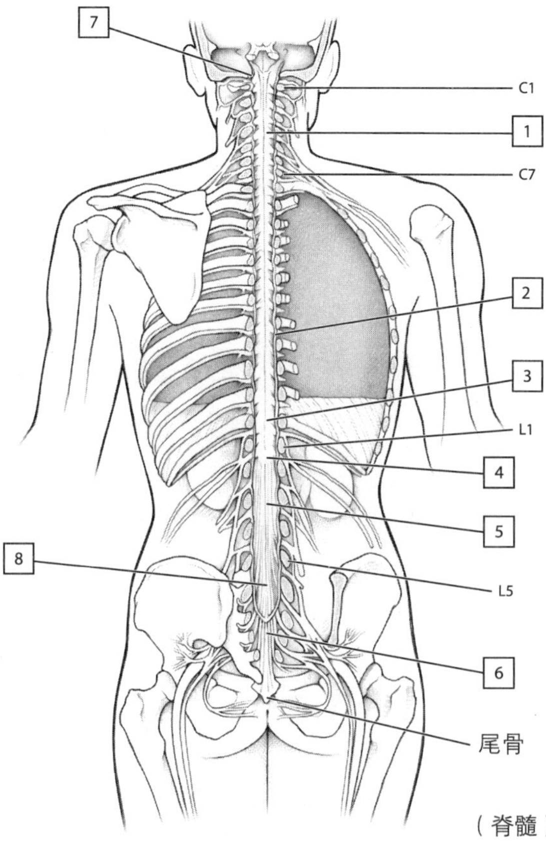

A. 脊髓原位大体解剖

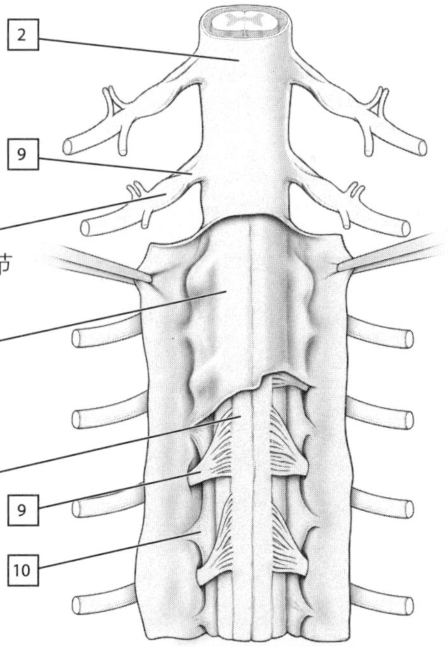

B. 脊膜和脊神经根

图 3.4 脊髓大体解剖：后面观

5 脊髓横截面的原位解剖

从横断面看，脊髓位于椎管内，椎管由椎体形成（如图 3.5 所示为椎体、棘突和横突）。脊髓和近端神经根周围有三层脊膜，软脊膜（与组织紧密黏附）、蛛网膜（随脑沟延伸）和坚硬的硬脊膜，有助于保护脊髓。硬膜外间隙含有脂肪，是部分分娩和脊柱手术的麻醉区域。硬膜下间隙有潜在出血的可能。蛛网膜下腔含有脑脊液，有助于缓冲和保护脊髓免受损伤。背根与背根神经节（包含初级感觉细胞胞体）相连，它加入腹根［包含较少的下运动神经元（LMN）轴突和节前自主神经轴突］，形成脊神经。脊神经分为前支（肋间神经）和后支。脊髓神经还产生白色的神经节前交感轴突分支（远端）和灰色的神经节后交感轴突分支（近端）。脊髓终止在 L1 椎体水平。椎管在腰椎水平依然存在硬脑膜和蛛网膜，形成一个巨大的蛛网膜下间隙（终池），内有较长神经根（马尾），向适当的椎间孔延伸。终丝将脊髓锚定在尾骨上。

请给下列结构涂色，每种结构涂上不同颜色

- □ 1. 椎体
- □ 2. 含有脂肪的硬膜外腔
- □ 3. 硬脊膜
- □ 4. 蛛网膜下腔
- □ 5. 棘突
- □ 6. 脊神经的背侧分支
- □ 7. 背根节
- □ 8. 背根
- □ 9. 腹根
- □ 10. 白交通支和灰交通支
- □ 11. 马尾
- □ 12. 终丝

临床意义

每节段的背根和腹根合并形成脊神经。当这些神经根受到来自髓核（椎间盘）突出的挤压损伤时，会产生明显的放射痛，可伴有运动功能障碍。神经根和周围神经也可能受到急性、炎症性自身免疫性脱髓鞘的影响（多发性神经根病变、吉兰—巴雷综合征）。在许多情况下，肠道空肠弯曲杆菌感染引起的自身免疫反应会引发急性炎症反应，导致双侧脊髓功能进行性减退，可能导致包括呼吸肌在内的全身瘫痪。感觉器官的损伤可能会导致远侧肢体感觉异常，包括麻木、刺痛和疼痛。患者通常会痊愈，但也可能留下后遗症。

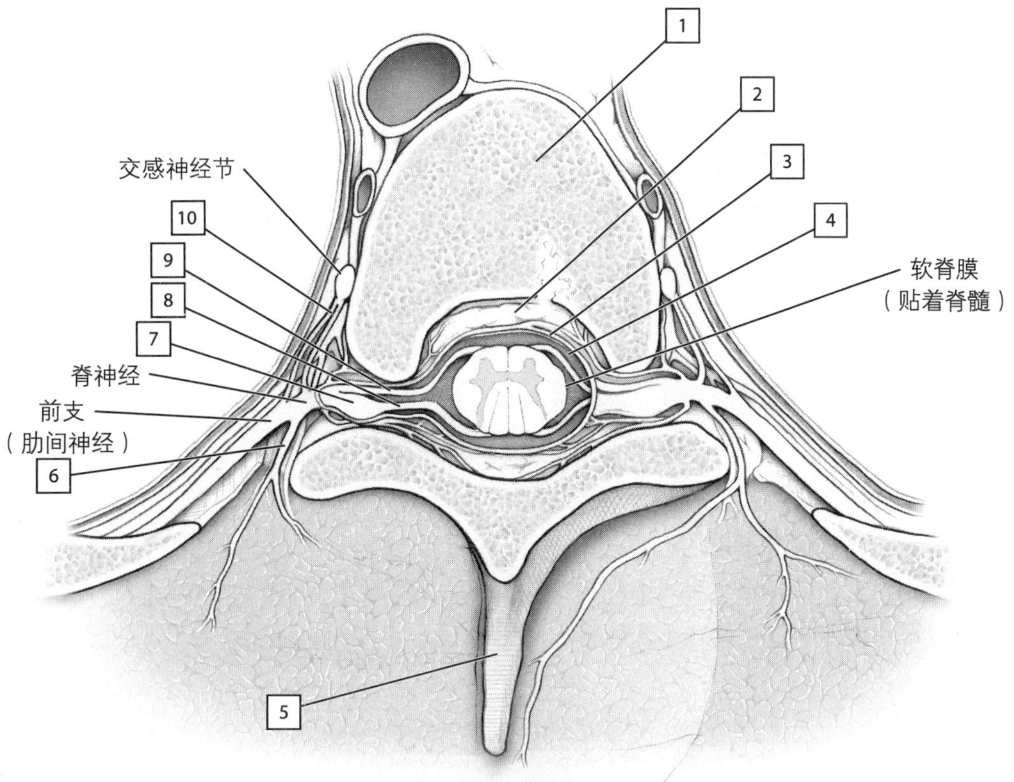

A. 经胸椎平面

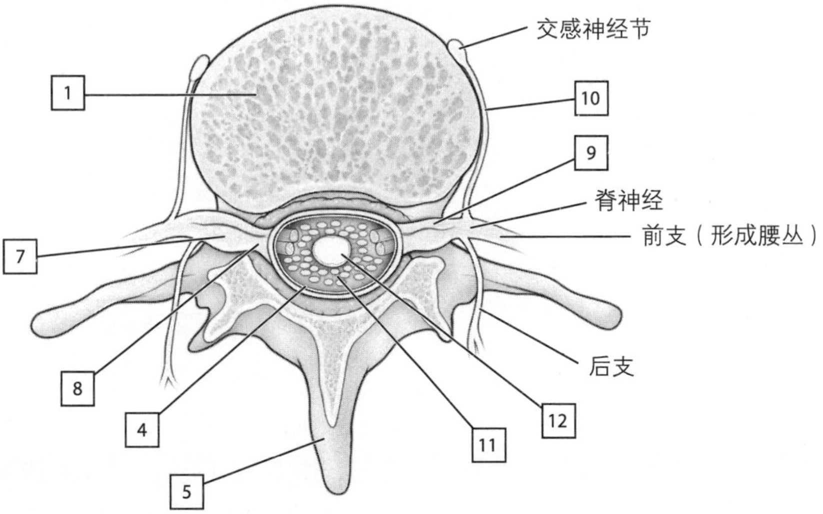

B. 经腰椎平面

图 3.5　脊髓横截面的原位解剖

6 脊髓的白质和灰质

脊髓有颈膨大和腰骶膨大两个膨大区域，这是由于传递四肢感觉信息和支配四肢肌肉运动的神经增加导致。白质（轴突）位于脊髓的外侧，灰质（细胞体）位于中央，呈蝴蝶状。由于感觉信息从尾侧到头侧不断增加，也因为下行运动信息从头侧到尾侧的终止，白质的数量从尾侧向头侧逐渐增加。脊髓白质分为背侧、外侧和腹侧脊索，每根索包含若干神经束。灰质则包括背角、腹角和中间灰质区域。

脊髓背角处理感觉信息。腹角含有运动神经元，主要处理运动信息。中间灰质区域处理整合信息，T1~L2 包含一个侧角，内含神经节前交感神经。背侧薄束（身体下部）和楔束（身体上部）传递精细觉信息（触觉、振动觉、关节位置感）。外侧索传递下行运动信息（外侧皮质脊髓束、红核脊髓束）、下行自主信息、上行原始感觉（痛觉和温度觉）信息（脊髓丘脑束和脊髓网状束）、上行脊髓小脑信息。腹侧神经传递本体和姿势相关的运动信息（网状脊髓束和前庭脊髓束），以及皮质脊髓系统的一小部分（前部）。

请给下列结构涂色，每种结构涂上不同颜色

- □ 1. 背侧索
- □ 2. 颈膨大（灰质）
- □ 3. 外侧索
- □ 4. 腹侧索
- □ 5. 背角
- □ 6. 中间灰质
- □ 7. 腹角
- □ 8. 腰骶膨大（灰质）
- □ 9. 脊髓丘脑束和脊髓网状束
- □ 10. 楔束
- □ 11. 薄束
- □ 12. 外侧皮质脊髓束
- □ 13. 红核脊髓束
- □ 14. 网状脊髓束
- □ 15. 前庭脊髓束

临床意义

多种原因可导致白质和灰质损伤。脊髓灰质炎或肌萎缩侧索硬化症等神经退行性疾病的退行性变可能会损害运动神经元，引起弛缓性麻痹、张力丧失和反射丧失。在慢性疼痛综合征中，特定的背角中间神经元群可能会由于持续的谷氨酸毒性损伤而发生细胞死亡（凋亡），从而减少了对疼痛产生和处理的抑制。

恶性贫血或联合系统退化可导致背索损伤，从而引起足部和腿部（有时也包括手臂和手）感觉异常，步态宽阔的感觉共济失调，失去良好辨别触觉、振动感和关节位置感的能力。

侧索损伤［源于血管损伤、椎间盘撞击（脊髓病）、脊髓空洞、联合系统变性、其他轴索退行性疾病或肿块损伤］可导致同侧痉挛性下肢瘫痪，伴张力增高、肌肉伸展反射增强（痉挛），以及因皮质脊髓和红核脊髓损伤引起的足底伸肌反应缺失。脊髓丘脑束和脊髓网状束损伤可导致身体对侧病变水平以下痛觉和温度觉丧失（传递这些感觉信息的神经纤维已经交叉到对侧）。

A. 通过脊髓各个水平的横截面

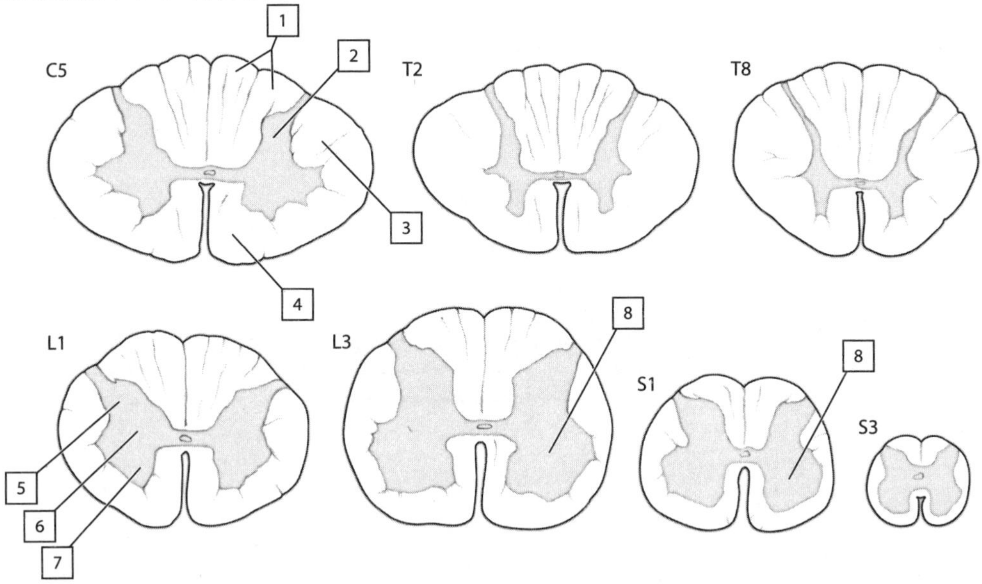

B. 脊髓的主要纤维束（及组成）

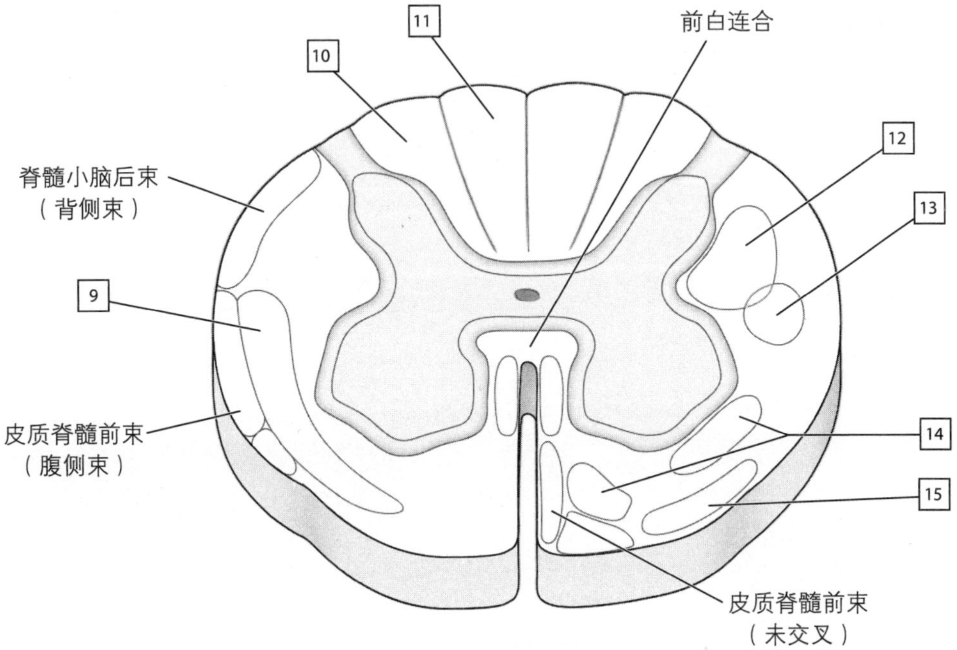

图 3.6　脊髓的白质和灰质

第四章　脑室、脑脊液和血管系统

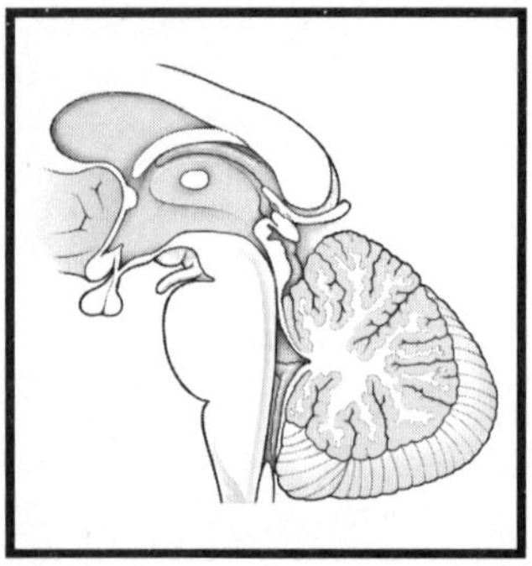

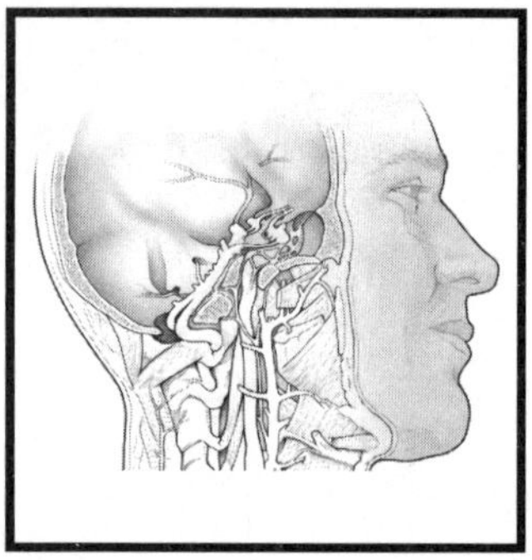

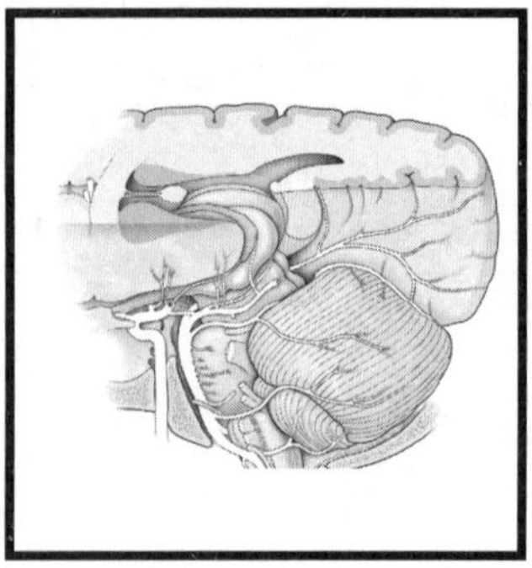

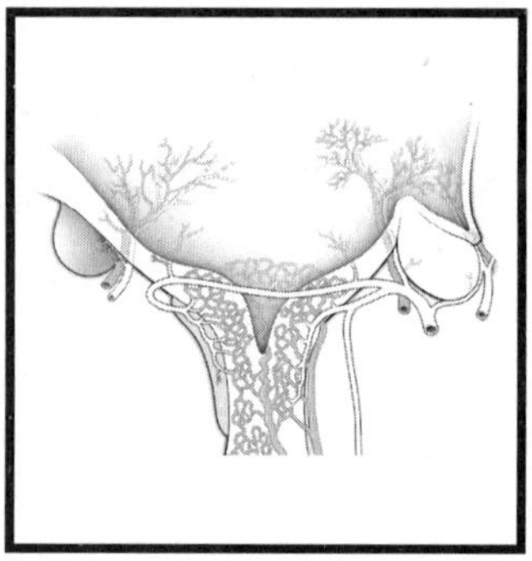

1　脑室系统

脑室系统是中枢神经系统内充满脑脊液的腔隙。这个系统来源于神经管的中央管的扩展。第三脑室（位于间脑），脑导水管（位于中脑），第四脑室（位于脑桥和延髓）起源于发育过程中不同的神经元的生长和神经管折叠。侧脑室是神经管头端部分大规模的扩展，从额极绕过枕极向下进入颞极，呈C形成对的结构，通过Monro室间孔与第三脑室相连。侧脑室、第三和第四脑室存在脉络丛，后者对血液进行超滤，形成脑脊液。脑脊液从头侧流向尾侧，通过位于延髓尾端的第四脑室正中孔（Magendie孔）和外侧孔（Luschka孔）从脑室流出，然后通过蛛网膜下腔循环，为中枢神经系统（大脑和脊髓）提供缓冲。脑脊液通过蛛网膜颗粒的单向阀吸收，进入大脑的静脉窦，后者将静脉血和脑脊液排入全身静脉循环。从解剖学来说，在成年脊髓中央管，室管膜明显退化。正常情况下，中央管中的脑脊液含量很少。

请给下列结构涂色，每种结构涂上不同颜色

☐ 1. 左脑室前角
☐ 2. 左侧脑室体
☐ 3. 左侧脑室颞角
☐ 4. 左侧脑室枕角
☐ 5. 中脑水管
☐ 6. 第四脑室
☐ 7. 正中孔（Magendie孔）
☐ 8. 第三脑室
☐ 9. 室间孔（Monro孔）

临床意义

在影像学研究中，C形侧脑室可用于提示其周围结构的完整性以及脑室系统解剖构造的标志。在亨廷顿病中，尾状核退化，侧脑室的前极平均变宽，反映了尾状核的扁平头部。影像学上中线移位，在侵犯性肿瘤，或脑积水导致脑室扩大时均可见。中脑导水管是脑室系统最狭窄部位，是脑脊液循环的一个潜在阻塞点，可导致上游的第三脑室和侧脑室的脑脊液滞留（脑积水）。脑室系统的出口路径，第四脑室正中孔和外侧孔也是脑脊液阻塞的部位，可能会导致整个脑积水。蛛网膜颗粒可能堵塞，如急性化脓性脑膜炎等疾病，导致颅内压升高和外部脑积水。脑脊液的压力保持恒定和正常，脑脊液的产生和吸收必须完全平衡。脑脊液可通过腰椎穿刺从腰大池中取样；压力、电解质、细胞数量、葡萄糖、蛋白质、酸碱度和其他化学参数的综合分析，提供了关于神经系统状态的有价值的信息，对神经系统的准确诊断至关重要。

梗阻性脑积水——阻塞平面以上的脑室扩张，颅内压增加。

外部性脑积水——脑室系统和蛛网膜下腔的颅内压增加。

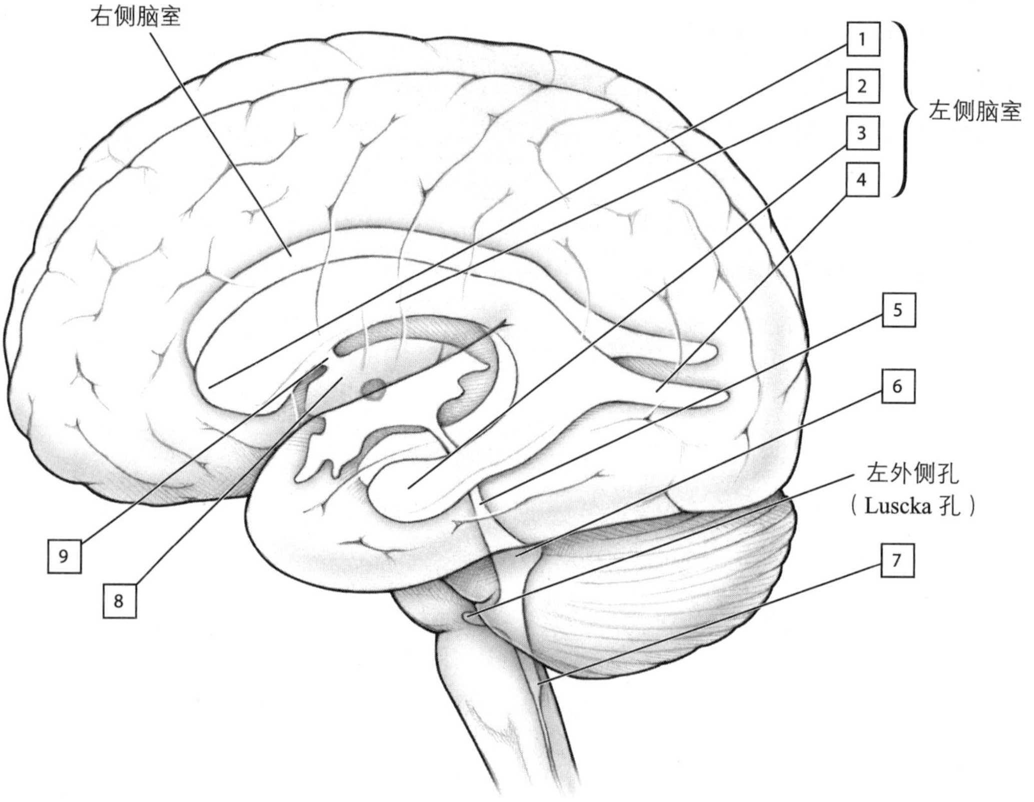

脑脊液成分

	脑脊液	血浆
Na^+(mEq/L)	140~145	135 ~147
K^+(mEq/L)	3	3.5 ~5.0
Cl^-(mEq/L)	115~120	95 ~105
HCO_3^-(mEq/L)	20	22~28
葡萄糖 (mg/dL)	50~75	70~110
蛋白质(g/dL)	0.05 ~0.07	6.0 ~7.8
pH	7.3	7.35 ~7.45

图 4.1 脑室系统

2　脑室系统正中矢状面观

第四脑室呈菱形（由延髓和脑桥构成菱形脑），其尖端朝向中心地带，两端逐渐变细。第四脑室横向延伸，形成侧凹，由此脑脊液进入蛛网膜下腔。第四脑室尾端逐渐变细，形成正中孔。第四脑室头端逐渐变细成脑导水管，穿过中脑中枢灰质的中央区域（导水管周围）。脑导水管吻侧开放扩张形成一个脑室系统，为第三脑室，它是下丘脑最内侧和丘脑的边界，通过 Monro 孔和侧脑室相连。第三和第四脑室的顶有脉络丛，和侧脑室的脉络丛一起分泌脑脊液。在第三脑室的头侧末端是原始神经管的头侧终结，称为终板。

第四脑室的顶部和背外侧部邻近的区域是小脑和小脑深部核团区。第四脑室的底部由脑干被盖上部组成，包括结节、隆起、丘状（如面丘）和与颅神经核及其连接的相关区域。第四脑室的底部，侧面是界沟，是将上面的翼板（主要是感觉神经）与下面的基底（主要是运动和自主神经）分开的发育标志。外侧的感觉成分和内侧的运动及自主神经成分，保留在成年延髓和脑桥。

请给下列结构涂色，每种结构涂上不同颜色

- □ 1. 第三脑室脉络丛
- □ 2. Monro 间孔
- □ 3. 丘脑
- □ 4. 终板
- □ 5. 上丘和下丘
- □ 6. 脑桥
- □ 7. 第四脑室
- □ 8. 小脑扁桃体
- □ 9. Magendie 中孔径
- □ 10. 中脑导水管
- □ 11. 第四脑室脉络丛

临床意义

脉络丛是脑脊液的来源。从侧脑室、第三脑室到第四脑室。脑脊液的产生和吸收必须完全平衡；甚至微妙的差异可能导致颅内压改变。一些病理情况会导致颅内压增高和脑积水。最常见原因是流出受阻，无论是脑导水管，第四脑室正中孔和外侧孔（梗阻性脑积水）或者蛛网膜颗粒突出到硬脑膜窦（外部性脑积水）。有时，脉络丛可能有炎症或乳头状瘤，导致脑脊液分泌过多；或者，由于创伤、辐射、脑膜炎或其他原因导致脑脊液分泌不足。脑脊液分泌减少伴有持续性头痛。后颅窝颅内压升高，或小脑扁桃体进入枕骨大孔，形成小脑扁桃体疝，可阻碍脑脊液流入蛛网膜下腔。

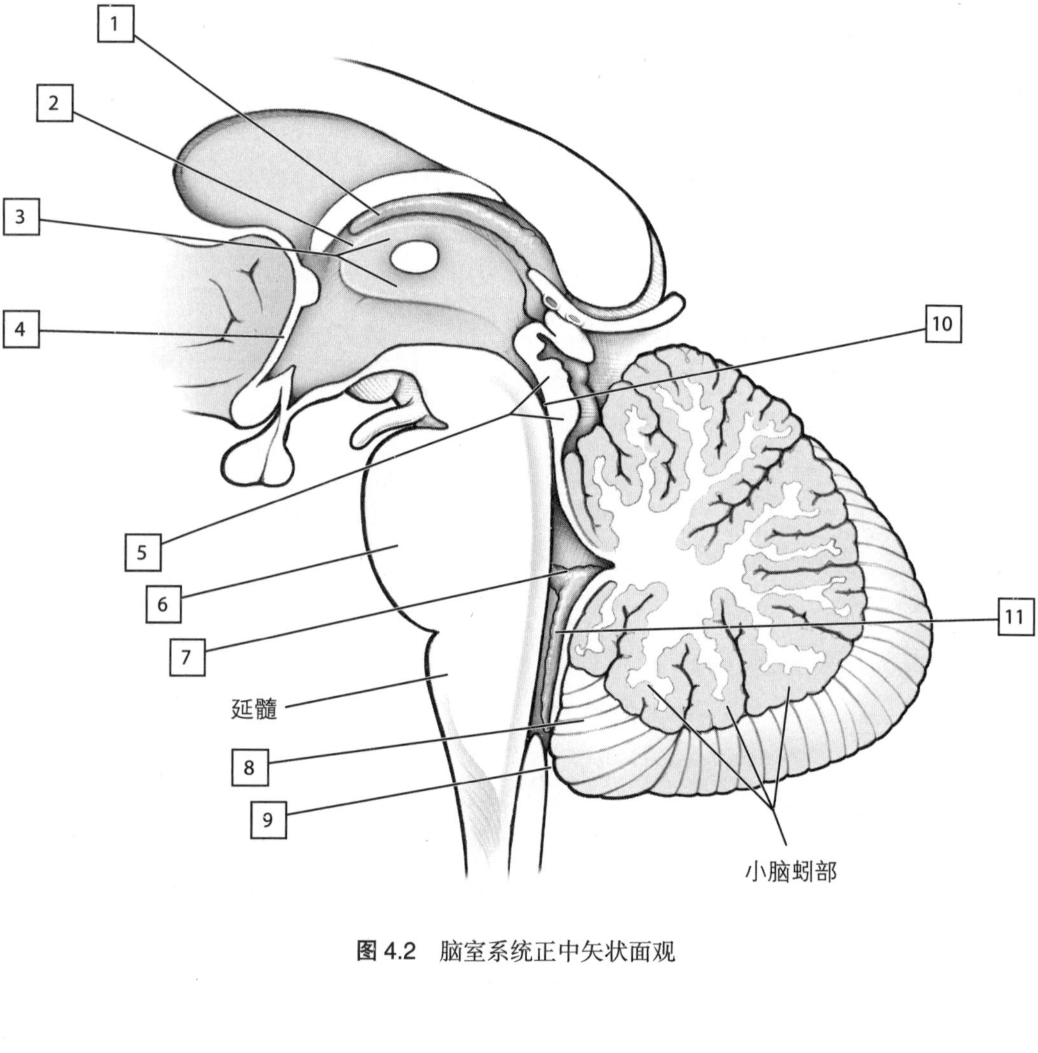

图 4.2　脑室系统正中矢状面观

3 脑脊液循环

脑脊液由侧脑室、第三脑室和第四脑室的脉络丛分泌，并从吻侧到尾侧的方向流动。脑脊液有助于提供对中枢神经组织的保护和维持；也用于在不同脑区之间传递分子信号(如前列腺素,白细胞介素类)，尤其是在下丘脑的区域。脑脊液通过第四脑室的Luschka外侧孔和Magendie内侧孔进入蛛网膜下腔。蛛网膜下腔的扩大区域称为脑池。在脊髓的尾端，腰大池和它的神经根形成马尾，提供一个很好的脑脊液采集点。小脑延髓池在小脑后与背侧脑干连接处，是脑脊液的扩大蓄积池。影像学可见其他池包括桥池、脚间池、视交叉池和大脑大静脉池。脑脊液流动的终点是蛛网膜颗粒，它作为单向阀门使脑脊液进入硬脑膜窦,最后进入来自大脑的静脉(颈内静脉)。桥静脉和动脉见于蛛网膜下腔，尤其是在近硬脑膜窦位置，如上矢状窦。

请给下列结构涂色，每种结构涂上不同颜色

- ☐ 1. 桥静脉
- ☐ 2. 侧脑室脉络丛
- ☐ 3. 上矢状窦
- ☐ 4. 蛛网膜下腔
- ☐ 5. 蛛网膜颗粒
- ☐ 6. 大脑大静脉池
- ☐ 7. 小脑延髓池
- ☐ 8. 第四脑室脉络丛
- ☐ 9. 脑桥前池
- ☐ 10. 脚间池
- ☐ 11. 第三脑室脉络丛
- ☐ 12. 视交叉池

临床意义

脑脊液由脉络丛分泌而流出，其通过脑室内部系统的循环，流入蛛网膜下腔，再回到静脉。大脑通过蛛网膜颗粒引流，尤其是上矢状窦，提供了精确的平衡液体系统，缓冲和保护中枢神经系统，包括视神经（中枢神经束）。脑脊液在产生和吸收之间的任何不平衡，对颅内压有显著的临床影响。

静脉和动脉都穿过蛛网膜下腔，桥接静脉延伸通过蛛网膜下腔将静脉血排入静脉窦。创伤或快速的头部扭转运动，可能导致位于静脉窦入口的桥静脉撕裂。老年患者的大脑可能会出现一定程度的萎缩，颅骨内容物易移动而其更易撕裂。桥静脉撕裂产生的静脉血可以切开硬脑膜，从其下的蛛网膜，产生硬膜下血肿。这种情况在老年患者中更常见，但年轻患者在严重创伤时也可能发生。由此产生的血肿形成占位，将液体吸引至出血部位，可导致颅内压升高、脑疝、严重的神经损害甚至死亡。蛛网膜下腔走行的脑动脉，易发生颅内小动脉瘤，血管壁薄弱可能破裂，导致蛛网膜下腔出血。这将导致“我一生中最严重的头痛”，刺激脑膜，甚至引起死亡。

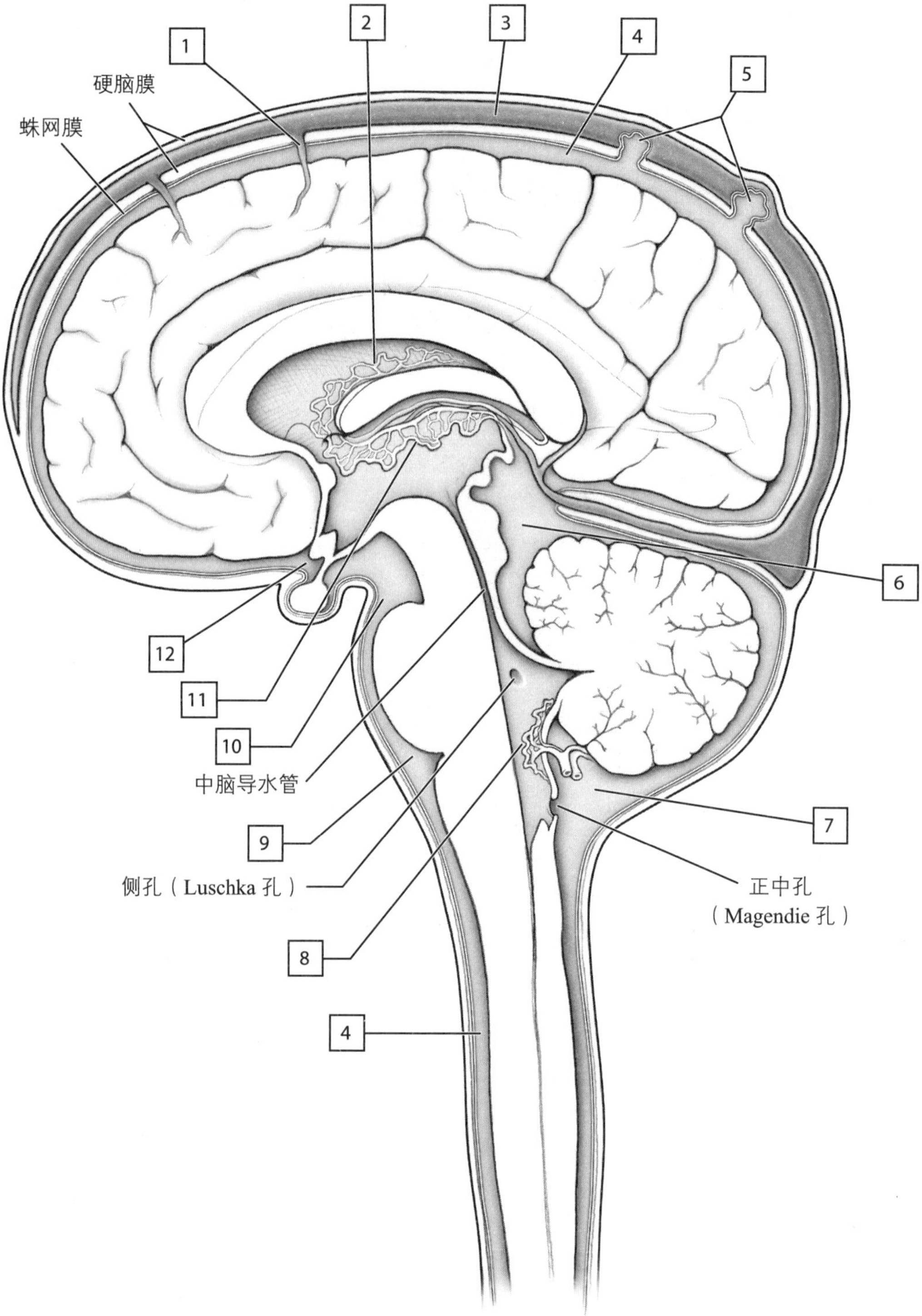

图 4.3 脑脊液循环

第一篇

4 脑和脑膜的动脉血供

大脑的供血来源于成对的颈内动脉和椎动脉。左侧颈总动脉是主动脉弓分支，右颈总动脉是头臂干的分支；颈总动脉分支形成颈内动脉和颈外动脉。颈内动脉循环称为前循环，供应大部分前脑（除了枕叶和颞叶内部）的血供。脑膜中动脉是颈外动脉的分支，和其他脑膜动脉供应脑膜的血供。成对的椎动脉来自锁骨下动脉的分支，上升到脑干合并，在脑桥底部形成基底动脉，椎基底动脉循环称为后循环，供应枕叶和颞叶下部的血供。颈内动脉发出大脑前动脉和大脑中动脉，而基底动脉发出成对大脑后动脉。椎基底动脉系统还为脑干、小脑和腹侧脊髓（脊髓前动脉）提供血供。椎动脉和基底动脉形成正中旁、短环形和长环形的分支，为脑干特殊解剖区域和小脑提供血液。

大多数向大脑供血的主要动脉是终动脉，很少有吻合相互连接。在脑干腹侧的基底部和间脑是 Willis 环，一个由成对的大脑前动脉、大脑中动脉、大脑后动脉，以及成对的前后交通动脉组成的明显圆环。事实上，在前后循环之间，Willis 环通常不能提供强劲的血流。因此，主要脑动脉闭塞通常会造成下游缺血性损伤。因为大脑需要大量的氧气和葡萄糖进行有氧代谢，大脑对缺血的耐受性是非常有限的。在缺血状态的几分钟内，脑损伤随即发生。

请给下列结构涂色，每种结构涂上不同颜色

- □ 1. 右颈外动脉
- □ 2. 大脑前动脉
- □ 3. 前交通动脉
- □ 4. 后交通动脉
- □ 5. 脑膜中动脉
- □ 6. 大脑后动脉
- □ 7. 基底动脉
- □ 8. 右颈内动脉
- □ 9. 椎动脉
- □ 10. 右颈总动脉
- □ 11. 大脑中动脉
- □ 12. 脊髓前动脉
- □ 13. Willis 环（虚线）

临床意义

颈内动脉是颈总动脉的分支；这个分支处会形成一个湍流区，是动脉粥样硬化斑块通常出现的地方，导致潜在的下游区域——大脑前动脉和大脑中动脉缺血（称为卒中）。这对治疗动脉粥样硬化斑块方案有重大意义，包括药物治疗、颈动脉内膜切除术（去除动脉粥样硬化斑块），以及放置颈动脉支架。任何弯曲的动脉部位都可能增强湍流并增加动脉粥样硬化的可能性。颈内动脉穿过海绵窦可能形成颈动脉海绵窦瘘，导致穿过海绵窦的眼外颅神经和三叉神经眼支损伤。颈内动脉第一个分支是眼动脉（提供视网膜中央动脉血供），短暂性脑缺血发作的常见部位，是可能发生卒中的先兆。颅骨骨折造成的脑膜中动脉撕裂，导致硬膜外出血，可能成为占位性病变，导致颅内压升高形成脑疝。

注：第Ⅴ对颅神经的眼段、上颌段和下颌段分别用 CN V1、CN V2 和 CN V3 表示。

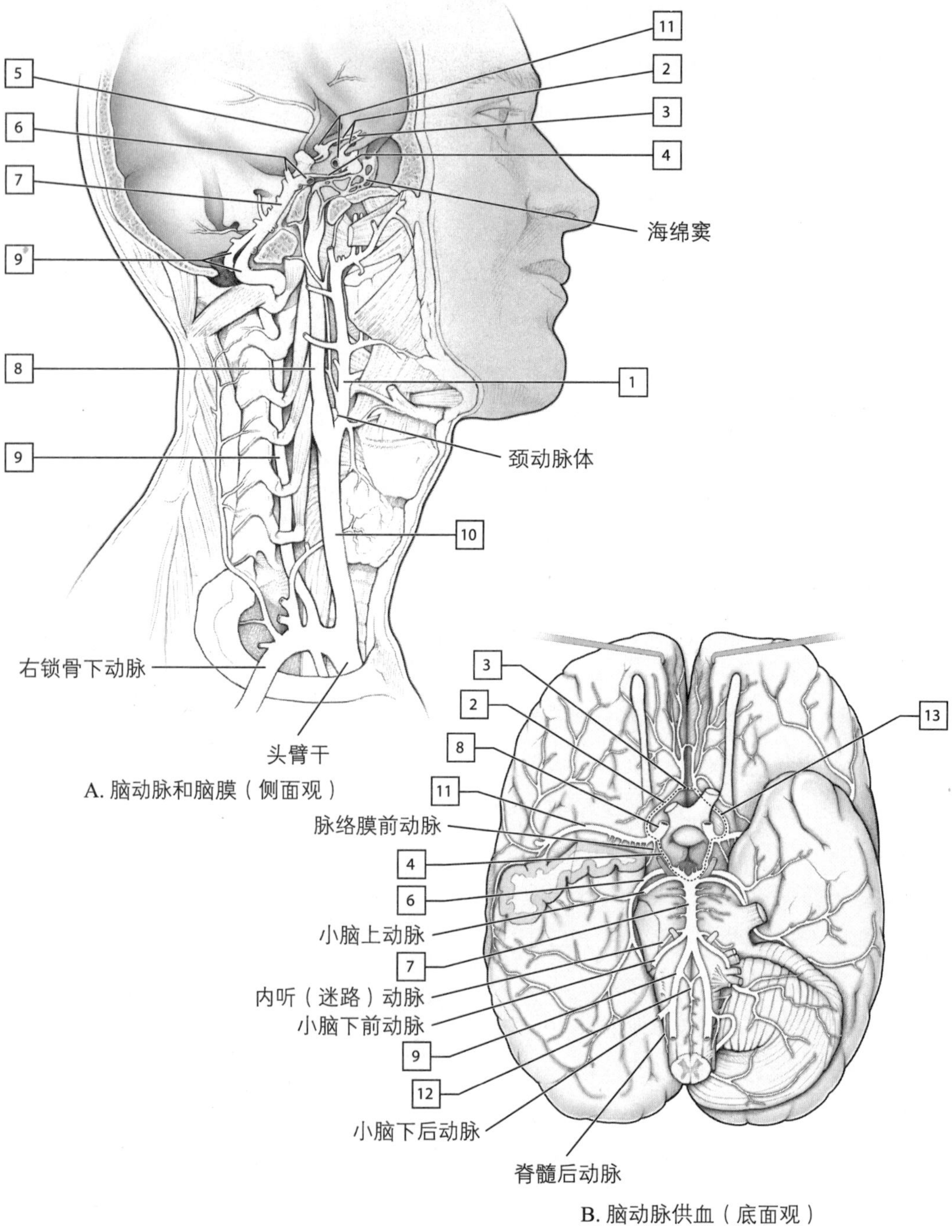

图 4.4 大脑和脑膜的动脉供应

5　脑动脉分区：Willis 环、脉络膜动脉和豆纹动脉

前循环（大脑前动脉和大脑中动脉）和后循环（大脑后动脉）通过成对的后交通动脉在 Willis 环中相互连接。前交通动脉相互连接成对的大脑前动脉。尽管这种安排似乎提供了前部和后部之间的血流互相连接，而大约只有 20% 的人群拥有完整的 Willis 环。脉络膜动脉发出分支到部分中脑、间脑和端脑。前脉络膜动脉起源于颈内动脉，它的分支近端形成大脑中动脉和大脑前动脉。前脉络膜动脉供应侧脑室和第三脑室的脉络膜丛，前脑结构（部分内囊、苍白球、尾状核尾部、海马体和杏仁核的一部分），间脑结构（视交叉和视束、部分外侧膝状体）和中脑结构（大脑脚的一部分、红核和黑质）。

后脉络膜动脉是大脑后动脉的分支，它们穿过室间孔，为侧脑室的脉络丛供血。内侧分支（内侧后脉络膜动脉）在胼胝体压部下面走行，供应第三脑室脉络丛、中脑被盖、后侧丘脑和松果体的血液。侧支（侧后脉络膜动脉）供应侧脑室，基底节的一部分（尾状核后部的一部分），丘脑枕，丘脑后部的一部分，穹隆，有时还有部分海马体、海马旁回和内侧颞叶的血供。

豆纹动脉很小，贯穿动脉，由大脑中动脉近端分出，供应内囊后肢，部分基底节（外侧壳核、苍白球、部分尾状核头和体部）和外囊的血供。

请给下列结构涂色，每种结构涂上不同颜色

☐ 1. 前交通动脉
☐ 2. 大脑前动脉
☐ 3. 大脑中动脉
☐ 4. 后交通动脉
☐ 5. 脉络膜前动脉
☐ 6. 脉络膜后内动脉
☐ 7. 脉络膜后外动脉
☐ 8. 侧脑室脉络丛
☐ 9. 大脑后动脉
☐ 10. 豆纹动脉
☐ 11 颈内动脉
☐ 12. 内囊

临床意义

脉络膜前动脉闭塞，影响最显著的是内囊后肢、丘脑、视交叉和视束的血供。造成的损伤包括对侧偏瘫（上运动神经元综合征伴随反射亢进和肌张力过高）、对侧感觉减弱、同向性偏盲。

脉络膜后内动脉梗死很少单独发生，通常伴有后循环其他侧支的血管损伤。

偶尔可见脉络膜后外动脉梗死，由于涉及背外侧膝状体核，主要的功能缺损通常是视野因受累而出现缺损、象限盲或偏盲。由于涉及海马和颞叶，可能包括单侧感觉缺损、偏瘫、失语症和记忆障碍的其他问题。侧脉络膜后外动脉损伤通常不严重且短暂。

豆纹动脉—大脑中动脉的分支，其梗死常导致对侧偏瘫和对侧感觉障碍。语言可能受到影响（内侧颞叶左侧受累）和对侧上象限性盲可能发生（膝状束涉及颞叶）。豆纹动脉涉及的闭塞性血管疾病通常是脑卒中。

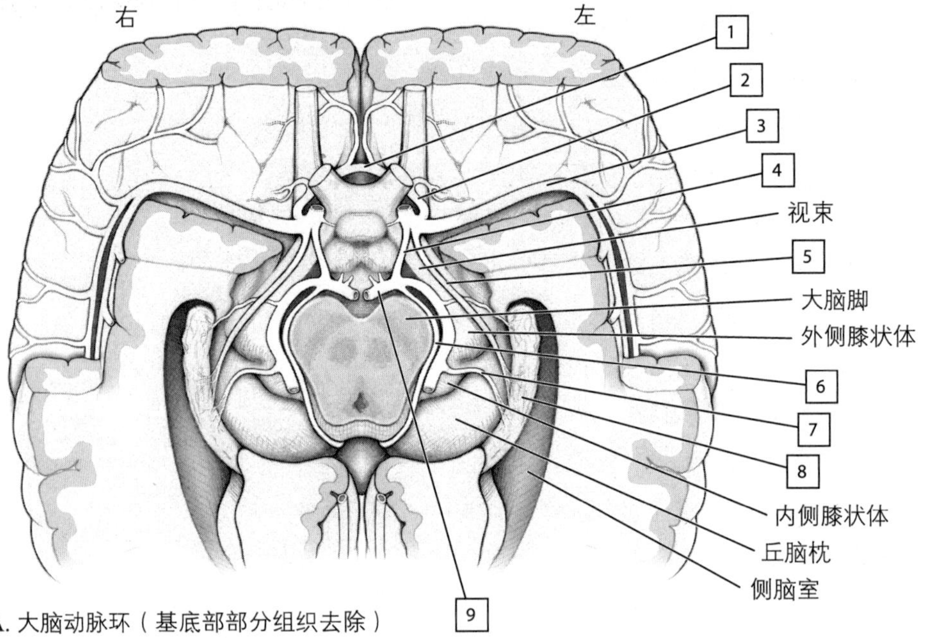

A. 大脑动脉环（基底部部分组织去除）

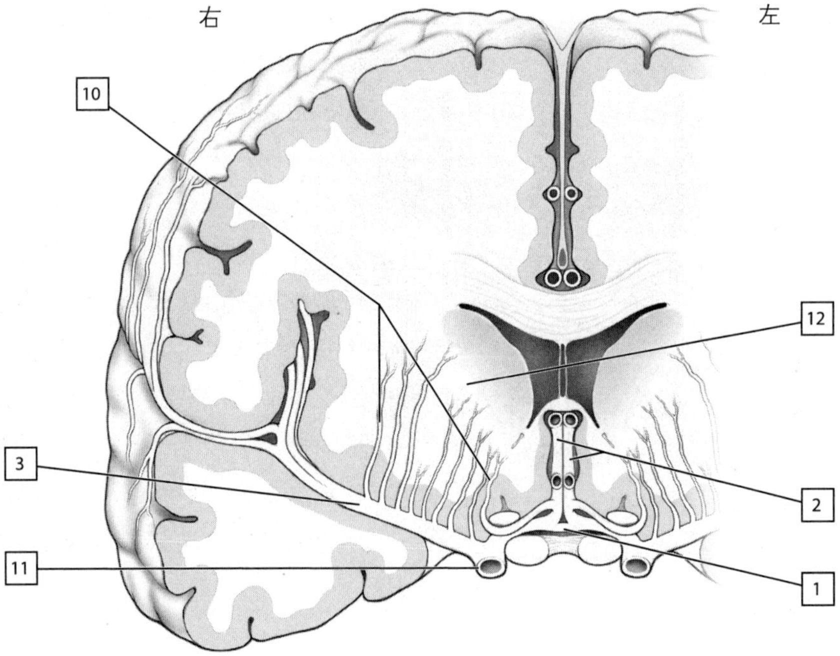

B. 尾核头部冠状切面

图 4.5 脑动脉分区

6 脑动脉的分布：皮质动脉

脑动脉是前后循环的终动脉。颈内动脉分支包括大脑前动脉和大脑中动脉。椎基底动脉系统末端分支是大脑后动脉。大脑中动脉从侧裂发出多个分支沿着前额凸面表面、顶叶（被中央沟分开）、颞叶的前部和中部，到分散的区域。末端分支的梗死可导致对侧运动和感觉障碍，主要影响上肢和面部区域。大脑中动脉深的分支进入内囊和基底节；更深或更广泛的梗死可能影响内囊后肢的所有降支和上升的感觉轴突，导致对侧偏瘫和对侧失去感觉。

大脑前动脉将血液分配到额叶和顶叶的中线部位，特别是皮质部位（如中央旁小叶）代表来自对侧下肢的运动和感觉处理。末端分支梗死会影响对侧下肢的较低位置。

大脑后动脉将血液分配到枕叶和颞叶下表面。末端分支梗死，尤其是那些进入距状裂的分支，主要影响视野，导致对侧偏盲。

请给下列结构涂色，每种结构涂上不同颜色

☐ 1. 颈内动脉

☐ 2. 大脑前动脉

☐ 3. 大脑中动脉

☐ 4. 中央沟

☐ 5. 侧裂

☐ 6. 中央旁小叶

☐ 7. 大脑后动脉

☐ 8. 枕叶

☐ 9. 距状裂（沟）

☐ 10. 颞叶下表面

临床意义

大脑中动脉有许多皮质分支和穿透性分支，向广泛的大脑半球和前脑深部结构提供血供。大脑中动脉易梗死和受损，从而发生卒中。一个即将发生中风的预警可能是短暂性脑缺血发作，也可能是短暂的神经功能丧失（如短暂性失明）。上述症状可因颈内动脉近侧支或大脑中动脉堵塞产生。

涉及大脑中动脉卒中的类型：①动脉粥样硬化性卒中（约 1/3）；②栓塞性卒中（约 1/3）；③远端小动脉腔隙性梗死（约 20%）；④脑出血（约 10%）；⑤动脉瘤（通常来自 Willis 环中的动脉）破裂和动静脉畸形（一小部分）。

腔隙性梗死很小（直径几微米到 2 cm），发生在小的穿透性动脉，通常供应内囊、壳核和尾状核、丘脑、脑桥和大脑白质区域。这些腔隙性梗死通常与伴有糖尿病和 / 或高血压的动脉粥样硬化疾病相关。因为这些是小的局限性血管病变，症状会反映确切的位置和受累的动脉分布。

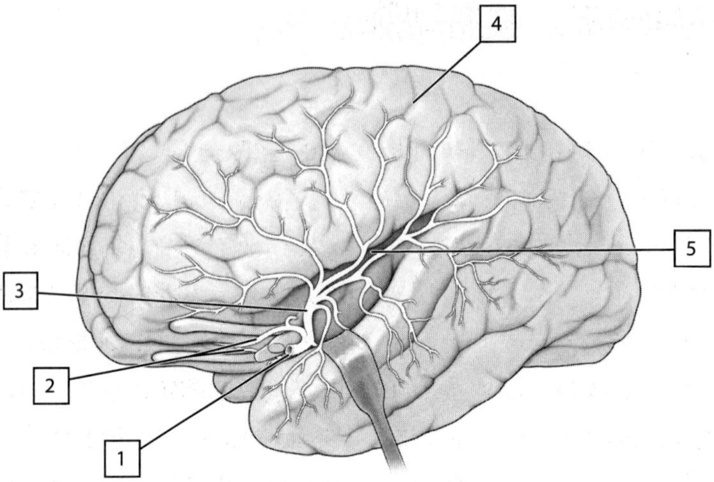

A. 外侧裂打开侧面观

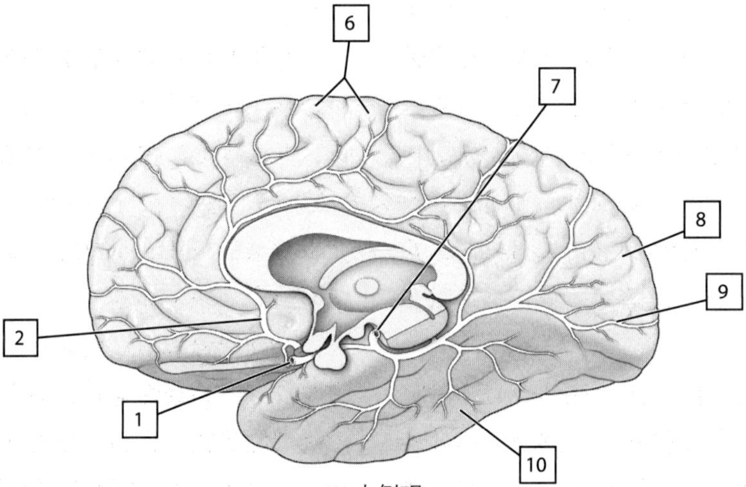

B. 内侧观

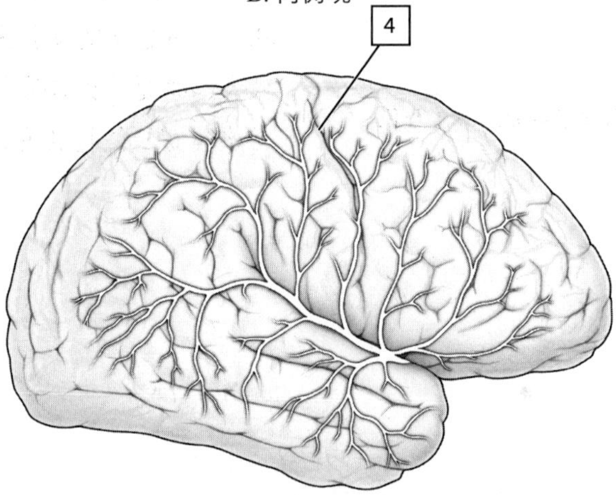

C. 外侧裂闭合侧面观

图 4.6　脑动脉分布：皮质动脉

7　脑动脉分布：椎—基底动脉系统

椎动脉起源于锁骨下动脉，上行到大脑。形成一个发夹式的弯曲，穿透硬脑膜沿着延髓腹侧上行，发出旁正中穿支动脉和环动脉（短的和长的）供应延髓。两侧椎动脉在延髓与脑桥的交界处会合形成一条基底动脉，在基底沟中上行。来自基底动脉的分支为脑桥提供动脉血液。基底动脉的末端分支为一对大脑后动脉，向后弯曲供应枕叶以及颞叶的下面。大脑后动脉也产生许多穿透支，如后脉络膜动脉，供应前脑和中脑。

椎动脉和基底动脉的旁正中穿支供应一个楔形区域的组织，包括颅神经（同侧）和皮质脊髓/上运动系统（调节对侧下运动神经元和肌肉组织）；因而这个区域的梗死会引起“交叉瘫”，即同侧颅神经损伤和对侧上运动神经元损伤。一些主要的环动脉，从尾侧到吻侧，包括小脑下后动脉、小脑下前动脉、内听道（迷路）动脉和小脑上动脉。椎动脉的尾部分出一对短的分支，会合成脊髓前动脉，在脊髓前正中裂下降；椎动脉的尾部还分出一对脊髓后动脉，沿背根进入区内侧下行。这些动脉供应脊髓颈段。

请给下列结构涂色，每种结构涂上不同颜色

- □ 1. 小脑上动脉
- □ 2. 基底动脉
- □ 3. 脑桥
- □ 4. 内听道（迷路）动脉
- □ 5. 小脑下前动脉
- □ 6. 延髓
- □ 7. 小脑下后动脉
- □ 8. 椎动脉
- □ 9. 脊髓前动脉
- □ 10. 脊髓后动脉
- □ 11. 大脑后动脉
- □ 12. 后（外侧）脉络膜动脉

临床意义

椎动脉和基底动脉的旁正中穿支动脉供应延髓或脑桥内侧楔形组织。这个区域的梗死会引起同侧颅神经损伤和对侧身体运动和感觉的改变。在延髓，会引起同侧第Ⅻ对颅神经损伤，同侧舌肌无力和消瘦，对侧身体偏瘫（下行的皮质脊髓束上运动轴突损伤），对侧身体精细辨识性触觉、振动觉、关节位置觉（精细感觉形式）丧失（内侧丘系损伤），全部痛觉和温度觉丧失（外侧脊髓丘脑/脊髓网状系统）。

环动脉损伤导致的症状常常令人困惑，因此必须考虑到动脉分布的详细解剖。小脑下后动脉梗死（延髓外侧综合征，Wallenberg 综合征）会引起：①患侧面部（第 V 对颅神经下行核束）和对侧身体（脊髓丘脑 / 脊髓网状系统）痛温觉丧失；②吞咽困难和构音障碍（患侧疑核）；③共济失调，倒向患侧（小脑下脚及其束路）；④眩晕伴恶心、呕吐、眼球震颤（患侧前庭核）；⑤患侧 Horner 综合征（上睑下垂、瞳孔缩小、患侧面部无汗），由控制 T1~T2 中间带外侧核的交感神经节前输出到颈上神经节的延髓下行纤维受损引起。

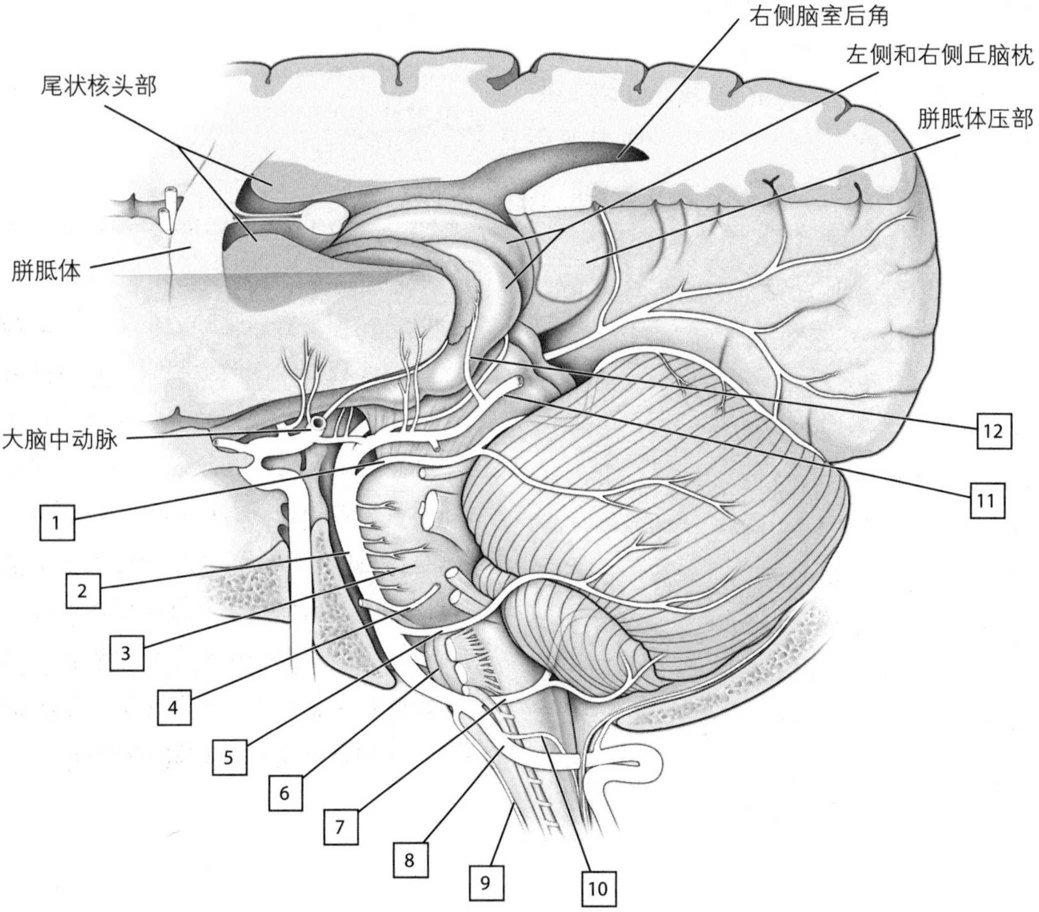

图 4.7 脑动脉分布：椎—基底动脉系统

8　下丘脑和垂体的血液供应

给下丘脑提供血液的许多血管穿支来源于 Willis 环，大脑后动脉，包括大脑前动脉、后交通动脉和颈内动脉。垂体上动脉（前、后分支）来源于颈内动脉（有时来源于后交通动脉），也为下丘脑提供一些动脉血。在这些小的穿支动脉之间有很多可变的血管吻合通道。

垂体上动脉也供应漏斗柄，与来源于颈内动脉的垂体下动脉的分支吻合。初级垂体门脉系统来源于小动脉和初级垂体门脉系统血管丛。这些毛细血管与垂体长静脉合并，生成垂体二级血管丛。血管门脉系统允许下丘脑神经元分泌调节垂体前叶（腺垂体）激素的释放因子和抑制性因子进入门脉系统，门脉系统将这些因子带给垂体前叶细胞，使这些细胞处于远高于循环血中的高浓度的促垂体激素 / 抑垂体激素环境。接着垂体前叶会释放垂体前叶激素到传出静脉，通过海绵窦进入体循环。

垂体后叶（神经垂体）的血供来源于垂体下动脉的中间和外侧分支，然后形成一个规则的、单一的毛细血管丛。垂体后叶激素、催产素和（精氨酸）升压素分泌到其中。这些激素通过海绵窦经传出静脉进入体循环。这种血管排列不是一个门血管系统。

请给下列结构涂色，每种结构涂上不同颜色

- □ 1. 下丘脑
- □ 2. 垂体门脉系统的初级血管丛
- □ 3. 垂体门脉长静脉
- □ 4. 垂体后叶（神经垂体）
- □ 5. 垂体后叶毛细血管丛
- □ 6. 垂体下动脉
- □ 7. 垂体门脉系统的二级血管丛
- □ 8. 垂体前叶（腺垂体）
- □ 9. 漏斗柄
- □ 10. 垂体上动脉分支
- □ 11. 海绵窦

临床意义

垂体前叶的垂体门脉系统是身体三个门脉系统之一（另外两个是肝脏门脉系统和肾上腺门脉系统）。这种血管排列使得下丘脑分泌释放因子和抑制因子的神经元可以精细调节腺垂体激素的分泌，也允许外周靶器官释放激素反馈到垂体前叶和下丘脑的神经元。例如，下丘脑神经元分泌促肾上腺皮质激素释放激素到垂体门脉系统调节垂体分泌促肾上腺皮质激素（ACTH），升压素也帮助调节 ACTH 的分泌。ACTH 进入体循环，作用于肾上腺皮质细胞，使其释放皮质醇和其他皮质类固醇（称为糖皮质激素）到体循环。糖皮质激素提供反馈信息给垂体前叶和下丘脑神经元。这个系统称为下丘脑—垂体—肾上腺轴。糖皮质激素也进入肾上腺门脉系统，作用于肾上腺髓质嗜铬细胞。糖皮质激素能激活苯乙醇胺 N- 甲基转移酶，使去甲肾上腺素甲基化成为肾上腺素，为交感神经系统提供主要应激激素。

糖皮质激素有助于调节葡萄糖代谢、胰岛素分泌、脂肪分布、一些免疫反应和许多其他功能。

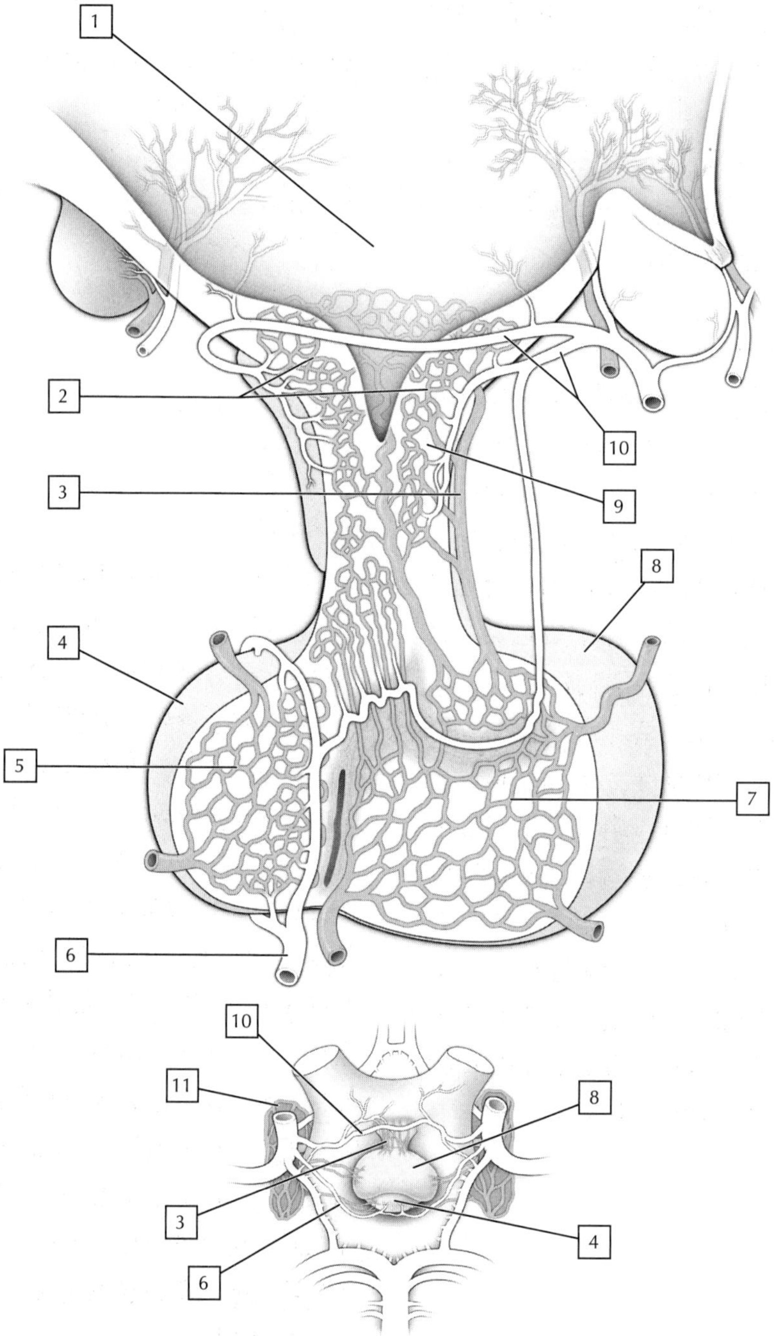

图 4.8　下丘脑和垂体的血液供应

9　脊髓的动脉血液供应

脊髓的主要血供来源于脊髓前动脉和成对的脊髓后动脉，它们是椎动脉的分支，通过穿支和软膜动脉丛营养脊髓。脊髓前动脉沿前正中裂的脊髓腹侧（前）中线下降，并向脊髓左右两侧发送交替的中央分支。脊髓后动脉沿脊髓后根内侧下行，沿着整个脊髓的纵向长度形成迂曲的血管丛。脊髓前动脉和脊髓后动脉似乎形成了一个完整的通道，将动脉血输送到整个脊髓，但从椎动脉流入这些系统的血液不足以维持整个脊髓的需求；它只提供足够的动脉血给颈脊髓。主动脉的血通过和脊椎动脉系统广泛吻合的肋间动脉和根动脉供给脊髓的其余部分。一根主要的腰前根动脉（Adamkiewicz 动脉）也为脊髓提供广泛的动脉血液。

脊髓前动脉供应脊髓的前 2/3，脊髓后动脉供应脊髓的后 1/3。横切面上，脊髓的内核（区）由中央支供血，中间带由中央支和软膜血管丛支同时供血，外周带由软膜血管丛供血。

请给下列结构涂色，每种结构涂上不同颜色

□ 1. 脊髓前动脉

□ 2. 椎动脉

□ 3. 前根动脉（Adamkiewicz 动脉）

□ 4. 肋间动脉

□ 5. 脊髓后动脉

□ 6. 根动脉

□ 7. 脊髓动脉中央支

□ 8. 软膜动脉丛

□ 9. 脊髓后根内侧

□ 10. 软膜动脉丛穿支供血区

□ 11. 中央支和软膜动脉丛分支的共同供血区

□ 12. 中央支供血区

临床意义

脊髓前动脉发出交替的中央分支到脊髓的连续纵向平面，该动脉梗死会影响一侧的中央分支，最初腿部发生剧烈放射性痛，伴随梗死同侧肢体软瘫。如果双侧梗死，会导致截瘫或四肢瘫。随着急性脊髓休克阶段在接下来的几天或几周内逐渐消退，瘫痪将转变为前角缺血导致的下位运动神经元损伤，以及损伤平面以下的肌肉组织的上运动神经元受损，出现下肢张力过强，反射亢进和跖伸肌反射（由于下行外侧皮质脊髓束和红核脊柱束受损）。由于外侧索内的下行控制纤维损伤，如果出现截瘫或四肢瘫痪，膀胱、肠道和勃起功能也可受到影响，出现膀胱痉挛、反射性肠收缩和勃起功能障碍。脊髓丘脑 / 脊髓网状系统（躯体粗感觉系统）缺血引起疼痛和温度感觉丧失。如果脊髓前动脉损伤发生在脊髓 T1 平面以上，会出现同侧的 Horner 综合征（瞳孔缩小，上睑下垂，面部无汗）。

一条脊髓后动脉梗死会导致背索轴突功能丧失，同侧损伤平面以下精细感觉（精细识别性触觉、振动觉，关节位置觉）缺失。

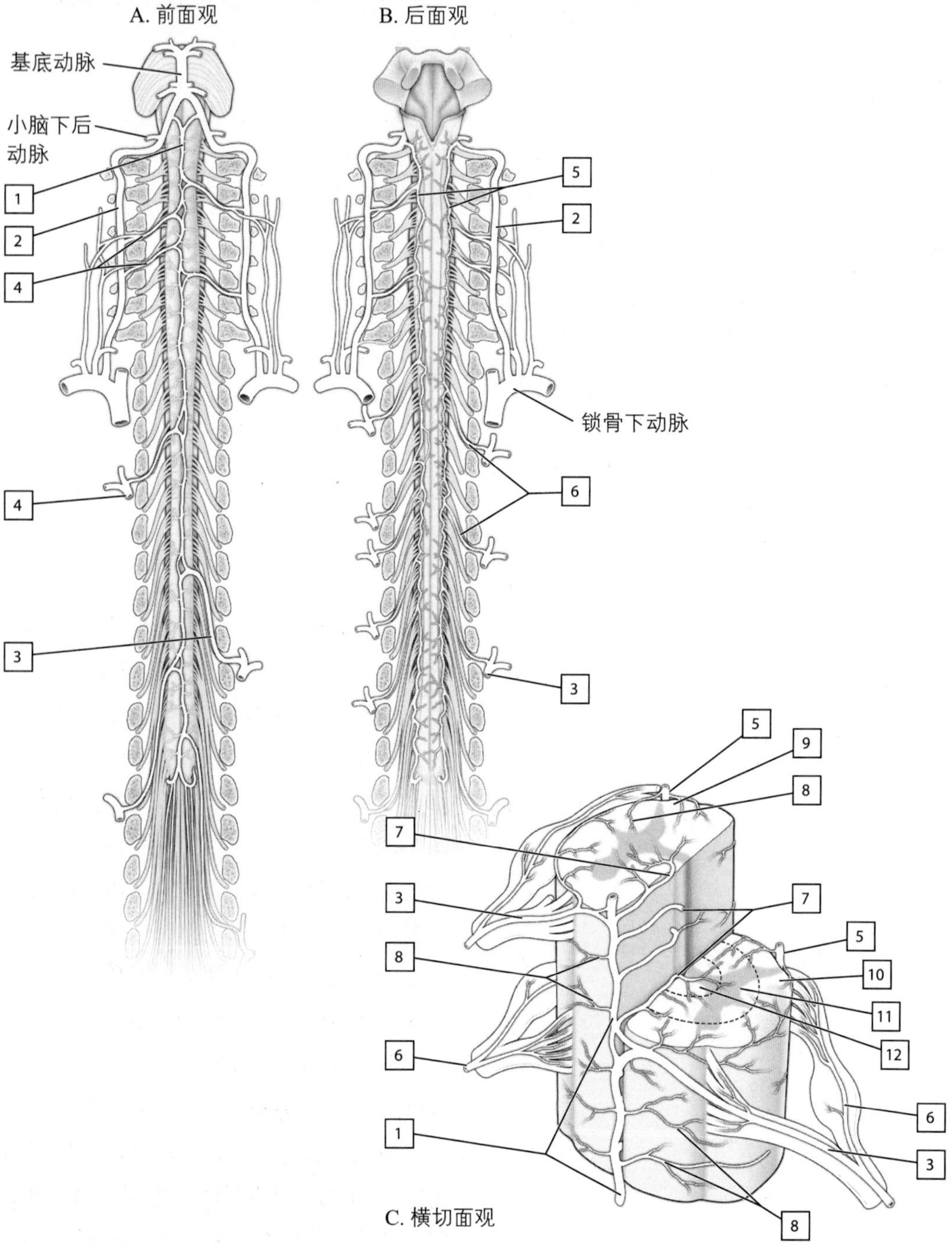

图 4.9　脊髓的动脉血液供应

10　脑静脉回流和静脉窦

脑静脉回流是通过小静脉和静脉的网络进入硬脑膜窦，流入颈内静脉。脑组织中的非常精细的薄壁毛细血管网络使氧气和葡萄糖可以迅速从脑动脉和小动脉转移到对氧气和葡萄糖有高需求的神经元活动区域（功能成像的基础）。脑静脉通过蛛网膜下腔进入硬脑膜窦，硬脑膜窦是由硬脑膜内外层分离形成的厚壁通道。静脉流入硬脑膜窦，如果发生严重创伤，这些脑静脉可以从进入区撕裂进入硬脑膜窦，导致静脉血将蛛网膜下层与硬脑膜分开。由此产生的硬膜下血肿可能是急性的（严重创伤所致，尤其是年轻人），也可能是慢性的（在一些老年患者中，桥静脉有更多的自由空间来穿越，因为他们的大脑逐渐萎缩）。蛛网膜下腔的蛛网膜颗粒及其单向瓣膜将脑脊液排入静脉窦。

大脑镰和小脑幕是坚硬的、相连接的硬脑膜层，它们将前窝、中窝和后窝分开。硬脑膜层在外侧（上矢状窦）和内侧（下矢状窦）中线区域分裂形成硬脑膜窦，分别从大脑的表浅部位和深部排出血液。大脑大静脉（Galen 静脉）、直窦与横窦、乙状窦合并，将大脑深区和后区引流入窦汇处，最终汇入颈内静脉。

请给下列结构涂色，每种结构涂上不同颜色

☐ 1. 大脑镰
☐ 2. 海绵窦
☐ 3. 小脑幕
☐ 4. 直窦
☐ 5. 窦汇
☐ 6. 上矢状窦
☐ 7. 大脑大静脉（Galen 静脉）
☐ 8. 横窦
☐ 9. 乙状窦
☐ 10. 下矢状窦
☐ 11. 硬脑膜
☐ 12. 脑静脉
☐ 13. 颈内静脉

临床意义

感染可形成静脉血栓。海绵窦血栓形成可能是鼻旁窦或中耳感染的后遗症，也可能是面部的疖引起。血栓导致疼痛、头痛、同侧视力丧失、眼外神经麻痹（第Ⅲ、Ⅳ、Ⅵ对颅神经）伴眼球突出或眼神经功能障碍（第Ⅵ对颅神经）。病变可扩大到另一侧海绵窦，或扩大到其他静脉窦，甚至会导致偏瘫。横窦静脉血栓形成可导致同侧第Ⅸ、Ⅹ、Ⅺ对颅神经损伤。

静脉窦血栓也可能由脱水、癌症、真性红细胞增多症，以及其他高凝综合征、炎症引起。

静脉血栓形成的一般症状包括严重头痛、恶心和呕吐、虚弱、感觉丧失，有时失语，甚至可能昏迷。

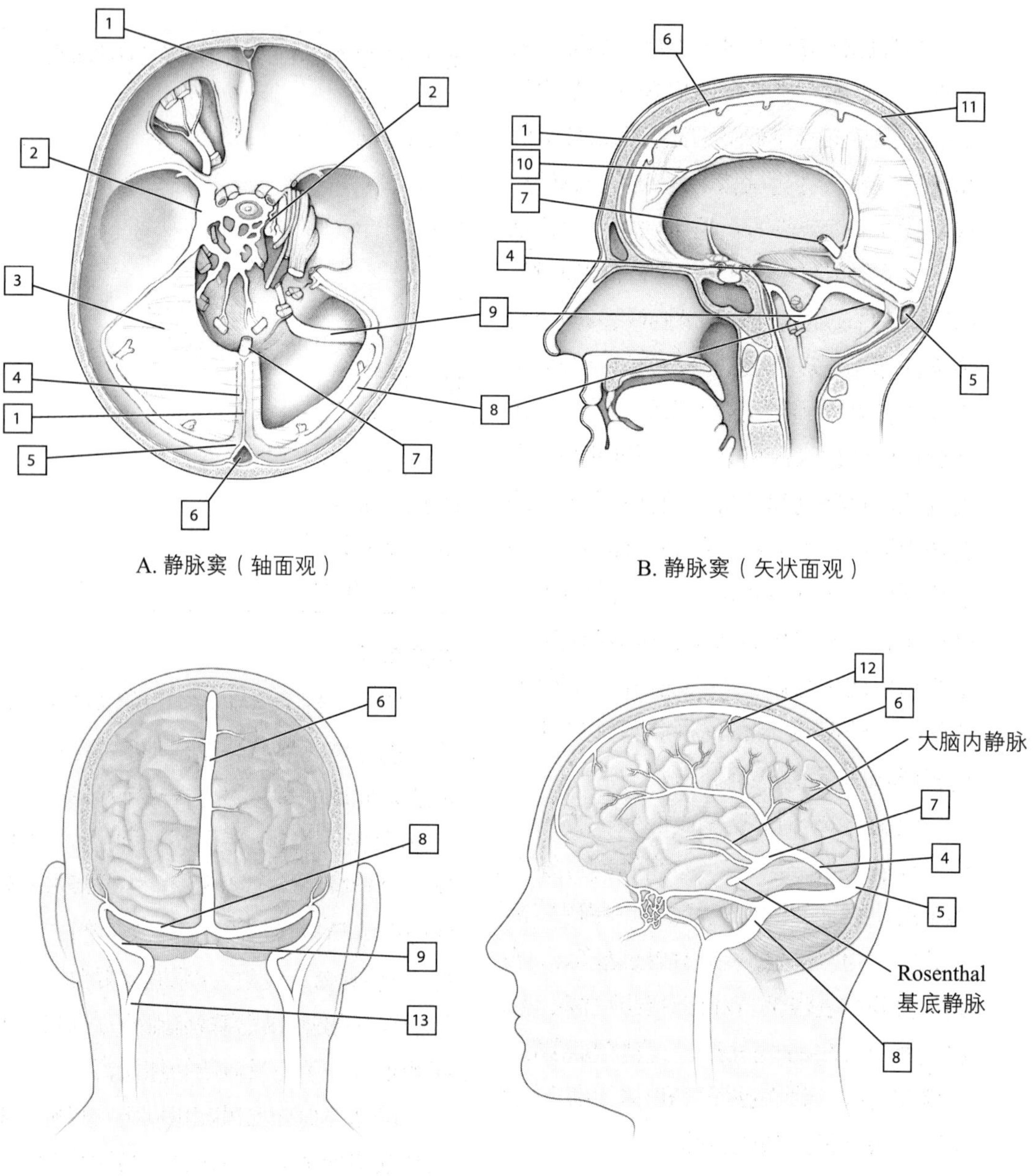

A. 静脉窦（轴面观）

B. 静脉窦（矢状面观）

C. 静脉窦（后面观）

D. 静脉窦（侧面观）

图 4.10 脑静脉回流和静脉窦

复习题

1. 标出图中所示结构

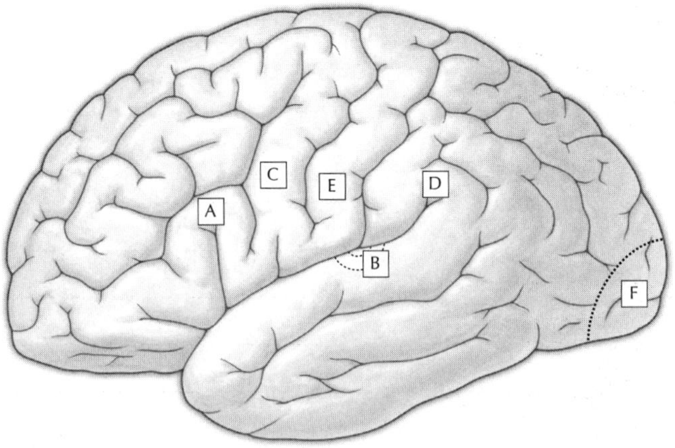

(1) ____________

(2) ____________

(3) ____________

(4) ____________

(5) ____________

(6) ____________

（1）该区域的肿瘤会导致失语症。

（2）这一区域的卒中会导致上半身对侧感觉丧失。

（3）肿瘤侵犯这一区域会导致对侧痉挛性瘫痪，尤其是累及上肢。

（4）该区域的脓肿会导致忽视对侧同时出现的听觉刺激。

（5）该区域严重的动脉缺血会导致对侧偏盲。

（6）这个区域的损伤会导致患者无法理解口语。

2. 标出图中所示部位

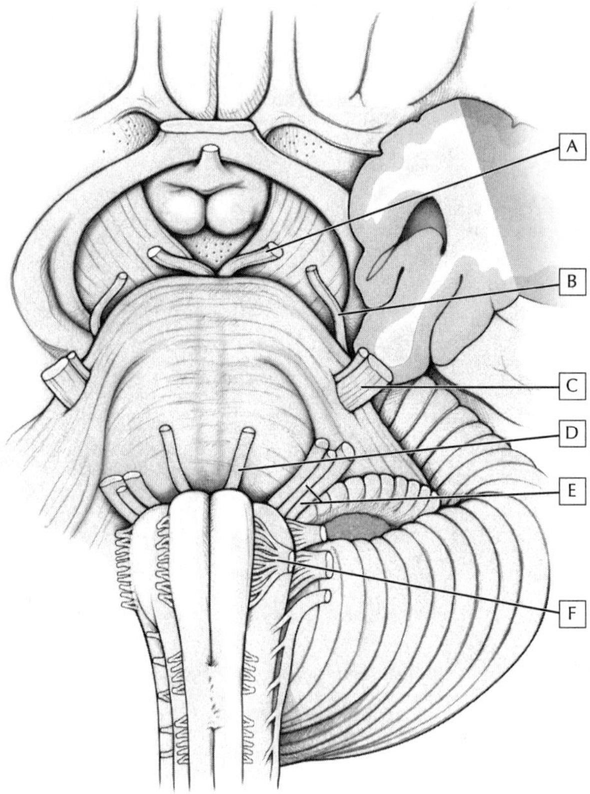

(1) ______

(2) ______

(3) ______

(4) ______

(5) ______

(6) ______

（1）该神经的损伤会导致眼睛难以看向同侧的内侧和下方。

（2）该部位的损伤会导致同侧耳鸣和眩晕。

（3）前脑血肿会压迫该神经引起瞳孔固定和散大。

（4）该神经损伤会导致同侧咀嚼肌瘫痪和同侧面部感觉丧失。

（5）该神经的损伤会导致舌头向受损一侧突出。

（6）该神经的损伤将导致同侧的眼睛无法看外侧。

3. 将脊髓的功能区域与其描述相匹配

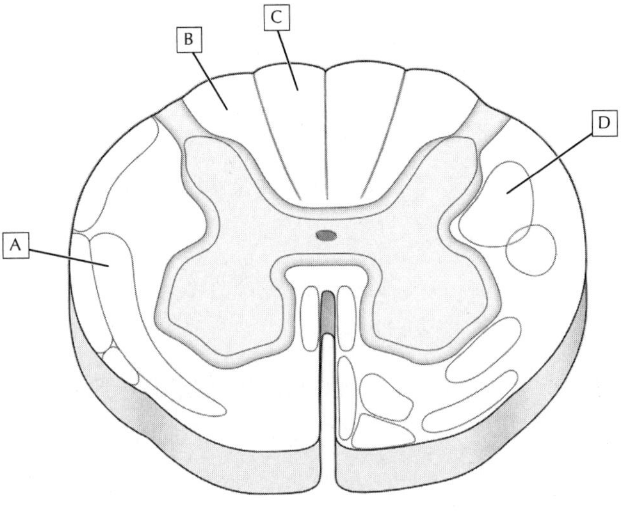

(1) ________________

(2) ________________

(3) ________________

(4) ________________

（1）传递同侧足的振动觉。

（2）传递来自同侧手、腕和肘部的关节位置觉。

（3）传递来自对侧肢体的痛觉和温度觉。

（4）传递皮质控制同侧下运动神经元的信息。

4. 下列哪一种物质或结构最有可能从下运动神经元轴突逆行运输回细胞体？

A. 合成酶乙酰胆碱转移酶

B. 病毒和毒素

C. 微管和神经纤维细丝

D. 钙调蛋白

E. 突触囊泡

5. 一名老年患者因脑血管缺血性损伤导致对侧腿痉挛性麻痹，失去感觉，最可能受损的动脉是：

A. 大脑中动脉

B. 大脑后动脉

C. 大脑前动脉

D. 豆纹小动脉

E. 椎动脉

6. 影响基底神经节的神经退行性疾病最可能导致：

A. 失语症和失认症

B. 对侧偏瘫

C. 知觉障碍

D. 运动障碍

E. 记忆障碍

7. 以下哪个区域最有可能处理情绪和恐惧反应的信息：

A. 杏仁核

B. 伏隔核

C. 海马

D. 上顶叶（皮质）

E. 基底神经节

8. 哪条动脉阻塞会导致右侧痉挛性偏瘫、右侧感觉丧失和表达性失语症？

A. 左侧大脑中动脉

B. 左侧大脑前动脉

C. 右侧大脑中动脉

D. 右侧大脑前动脉

E. 基底动脉

9. 哪种神经元没有从细胞体延伸出来的树突，在细胞体上也没有突触？

10. 下运动神经元的动作电位是在哪里开始的？

11. 什么细胞最有可能将炎症细胞因子分泌到局部大脑微环境中？

12. Willis 环最可能发现的病理类型是什么？

13. 哪种类型的脑出血最可能导致血性脑脊液？

14. 哪条白质通路传递身体对侧的皮质脊髓束和感觉信息？

15. 小脑的哪些部分被称为“前庭小脑”？

16. 脑室系统的哪个部位阻塞最有可能导致脑积水？

17. 哪条动脉闭塞最容易导致同侧面部、对侧身体痛觉和温度觉丧失？

18. 存在于郎飞结产生动作电位的离子通道是什么？

答 案

1.（1）A，Broca 区

（2）E，外侧初级躯体感觉皮质

（3）C，运动皮质

（4）B，听觉皮质

（5）F，初级视觉皮质

（6）D，Wernicke 区

2.（1）B，滑车神经（第Ⅳ对颅神经）

（2）E，前庭蜗神经（第Ⅷ对颅神经）

（3）A，动眼（第Ⅲ对颅神经）

（4）C，三叉神经（第Ⅴ对颅神经）

（5）F，舌下神经（第Ⅻ对颅神经）

（6）D，外展神经（第Ⅵ对颅神经）

3.（1）C，薄束

（2）B，楔束

（3）A，脊髓丘脑束和脊髓网状束

（4）D，皮质脊髓侧束

4. B

5. C

6. D

7. A

8. A

9. 背根节细胞

10. 轴突起始段

11. 活化的小胶质细胞

12. 颅内小动脉瘤

13. 蛛网膜下腔出血

14. 内囊后肢

15. 小脑蚓部和绒球小结叶

16. 中脑导水管

17. 小脑下后动脉（PICA）或椎动脉

18. 钠离子通道

第二篇　局部神经科学

第五章　周围神经系统

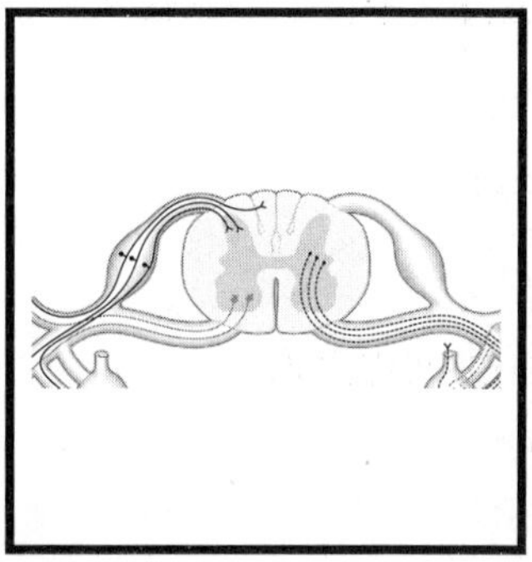
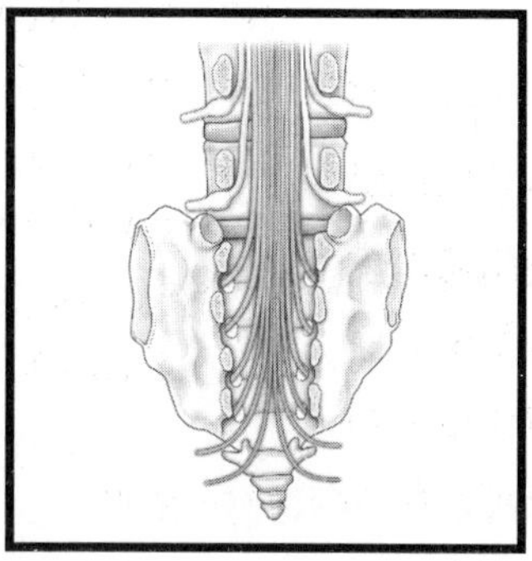
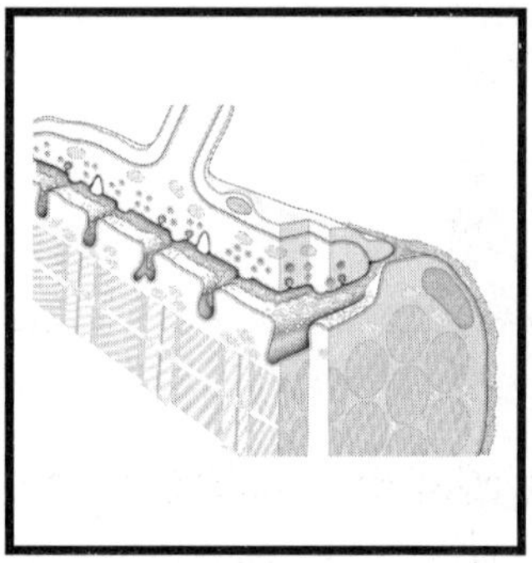
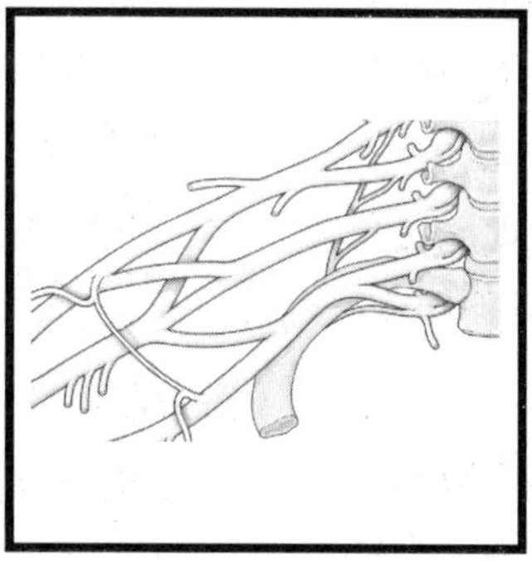

1 脊髓及与之相连的周围神经的感觉、运动和自主成分

周围神经由周围神经系统的传入（负责感觉）和传出（负责运动，自主）部分以及相关的支持组织组成。神经轴突通过背根（感觉）和腹根（运动，自主）进出中枢神经系统。

感觉系统的组成包括背根神经节 / 颅神经神经节、外周神经轴突和相关的感觉受体。感觉受体是对足够量的刺激做出反应，使相邻初级感觉神经轴突起始部分产生动作电位的转导元件。可能的刺激如游离神经末梢的痛觉刺激、被囊神经末梢的机械性变形，来自 Pacinian 小体的振动性刺激可产生动作电位。动作电位既可向近端（通过背根进入脊髓背角，或进入脑干）也可向远端传播，有时在刺激受体的部位引起生物活性分子的释放（如感觉伤害 / 痛觉的起始部位释放 P 物质）。

运动系统的组成部分包括外周运动轴突，相应的下运动神经元（LMN）细胞体位于脊髓腹角或脑干颅运动神经核，以及终止在骨骼肌纤维上的神经肌肉接头（运动终板）。

运动系统的自主部分包括：①交感神经和副交感神经系统的外周节前自主神经轴突，包括内脏神经中的轴突；这些节前细胞体位于脊髓（交感神经侧角的 T1~L2 中间带外侧细胞柱，或位于 S2~S4 脊髓水平副交感神经系统的中间内侧灰色神经元）；②这些神经轴突形成突触的自主神经节（交感神经链，交感神经系统的侧神经节和副交感神经系统的壁内神经节）；③神经节后轴突；④与神经节后轴突形成突触的自主神经靶组织。

请给下列结构涂色，每种结构涂上不同颜色

- □ 1. 脊髓背角
- □ 2. 背根
- □ 3. 背根神经节
- □ 4. Pacinian 小体
- □ 5. 带有运动终板的骨骼肌纤维
- □ 6. 自由神经末梢
- □ 7. 腹根
- □ 8. 脊髓腹角
- □ 9. 副交感神经节
- □ 10. 内脏神经
- □ 11. 交感链神经节
- □ 12. 脊髓侧角

临床意义

周围神经系统的感觉、运动和自主神经元在中枢神经系统中和周围神经系统中分别有一部分组分。初级感觉神经元的末端位于脊髓和脑干。下运动神经元（LMN）和节前自主神经的细胞体和近端轴突位于脊髓和脑干。这些中枢部分易患中枢神经系统疾病，如近端轴突易患中枢脱髓鞘（如多发性硬化症）。外周轴突受施万细胞保护，易受外周神经病和外周脱髓鞘疾病（吉兰—巴雷综合征）的影响。周围神经疾病可以是单神经病（一个神经）、多神经病（多个神经）、脱髓鞘神经病、选择性轴索神经病、创伤性神经病或其他神经病。外周

感觉轴突的损伤会导致这些轴突携带的信息丧失，或由于轴突受到压力而感到疼痛。外周运动轴突的损伤可导致运动、力量、音调和反射的损失。外周自主神经元件的损伤可导致自主神经功能的选择性丧失。感觉运动性神经疾病，如常染色体显性遗传的 Charcot–Marie–Tooth 病（腓骨肌萎缩症），发生在5~25岁，引起腿部肌肉（运动成分）无力，四肢（感觉成分）失去知觉，传导速度减慢。它通常是一种缓慢进行的脱髓鞘疾病。

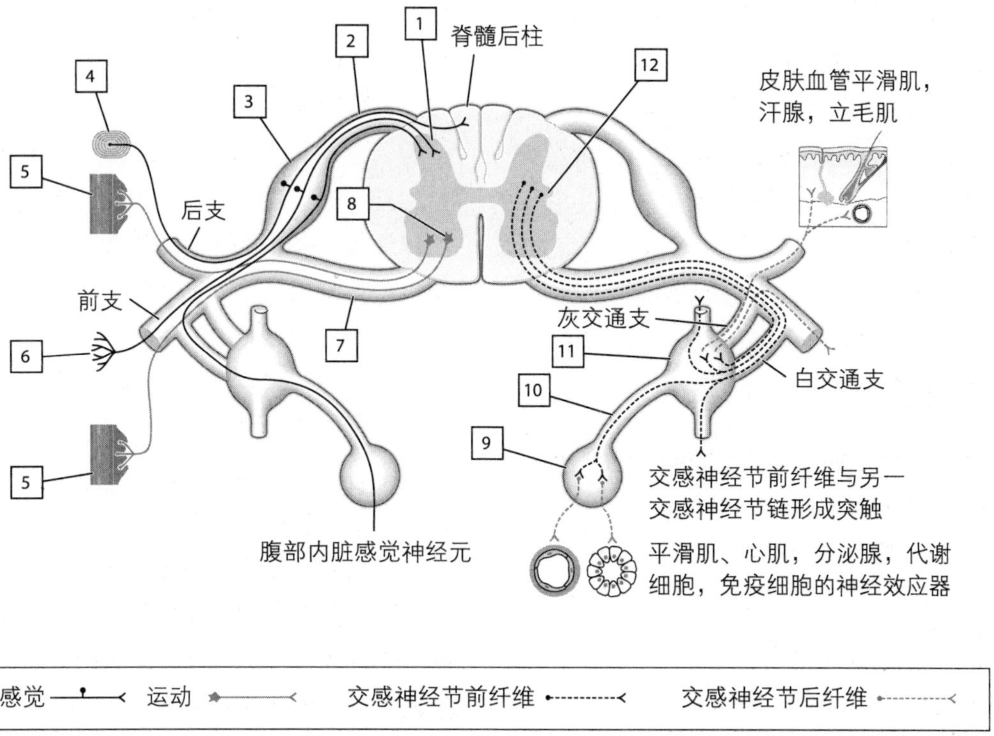

图 5.1 脊髓及与之相连的周围神经的感觉、运动和自主成分

2 周围神经解剖

周围神经包含成束的有髓鞘和无髓鞘的轴突，突触周围有保护性结缔组织鞘，和神经纤维及神经束一起纵向分布的小血管（滋养血管）。轴突纵向排列，形成神经纤维，在周围神经中多条神经纤维共同组成神经束。无髓鞘的轴突被施万细胞胞质包围，有髓鞘的轴突被称为髓鞘的施万细胞鞘膜所隔离，每段髓鞘有一个施万细胞。朗飞结是髓鞘段之间的空旷部位，富含允许动作电位产生（和再发生）的钠离子通道。神经内膜是一束轴突间的松散的支持性结缔组织。神经束膜包裹着多个神经突触形成束，既提供支持又提供屏障，即血—神经屏障，它对于周围神经来说等同于血—脑屏障。神经外膜是包围整个神经的支持性结缔组织的坚硬外层。

请给下列结构涂色，每种结构涂上不同颜色

☐ 1. 神经血管（纵向血管）
☐ 2. 神经外膜（内层和外层）
☐ 3. 神经纤维
☐ 4. 神经束
☐ 5. 神经束膜
☐ 6. 神经纤维束中的轴突
☐ 7. 完整的轴突
☐ 8. 髓鞘
☐ 9. 正在崩解的轴突
☐ 10. 神经内膜

临床意义

周围神经包含有髓和无髓轴突。每种类型的轴突都可能受到特定的神经病变的损害，如无髓轴突的麻风病和有髓轴突的Charcot-Marie-Tooth 病等炎症性脱髓鞘疾病。一些化学损伤和一些代谢疾病，如糖尿病和慢性酒精中毒，可以同时损害有髓和无髓轴突。这种病变通常表现为远端对称性多发性神经病变，损害发生在远端，然后向近端移动。如果外周神经受到压力、牵引或创伤，受影响部位的所有轴突都可能受损。比如位于尺腕掌侧韧带的正中神经，重复运动可引起正中神经这一段的肿胀或者血流减少，导致神经分布区域剧烈疼痛，远端失去感觉和运动功能。这种压迫性神经病变称为腕管综合征。神经的挤压损伤或其他物理损伤导致轴突和支持细胞（施万细胞）的局部破坏，从而造成轴突的远端变性（称为神经变性）。轴突和施万细胞溃变成球状，并经历溶解和吞噬过程。细胞基底膜保持完整，因此如果受损周围神经的近端和远端能够正确对齐或吻合，近端轴突可以缓慢地向远端延伸，最终到达因为损伤而分离的靶点。这是一个缓慢的再生过程，如果再生成功，轴突每天前进大约 1 mm。受损轴突的细胞体经历一个称为中央染色质溶解的损伤修复过程。它们的尼氏体（粗面内质网）分布在细胞体的外围；基因组将其蛋白质合成从以神经递质为主转移到生长和修复相关过程。如果神经元能成功地将轴突生长至其靶点，施万细胞将增殖并重新髓鞘化轴突，但髓鞘节段将短于损伤前，再生轴突的传导速度也会变慢。

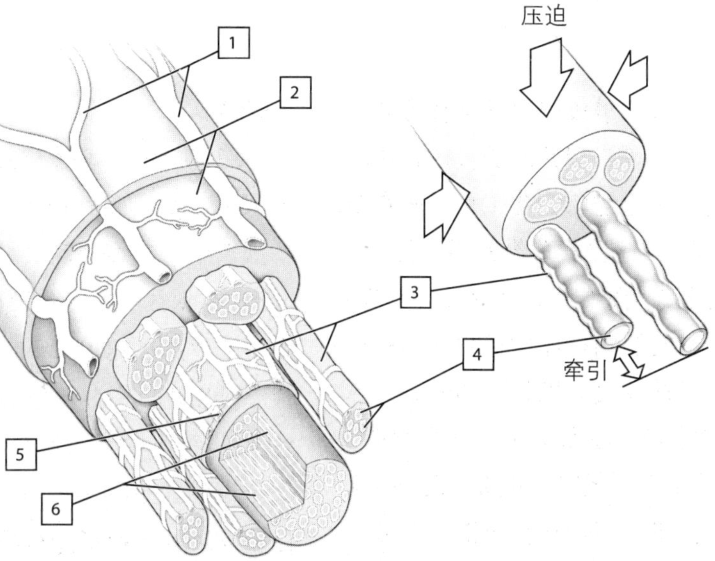

A. 轴突解剖

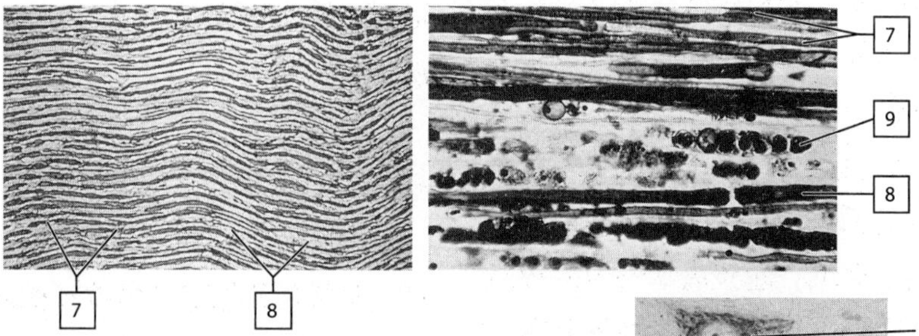

B. 轴突受损反应

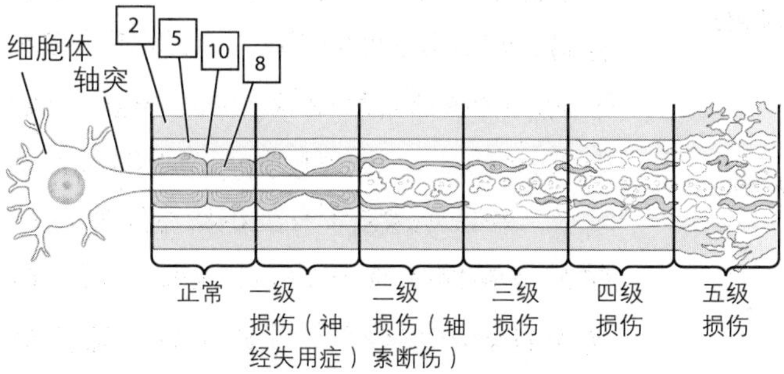

根据各神经层受损程度对神经损伤进行分类

C. 神经损伤的 Sunderland 分类

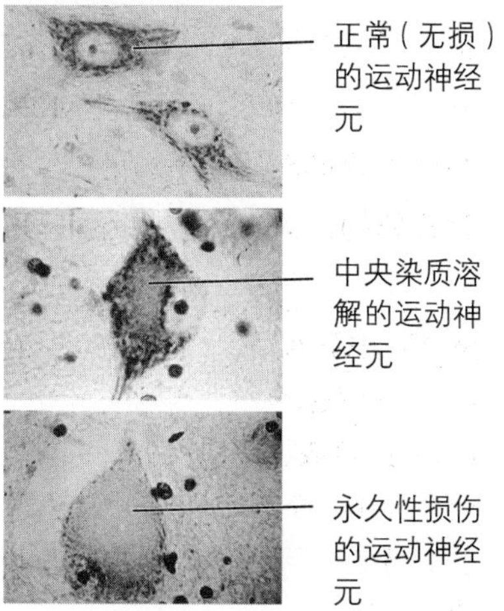

图 5.2　周围神经解剖

3 脊髓神经根与椎体的关系

出生时，脊髓节段与椎骨垂直排列，一节对应一节。随着婴儿的成长，脊柱的纵向生长超过了脊髓的纵向生长，而脊髓更多地侧向生长。脊髓在颈部和腰部变大，反映了四肢生长所需的运动和感觉的增加。因此，背侧和腹侧的神经根必须向后延伸来保持其与最初有关的椎间孔的关系。成年时，脊髓的尾端膨大部分称为脊髓圆锥，位于 L1 椎体下方。尾端延伸的神经根在蛛网膜下腔中运动，浸泡在脑脊液中，形成一个松散的神经根集合，称为马尾。腰大池（蛛网膜下腔）是从腰椎穿刺中抽出脑脊液的常用部位；马尾中松散的神经根可防止腰椎穿刺针插入造成损伤。脊髓被尾骨末端来自软膜延伸而来的终丝固定。在颈椎，尤其是腰椎（L4~L5 和 L5~S1），椎间盘可能会突出，髓核撞击特定的神经根，产生放射性疼痛并且可能在根分布区域产生运动功能障碍。在颈髓中，椎间盘突出可能同时撞击神经根（神经根病变）和相邻的外侧脊髓（脊髓病变）。

请给下列结构涂色，每种结构涂上不同颜色

- □ 1. 脊髓颈膨大
- □ 2. 脊髓腰膨大
- □ 3. 脊髓圆锥
- □ 4. 马尾
- □ 5. 终丝
- □ 6. 椎间盘髓核
- □ 7. 髓核突出挤压神经根
- □ 8. 椎间盘突出
- □ 9. 椎间盘

临床意义

脊髓解剖上的联系为潜在的病理改变留下了易损部位。位于 L1 椎体下方的脊髓圆锥集中了许多重要结构，因而易于因脊髓损伤而受损。如果脊髓圆锥受损，可能会出现典型的综合征。这是一种不完全性脊髓损伤，常伴有肠和膀胱功能障碍、性功能障碍、严重背痛，以及可能的下肢虚弱但非完全瘫痪，下肢麻木或感觉异常。腰椎和骶神经根可能被椎间盘髓核突出而压迫，最常见于 L4~L5 和 L5~S1。常伴随神经根分布区域的放射性疼痛，以及可能的神经根麻木。

根据神经根的不同，可能出现虚弱、肌肉萎缩或神经反射改变。

在颈椎，可能出现类似伴随放射性疼痛、虚弱和其他变化的神经根病变。此外，突出的髓核可能会撞击邻近脊髓的侧缘，产生低于损伤平面的同侧痉挛（对侧皮质脊髓和红脊髓束的损伤）、对侧低于损伤平面的疼痛和温度感觉丧失（脊髓丘脑 / 脊髓网状束），引发同侧共济失调和步态改变（来自外侧索中脊髓小脑束的撞击），如果脊髓损伤高于 T1~T2 水平，则出现同侧 Horner 综合征（上睑下垂、瞳孔缩小和脱水）。

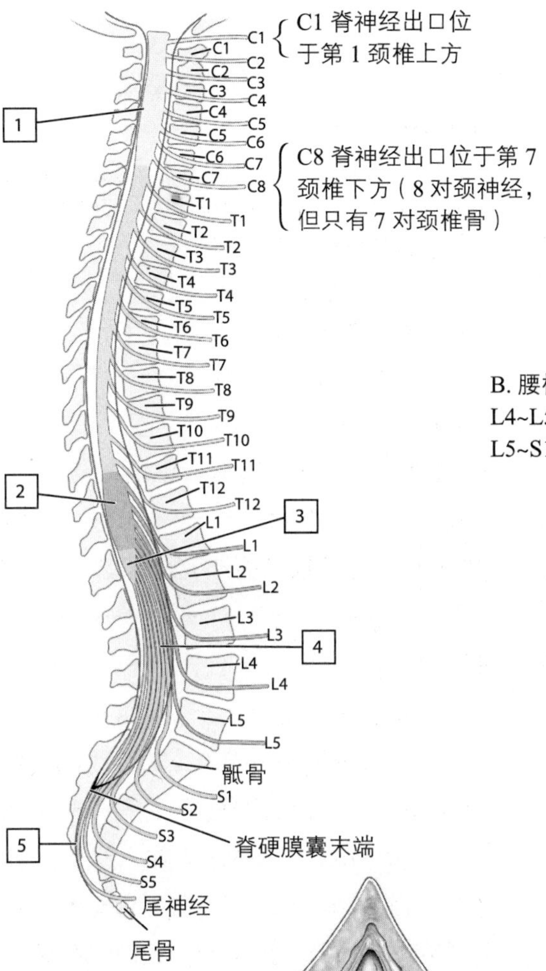

A. 脊髓神经根关系图

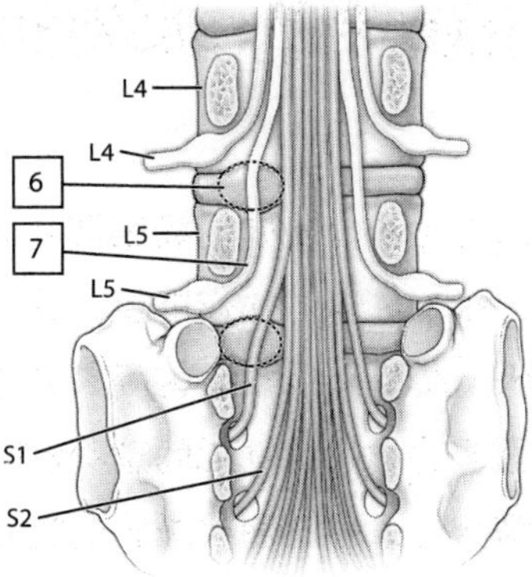

B. 腰椎间盘突出不影响分布在腰椎间盘上的神经。L4~L5 椎间盘侧突影响 L5 脊神经，不影响 L4 脊神经；L5~S1 椎间盘突出影响 S1 脊神经，不影响 L5 脊神经

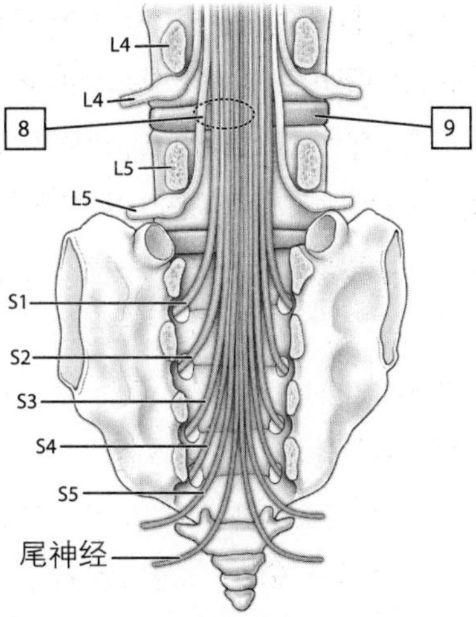

C. L4~L5 椎间盘内侧突出几乎不影响 L4 脊神经，但可能会影响 L5 脊神经，有时也会影响 S1~S4 脊神经

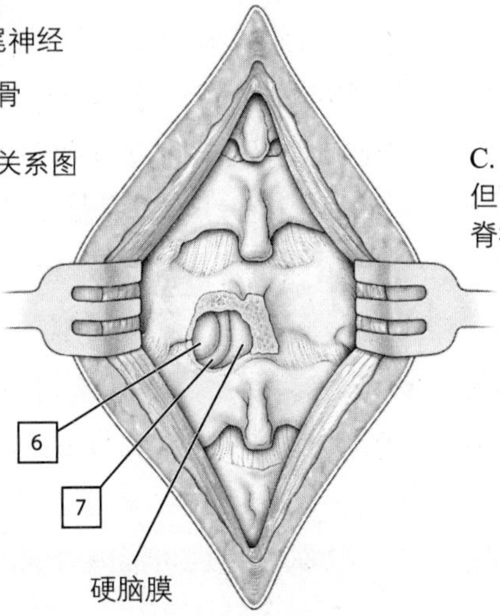

E. 下腰椎间盘突出的外科手术示意图

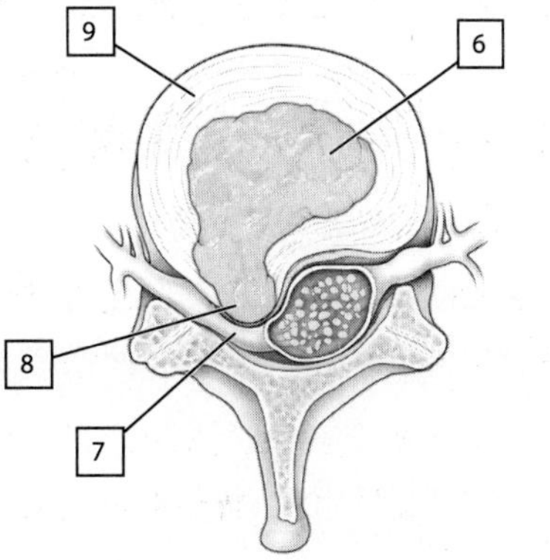

D. 神经根压迫的横切面示意图

图 5.3 脊髓神经根与椎体的关系

4 感觉通路：反射和小脑

感觉受体将外周的刺激转化为沿着初级感觉轴突传递的动作电位，最终到达中枢神经系统。来自背根神经节初级感觉神经元胞体的初级感觉无髓轴突和有髓轴突将其信息发送到三种次级感觉通路：①反射通路，该通路将信息经单突触或多突触定向传递到下运动神经元或节前自主神经元；②小脑通路，该通路将信息传递到小脑深核和小脑皮质，主要负责平滑和协调性运动；③丘系通路，主要承载感觉信息的传递，通过丘脑将信息传至皮质，后者通过意识识别感觉信息。单突触反射通路通过 Ia 纤维传入下运动神经元来直接传递肌梭信息，这些信息反过来又调节这些肌梭的骨骼肌纤维，从而产生经典的肌肉牵张反射。

多突触反射通路通过中间神经元到下运动神经元来传递广泛的感觉信息（从游离神经末梢和有被囊的神经末梢），以实现多种反射，如屈肌反射、高尔基肌腱器官反射、重复性抑制、Renshaw 抑制等。

小脑通路将来自肌肉、关节、肌腱、韧带和皮肤源（无意识本体感觉）的广泛信息传向二级感觉神经元。二级感觉神经元通过脊髓小脑通路将信息发送到深层小脑核和小脑皮质。脊髓和尾端髓质中的四种主要脊髓小脑通路来源于次级感觉神经元，包括背侧和腹侧脊髓小脑束（与下半身相关，T6 及以下），楔小脑束和吻侧脊髓小脑束（T6 以上，与上半身有关）。丘系通路将在下一节中介绍。

请给下列结构涂色，每种结构涂上不同颜色

☐ 1. 初级感觉细胞体
☐ 2. 无髓鞘感觉轴突
☐ 3. 有髓鞘感觉轴突
☐ 4. 游离神经末梢
☐ 5. 肌梭
☐ 6. 下运动神经元
☐ 7. 骨骼肌纤维
☐ 8. 脊髓小脑束
☐ 9. 脊髓小脑系的二级感觉神经元

临床意义

反射通路通过对下运动神经元的感觉输入，直接通过肌肉牵张反射或者间接通过中间神经对其他反射进行调节来对运动实时调节。如果反射的感觉输入或下运动神经元的输出受损，反射就不能发生。在周围神经病变中，肌肉牵张反射可能消除，运动神经元轴突受损导致肌肉张力和运动消失。中枢神经系统损伤也可能改变反射。脊髓损伤时，上运动神经元（UMN）失去对下运动神经元的控制，导致在下运动神经元接收感觉输入时，发生过度的肌肉牵张反应。同样，在脊髓损伤后的痉挛状态下，屈体反射可能会过度反应。

小脑通路也可能因脊髓外侧索外侧边缘的脊髓小脑束损伤、小脑下脚损伤，或影响脊髓小脑系的退行性疾病而受损。因此，会出现共济失调步态、上肢运动协调性丧失和典型的小脑症状。如果损伤延伸至外侧索较深部的上运动神经元束，则会发生上运动神经元损伤，导致痉挛，出现损伤平面以下的偏瘫、过度疼痛、过度反射和病理性反射。痉挛性的上运动神经元损伤会掩盖脊髓小脑系统的损伤。

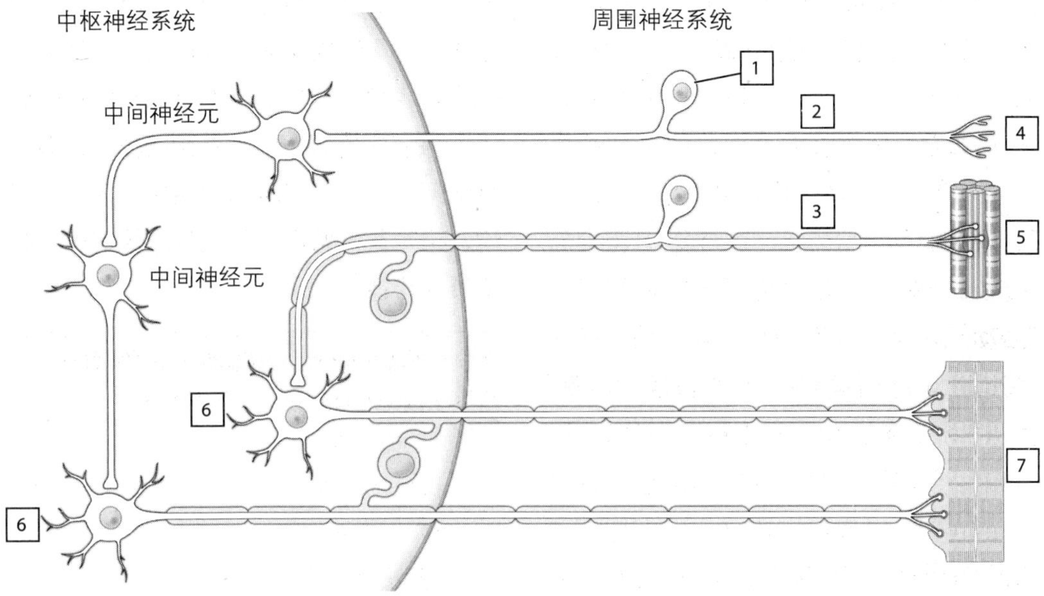

A. 感觉通路：反射

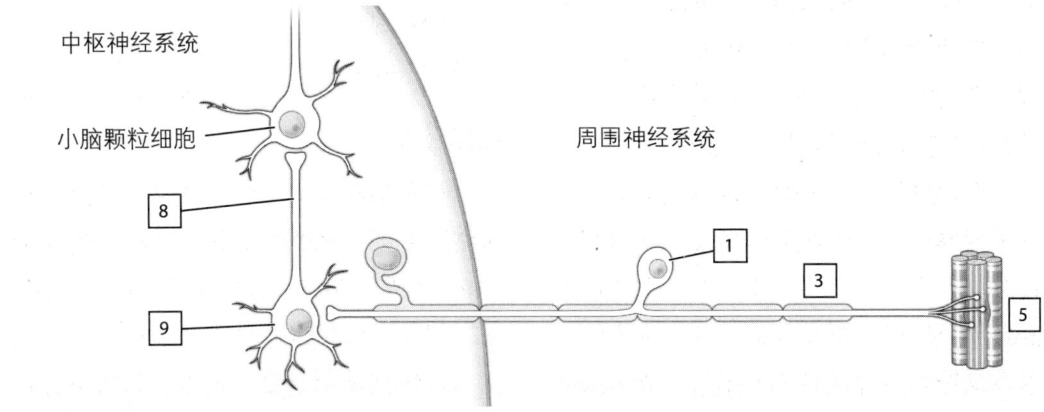

B. 感觉通路：小脑

图 5.4　感觉通路：反射和小脑

5 感觉通路：丘系

丘系通路是二级感觉通路，它从初级感觉神经元接收特定、复杂的感觉信息，传递到丘脑和初级感觉皮质内特定的神经元，以便于通过意识进行解读。精细定位触觉、复合方位感（有意识的本体感受）、振动觉以及其他感觉形式，被称为精细觉。初级感觉受体（被囊的神经末梢，如 Pacinian 小体、Meissner 小体等）在有髓初级感觉轴突（发自背根神经节的初级感受神经元）引发动作电位；这些轴突在背根入髓区进入脊髓，向上通过背索内的薄束和楔束，终止于延髓尾端的二级感觉神经元、薄束核（接收 T6 以下信息）和楔束核（接收 T6 及以上信息）。这些神经元将根据身体位置的信息越过中线发送到另一侧的内侧丘系（ML），并终止于丘脑腹后外侧核（VPL），VPL 核将信息传递到顶叶中央后回的初级感觉皮质。

疼痛觉和温度觉等粗感觉的引发，源于裸露的神经末梢和一些被小体包裹的神经末梢在初级感觉神经元的无髓初级感觉轴突内触发动作电位。这些轴突终止于脊髓背角。背角内部分神经元发送轴突越过脊髓白质前连合的中线，进入脊髓前外侧白质，形成脊髓丘脑束。这些轴突向上进入丘脑腹后外侧核（VPL），和传递精细觉的内侧丘系（ML）轴突分别终止于 VPL 的不同位置。粗感觉被传递到初级感觉皮质以及顶叶尾部的一小块区域内的二级感觉皮质。部分粗感觉初级轴突终止于脊髓背角内一个被称为胶状质的区域，胶状质发出轴突穿过中线进入脊髓网状系统。这些信息是通过脊髓、网状结构、臂旁核、导水管周灰质和其他脑干区域内的神经元级联来处理的。部分潜在的神经痛信息通过丘脑的非特异性核团传导，激活边缘前脑的某些区域和大脑皮质的广泛区域。这种类型的疼痛信息处理还会涉及相关情感环路。

请给下列结构涂色，每种结构涂上不同颜色

- ☐ 1. 初级感觉神经元（背根神经节）
- ☐ 2. Pacinian 小体
- ☐ 3. 游离神经末梢
- ☐ 4. 薄束和楔束
- ☐ 5. 薄束核和楔束核
- ☐ 6. 内侧丘系
- ☐ 7. 丘脑腹侧后外侧核
- ☐ 8. 初级感觉皮质
- ☐ 9. 脊髓背角
- ☐ 10. 脊髓丘脑束

临床意义

在脊髓和脑干尾部，精细觉信息（在内侧丘系中）和粗感觉信息（在脊髓丘脑系统 / 脊髓网状系统中）在位置上彼此独立。因此，脊髓背柱或髓质中线区域的病变可导致精细觉信息的丧失，同时粗感觉信息却仍然完好。脊髓外侧索或脑干外侧区（如小脑下后动脉综合征）的病变可导致粗感觉信息的丧失，同时精细觉信息保持完好。在脊髓中，半切性病变（如

Brown–Séquard 病变）会损伤薄束和楔束（导致病灶水平以下的同侧精细觉丧失），以及同侧的前外侧索（导致病灶水平以下的对侧粗觉丧失）。患者会报告病变水平以下身体两侧不同的异常感觉。这种情况被称为分离性感觉丧失。

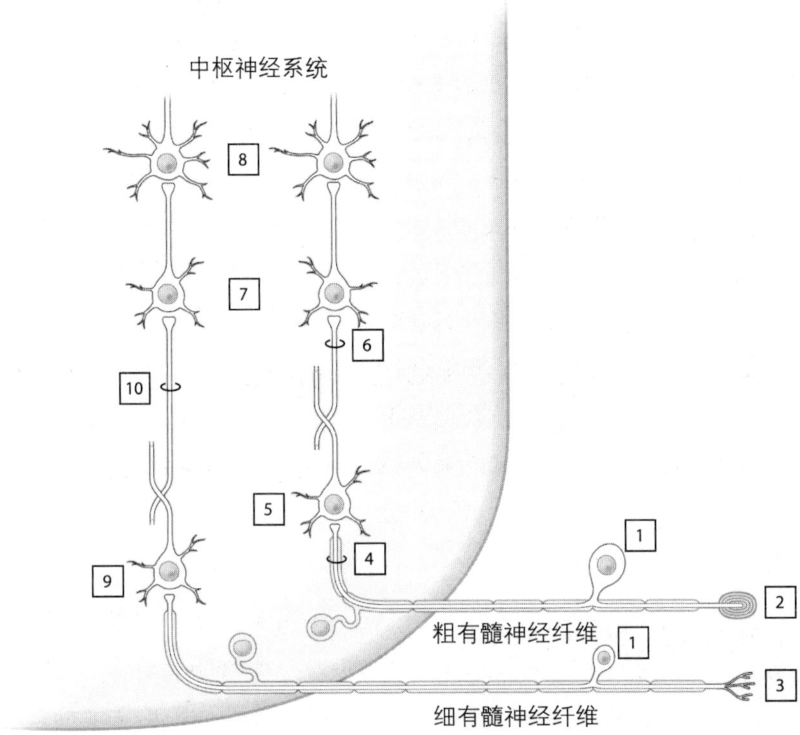

A. 感觉通路：丘系

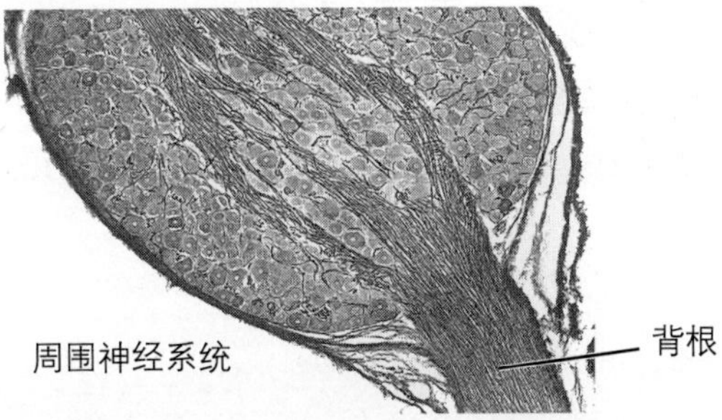

B. 脊髓背根神经节的圆形胞体，没有树突。深色部分的轴突穿过神经节，形成背根。Cajal 染色（纤维染色）

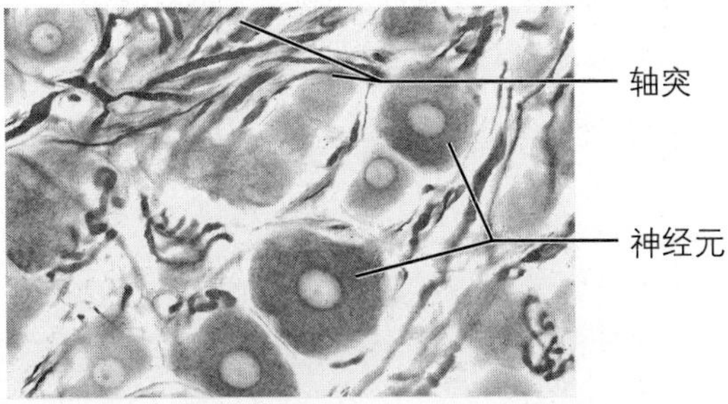

C. 脊根神经节初级感觉神经元和轴突高倍放大显示图。Cajal 染色

图 5.5　感觉通路：丘系

6 运动通路：上、下运动神经元及其组织结构

下运动神经元（LMNs）是从中枢神经系统到骨骼肌的共同神经通路。下运动神经元存在于脊髓前角和脑干中的颅神经运动核中。这些下运动神经元通过脊髓和颅神经发出有髓轴突，在神经肌肉接头处，与肌纤维群形成胆碱能突触，从而激活骨骼肌纤维上的烟碱受体，触发肌肉动作电位，引起肌肉收缩。如果没有下运动神经元和它们所支配的肌肉纤维（二者合称一个运动单元），就不会有运动或行动。这些下运动神经元由感觉输入（直接感觉输入来自肌梭，间接感觉输入来自其他感觉输入）和下行的被称为上运动神经元（UMNs）的运动通路调控。

上脑运动神经元存在于脑干和大脑皮质中	
上运动神经元	作用
皮质脊髓束	控制精细的手部动作
红脊髓束	影响上肢运动
外侧前庭脊髓束	调节抗重力能力
桥网状脊髓束	调节伸肌张力和姿势
延髓网状脊髓束	调节屈肌张力和姿势
内侧前庭脊髓束	调节与位置有关的颈部运动
顶盖脊髓束	调节与视觉和听觉刺激有关的头部和颈部运动
间质脊髓束	调节躯干围绕中心轴的扭转运动

请给下列结构涂色，每种结构涂上不同颜色

☐ 1. 骨骼肌纤维
☐ 2. 有髓运动轴突
☐ 3. 下运动神经元
☐ 4. 中间神经元
☐ 5. 脑干上运动神经元细胞群
☐ 6. 脑干上运动神经元的下行束路
☐ 7. 皮质上运动神经元
☐ 8. 皮质脊髓束

临床意义

上运动神经元是下运动神经元的主要调控者。反射为下运动神经元活动提供了基于感觉输入的即时调整。脑干上运动神经元（脑桥和髓质网状脊髓束，外侧前庭脊髓束）提供对基本肌张力和姿势的控制，外侧前庭脊髓束提供对反重力（伸肌）肌张力最有力的驱动。红核脊髓束通过屈肌偏好来帮助对抗伸肌在上肢的主导地位。皮质脊髓束对手和手指提供精细运动控制，并允许熟练的运动和对工具的使用。顶盖脊髓束、内侧前庭脊髓束和间质脊髓束对头颈部运动以及与位置和视觉/听觉输入相关的扭转躯干运动提供专门的控制。

皮质脊髓束通过内囊后肢下行（伴有皮质红核投射和其他下行运动投射）。在脊髓中，外侧皮质脊髓束在外侧索内下行，并伴随红核脊髓束。对这些区域中任何一个的损伤会同时干扰这两个系统，导致痉挛性偏瘫伴强直、反射亢进和病理性运动。在少数情况下，皮质脊髓束单独受损（比如在延髓锥体中，伴正中旁穿透性动脉梗死），不会出现痉挛，但会丧失对手和手指的精细运动控制。皮质脊髓系统的损伤与皮质红核脊髓系统的损伤被认为是典型的“上运动神经元综合征”。上运动神经元损伤可由卒中、脊髓损伤、脑瘫和其他疾病引起。

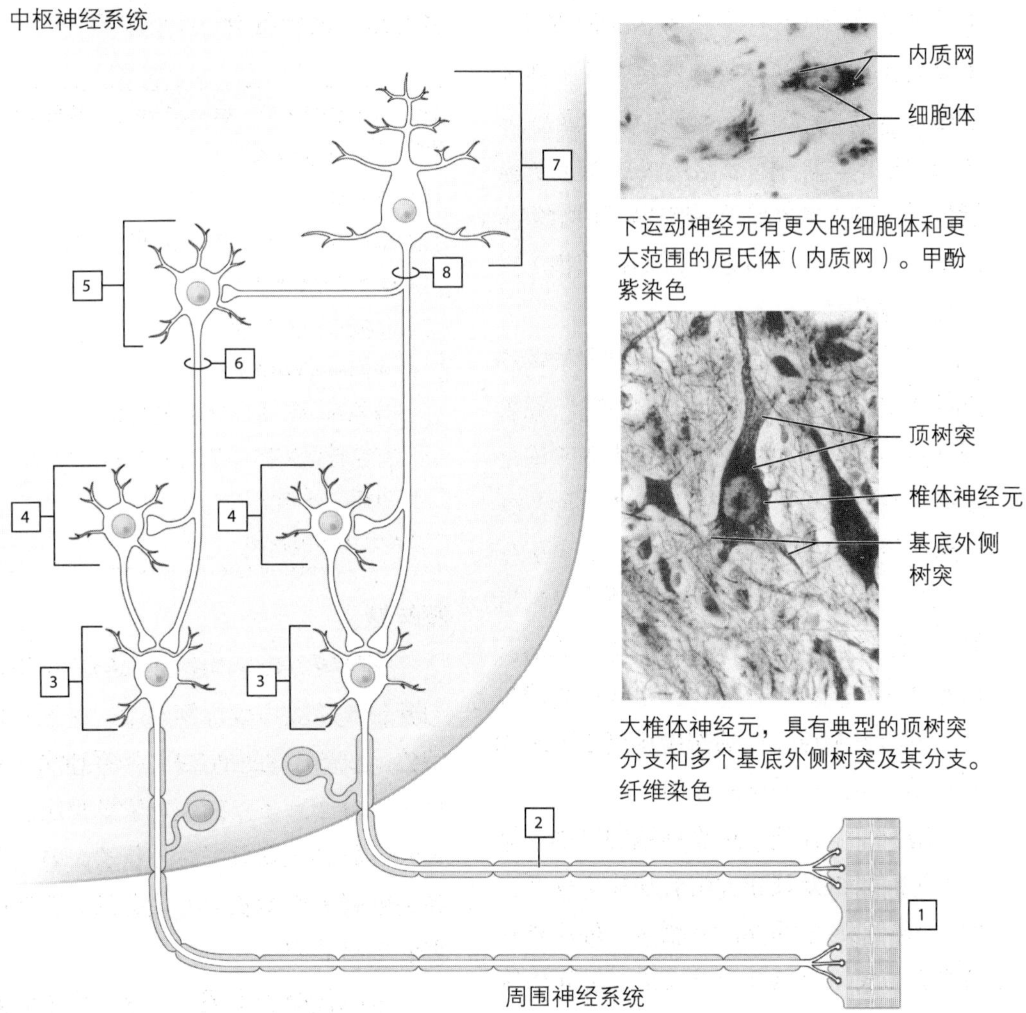

下运动神经元有更大的细胞体和更大范围的尼氏体（内质网）。甲酚紫染色

大椎体神经元，具有典型的顶树突分支和多个基底外侧树突及其分支。纤维染色

图 5.6 运动通路

7 自主性通路

自主神经对效应组织(心肌、平滑肌、分泌腺体、代谢细胞和免疫系统细胞)支配的最终共同通路包括 T1~L2 脊髓侧角中间带外侧细胞柱(交感神经)、S2~S4 脊髓中间灰质、特定的脑干自主核(副交感神经)的节前自主神经细胞。节前神经细胞将胆碱能轴突发送到交感链神经节和椎前神经节中的神经节细胞(交感神经)和壁内神经节(副交感神经)。交感神经节细胞主要向它们的效应组织(表达 α 和 β 肾上腺素受体)发送去甲肾上腺素能投射,副交感神经节细胞向它们的效应组织(表达烟碱和毒蕈碱胆碱能受体)发送胆碱能投射。

节前自主神经细胞由一系列复杂的脑干核团和中枢(如孤束核、5- 羟色胺能中缝核、去甲肾上腺素能和肾上腺素能的髓质、脑桥中心核、臂旁核,表达阿片受体的神经组织,心血管和呼吸中心等等),下丘脑(如室旁核,前侧、后侧下丘脑区域),边缘前脑结构(如杏仁核)控制。所有这些脑区都广泛互联。这些中央调控区对节前自主神经元的作用相当于上运动神经元对于运动系统的作用。

脑干、下丘脑、边缘前脑的许多控制自主神经输出及其相关内脏功能的脑区,同时也控制产生垂体后叶激素(催产素和抗利尿激素)、垂体前叶激素(在正中隆起及其垂体门脉系统释放的促进因子和抑制因子的神经元)的细胞。虽然部分调节节前自主神经细胞的中枢调控环路高度精确(如心血管和呼吸中枢),但许多投射更为广泛,以调节交感神经觉醒(战斗或逃跑)或副交感神经激活(消化和排泄功能,体内稳态,修复功能)的整体状态。节前自主神经细胞也通过背根神经节细胞接受感觉输入,利用中间神经元通过多突触通路,进行适当的反射调节。

请给下列结构涂色,每种结构涂上不同颜色

- ☐ 1. 边缘前脑结构
- ☐ 2. 下丘脑
- ☐ 3. 调控自主神经的脑干核团和中枢
- ☐ 4. 节前交感神经元
- ☐ 5. 脊髓中间神经元
- ☐ 6. 交感神经节细胞
- ☐ 7. 背根神经节中的感觉神经元
- ☐ 8. 自主神经的靶组织(效应组织)
- ☐ 9. 垂体门脉系统
- ☐ 10. 垂体前叶激素

临床意义

交感神经激活为感知到的危险提供了一种急性的战斗或逃跑反应。血液从内脏转移到肌肉,心率加快,呼吸加深,瞳孔扩大,身体准备立即应对紧急情况。当交感肾上腺轴长期处于应激状态,肾上腺素和去甲肾上腺素长期大量分泌,会产生有害的生理效应。

新陈代谢和生理上,这些应激激素会增加凝血和血小板聚集,增加血管内上皮细胞损伤所导致的动脉粥样硬化,增加自由基的产生，增加心律失常和心血管事件的可能性，增加肝脏释放的葡萄糖，促进肝糖分解，促进胰岛素和胰岛素样生长因子 -1（IGF-1）的产生，提高胰岛素耐受性，降低胰岛素敏感性，增加炎症介质，如 IL-6、IL-1β 和 C 反应蛋白的产生。这些慢性改变会增加心血管疾病、卒中、2 型糖尿病和许多癌症的风险。

从免疫学角度看，这些应激激素还会降低自然杀伤细胞活性和细胞免疫，并增加某些癌症的转移和复发的概率。最近的数据显示，服用非特异性 β-受体阻滞剂（如心得安）的患者肿瘤转移（乳腺癌、非小细胞肺癌）的概率更低，而且卵巢癌患者的存活时间也大大延长。因此，交感神经系统的长期激活状态具有重要的生理意义。

临床上，交感神经的激活可由物理（运动）、生理（损伤、手术、疼痛）或情感（压力、抑郁、创伤后应激）等因素引起。

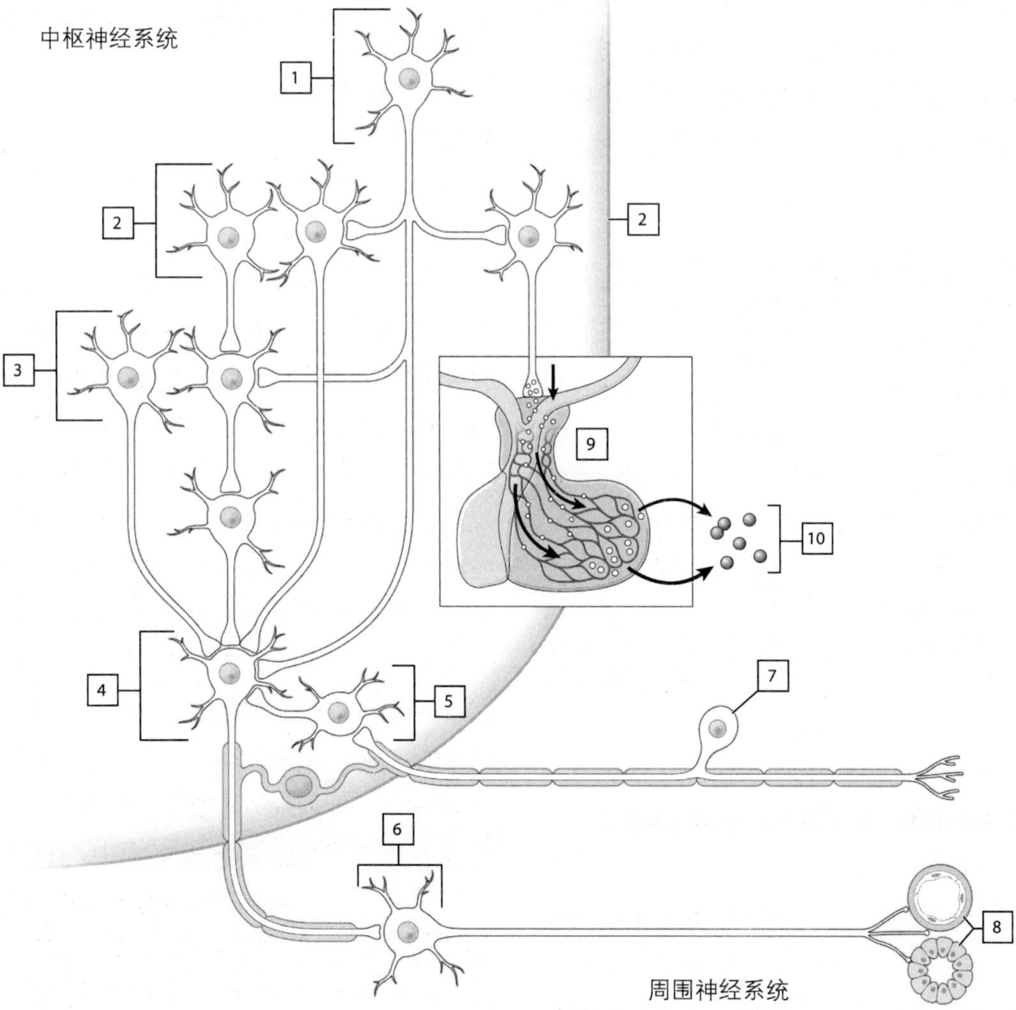

图 5.7　自主性通路

8 皮肤感受器

皮肤感受器是与皮肤和皮下组织相关的初级感觉轴突末端的信息转导元件。它们的作用类似于树突。当机械性刺激、热刺激或伤害性刺激使感觉受体去极化到达阈值时，动作电位将在邻近轴突的起始段开始传导。该动作电位将向最近的中枢神经系统传播，还可以诱导轴突远端及在刺激部位的感觉受体释放生物活性分子（如P物质）。一些受体（如感受振动觉的Pacinian小体）被认为可以编码特定的能够直接被意识感知到的感觉模式，但是其他感觉可能需要多个感觉受体对信息进行转化而进一步被感知。

感觉受体及其编码方式和作用	
受体	编码方式和作用
游离神经末梢	痛觉和温热觉
Pacinian 小体	振动，短触觉——快速适应机械感受器
触盘（Merkel 盘）	保持变形，持续接触皮肤——缓慢适应机械感受器
触觉小体（Meissner小体）	移动触摸——快速适应机械感受器
Ruffini 终末	稳定的压力作用于有毛发的皮肤——缓慢适应的机械感受器
毛囊受体	对毛发运动反应——快速适应
Krause 小球	可能的温度感受器反应

请给下列结构涂色，每种结构涂上不同颜色

☐ 1. 触觉小体（Meissner 小体）
☐ 2. Krause 小球
☐ 3. 游离神经末梢
☐ 4. Pacinian 小体
☐ 5. 触盘（Merkel 盘）
☐ 6. Ruffini 终末
☐ 7. 毛囊周围的神经丛（受体）
☐ 8. 初级感觉轴突的起始段，与 Merkel 盘相连
☐ 9. 初级感觉轴突的起始段，与 Pacinian 小体相连

临床意义

在初级感觉受体研究的早期，有一些研究者认为特定的解剖学意义的感觉受体编码机械性刺激感受器、温度感受器或伤害性刺激感受器接收的信息。这些信息与特定感觉或特定的意识知觉相对应。虽然这适用于某些情况，例如无髓鞘C纤维游离神经末梢的激活与痛觉之间高度关联，Pacinian 小体的快速开关性刺激和振动觉感知之间高度关联，但有许多感觉（如刺激皮肤的愉悦感觉）可能涉及特定模式中许多感觉受体类型的激活。此外，一些受体可以在其初级感觉轴突中引起反应，这些轴突参与多种感觉任务和上述三种感觉通路。一些机械性刺激感受器和伤害性刺激感受器可通过反射通路引起屈肌反射的退缩反应。这些相同的机械性刺激感受器会将感觉信息，连同来自肌梭、肌腱、韧带和关节的刺激一起传递到脊髓小脑通路中，使小脑保持随时了解外周刺激的状

态。这些相同的机械性刺激感受器及其激活的轴突可以将信息传递到粗感觉丘系通路和精细感觉的丘系通路，它们通过内侧纵束或脊髓丘脑/脊髓网状系统将信息传递到丘脑，然后传递到感觉皮质的特定区域，从而实现对这些刺激的意识性解读。

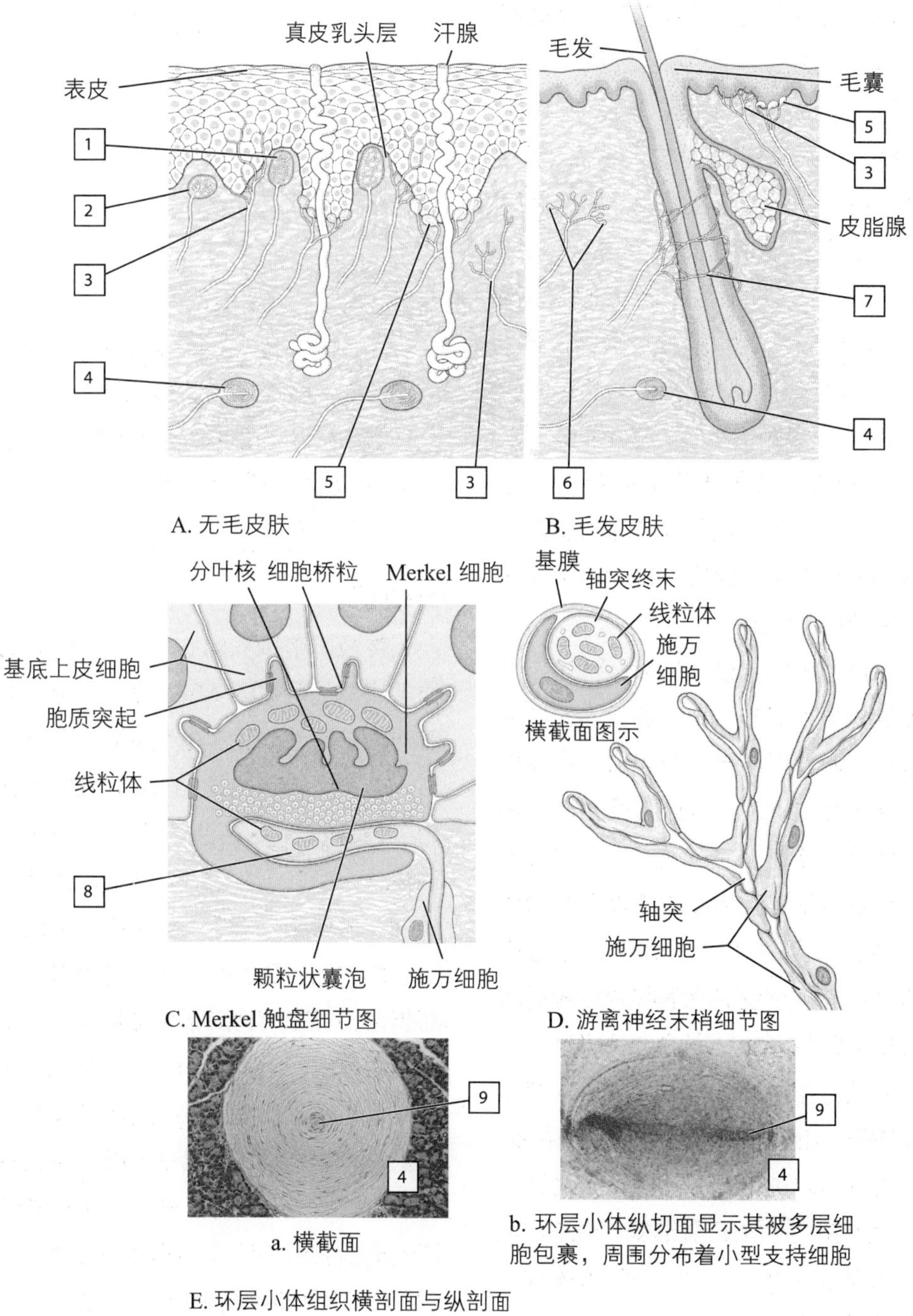

图 5.8 皮肤受体

9 神经肌肉接头，自主神经效应器接头和神经传递

神经肌肉接头是下运动神经元的传出神经末梢（轴突末端）与其支配的骨骼肌纤维之间的接触点。运动神经元轴突末端失去髓鞘，在肌纤维表面形成一个膨大的神经末梢，由施万细胞保护。神经末梢含有突触小泡，其内聚集着大量的乙酰胆碱（ACh）分子，通过与突触前膜融合而在运动动作电位后释放。ACh 释放到突触间隙并刺激位于突触后膜上的 ACh 受体，这些过程发生在含有高密度 ACh 受体的接头后皱褶（突触槽）处。一般情况下，几百个含 ACh 的突触小泡同时释放，通常可以对 ACh 受体位点予以充分的刺激，将肌肉膜电位提高至阈值，诱发肌肉动作电位，引起肌肉收缩。

自主神经效应器接头是神经节后自主神经元的传出末端与其靶组织之间的接触点，包括心肌、平滑肌、分泌腺、代谢细胞和免疫系统细胞。突触后交感神经末梢形成串珠状膨体，其神经递质为去甲肾上腺素；突触后副交感神经末梢也形成膨体并释放 ACh。与心肌、平滑肌和分泌腺相关的膨体不会形成有突触前和突触后增厚的典型突触结构和标准的突触间隔。这些神经末梢膨体的突触小泡可分泌或旁分泌神经递质。交感神经末梢与肝细胞接触，与淋巴器官实质中的免疫系统细胞接触，形成突触间隙为 6 nm 的结构（比经典突触的突触间隙更短），也以旁分泌的方式释放去甲肾上腺素。

请给下列结构涂色，每种结构涂上不同颜色

- ☐ 1. 神经肌肉交界处的轴突末端
- ☐ 2. 乙酰胆碱受体位点
- ☐ 3. 突触间隙
- ☐ 4. 突触后膜
- ☐ 5. 肌膜的连接褶皱
- ☐ 6. 施万细胞
- ☐ 7. 突触前膜
- ☐ 8. 突触囊泡
- ☐ 9. 平滑肌细胞表面的交感神经膨体
- ☐ 10. 唾液腺黏液细胞表面的交感神经膨体
- ☐ 11. 唾液腺黏液细胞表面的副交感神经膨体
- ☐ 12. 淋巴组织实质中与 T 淋巴细胞毗邻的交感神经末梢

临床意义

神经肌肉接头允许一个运动引起的动作电位释放足够的 ACh，使受神经支配的肌纤维（运动单元）发生持续且可靠的收缩。单个下运动神经元支配的肌纤维数量从少数（眼外肌）到数千个（如股四头肌这样的大肌肉）。有些情况下，如脊髓灰质炎、肌萎缩性脊髓侧索硬化，导致一些下运动神经元受损或丢失，则相邻的下运动神经元可能以出芽的方式刺激所产生的裸露肌纤维，从而产生非常大的运动单位。神经效应器接头允许对自主神经系统的靶组织进行选择性或集合性作用。在交感神经的“战或逃”反应过程中，交感神经的广泛激活导致心率和心肌收缩力增加，瞳孔扩大，肝脏葡萄糖动员，呼吸增加，胃肠道和其他内脏活动减少，以及血液流向

肌肉。这种进化是为了短期适应威胁和危险。交感神经系统的慢性持续性激活具有高度不利影响，包括抑制细胞介导的免疫活性和自然杀伤反应，损伤胰岛素和葡萄糖代谢功能，增加心血管和脑血管疾病的风险，以及其他严重的慢性问题。

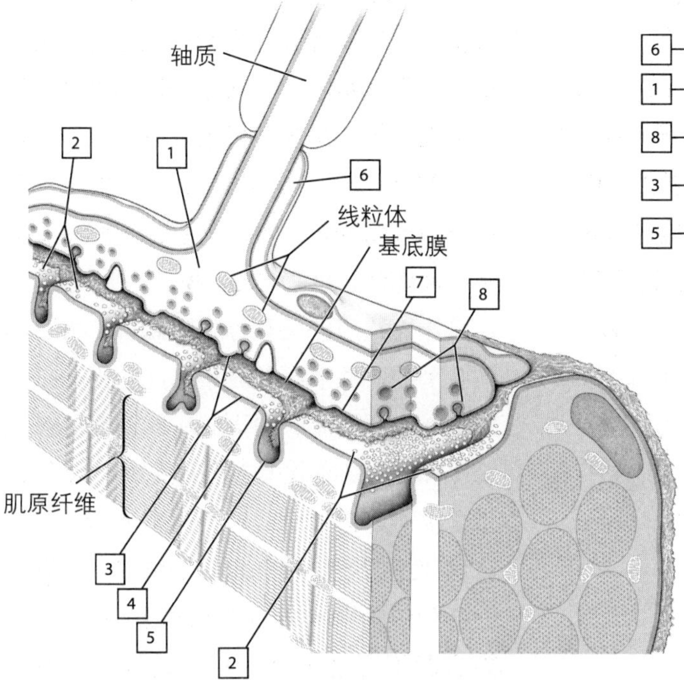

A. 神经肌肉接头纵向图

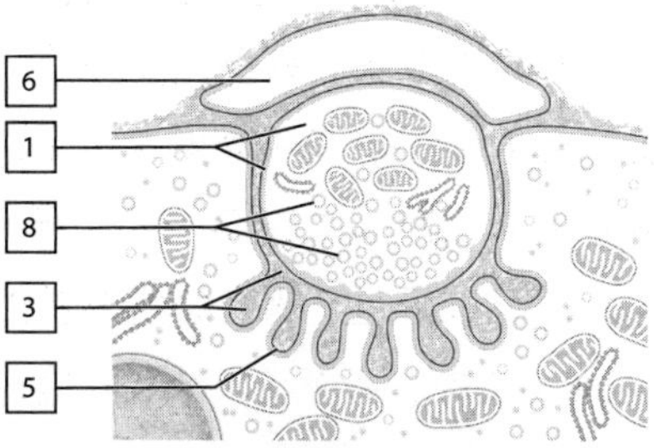

B. 突触间隙（横截面）

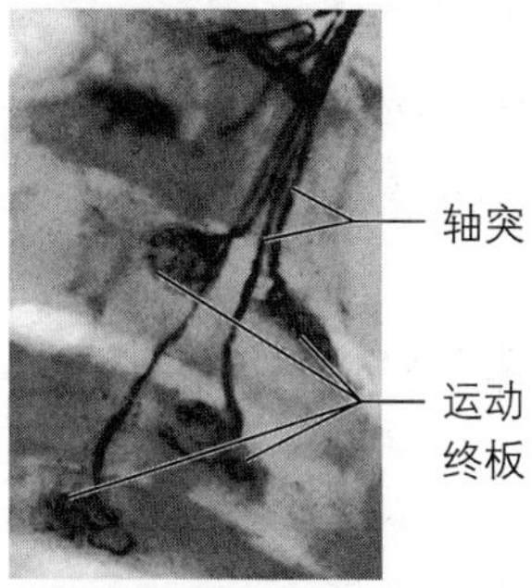

C. 骨骼肌纤维中运动终板的组织学染色

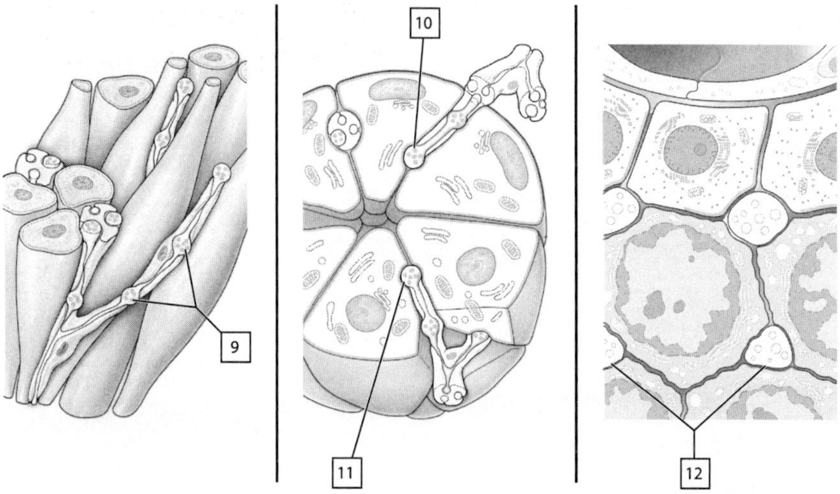

D. 平滑肌　　E. 腺体（颌下腺）　　F. 淋巴组织（脾）

图 5.9　神经肌肉接头，自主神经效应器接头和神经

10 臂丛神经

臂丛由C5~C8的前根形成，T1和C4也有一定贡献。感觉和交感神经纤维与臂丛相伴分布。根部产生三个干，三个腹侧分支和三个背侧分支，三个束和许多末端分支，即周围神经。来自臂丛的主要外周神经包括通过侧束的肌皮神经（C4，C5，C6，C7）；腋神经（C5，C6通过后束），桡神经（C5，C6，C7，C8，T1通过后束）；正中神经（C5，C6，C7，C8，T1通过外侧和内侧束）；尺神经（C7，C8，T1通过内侧束）。

请给下列结构涂色，每种结构涂上不同颜色

- □ 1. C5 神经根
- □ 2. C6 神经根
- □ 3. C7 神经根
- □ 4. C8 神经根
- □ 5. T1 神经根
- □ 6. 肌皮神经
- □ 7. 腋神经
- □ 8. 桡神经
- □ 9. 正中神经
- □ 10. 尺骨神经

临床意义

C5~T1臂丛神经根分布过程很复杂，包括根、干、背侧分支和腹侧分支、束，最后是周围神经。导致每个周围神经均接受来自两个或更多神经根的分支，每个神经根都可以形成许多周围神经。臂丛神经本身很容易受伤，特别是在出生时（上臂丛神经麻痹常可影响C5和C6的功能），这可能导致肩外展和外旋的麻痹，以及不累及手的肘关节屈曲麻痹。这些损伤是由三角肌、冈上肌、冈下肌、肱二头肌、旋后肌和肱桡肌的运动损伤引起的。结果是手臂垂下并向内侧旋转，前臂旋转。上臂丛病变还可能导致三角肌区域以及前臂和手桡侧的感觉丧失。由于颈肋的压力，可能引起下臂丛（C8，T1）的损伤。后果是手指痉挛和手的所有小肌肉麻痹，导致爪形手。这种病变也可能产生尺侧感觉丧失，并可能产生同侧Horner综合征。

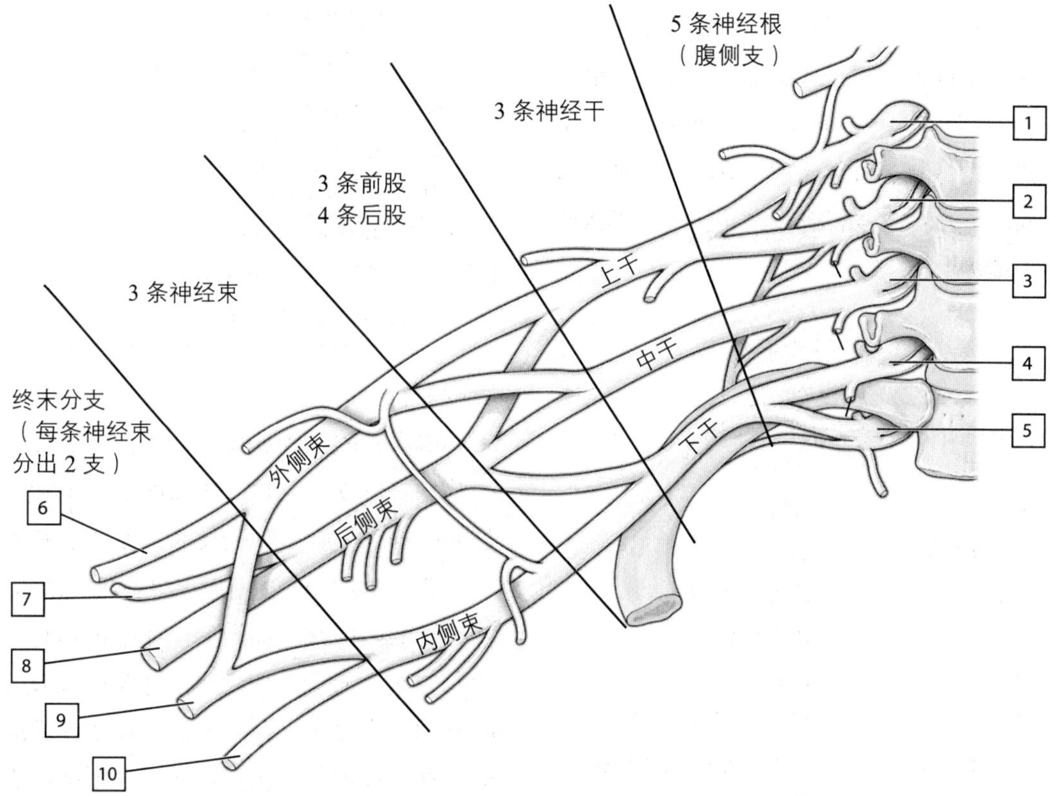
5 条神经根
（腹侧支）
3 条神经干
3 条前股
4 条后股
3 条神经束
终末分支
（每条神经束
分出 2 支）
上干
中干
下干
外侧束
后侧束
内侧束
1
2
3
4
5
6
7
8
9
10

图 5.10　臂丛神经

11 皮区分布

单个背根神经支配特定的体表皮区。其胞体位于背根神经节，其远端轴突与感受器受体相连，近端轴突进入脊髓并与特定的脊髓节段相连。神经支配的皮区图展示了每个背根支配的身体区域与其脊柱水平。比如，从三叉神经到面神经，有三个神经支配区域［V1（眼部）；V2（上颌）；V3（下颌）］，它们互不重叠，其支配的皮肤区域也互不重叠。因此，一个三叉神经支配的区域的损伤将导致支配区域完全麻痹。

神经节段水平	
C3	锁骨
C5，C6，C7	上肢外侧部分
C8，T1	上肢内侧
C6	拇指
C6，C7，C8	手
C8	无名指和小指
T4	乳头水平
T10	脐水平
T12	腹股沟或腹股沟区
L1，L2，L3，L4	下肢的前表面和内表面
L4，L5，S1	足
L4	踇趾内侧
L5，S1，S2	下肢的外侧和后部
S1	足和小趾的外侧缘
S2，S3，S4	会阴

请给下列结构涂色，每种结构涂上不同颜色

☐ 1. C5 支配的体表皮区
☐ 2. C6 支配的体表皮区
☐ 3. C7 支配的体表皮区
☐ 4. T1 支配的体表皮区
☐ 5. T4 支配的体表皮区
☐ 6. T10 支配的体表皮区
☐ 7. L4 支配的体表皮区
☐ 8. L5 支配的体表皮区
☐ 9. S1 支配的体表皮区
☐ 10. S2 支配的体表皮区
☐ 11. 三叉神经支配的眼部区
☐ 12. 三叉神经支配的下颌区

临床意义

单个背根支配的皮肤区域由其直接支配的相应皮肤、该皮区相邻的上一个背根的周围神经直接支配的皮肤层面，及其下一个背根的周围神经直接支配的皮肤层面共同构成。因此，如果一个背根被切断，相应皮肤区域会出现麻痹，并非该区域皮肤感觉完全丧失，而是该区域皮肤感觉减退。这与周围神经损伤不同，周围神经支配的区域在损伤后会失去所有感觉。要使皮肤区域因背根损伤而处于麻痹状态，则需要连续三个神经背根都受损伤。

然而，如果背根受到压迫，或者受到骨刺、椎间盘突出、炎症刺激，其刺激会在其相应皮肤小体的分布区域引起放射痛。典型椎间盘突出（C5~C6、C6~C7、

L4~L5、L5~S1）的主要症状是放射痛，这种放射痛有时很严重，其疼痛的定位为疾病的诊断提供了信息。皮节的有关知识对于区分神经根损伤（神经根病）和周围神经损伤（神经病）至关重要。例如，带状疱疹后神经痛引起的疼痛区域显示的是神经根分布区域，而不是周围神经分布区域。

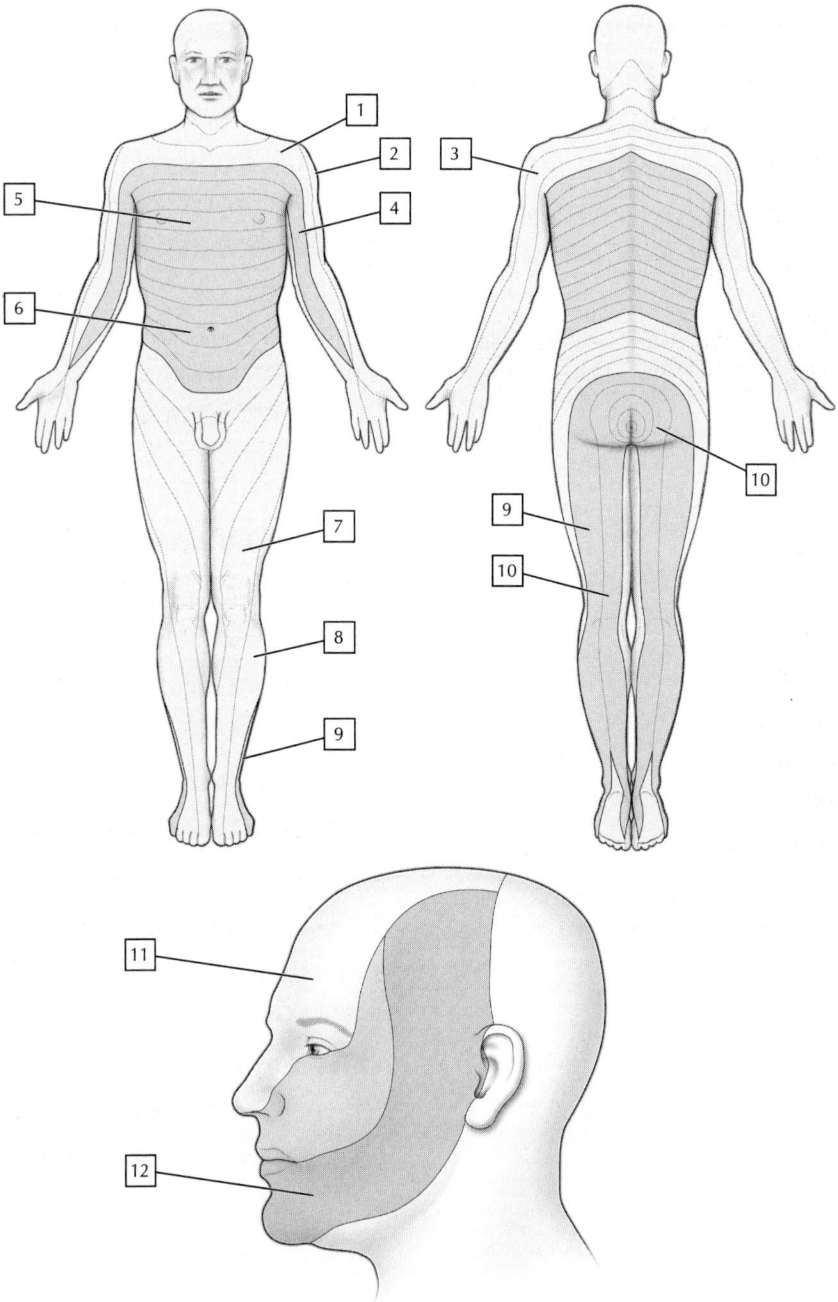

图 5.11　皮区分布

12 周围神经的皮肤分布

周围神经来源于其相应的神经根，通过特定的神经丛，如臂丛、腰丛、骶丛和尾椎丛，对感觉、运动和自主神经进行分类和重组。感觉轴突起源于其相应的背根神经节，再通过远端轴突连接相关的感受器受体，从而支配特定的体表皮区。周围神经支配区域可能由多个背根（如正中神经来自 C5~T1 背根）组成。

主要外周神经及其相应的神经根分布

周围神经	神经根分布
锁骨上神经	C3，C4
腋窝神经	C5，C6
前臂外侧皮神经	C5~C7
前臂内侧皮神经	C8，T1
桡神经	C5~T1
尺神经	C8，T1
正中神经	C5~T1
髂腹下神经	L1
髂腹股沟神经	L1
生殖股神经	L1，L2
股神经	L2~L4
腓总神经	L4~S2
腓肠神经	S1，S2

请给下列结构涂色，每种结构涂上不同颜色

- □ 1. 锁骨上神经支配的皮肤区域
- □ 2. 腋神经支配的皮肤区域
- □ 3. 前臂外侧皮神经支配的皮肤区域
- □ 4. 桡神经支配的皮肤区域
- □ 5. 尺神经支配的皮肤区域
- □ 6. 正中神经支配的皮肤区域
- □ 7. 髂腹下神经支配的皮肤区域
- □ 8. 生殖股神经支配的皮肤区域
- □ 9. 股神经支配的皮肤区域
- □ 10. 腓总神经支配的皮肤区域
- □ 11. 腓肠神经支配的皮肤区域

临床意义

周围神经的结构损伤可导致周围神经皮肤区域的感觉完全丧失，包括粗感觉和精细感觉。周围神经支配区域彼此互不重叠。这与神经根的分布形成对比，每个感觉神经根大约有三个皮区重叠。周围神经病变多为多神经病变、多神经受累；代谢性神经疾病（2 型糖尿病、酒精中毒神经病）常表现为远端对称感觉丧失。这些多神经病变引起的感觉丧失通常包括粗感觉和精细感觉或二者兼而有之，感觉异常和疼痛有时也会发生。周围神经受压或夹闭可导致外周神经支配皮肤区域出现痛觉和感觉异常（如正中神经夹闭可导致腕管综合征、股外侧皮神经受压会导致股外侧疼痛和感觉异常）。

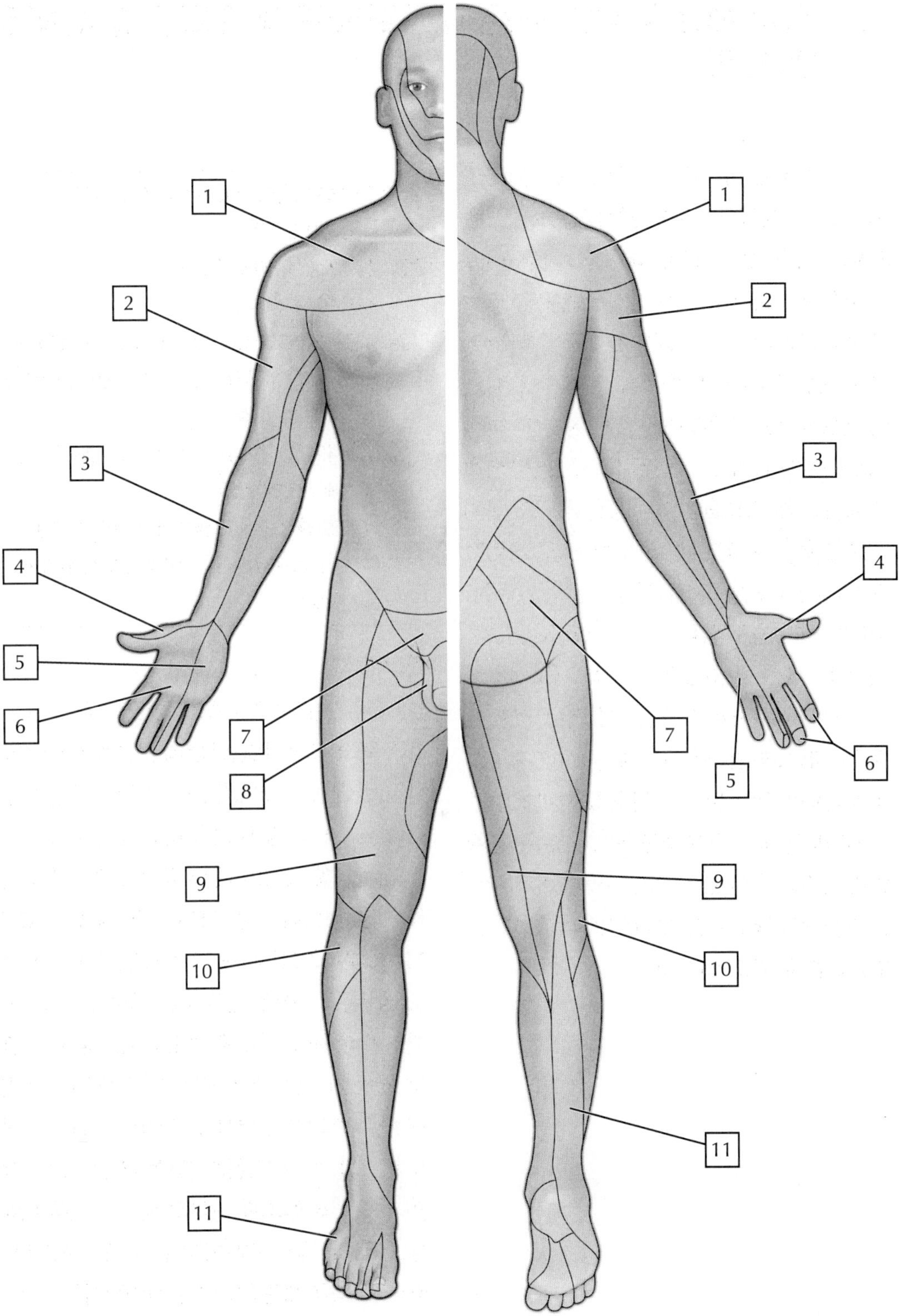

图 5.12　周围神经的皮肤分布

13 运动神经和自主神经的胆碱能受体及肾上腺素能受体分布

所有下运动神经元在骨骼肌的神经肌肉连接处均以乙酰胆碱为神经递质，乙酰胆碱能刺激肌膜上的烟碱受体。交感神经系统和副交感神经系统神经元的神经节前轴突均以乙酰胆碱作为神经递质，刺激神经节细胞上的N型受体（交感神经系统的交感链神经节和副神经节、副交感神经系统的壁内神经节）进而引起快速神经调节反应，神经节细胞上的其他毒蕈碱受体（M受体）和多巴胺受体可介导神经系统的长期兴奋性。神经节前交感轴突对肾上腺髓质嗜铬细胞释放乙酰胆碱作为其神经递质，刺激嗜铬细胞上的N受体。

神经节后交感轴突主要使用去甲肾上腺素（NE），或者其他神经肽，如神经肽Y，作为它们的神经递质，刺激效应细胞上的α或β受体。汗腺交感神经节后轴突释放乙酰胆碱作为神经递质。神经节后副交感神经轴突释放乙酰胆碱作为神经递质，主要刺激靶细胞上的M受体。

请给下列结构涂色，每种结构涂上不同颜色

☐ 1. 下运动神经元

☐ 2. 骨骼肌纤维胆碱能突触

☐ 3. 交感节前神经元

☐ 4. 交感链神经节和副神经节节前胆碱能突触

☐ 5. 神经节后去甲肾上腺素能突触刺激靶组织的α和β受体

☐ 6. 肾上腺髓质嗜铬细胞神经节前胆碱能突触

☐ 7. 副交感节前神经元

☐ 8. 副交感神经节前胆碱能神经节壁内突触

☐ 9. 神经节后副交感神经胆碱能突触刺激靶组织M受体

临床意义

胆碱能和肾上腺素能药物的临床应用依赖于乙酰胆碱对烟碱和毒蕈碱受体的作用及受体分布和作用，以及去甲肾上腺素对α和β受体的作用及受体分布。在心脏中，激动β1受体可增加收缩力和速度，增加心输出量，扩张冠状动脉；激动M2受体可降低收缩力和收缩速度，减少心输出量。在膀胱和输尿管中，激动α受体引起尿道平滑肌收缩。在血管中，激动α受体会引起血管平滑肌收缩。在肝脏中，激动β2受体引起糖原分解。在胰腺中，激动β2受体刺激胰岛素释放，激动α2受体抑制胰岛素释放。在免疫系统中，激动受体可抑制细胞介导的免疫反应和自然杀伤细胞的活性；使用非特异性的β受体阻滞剂可减少几种癌症的转移。

在重症肌无力中，一种自身抗体会阻断神经肌肉接头处的胆碱能烟碱受体，可导致肌肉迅速疲劳。

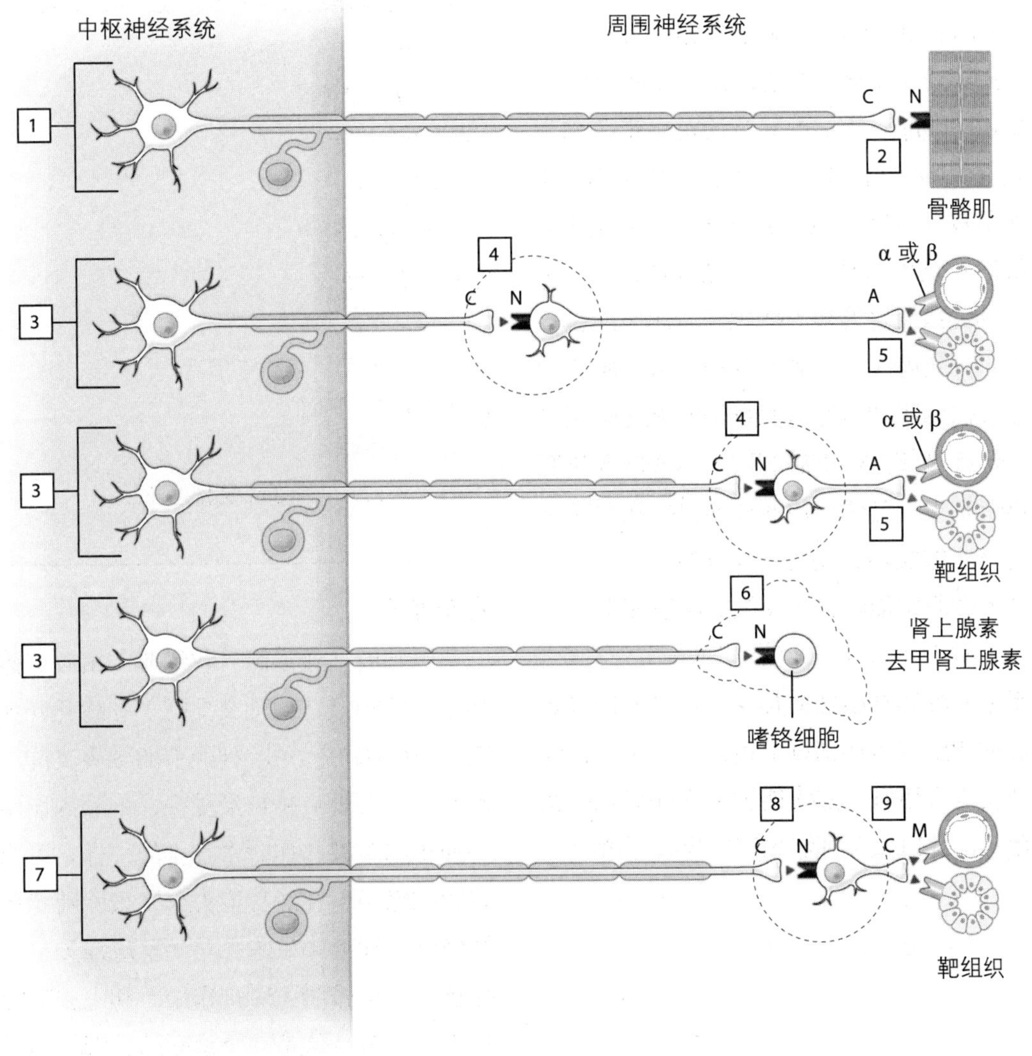

突触	受体
A 肾上腺素能	α 或 β α 或 β 肾上腺素能
C 胆碱能	N 烟碱能 M 蕈毒碱样

图 5.13 胆碱能受体和肾上腺素能受体的分布

14 头颈部的自主神经分布

头颈部的自主神经分布来自脑干的三个副交感神经核和脊髓交感神经 T1~T2 的中间外侧细胞柱。对于副交感神经系统，中脑 Edinger–Westphal 核通过第Ⅲ对颅神经将胆碱能轴突发送到睫状肌神经节。睫状肌神经节发出胆碱能轴突，支配瞳孔收缩肌和睫状体肌，以调节远近视力。脑桥上泌涎核通过第Ⅶ对颅神经将胆碱能轴突发送到翼腭神经节和下颌神经节。翼腭神经节向泪腺和鼻黏膜腺发送胆碱能轴突，下颌神经节向唾液腺和舌下唾液腺发送胆碱能轴突。延髓下泌涎核通过第Ⅸ对颅神经将胆碱能轴突发送到耳神经节。耳神经节发送胆碱能轴突来支配腮腺唾液腺。

对于交感神经系统，T1 和 T2 脊髓水平中间外侧细胞柱的神经元通过腹侧根将胆碱能轴突传递到颈上神经节。颈上神经节发送去甲肾上腺素能轴突支配瞳孔扩张肌和汗腺以及头部和颈部的血管平滑肌。

请给下列结构涂色，每种结构涂上不同颜色

☐ 1. E–W 核

☐ 2. 第Ⅲ对颅神经

☐ 3. 睫状神经节

☐ 4. 上泌涎核

☐ 5. 第Ⅶ对颅神经

☐ 6. 翼腭神经节

☐ 7. 颌下神经节

☐ 8. 下泌涎核

☐ 9. 第Ⅸ对颅神经

☐ 10. 耳神经节

☐ 11. T1~T2 中间外侧细胞柱神经元

☐ 12. 颈上神经节

临床意义

瞳孔的孔径由瞳孔收缩肌（由副交感神经睫状神经节的轴突支配）和瞳孔开大肌（由交感神经颈上神经节的轴突支配）来调节。第Ⅲ对颅神经受损，如颅内压增高和小脑幕裂孔疝时常发生的一样，可出现瞳孔缩小、神经功能失调。去除睫状体神经节支配会导致瞳孔对光反应消失，瞳孔扩大（扩张肌无对抗作用）和失去对近视力的调节。这是一个诊断的关键标志，可见于颅脑损伤，如脑出血、脑水肿或颅内占位性病变。如果下行脑干和脊髓中枢交感神经轴突损伤、T1~T2 中间外侧带细胞柱或相关轴突损伤或颈上神经节损伤，可出现 Horner 综合征，即出现瞳孔缩小、上睑下垂（Müller 肌功能障碍）、患侧面部无汗等表现。

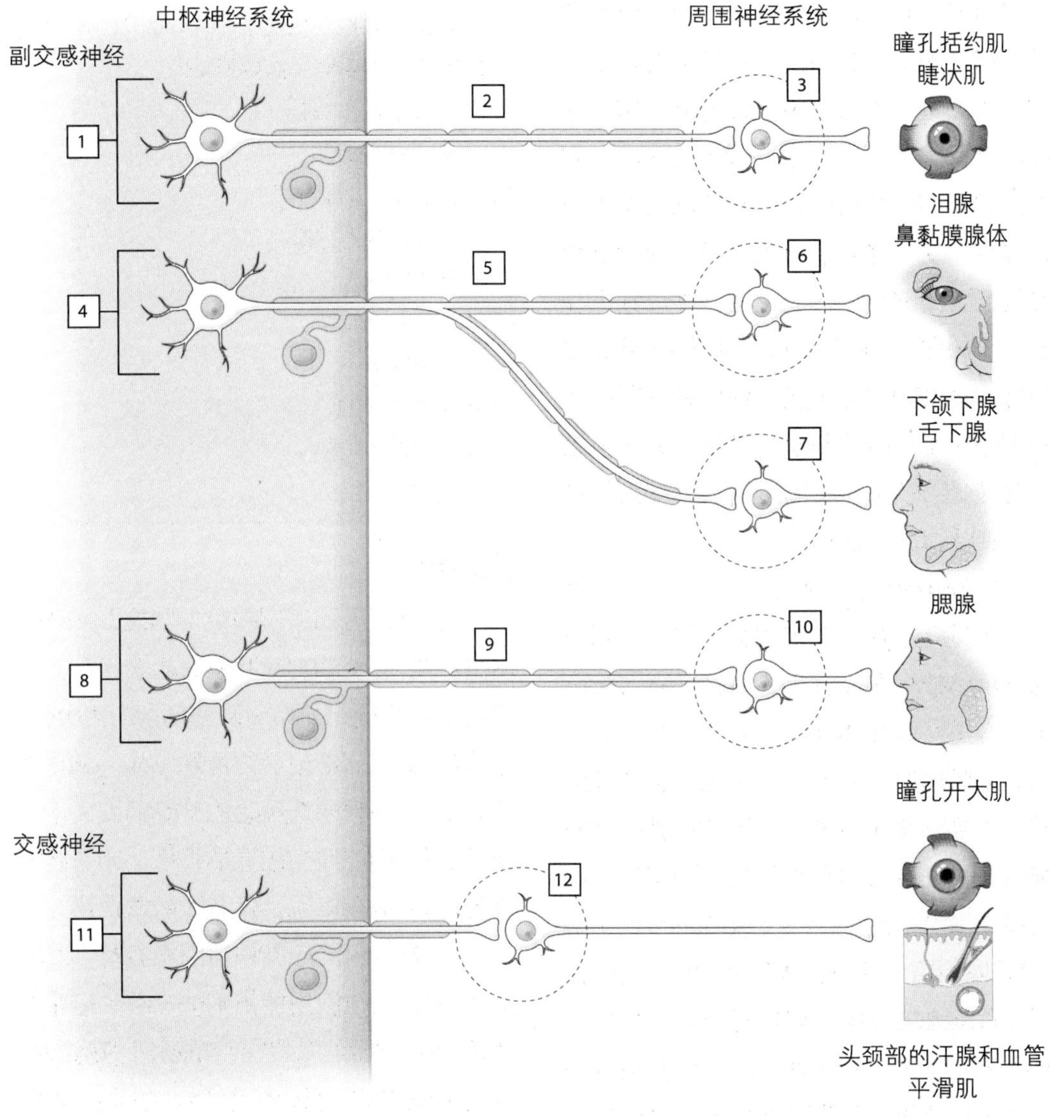

图 5.14　头颈部的自主神经分布

15 肠神经系统

胃肠道神经系统由副交感神经和交感神经组成，它们可以控制平滑肌的收缩蠕动，以及肠道的分泌、免疫反应等活动。T5~L2 相应脊髓水平中间带外侧细胞柱的神经元发出轴突（部分通过内脏神经）到腹腔神经节、肠系膜上神经节和肠系膜内神经节；这些神经节将去甲肾上腺素能轴突发送到肌间神经丛，黏膜下神经丛和黏膜。脊髓 S2~S4 的中间灰质发出副交感神经，通过副交感神经向壁内神经节发送轴突进一步调控胃肠道功能。过去认为副交感神经系统促进胃肠道蠕动，交感神经系统抑制胃肠道蠕动。

胃肠道神经系统也包含大量的神经元。肠道自主神经系统受交感神经或副交感神经调控。在没有肠道神经元参与情况下，交感及副交感神经不能调控胃肠道活动。胃肠道组织内大约有 1 亿个肠神经细胞，主要分布在黏膜下神经丛和腓肠肌间神经丛，完成大肠和小肠的神经调节。肠道神经元可通过纵行平滑肌和环形平滑肌（可以在没有自主神经调控的情况下进行）调节胃肠蠕动反应，调控胃肠道的自主活动和分泌过程。肌间神经丛主要控制胃肠道的运动功能，黏膜下神经丛主要调控液体的分泌和吸收。肠神经系统至少依赖 20 种不同的神经递质发挥作用；乙酰胆碱和 P 物质对平滑肌有兴奋作用，血管活性肠肽和一氧化氮对平滑肌有抑制作用。自主神经可调节这些胃肠道活动。

请给下列结构涂色，每种结构涂上不同颜色

- □ 1. 第 X 对颅神经（迷走神经）背（运动）核
- □ 2. 第 X 对颅神经（迷走神经）
- □ 3. 脊髓外侧细胞柱
- □ 4. 腹腔神经节
- □ 5. 肠系膜上神经节
- □ 6. 肠系膜下神经节
- □ 7. 内脏神经
- □ 8. 纵向平滑肌
- □ 9. 肌间神经丛
- □ 10. 环形平滑肌
- □ 11. 黏膜下神经丛
- □ 12. 黏膜

临床意义

为了使胃肠道发挥最佳功能，肠神经网络和来自交感神经和副交感神经的自主神经必须协同工作。一系列复杂的内分泌、旁分泌和自分泌也必须协同工作。如果神经病变（如糖尿病引起的神经病变）对胃肠道的外部神经支配造成损害，则可能导致肠运动功能障碍，伴有腹泻或便秘。

肠神经起源于其相应的神经嵴。如果这些神经节细胞不能正确地迁移、定植到结肠，就可能继发慢性巨结肠病。肠蠕动、自主活动和其他胃肠道活动的固有回路不能形成，自主活动也不能代偿。肠蠕动消失后会出现肠梗阻。一些常用的麻醉镇痛药会阻断肠道收缩和蠕动，导致严重的便秘。

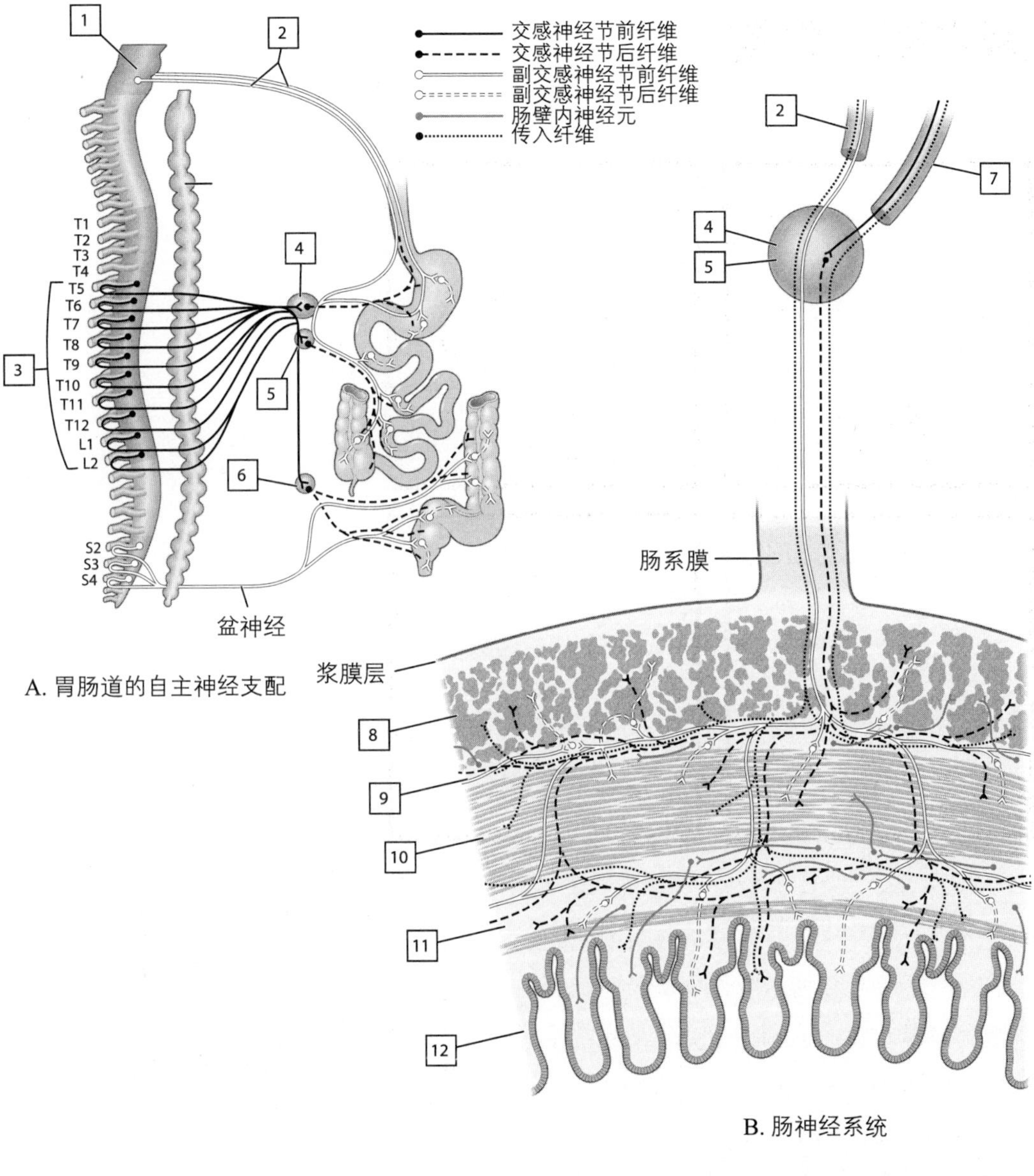
1
2
3
4
5
6
7
8
9
10
11
12
交感神经节前纤维
交感神经节后纤维
副交感神经节前纤维
副交感神经节后纤维
肠壁内神经元
传入纤维
T1
T2
T3
T4
T5
T6
T7
T8
T9
T10
T11
T12
L1
L2
S2
S3
S4
盆神经
A. 胃肠道的自主神经支配
肠系膜
浆膜层
B. 肠神经系统

图 5.15　肠神经系统

第六章　脊髓

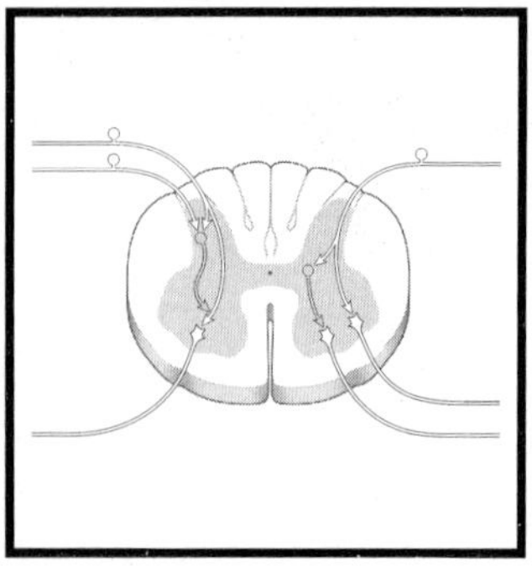
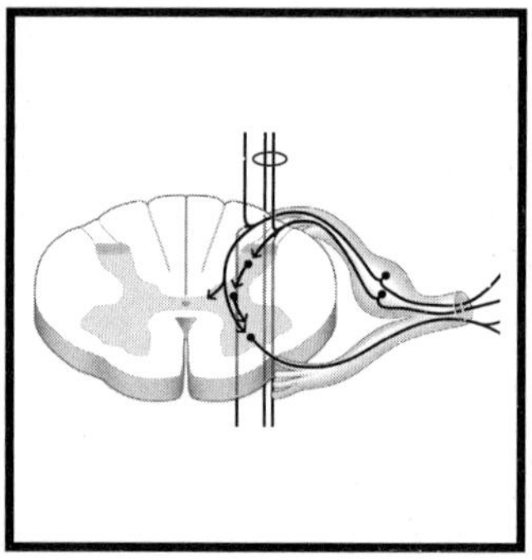
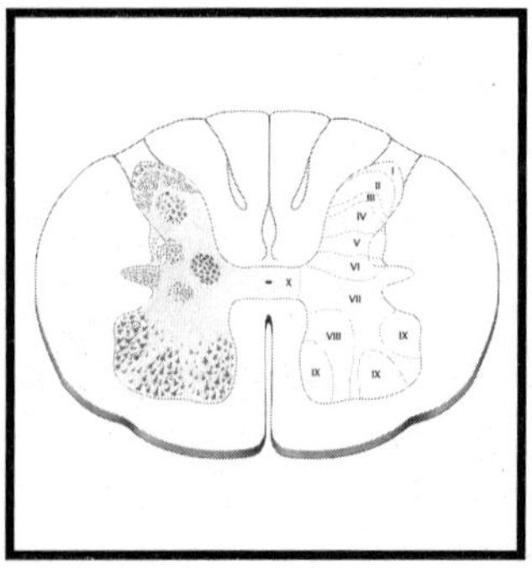
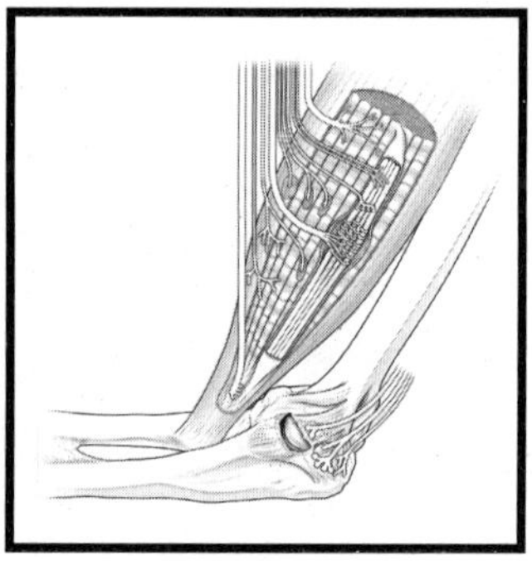

1　脊髓灰质的细胞结构

脊髓灰质位于脊髓内部，横断面上呈蝴蝶状或H形，其与大脑或小脑皮质的灰质结构不同的是皮质的灰质位于皮质最外侧。脊髓的颈段和腰段由于接受和传出丰富的与四肢相关的纤维联系，因而灰质的体积增大形成颈膨大和腰膨大。与颈、腰膨大相比，胸段灰质的纤维联系相对较稀疏。下图展示的是不同脊髓节段的横断面。每侧灰质在横断面上可分为背角（后角）和腹角（前角），在T1~L2节段，还包括侧角的结构，其内主要包含由交感神经节前神经元组成的中间外侧细胞柱。总之，脊髓后角主要负责感觉信息的加工，而前角主要负责运动控制。

脊髓灰质的一些区域形成特异的神经核团，而另一些区域则由分散混合的神经元群构成。边缘层（脊髓背角Ⅰ层）、胶状质（Ⅱ层）和固有核（背角深层）主要接受痛温觉的感觉信息（急性痛和慢性痛）和躯体本体反射的信息传入。背核（Clarke核）和其他区域接受信息主要参与脊髓小脑束的构成及其信息加工。位于T1~L2节段的中间带外侧细胞柱是交感神经节前神经元的主要聚集地，而位于S2~S4节段的中间带内侧细胞柱则是副交感神经的节前神经元所在地。脊髓前角细胞（下运动神经元）在前角以簇状分布，具有明显的躯体定位关系。支配远端肢体肌肉运动的运动神经元位于前角外侧，而支配近端肢体肌肉运动的神经元位于近中央处，支配躯干肌肉运动的神经元则位于前角的内侧。

请给下列结构涂色，每种结构涂上不同颜色

- ☐ 1. 后角（背角）
- ☐ 2. 侧角
- ☐ 3. 前角（腹角）
- ☐ 4. 支配躯干肌的下位运动神经元
- ☐ 5. 支配近端肢体肌肉的下位运动神经元
- ☐ 6. 支配远端肢体肌肉的下位运动神经元
- ☐ 7. 中间带内侧细胞柱
- ☐ 8. 中间带外侧细胞柱
- ☐ 9. 背核（Clarke核）
- ☐ 10. 固有核
- ☐ 11. 胶状质
- ☐ 12. 边缘带

临床意义

在脊髓，大量的功能神经元群都是混合分布的，支配特定功能的特异性核团极少。这也就促使研究者们思考如何对脊髓的神经元进行分类。Rexed将脊髓灰质分为10层。脊髓后角的板层通常用来描述痛觉信息加工，对不同板层结构的功能认识有益于疾病的诊断。实验研究显示负责传递“快”痛和温度觉信息（如神经病学检查中的针刺痛、常规的温冷感觉）的初级传入纤维主要终止在后角的Ⅰ层和Ⅴ层；其发出轴突跨过白质前联合形成脊丘系沿着腹外侧上行，在丘脑腹后外侧核换元后最终终止于感觉皮质（SⅠ和SⅡ）。负责传递慢痛信息的初级传入纤维主要终止在胶状质（背角Ⅱ层，部分终止在Ⅲ层），其发出纤维与后角深层神经元甚至是Ⅶ层形成丰富的纤维联系。这些神经元发出纤维在腹外侧区形成脊髓网状束沿同侧和对侧上行。脊髓网状束和脊髓丘系在上升到头端部位时开始并行。脊髓网状束发出丰富的纤维至脑干外侧网状结构、臂旁核、中脑导水管周围灰质以及丘脑非特异核团。最后，这些伤害性信息终止在大脑皮质的多个区域，并且与前脑边缘系统形成丰富的纤维联系，主要介导慢性痛伴发的负性情绪。

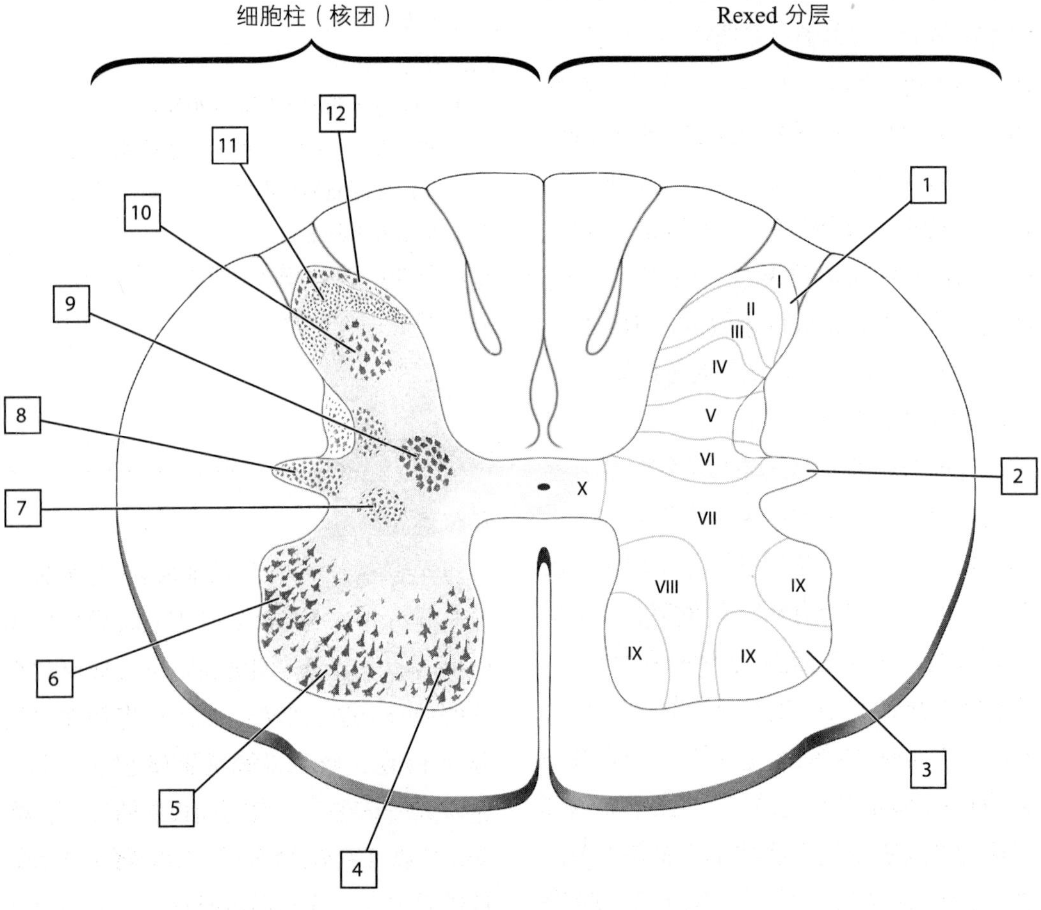

图 6.1　脊髓灰质的细胞结构

2 脊髓横断面的组织学结构

图 6.2 显示的是脊髓 C7、T7、L4 和 S2 不同水平的横断面图，清楚地显示出脊髓灰质和白质（纤维束）的主要结构。每个节段的脊髓背角包括位于不同板层的神经元或核团（如胶状质、固有核等），主要负责感受外周感觉信息，如快痛信息、温度觉信息，以及慢痛信息。这些神经元发出轴突，将痛觉信息通过脊髓丘脑束和脊髓网状束向上位中枢传递。感受和传递本体觉信息（如精细触觉，振动觉和关节位置等）的外周纤维通过背根进入区进入脊髓，沿着同侧背索上行终止于延髓的薄束核（下半身）和楔束核（上半身）。每个节段的脊髓还包括位于前角的下位运动神经元（LMNs），其轴突通过脊神经前根传出，最终以运动终板的形式终止于骨骼肌纤维。由于四肢需要感受丰富的感觉和完成各种精细的运动，因此与其相连的颈段和腰段脊髓的体积便明显增大，形成颈膨大和腰膨大。在 T1~L2 水平还包括侧角的结构，主要是由位于中间外侧细胞柱的交感节前神经元组成。在 C8~L2 节段还包括 Clarke 背核以及背角边缘细胞，主要接受非意识本体觉信息，并将其通过脊髓小脑束（如脊髓小脑背束和脊髓小脑侧束）传递给小脑。S2~S4 节段还包括位于中间内侧细胞柱的副交感节前神经元。

脊髓传导束路的存在具有重要的临床应用意义，如脊髓后索长束（薄束和楔束），脊髓前外侧系（脊髓丘脑束和脊髓网状束），脊髓背外侧系（皮质脊髓侧束和红核脊髓束）。

请给下列结构涂色，每种结构涂上不同颜色

- ☐ 1. 前角下运动神经元
- ☐ 2. 固有核
- ☐ 3. 胶状质
- ☐ 4. 薄束
- ☐ 5. 楔束
- ☐ 6. 皮质脊髓侧束
- ☐ 7. 脊髓小脑背束
- ☐ 8. 脊髓丘脑束 / 脊髓网状束
- ☐ 9. 脊髓小脑前束
- ☐ 10. Clarke 背核
- ☐ 11. 中间外侧细胞柱的侧角
- ☐ 12. 骶段副交感核（中间内侧细胞柱）

临床意义

脊髓的细胞构筑（灰质结构）和纤维构筑（白质传导束）为解释临床常见的脊髓损伤导致的功能缺陷提供了解剖学基础。以灰质结构为例，众所周知，LMNs 位于脊髓前角。LMNs 损伤常常导致其所支配的骨骼肌发生软瘫，主要表现为运动、反射和发音等功能丧失。脊神经前根的损伤也可导致类似的临床症状。

以白质结构为例，薄束和 / 或楔束的损伤常常导致损伤平面以下同侧本体觉障碍（如精细触觉、振动觉、关节位置等）。T6 节段以下仅有薄束，T6 节段以上薄束和楔束均参与。腹外侧系损伤常常累及对侧的脊髓丘脑束和脊髓网状束，导致对侧损伤平面以下痛温觉丧失。慢性痛状态下，外周痛觉信息常常通过网状结构、脑干核团、非特异性丘脑结构和许多皮质结构向上位中枢传递。外侧系的背外侧束损伤常常导致损伤平面以下同侧控制 LMNs 的上位运动神经元的损伤。主要临床表现为硬瘫，如肌张力增高，反射亢进，以及一些病理性反射如阵挛和足底伸肌反应。

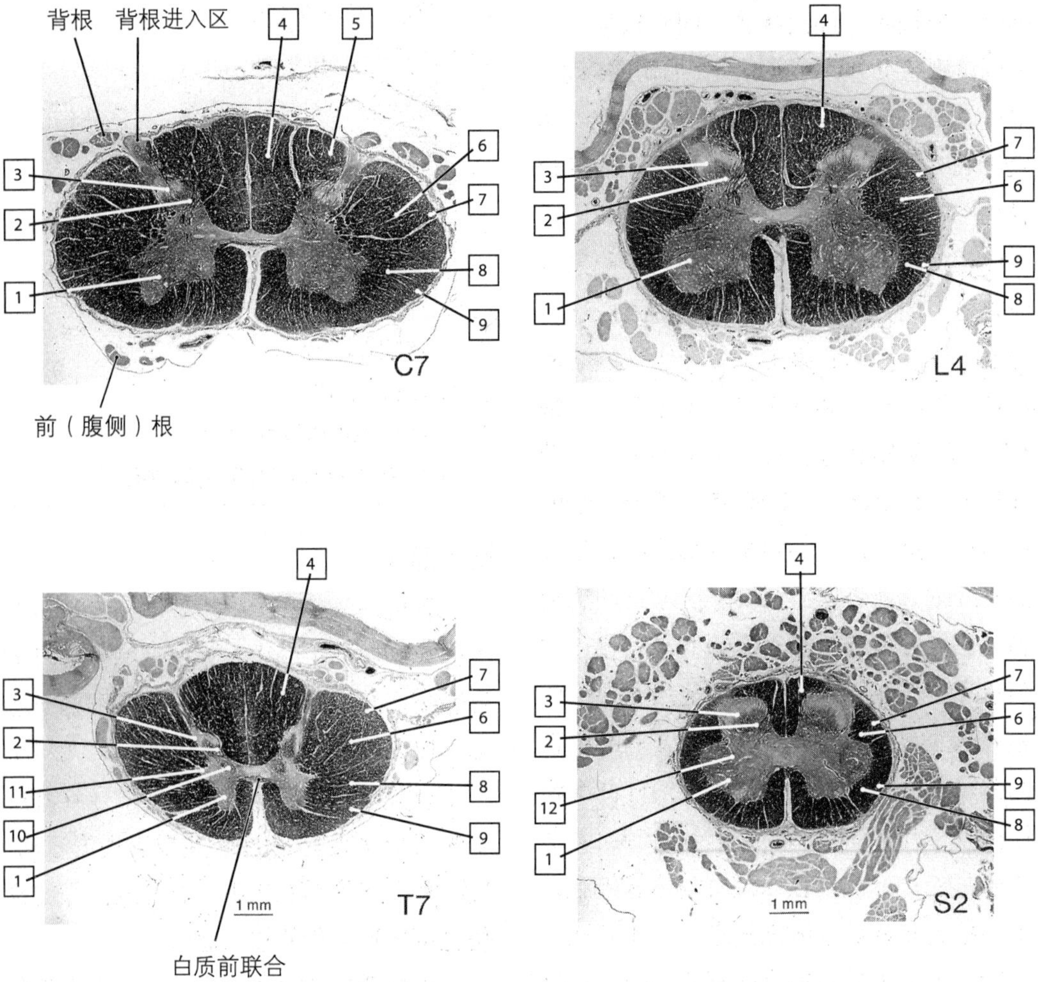

引自 W Praxinos G, Mai JK. The Human Nervous System. 2nd ed. Philadelphia: Elsevier; 2004 [F7–22].

图 6.2　脊髓横断面的组织学结构

3　脊髓综合征

创伤、血管病变、炎症以及神经根压迫等等均可造成脊髓损伤。全断面的脊髓挫伤通常会导致损伤平面以下感觉全部丧失以及损伤平面以下痉挛性瘫痪（硬瘫）（累及皮质脊髓侧束和红核脊髓束），并伴有 LMNs 损伤导致的损伤平面的表现特征以及损伤平面以下的自主神经功能紊乱（如肠、膀胱及生殖功能损伤，如果在 T1 平面以上还会导致 Horner 综合征）。

脊髓半横断（Brown–Séquard 损伤）则会导致同侧精细感觉障碍，对侧粗感觉障碍（脊髓丘脑束 / 脊髓网状束），同侧损伤平面以下硬瘫。如果在 T1 以上损伤，同时还伴有同侧 Horner 综合征。

脊髓背索损伤可导致损伤平面以下双侧精细感觉丧失。

脊髓前动脉综合征往往导致损伤平面以下双侧痉挛性轻瘫，动脉损伤平面的 LMN 损伤，损伤平面及损伤平面以下双侧粗感觉丧失，但是精细感觉不受影响。

脊髓中央管综合征经常导致损伤平面双侧弛缓性瘫痪（软瘫），损伤平面以下双侧痉挛性轻瘫和双侧粗感觉丧失，累及最严重的部位主要为上肢远端肢体。一定程度的精细感觉障碍也时有发生。

请给下列结构涂色，每种结构涂上不同颜色

☐ 1. 背索

☐ 2. 皮质脊髓侧束

☐ 3. 脊髓丘脑束 / 脊髓网状束

☐ 4. 脊髓背索综合征

☐ 5. Brown–Séquard 综合征（脊髓半切综合征）

☐ 6. 脊髓前动脉综合征

☐ 7. 脊髓中央管综合征

临床意义

还有一种综合征在上图中没有显示，即由炎症或椎间盘突出导致侧索受压引起的压迫型脊髓病。侧索损伤通常会先表现为运动共济失调和手脚笨拙，这是由于侧索外侧缘的脊髓小脑背束和前束受损所致。如果严重到波及皮质脊髓侧束和红核脊髓束的话，则会导致同侧痉挛性偏瘫伴肌张力增高，反射亢进和病理性反射，该症状会掩盖脊髓小脑综合征。如果损伤累及腹外侧系，则损伤平面以下的对侧肢体粗感觉功能会严重下降或丧失。

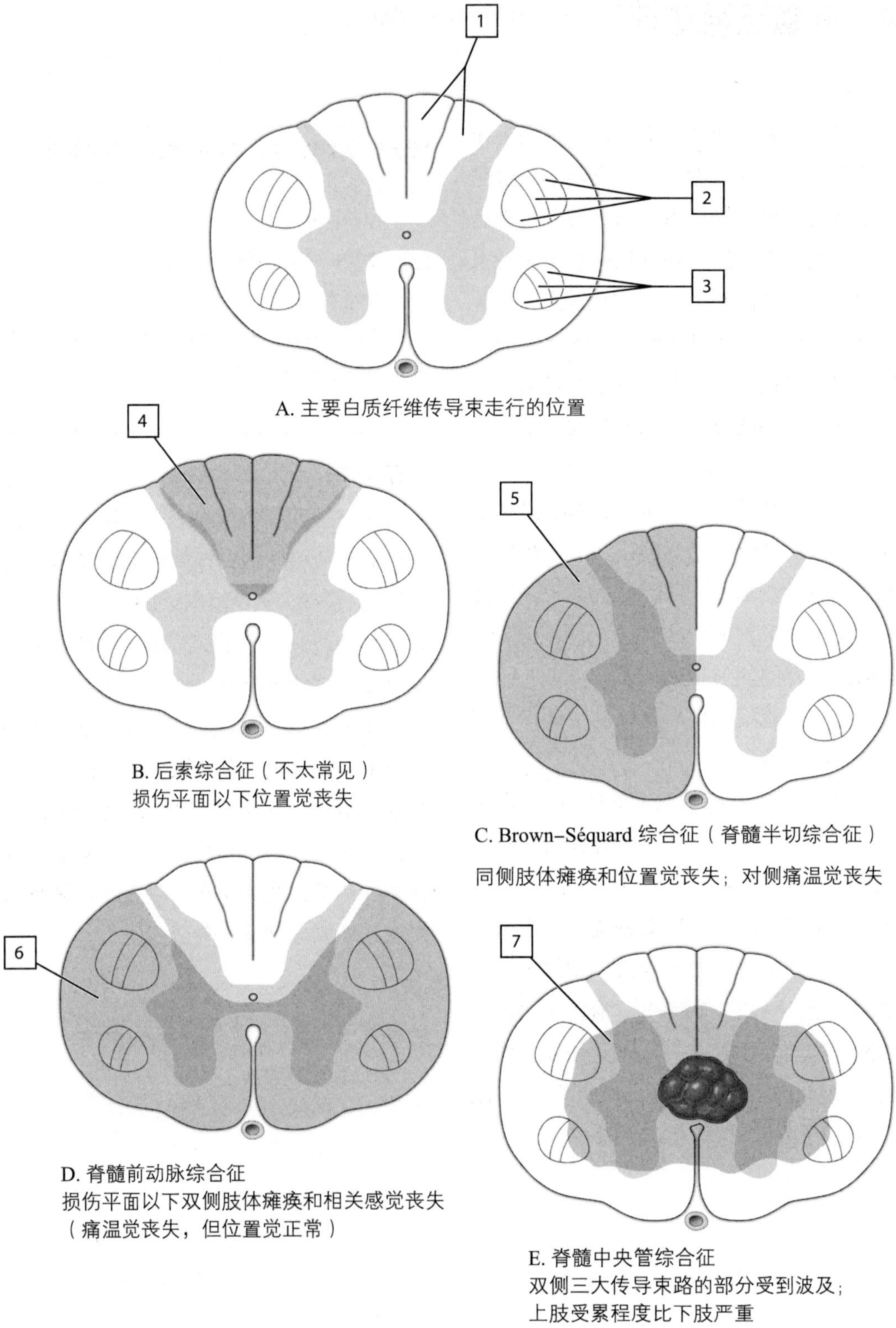

A. 主要白质纤维传导束走行的位置

B. 后索综合征（不太常见）
损伤平面以下位置觉丧失

C. Brown–Séquard 综合征（脊髓半切综合征）
同侧肢体瘫痪和位置觉丧失；对侧痛温觉丧失

D. 脊髓前动脉综合征
损伤平面以下双侧肢体瘫痪和相关感觉丧失（痛温觉丧失，但位置觉正常）

E. 脊髓中央管综合征
双侧三大传导束路的部分受到波及；
上肢受累程度比下肢严重

图 6.3 脊髓综合征

4 脊髓下运动神经元的组成和调控

LMNs，即下位运动神经元，包括 α 运动神经元（支配梭外肌运动纤维）和 γ 运动神经元（支配梭内肌运动纤维），依据脊髓的节段（反映肌节）和前角内的位置关系呈显著的躯体定位分布特点。支配躯干肌的下运动神经元（LMNs）主要位于前角的内侧部，支配内侧肌的位于中央部，而支配远端肌的则位于外侧部。

脊髓两侧的 LMNs 具有丰富的网络联系，主要用来完成运动的平衡和协调，尤其以屈肌反射最为典型。感觉纤维进入脊髓背角，终止于背角的中间神经元，其发出轴突与相应的 LMNs 和前 LMNs 中间神经元形成突触联系，最终通过多突触的联系完成运动，如屈肌反射。以牵张反射为例，来源于肌梭的 Ⅰα 传入纤维（本体觉纤维）的感觉信息通过后根（胞体在背根节）进入脊髓，直接终止于 α 类 LMNs。然后由 α 类 LMNs 发出轴突通过前根支配骨骼肌纤维。

另外，使得 LMNs 及其神经元间的网络更为复杂的是来自上位运动神经元（UMNs）的下行纤维支配，这些上位运动神经元主要来源于脑干的前庭脊髓侧束、网状脊髓束、红核脊髓束，以及来自大脑皮质的皮质脊髓侧束和皮质脊髓前束。

请给下列结构涂色，每种结构涂上不同颜色

- □ 1. 背角中间神经元
- □ 2. Ⅰα 传入纤维（本体觉纤维）
- □ 3. 多突触反射的轴突
- □ 4. 背根神经节
- □ 5. 前根
- □ 6. 屈肌反射中间神经元
- □ 7. α 运动神经元（LMNs）
- □ 8. 骨骼肌纤维
- □ 9. 近侧上肢肌的 LMNs
- □ 10. 远端上肢肌的 LMNs
- □ 11. 近侧下肢肌的 LMNs
- □ 12. 远端下肢肌的 LMNs

临床意义

LMNs 是所有涉及肌肉活动的运动和行为的最重要的组成部分。因此英国神经生理学家 Charles Sherrington 将 LMNs 称为“最后公路”。LMNs 与大量的中间神经元交织在一起，这些中间神经元有些是与特定的 LMNs 联系，更多的则是与其他中间神经元联系以便于调控更多的中间神经元。这些中间神经元接受来自感觉传入纤维或 UMNs 的调控，或者同时接受二者的调控。来源于肌梭 Ⅰα 传入纤维的特定的感觉传入是与 LMNs 形成突触联系的唯一感觉输入，而不受任何中间神经元的干预，除非有交互抑制。这就是所谓的单突触的肌肉牵张反射。而所有其他的感觉传入信息都是以多突触的联系与 LMNs 连接。多突触的联系中大都存在屈肌强于伸肌的现象，尤其对四肢肌而言。这其中就是由于反馈抑制的现象和 Renshaw 细胞的存在。上位运动神经元对脊髓前角局部神经环路具有显著的下行调控作用，其主要是通过调控中间神经元来实现。仅有皮质脊髓束的纤维可以和 LMNs 直接形成突触，不过也仅占皮质脊髓联系的 10% 而已。

如果上位运动神经元的下行控制因疾病等原因受损，如中风（皮质、内囊、大脑脚等）、脑干损伤、颅内压增高、大脑水肿或疝等，这将导致脊髓神经元失去下行控制的影响。在临床上，这将导致感觉—运动反射亢进，包括牵张反射亢进、伤害性反射和屈肌反射活动增强等。脊髓损伤平面以下的感觉刺激将会诱发明显的交叉性伸展反射，在正常人群是观察不到这个反射的。

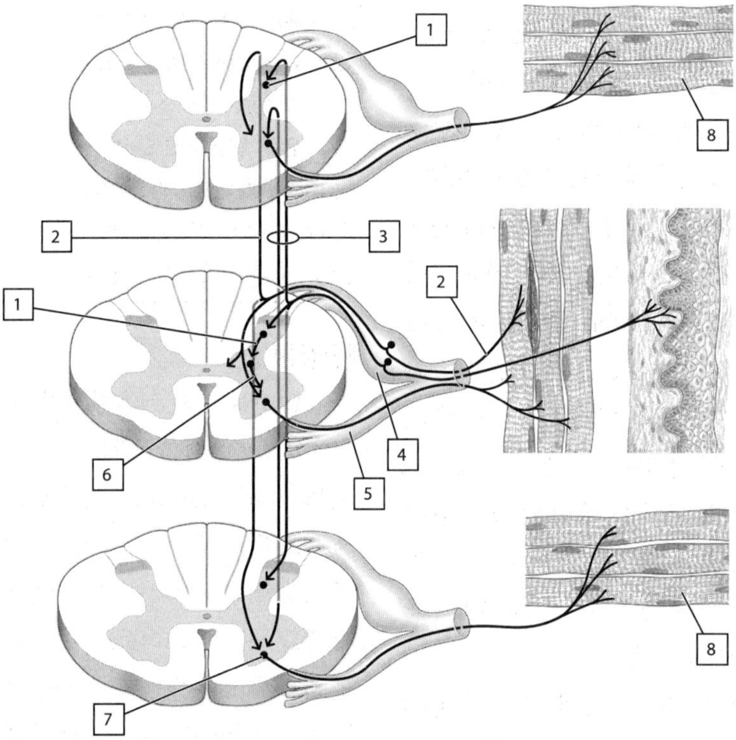

A. 下位运动神经元的组成结构和调控

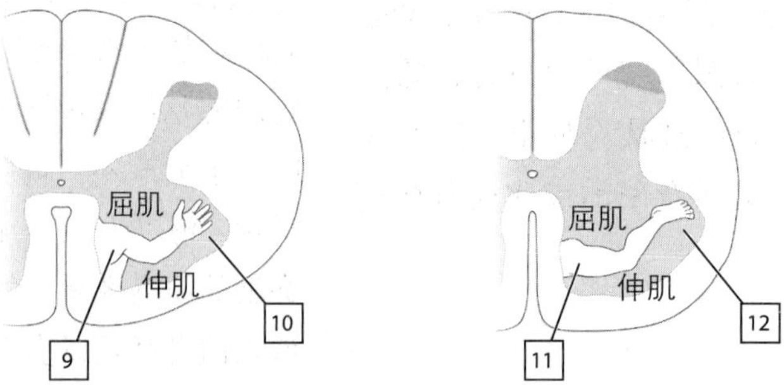

B. 运动神经元的躯体代表区

图 6.4　脊髓下运动神经元的组成和调控

5 脊髓躯体反射通路

许多中间神经元群可以引起 LMNs 产生特异的反应。以肌肉牵张反射为例，来自伸肌肌梭的Ⅰα传入纤维与同侧伸肌的 LMNs 直接形成突触。而来自屈肌肌梭的Ⅰα传入纤维终止于抑制性中间神经元，这些神经元对伸肌反应提供轴突前突触抑制。同时也存在交互抑制的现象，牵张反射的Ⅰα传入纤维刺激相应的 LMN 屈肌或伸肌反应，抑制二者拮抗的反应。接受Ⅰb 传入纤维的高尔基腱器，在被作用于腱器上的高阈值牵张刺激激活时，会发出轴突激活抑制性中间神经元来抑制与该腱器相关的同一群 LMNs，达到抑制过度牵张腱器的效果。 当 LMNs 向其支配的肌肉发放神经冲动的时候，其侧支便会与 Renshaw 细胞形成突触，通过中间神经元增强屈肌活动而抑制伸肌活动。屈肌（退缩）反射是躲避危险的特异性伤害性反射行为，通过调动大量的中间神经元集群产生特异的或者广泛的反应躲避危险，保护机体不受伤害（如遇到火源缩手，或者踩到钉子之后全身的退缩反应）。

请给下列结构涂色，每种结构涂上不同颜色

□ 1. 伸肌肌梭的Ⅰα传入纤维
□ 2. 屈肌肌梭的Ⅰα传入纤维
□ 3. 轴—轴突触前抑制性突触
□ 4. 作用于伸肌的 LMN 轴突
□ 5. 伸肌 LMN
□ 6. 作用于屈肌的 LMN 轴突
□ 7. Renshaw 细胞
□ 8. 屈肌腱器官的Ⅰb 传入纤维
□ 9. 伤害性纤维
□ 10. 屈肌反射中间神经元

临床意义

脊髓节段可以完成大量的反射行为，以维持正常的肌张力和完成各项运动行为。牵张反射有助于维持肌肉收缩的稳态平衡，在 UMNs 下行支配下调控肌纤维的收缩或舒张，最终使肌肉维持在一定的收缩状态。这种反应表现为交互抑制和轴—轴突触调节。当过度的肌肉收缩损害肌肉时，作用于高尔基腱器的Ⅰb 传入纤维即被激活，从而抑制同一群肌肉起到保护肌肉的目的。另外，Renshaws 细胞对屈肌运动的调控使得上述活动更加精细，最灵巧精细的运动都是屈肌运动，需要抑制强有力的伸肌抗重力肌并加强熟练的屈肌运动，比如那些受皮质脊髓束直接调控驱动的运动。

传入纤维除了参与反射调控之外，还发出纤维联系（Ⅰα 传入纤维，Ⅰb 传入纤维，无髓和有髓本体觉纤维）小脑传导路的第二感觉核团（如 Clarke 背核，背角边缘细胞，外侧楔核，背角中央细胞），向小脑提供非意识的本体觉信息，如肌纤维、肌肉活动、腱器官、韧带、关节等所处的状态。

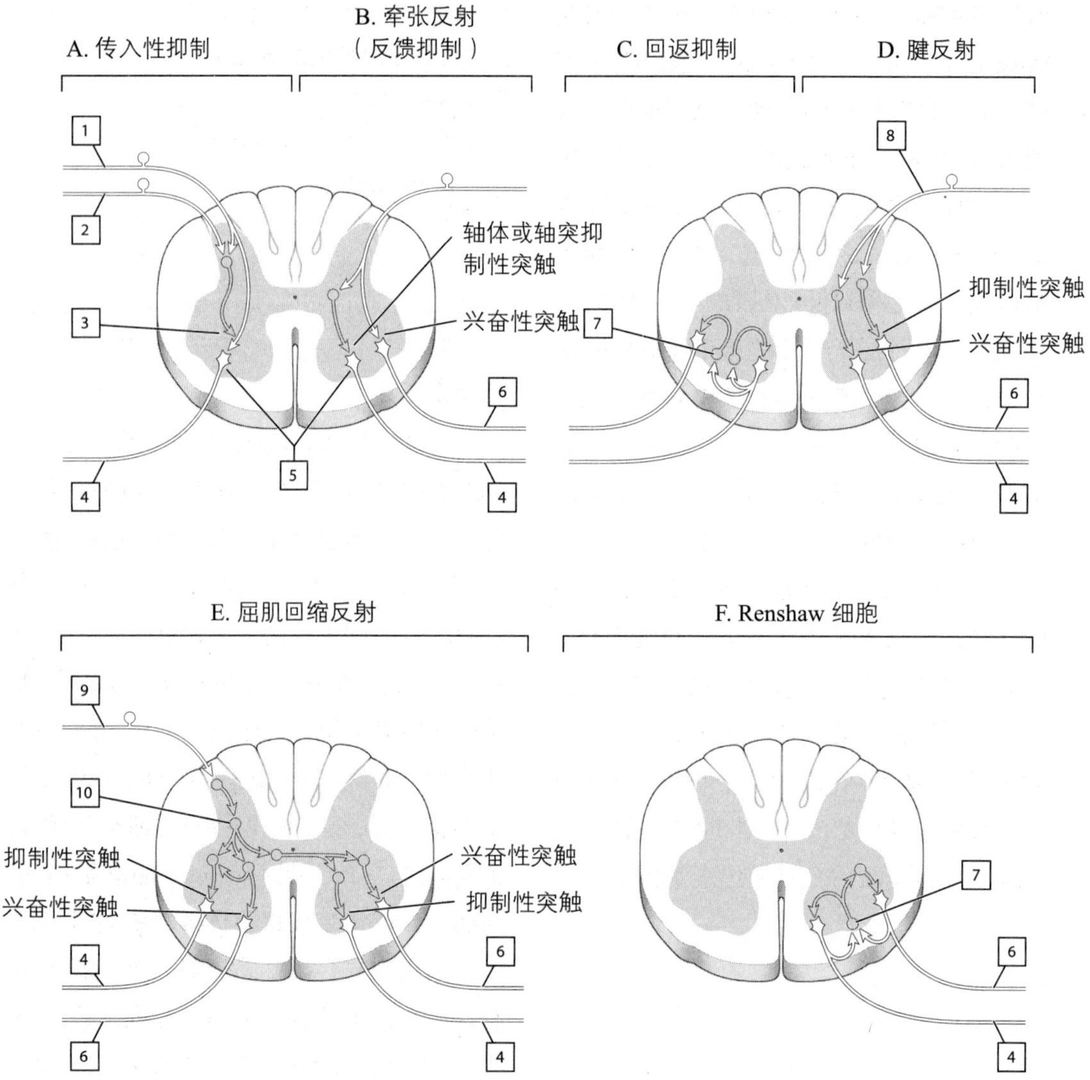

图 6.5 脊髓躯体反射通路

6　肌肉、关节感受器和肌梭

肌梭是含有感觉和运动组成成分的感受器，在 UMNs 的支配下调节骨骼肌纤维在静止状态或收缩过程中处于适当的收缩状态。肌梭是与骨骼肌纤维平行分布的感受器。一个肌梭内含有小的梭内肌纤维，包括核袋纤维和核链纤维。梭内肌纤维由脊髓内的 γ 运动神经元支配。α 运动神经元支配梭外肌纤维。Ⅰα 型传入纤维（环螺末梢）包绕核袋纤维，对核袋纤维的静态长度和变化速率做出反应。Ⅱ型传入纤维（花状末梢）包绕核链纤维，对核链纤维的静态长度做出反应。Ⅰb 型传入纤维（来自高尔基腱器）对肌肉的牵张刺激做出反应，代表肌肉所产生的力度。关节感受器支配关节和关节囊的很多区域，对静态和动态的行为做出反应，一些感受器对所有范围的动作都起反应，一些则对运动的极端起反应。

请给下列结构涂色，每种结构涂上不同颜色

☐ 1. 支配梭外肌纤维的 α 运动神经元
☐ 2. 支配梭内肌纤维的 γ 运动神经元
☐ 3. 环螺末梢的Ⅰα 型传入纤维
☐ 4. 花状末梢的Ⅱ型纤维
☐ 5. 高尔基腱器的Ⅰb 传入纤维
☐ 6. 关节感受器
☐ 7. 核袋纤维
☐ 8. 核链纤维
☐ 9. 梭内肌纤维

临床意义

肌梭是维持肌肉收缩的重要结构，通过感觉控制和 UMNs 的下行调控对运动进行精细调节。肌梭平行附着于梭外肌纤维。梭内肌纤维（核链和核带纤维）由 γ 运动神经元支配，梭外肌纤维则由 α 运动神经元支配。核链纤维也接受Ⅱ型纤维的感觉支配，向中枢神经系统反馈肌肉长度的信息。核带纤维接受Ⅰα 型纤维的感觉支配，向中枢神经系统传递肌肉长度和速度的信息。Ⅰα 型传入纤维与梭外肌相连的 α 运动神经元形成直接的突触联系。

当被动的牵张刺激引起肌梭的梭内肌纤维发生伸长时，牵张反射随即发生。这一反射行为激活Ⅰα 型传入纤维，引起其发放动作电位激活与 α 运动神经元形成的突触，最终导致被牵张的肌肉收缩，维持稳态平衡。牵张反射的最大挑战就是必须在肌肉收缩的全程范围内发挥动态调节作用，即从舒张到最大收缩。γ 运动神经元引起核链和核袋纤维收缩，使其在骨骼肌收缩的全程范围内维持动态调节的敏感性。该调节依赖于上位运动神经元同时激活 α 和 γ 运动神经元，即 α－γ 共激活。如果 γ 运动神经元没有被共激活，将不会产生牵张反射，最终导致反射减退或消失。如果 γ 运动神经元的激活显著高于 α 运动神经元（可能产生于肌痉挛），那么肌梭反应将一触即发，被动的牵张都会导致反射亢进。

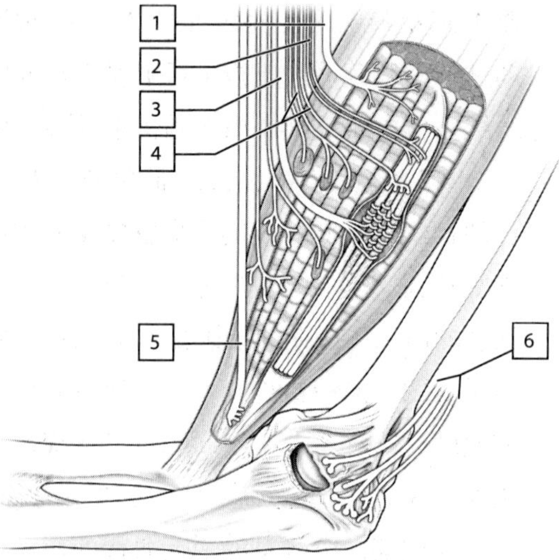

肌肉内的肌梭结构

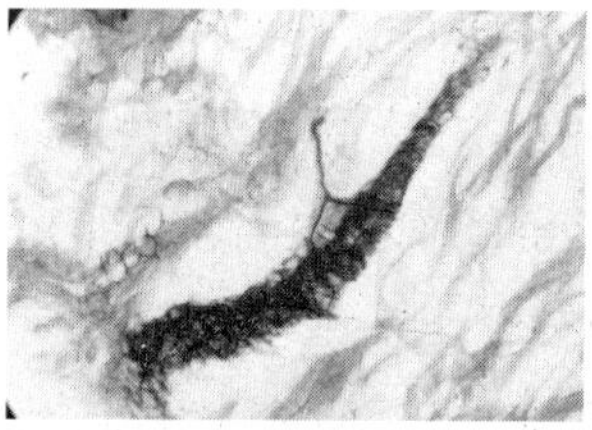

膝关节韧带内的Ⅲ型关节感受器。此类感受器为高阈值、慢适应感受器，在关节运动到极限时激活。纤维染色

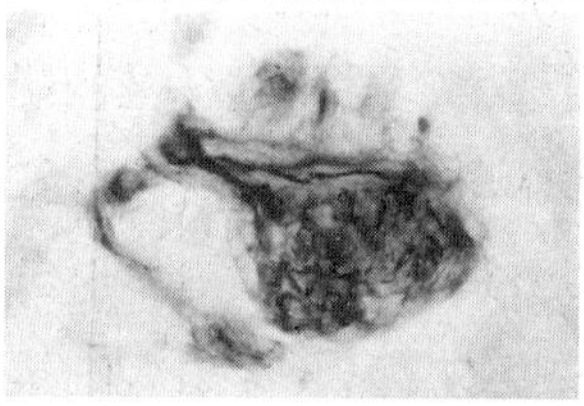

关节囊内的Ⅰ型感受器。该类感受器是低阈值、慢适应感受器，通常在运动的所有范围内和关节保持一定姿势时激活。纤维染色

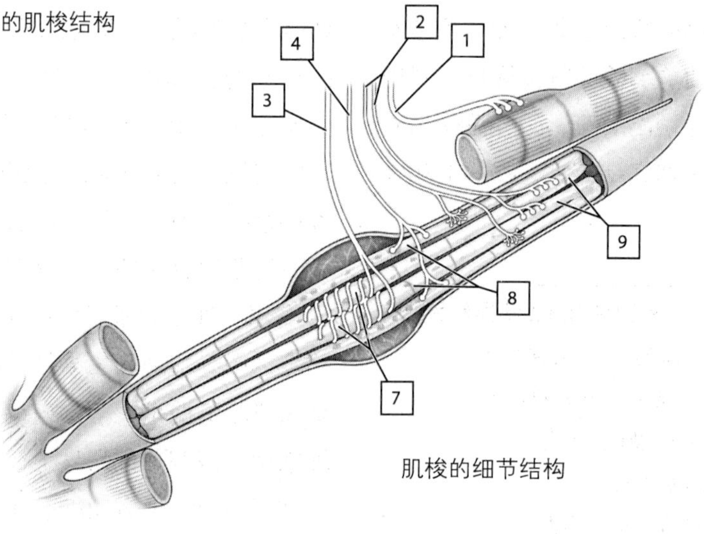

肌梭的细节结构

图 6.6 肌肉、关节感受器和肌梭

第七章　脑干和小脑

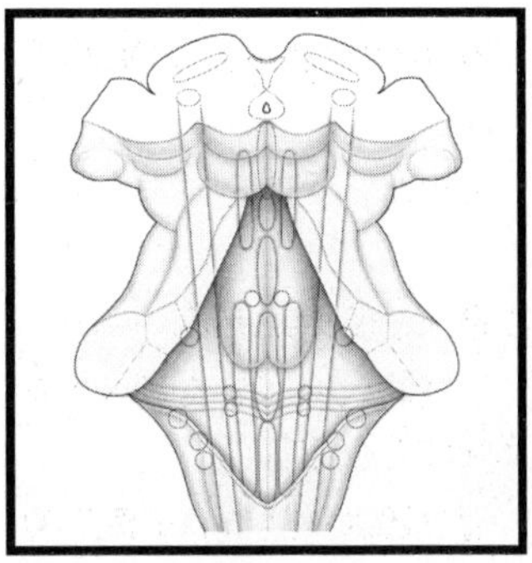

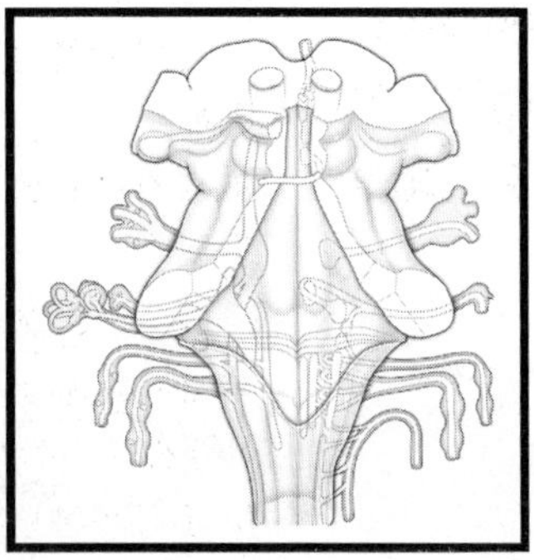

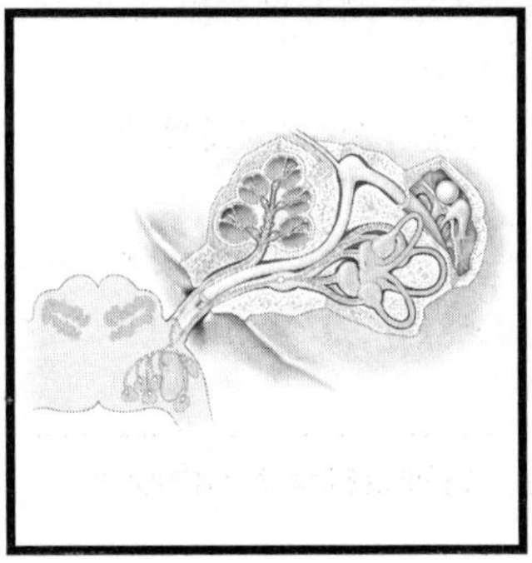

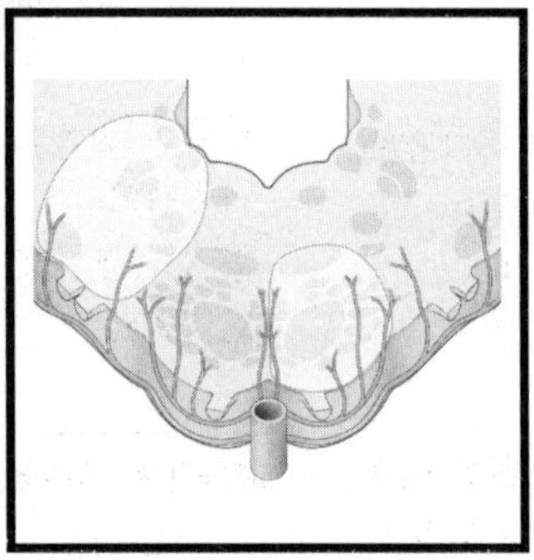

1 颅神经

颅神经为脑干和前脑提供感觉输入信息，运动及副交感神经输出信息，类似于脊神经为脊髓提供感觉输入信息和运动及自主输出信息。第Ⅰ对颅神经和第Ⅱ对颅神经实际上是中枢神经系统的神经束，其轴突由少突胶质细胞包裹髓鞘化。第Ⅲ～Ⅻ对颅神经是周围神经，其外周轴突由施万细胞包裹髓鞘化。

感觉颅神经组成	
第Ⅰ对颅神经：嗅神经	嗅觉
第Ⅱ对颅神经：视神经	视觉
第Ⅴ对颅神经：三叉神经	面部、鼻窦、牙齿、口腔和舌前 2/3 部位一般感觉
第Ⅶ对颅神经：面神经（中间神经）	舌和软腭前 2/3 的味觉
第Ⅷ对颅神经：前庭蜗神经	听觉和平衡觉（直线加速度或重力，角加速度或运动）
第Ⅸ对颅神经：舌咽神经	舌后 1/3 的味觉，扁桃体、咽部和中耳的一般感觉
第Ⅹ对颅神经：迷走神经	心、肺、支气管、气管、喉、咽、胃肠道（GI）通往降结肠，外耳的一部分
运动颅神经组成	
第Ⅲ对颅神经：动眼神经	内直肌、下直肌、上直肌，下斜肌，提上睑肌
第Ⅳ对颅神经：滑车神经	上斜肌
第Ⅵ对颅神经：外展神经	外直肌
第Ⅶ对颅神经：面神经	表情肌，镫骨肌

（续表）

第Ⅸ对颅神经：舌咽神经	茎突咽肌，咽肌
第Ⅹ对颅神经：迷走神经	咽喉肌
第Ⅺ对颅神经：副神经	胸锁乳突肌，斜方肌的上 2/3
第Ⅻ对颅神经：舌下神经	舌内肌，舌骨内肌
副交感（自主）颅神经组成	
第Ⅲ对颅神经：动眼神经	通过睫状神经节控制睫状肌和瞳孔收缩肌
第Ⅶ对颅神经：面神经（中间神经）	通过翼腭神经节和下颌下神经节控制下颌下腺，舌下腺，泪腺
第Ⅸ对颅神经：舌咽神经	通过耳神经节控制腮腺
第Ⅹ对颅神经：迷走神经	经壁内神经节控制心脏，肺，支气管，胃肠道

请给下列结构涂色，每种结构涂上不同颜色

☐ 1. 嗅神经
☐ 2. 视神经
☐ 3. 滑车神经
☐ 4. 外展神经
☐ 5. 动眼神经
☐ 6. 三叉神经
☐ 7. 面神经和中间神经
☐ 8. 前庭蜗神经
☐ 9. 舌咽神经
☐ 10. 迷走神经
☐ 11. 副神经
☐ 12. 舌下神经

临床意义

颅神经进出脑干的位置对于理解特定病理变化对各个颅神经的损伤至关重要。第Ⅱ对颅神经视神经在多发性硬化中易脱髓鞘和发生视神经炎。在小脑幕疝形成时，第Ⅲ对颅神经动眼神经可能被小脑幕压迫，导致瞳孔固定、扩张。第Ⅷ对颅神经听神经是听神经鞘瘤的好发位点，可导致听力丧失和眩晕。延髓旁正中梗死会损害第Ⅻ对颅神经舌下神经的传出纤维，导致同侧舌肌瘫痪和萎缩。

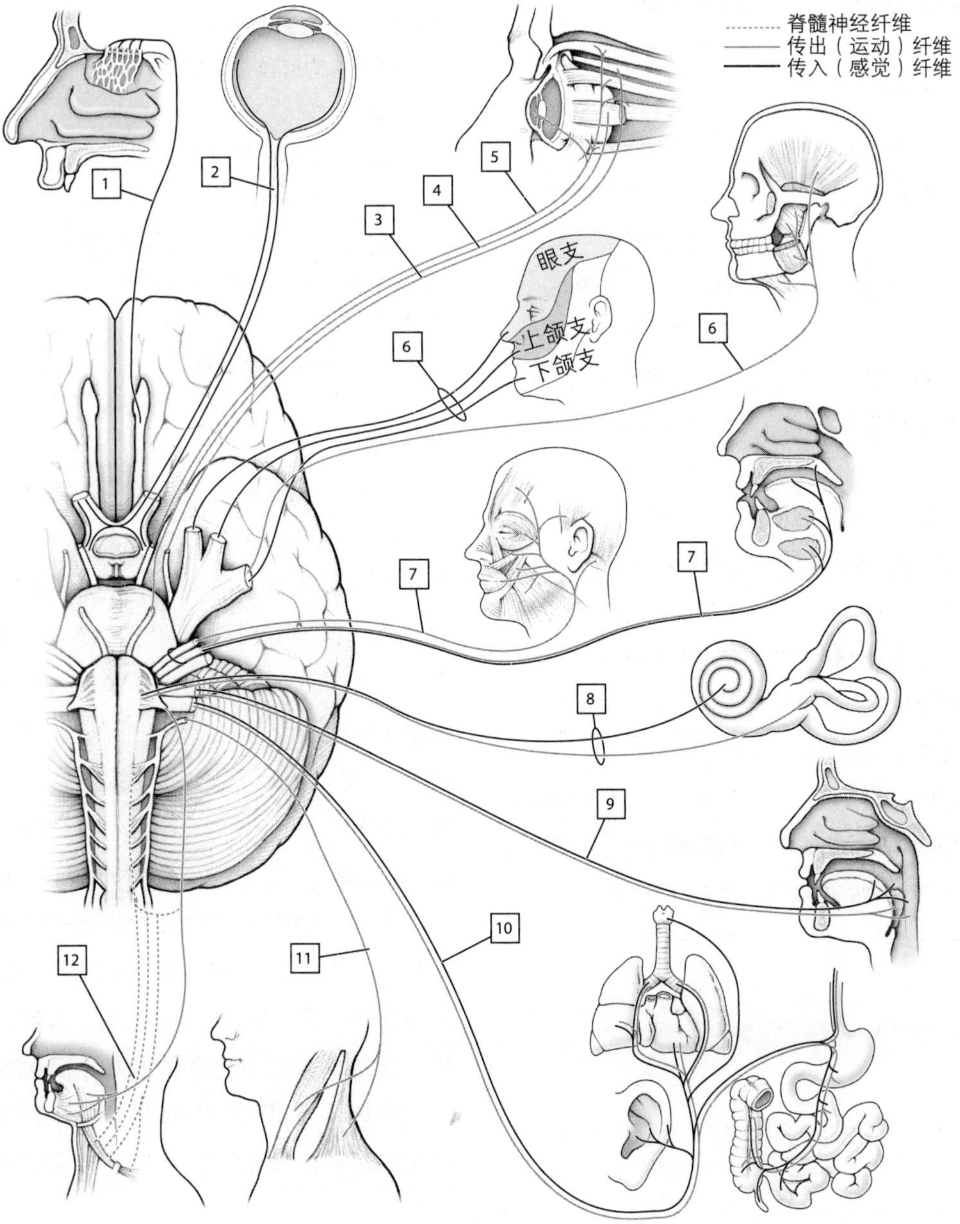

图 7.1　颅神经

2 颅神经背侧核背侧示意图

颅神经核与颅神经的感觉、运动及自主成分息息相关。颅神经核遍布整个脑干、颈髓上段以及间脑尾端。

颅神经运动核	相关颅神经
动眼神经核	第Ⅲ对颅神经
滑车神经核	第Ⅳ对颅神经
三叉神经运动核	第Ⅴ对颅神经
外展神经核	第Ⅵ对颅神经
面神经核	第Ⅶ对颅神经
疑核	第Ⅸ、Ⅹ对颅神经
副神经核	第Ⅺ对颅神经
舌下神经核	第Ⅻ对颅神经
颅神经感觉核	**相关颅神经**
上丘	第Ⅱ对颅神经
外侧膝状核（体）	第Ⅱ对颅神经
三叉神经中脑核	第Ⅴ对颅神经
三叉神经感觉核	第Ⅴ对颅神经
下行三叉神经脊束核	第Ⅴ对颅神经
耳蜗背侧核和腹侧核	第Ⅷ、Ⅹ对颅神经
前庭神经核	第Ⅷ对颅神经
孤束核（孤束）	第Ⅶ、Ⅸ、Ⅹ对颅神经
颅神经自主神经核	**相关颅神经**
E–W 动眼神经副核	第Ⅲ对颅神经
上泌涎核	第Ⅶ对颅神经
下泌涎核	第Ⅸ对颅神经
迷走神经背（运动）核	第Ⅹ对颅神经

请给下列结构涂色，每种结构涂上不同颜色

☐ 1. 上丘
☐ 2. 外侧膝状核（体）
☐ 3. 中脑核
☐ 4. 三叉神经感觉主核
☐ 5. 耳蜗背侧核和腹侧核
☐ 6. 前庭神经核
☐ 7. 下行三叉神经脊束核
☐ 8. 孤束核（孤束）
☐ 9. 迷走神经背（运动）核（第Ⅹ对颅神经）
☐ 10. 下泌涎核
☐ 11. 上泌涎核
☐ 12. E–W 动眼神经副核

临床意义

感觉、运动和副交感性质的颅神经核都是中枢神经系统的组成部分。因此，这些核团容易受到血管梗死、炎症过程、肿瘤、创伤以及其他中枢神经系统疾病的损害，从而导致某个颅神经所特有的感觉、运动和 / 或副交感神经功能障碍。例如，由于阻塞小脑后下动脉（PICA）或椎动脉而引起的脑干梗死，即延髓外侧综合征或 Wallenberg 综合征，会损害以下结构的血流供应，包括三叉神经脊束和脊束核、疑核、小脑下脚、前庭核、交感神经脑干下行轴突、上行的脊髓丘脑束 / 脊髓网状束（系统）。了解这些核团和束路的精确解剖位置，及其损伤带来的功能性后果，对正确的神经功能评估和鉴别诊断都至关重要。

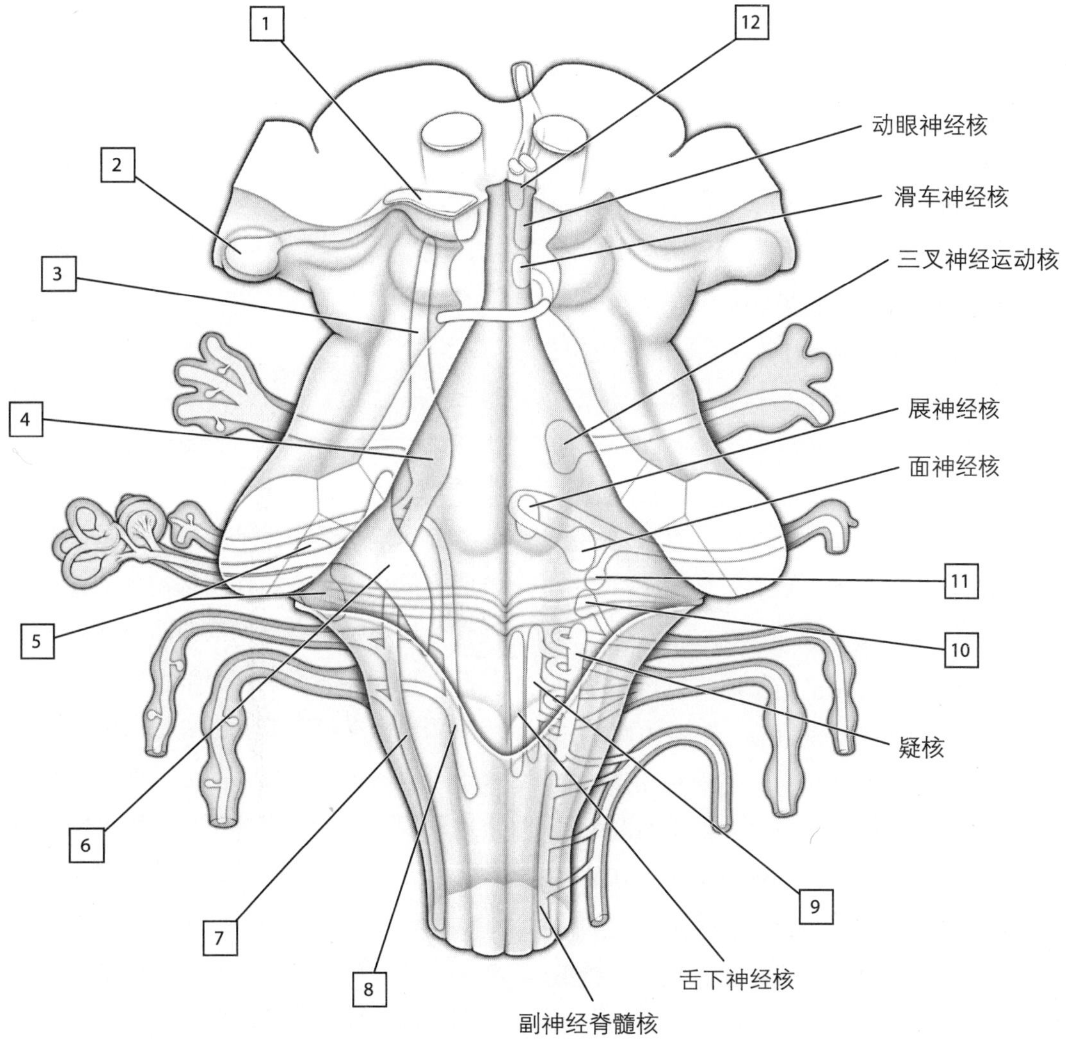

图 7.2　颅神经和颅神经核（背侧示意图）

3 前庭蜗神经（第Ⅷ对颅神经）

前庭蜗神经由前庭神经和耳蜗神经两部分组成。前庭神经起源于胞体位于前庭神经节（Scarpa 神经节）的神经元（双极神经元）的轴突。外周支的轴突支配椭圆囊和球囊中的毛细胞，这些毛细胞对线性加速度（重力）有反应；支配半规管（上侧、外侧和后部）壶腹中的毛细胞，这些毛细胞对角加速度（运动）有反应。这些结构使得头颈部的位置和运动得以协调和平衡。中枢支的轴突终止于前庭核（内侧、外侧、上侧、下侧），有助于控制身体肌肉的张力、颈部肌肉的张力和位置，并调节与重力及身体运动相关的眼球运动。

耳蜗神经起源于胞体位于耳蜗神经节（螺旋神经节）的神经元（双极神经元）的轴突。外周支的轴突支配着 Corti 器官中沿耳蜗导管分布的毛细胞。这些毛细胞受相对于刚性固定的 Corti 器官盖膜的不同运动的刺激，基于通过前庭阶和鼓室阶的流体运动，由听骨传导到椭圆窗的运动沉淀下来的。中央支的轴突终止于耳蜗核（背侧和腹侧），通过一系列复杂的脑干核和丘脑内侧膝状核（体），将声音信息传递至位于颞叶外侧裂边缘的 Heschl 横回的听觉皮质。

请给下列结构涂色，每种结构涂上不同颜色

- ☐ 1. 耳蜗神经节（螺旋神经节）
- ☐ 2. 耳蜗神经
- ☐ 3. 前庭蜗神经（第Ⅷ对颅神经）
- ☐ 4. 前庭神经核
- ☐ 5. 蜗神经核
- ☐ 6. 前庭神经
- ☐ 7. 前庭神经节（Scarpa 神经节）
- ☐ 8. 球囊
- ☐ 9. 后侧半规管的壶腹部
- ☐ 10. 椭圆囊
- ☐ 11. 外侧半规管的壶腹部
- ☐ 12. 上侧半规管的壶腹部

临床意义

前庭蜗神经进入脑干的位置是在脑干的腹外侧缘，位于延髓和脑桥的交界处，被称为桥小脑角。施万细胞瘤，即听神经鞘瘤，可能会发生在这个部位，通常起源于第Ⅷ对颅神经的前庭部分，但也迅速涉及第Ⅷ对颅神经的耳蜗部分。前庭症状通常从眩晕、头晕、不稳定、空间定向障碍和恶心开始。听觉症状通常从耳鸣开始，随着神经进一步受损，同侧听力丧失可导致耳聋和无法定位声音。听神经鞘瘤也可能累及面神经，导致同侧面神经麻痹。如果肿瘤不被切除，它可以向吻侧方向扩张，累及第Ⅴ对颅神经，也可以向尾侧扩张，累及第Ⅸ对和第Ⅹ对颅神经。肿瘤也可能侵犯小脑和邻近的脑干。听神经鞘瘤不是恶性肿瘤，保持在局部和包膜内。该病适合手术切除，在某些情况下手术可以切除整个神经鞘瘤，治疗有效。

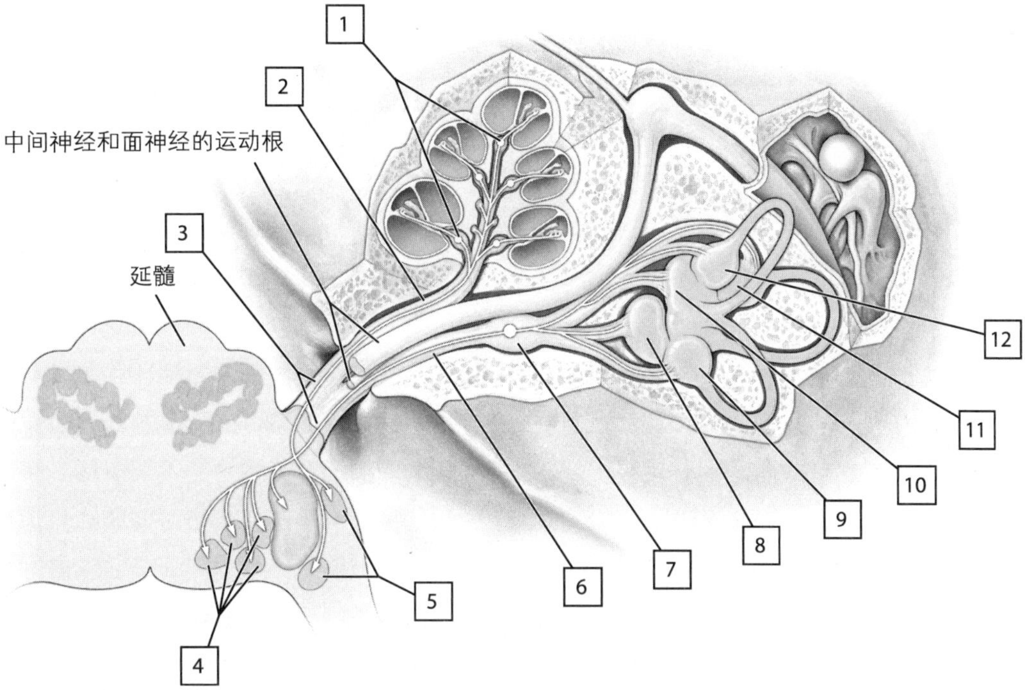

图 7.3　前庭蜗神经

4 网状结构：脑干核团的一般形态

网状结构是脑干的核心，从吻侧脊髓延伸，穿过延髓、脑桥和中脑的内部，进入间脑和隔核的部位。神经元被称为等树突神经元，其特征是广泛的树突分支、轴突延伸到胞体局部区域以外的许多其他神经元。这些神经元不是中间神经元。网状结构有许多组成部分，包括内侧区（主要是运动区）、外侧区（主要是感觉区）和许多单个核团。其中一些网状结构包括中缝核（含 5- 羟色胺能神经元和共存的神经肽）、脑干去甲肾上腺素能和肾上腺素能化学特异性神经元。这些 5- 羟色胺能神经元和去甲肾上腺素能神经元的轴突具有非常广泛的轴突分支，这些分支可能向脊髓、脑干、小脑、间脑、基底神经节、边缘前脑和大脑皮质的广泛区域发出网络状投射。这些神经元对许多它们投射到的区域具有调节作用，并有助于调节中枢神经系统许多区域的兴奋性（同时调节其他兴奋性和抑制性输入的兴奋性增益）。一些神经科学家还将多巴胺能细胞群包括在网状结构中。另外一些网状结构区域包括旁正中网状结构、呼吸核团、脑干心血管调节区、导水管周围灰质、许多下丘脑区域以及隔核。

请给下列结构涂色，每种结构涂上不同颜色

- ☐ 1. 多巴胺能细胞群
- ☐ 2. 旁正中网状结构
- ☐ 3. 外侧网状结构
- ☐ 4. 内侧网状结构
- ☐ 5. 呼吸核团
- ☐ 6. 尾侧中缝核
- ☐ 7. 去甲肾上腺素能和肾上腺素能细胞群（核）
- ☐ 8. 吻侧中缝核
- ☐ 9. 导水管周围灰质

临床意义

网状结构是脑干的核心，是意识和维持生命的许多功能所必需的结构。外侧网状结构接受多模态的感觉输入，尤其是来自伤害性刺激的感觉；这些神经元对于睡眠—觉醒周期和唤醒是必不可少的，对于刺激和唤醒大脑皮质也是必需的。意识需要一个完整的大脑半球和一个完整的网状结构。内侧网状结构通过延髓网状脊髓束（屈肌偏向性）和脑桥网状脊髓束（伸肌偏向性）调节上运动神经元，从而调控基本的肌张力和姿势。5- 羟色胺能和去甲肾上腺素能的核团调节中枢神经系统数十个区域的兴奋性设定值，参与调节体温、进食和饮酒行为、生殖行为、内分泌、交感和副交感神经兴奋性等许多基本功能。中缝巨细胞核的 5- 羟色胺能神经元对于调节脊髓背角对痛觉输入信息的敏感度的设定值尤为重要，并使得内源性阿片类物质能够对痛觉进行调节。网状结构的严重病变通常是致命的。

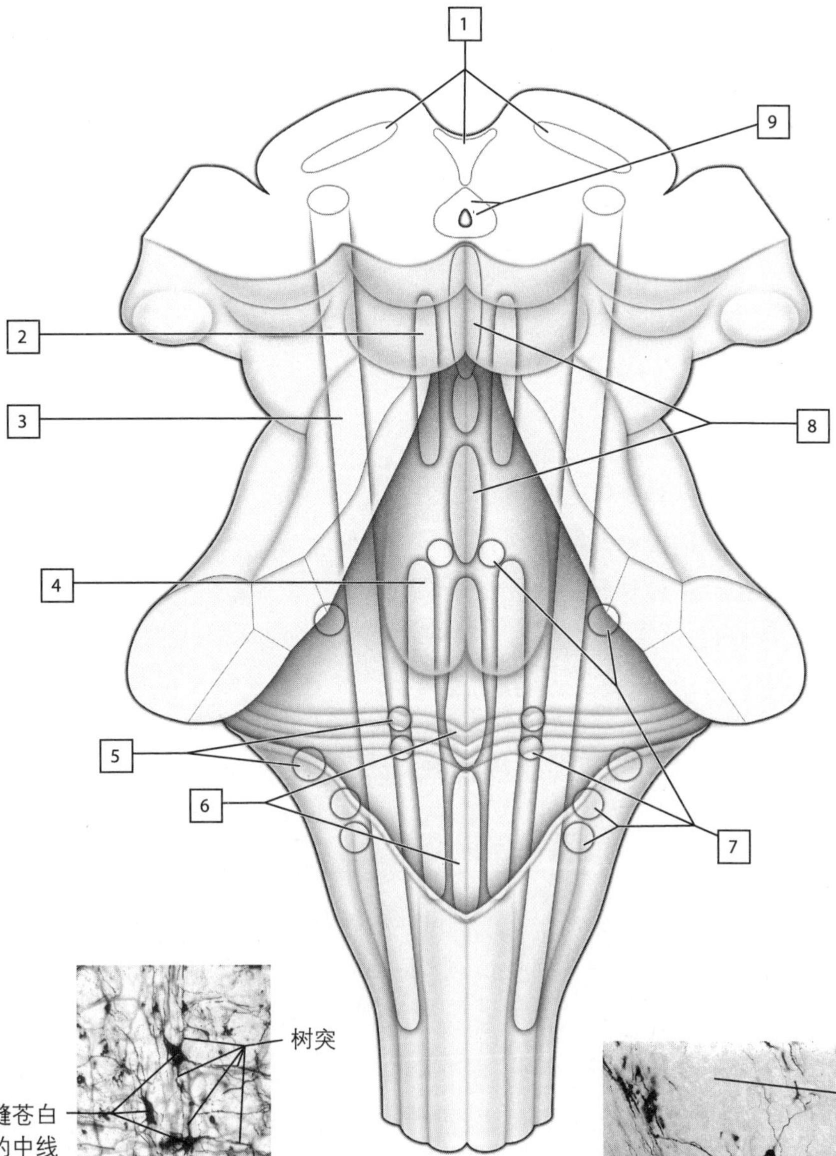

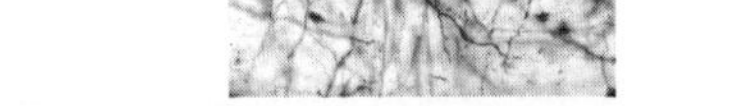

中缝苍白核中线神经元的树突向背侧、腹侧和外侧延伸，并参与树突束的形成，这些树突束有助于协调 5- 羟色胺能网状结构群中参与神经元的放电活动。Golgi-Cox 染色

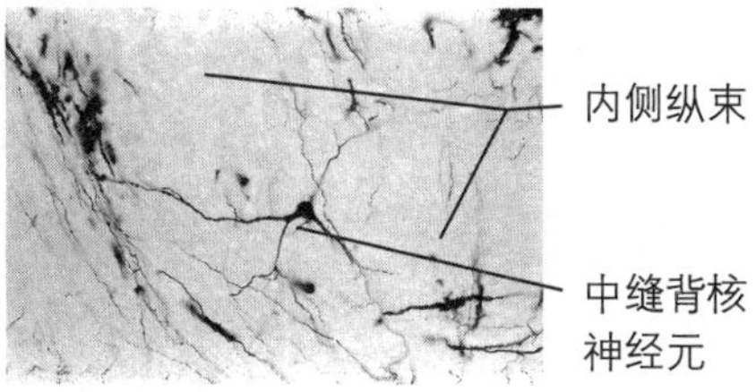

内侧纵束内的中缝背核神经元，具有广泛的树突分支到达多个区域。Golgi 染色

图 7.4　小脑切除后的脑干背侧视图

5 小脑结构：分叶和分部

小脑有两种组织系统，横向（解剖）组织和纵向（功能）组织。小脑在解剖学上分为叶，包括前叶、后叶和绒球小结叶（由小结和绒球组成）。前、后叶由原裂分开。前叶主要由蚓部和蚓旁部组成，主要接受来自脊髓的无意识本体感觉，与步态和腿部运动协调有关。后叶构成小脑的大部分，并从脊髓、脑干和许多感觉系统接收广泛的信息。它与肢体和身体运动的协调有关，尤其是与上肢的协调。绒球小结叶由小结和绒球组成，主要与前庭系统有关，还与维持平衡有关。

从功能上讲，纵向组织将小脑分为小脑蚓部（中线区）、蚓旁部（毗邻小脑蚓部）和外侧半球（小脑的主体）。这些区域与特定的深部核团相关，并投射至特定的上运动神经元群。

纵向区域	深部小脑核团	上运动神经元系统
小脑蚓部	顶核，前庭外侧核	前庭脊髓束，网状脊髓束
蚓旁部	球状核，栓状核	红核脊髓束
外侧半球	齿状核	通过丘脑的皮质脊髓束

请给下列结构涂色，每种结构涂上不同颜色（避免一些结构相互重叠）

- □ 1. 小脑外侧半球
- □ 2. 蚓旁部
- □ 3. 蚓部
- □ 4. 前叶
- □ 5. 原裂
- □ 6. 后叶
- □ 7. 绒球小结叶
- □ 8. 小结
- □ 9. 绒球

临床意义

小脑的大部分病变和损伤都影响到外侧半球。然而，慢性酒精中毒可损伤前叶，成神经管细胞瘤可损伤绒球小结叶。前叶主要接收来自脊髓的无意识本体感觉，主要由蚓部和蚓旁部组成。其损伤导致广泛的、蹒跚的步态，有时伴有腿部僵硬和肌张力增加。可见腿部运动共济失调。

绒球小结叶主要与前庭小脑连接相关。它是平衡与平衡协调所必需的。绒球小结叶的病变，例如肿瘤，会导致患者站立时摇摆，有时还会跌倒。在尝试移动时，即使没有震颤，即使肌肉张力正常，也会有蹒跚的步态。同时也有视觉追随时眼球运动协调性的丧失。

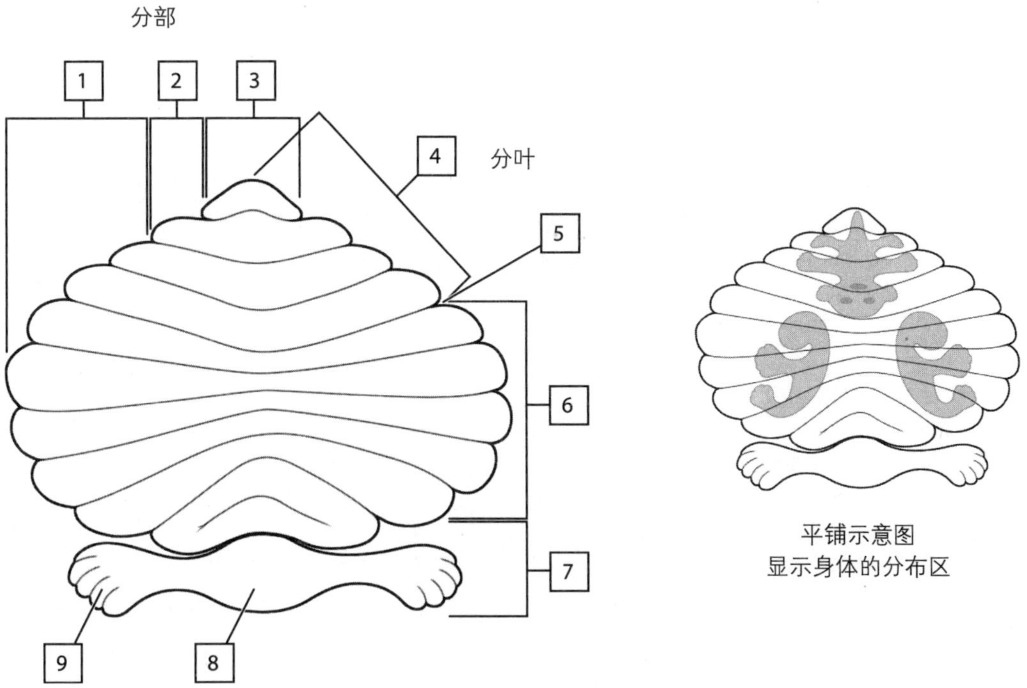

图 7.5　小脑背侧平铺示意图

6 小脑解剖

小脑是一种有大量褶皱的结构，形成叶状结构，从而比平滑结构容纳更密集的灰质成分。小脑皮质位于小脑结构的外面；小脑皮质包含三层结构［分子层（外层），浦肯野细胞层，颗粒细胞层（内部）］，其下为白质。小脑深部核团（齿状核、球状核和栓状核、顶核）位于小脑的中心。三个小脑脚（上、中、下脚）将小脑与脑干的其余部分和丘脑连接起来。小脑位于延髓和脑桥上方，被第四脑室隔开。小脑皮质又细分为 10 个小叶，其中大部分小叶对个体临床意义不大。蚓部位于中线，矢状面切片上可见。小脑扁桃体是小脑的尾侧部分，它可能因后颅窝损伤或 Arnold Chiari 畸形而疝入枕骨大孔，其意义重大；这种疝会累及重要的脑干结构，并迅速导致死亡。小脑有一些值得注意的解剖标志，包括分隔前叶和后叶的原裂，以及第四脑室侧隐窝。

请给下列结构涂色，每种结构涂上不同颜色

☐ 1. 小脑脚

☐ 2. 第四脑室侧隐窝

☐ 3. 小脑上脚

☐ 4. 原裂

☐ 5. 齿状核

☐ 6. 小脑皮质

☐ 7. 小脑蚓部

☐ 8. 小脑扁桃体

☐ 9. 延髓

☐ 10. 第四脑室

☐ 11. 脑桥

临床意义

小脑的大部分在外侧半球（主要是后叶）。齿状核和 / 或小脑上脚或外侧半球的损伤可导致一系列症状，其特征为典型的小脑外侧综合征。与小脑皮质病变相比，齿状病变或小脑上脚的病变往往更为严重。小脑深部核团在运动过程中调节运动的平滑性和协调性，小脑皮质则为精细调节。

外侧小脑半球损害导致意向性震颤（运动时震颤，静止时不动），运动分解（跨关节肌肉运动的协调性丢失），轮替运动障碍（无法执行快速交替运动），测距不准，以及在触摸一个固定或移动目标时会测距超出或过低，张力减退，摆动反射且不容易减弱，时间和速度受损的动作分解，以及语言的流畅性和协调性的损坏。值得注意的是，这些特征是警察对可疑的醉酒司机进行现场清醒测试并且测试未通过时见到的结果。急性饮酒明显影响小脑功能，并产生化学诱发的小脑综合征。

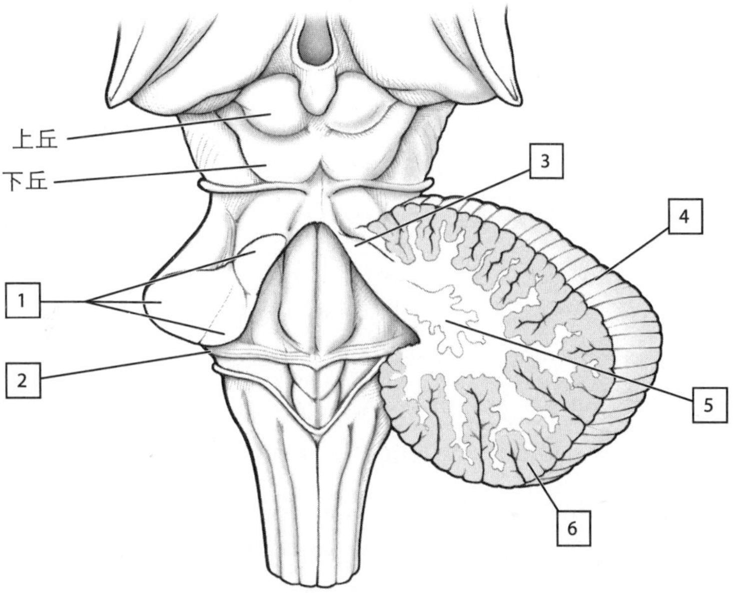

背侧视图

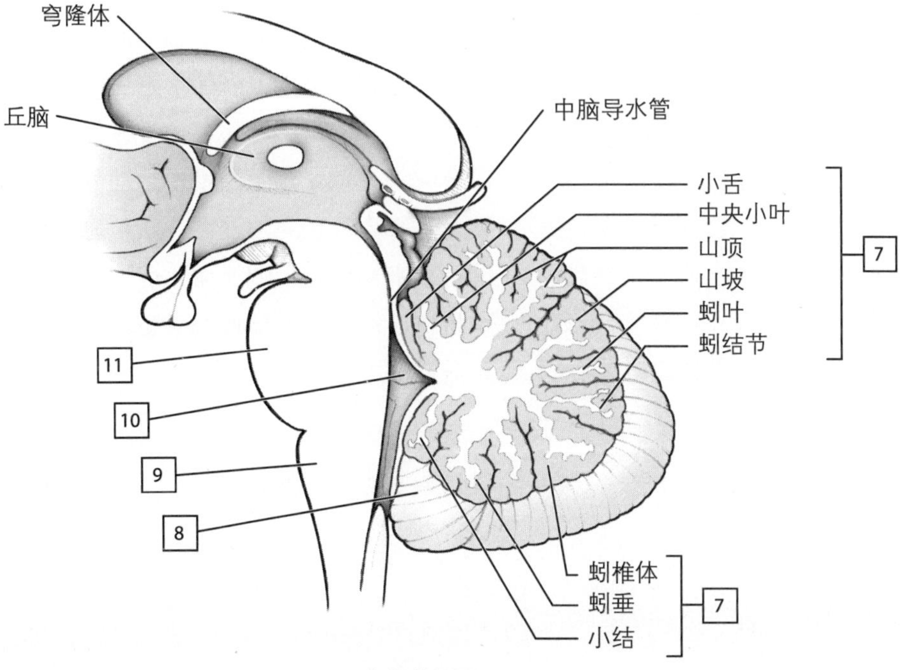

正中矢状视图

图 7.6　小脑解剖

7 小脑深部核团和小脑脚

小脑脚使小脑与脑干及一些丘脑结构相互连接。小脑下脚携带着脊髓小脑束的信息和脑干网状结构、三叉神经核、尾侧中缝核和下橄榄核的输入。小脑从初级和次级前庭源而来的传出神经通过小脑下脚传出。小脑中脚是脑桥小脑联系的专有通道，通过更广泛的皮质脑桥小脑系统提供从大脑皮质到小脑的信息。小脑上脚纤维从腹侧脊髓小脑束、三叉神经、顶盖小脑束路（上丘和下丘）和去甲肾上腺素能的蓝斑传入信息至小脑。从齿状核到红核、丘脑腹侧，以及从球状核和栓状核至红核的传出神经连接，通过小脑上脚传出。

小脑深部核团位于第四脑室的外侧和背侧，它们帮助调节上运动神经元系统。齿状核主要通过丘脑腹前核和腹外侧核调控皮质脊髓束的活动。球状核和栓状核调节红核脊髓束的活动。顶核调节前庭脊髓束和网状脊髓束的活动。小脑皮质也直接与前庭外侧核相连，前庭外侧核投射到脊髓下运动神经元，提供强大的伸肌（反重力）驱动。因此，前庭外侧核常被认为是第五小脑深部核团。

请给下列结构涂色，每种结构涂上不同颜色

□ 1. 栓状核

□ 2. 齿状核

□ 3. 小脑上脚

□ 4. 小脑下脚

□ 5. 前庭外侧核

□ 6. 小脑中脚

□ 7. 第四脑室

□ 8. 顶核

□ 9. 球状核

临床意义

小脑脚、深部核团和小脑皮质可被损伤、肿瘤、血管梗死和其他伤害（如毒性损伤、疝出）所破坏。小脑上血管病变可使小脑上脚、中脚及深部小脑核团的一侧血供中断，导致小脑长期损害，包括同侧肢体共济失调、辨距困难、运动分解、轮替运动障碍、意向性震颤、低张力等小脑外侧损害特征。小脑上动脉也为一些中脑结构供血；梗死可导致眼球运动障碍和眼球震颤。

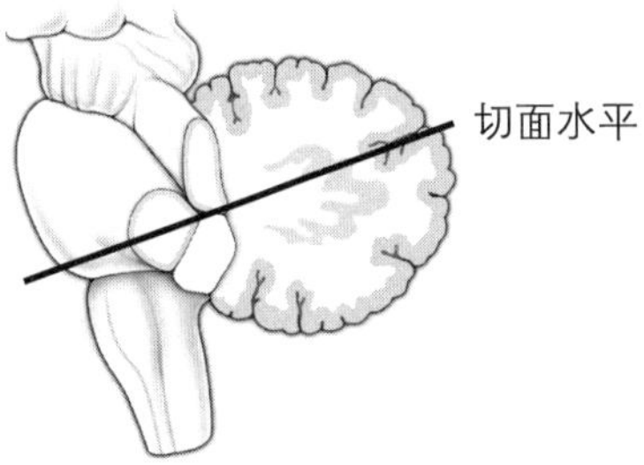

小脑脚	传入纤维	传出纤维
下脚（绳状体） 近绳状体	脊髓小脑束 背束 吻束 楔小脑束 橄榄小脑束 网状小脑束 三叉小脑束 中缝核小脑束 前庭小脑束（初级，次级纤维）	顶核桥延束和钩束 } 至前庭核和网状核 小脑前庭纤维［直接投射至前庭外侧核（LVN）］
中脚（脑桥臂）	脑桥小脑束	
上脚（结合臂）	腹侧脊髓小脑束 三叉小脑束 顶盖小脑束 上丘 下丘 蓝斑小脑束	齿状核丘脑束 齿状红核束 齿状核 小脑中介核—红核连接（球状核、栓状核）

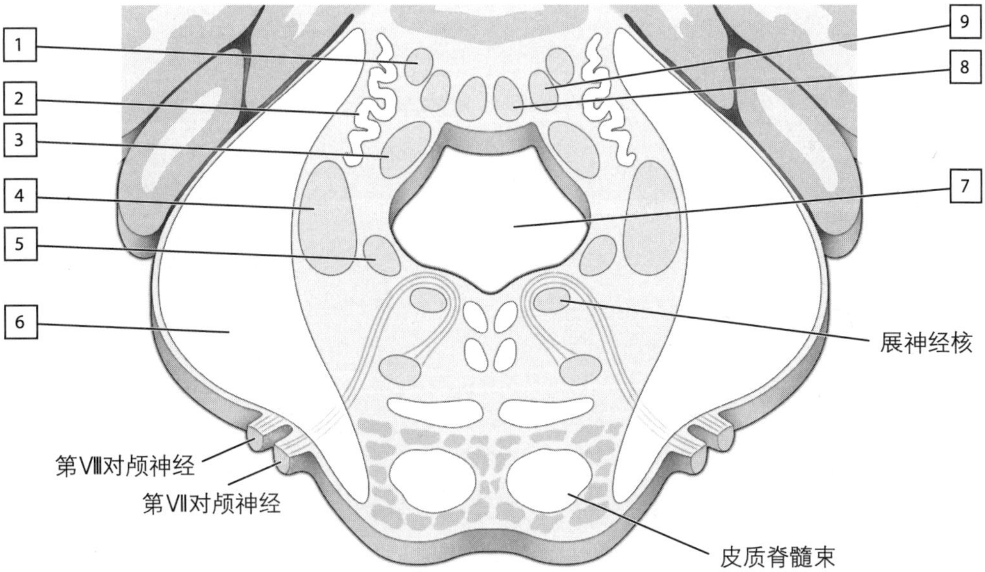

图 7.7　小脑深部核团和小脑脚

8 脑干动脉综合征

脑干由椎—基底动脉系统供血，称为后循环。椎动脉和基底动脉形成交替的动脉分支，包括内穿支、短周支和长周支。内穿支供应传出的颅神经（如第Ⅻ对颅神经）、皮质脊髓系统，有时也供应感觉结构（如内侧丘系）。内穿支梗死可导致“交替性偏瘫”，即同侧颅神经损伤和皮质脊髓系统损伤所致的对侧上运动神经元症状。周支（命名为支），如小脑后下动脉（PICA）、小脑前下动脉（AICA）和小脑上动脉，为髓质、脑桥或中脑的局部区域供血。在椎—基底动脉系统的这些分支中的一个发生梗死，会导致一系列复杂的感觉、运动和自主神经症状，如果没有对脑干解剖和这些动脉所提供的特定区域的全面了解，这些症状将难以解释。

请给下列结构涂色，每种结构涂上不同颜色

- □ 1. 内侧中脑综合征（Weber 综合征）
- □ 2. 旁正中中脑综合征（Benedikt 综合征）
- □ 3. 脑桥外侧综合征（小脑前下动脉综合征）
- □ 4. 脑桥内侧综合征（内侧基底部梗死）
- □ 5. 延髓外侧综合征（小脑后下动脉综合征，Wallenberg 综合征）
- □ 6. 延髓内侧综合征

临床意义

对于这六种动脉综合征中的每一种，都要仔细观察缺血后受影响区域内的结构。列出这些结构，试着预测会出现什么症状，以及出现在身体的哪一侧。

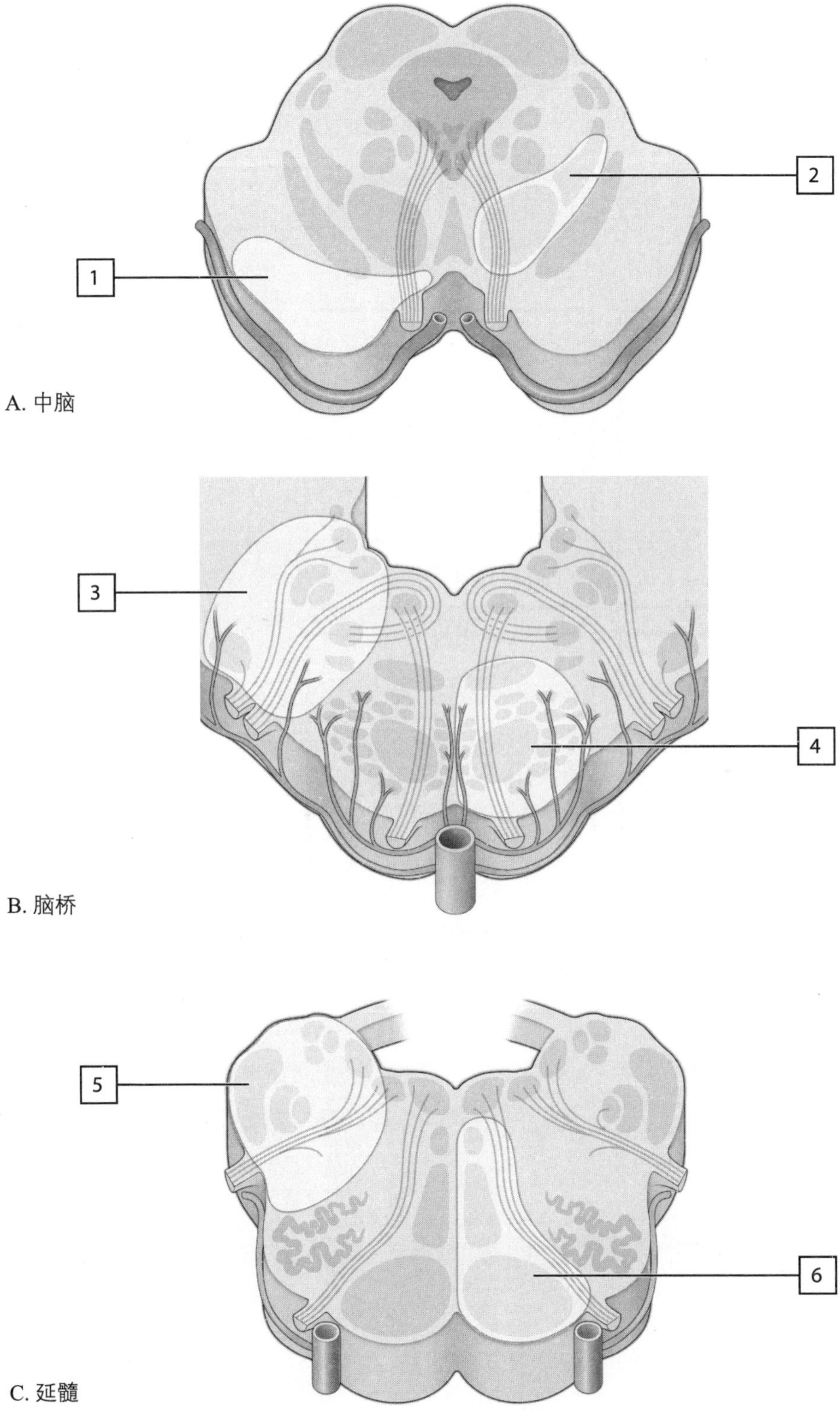

图 7.8　脑干动脉综合征

第八章　前脑：间脑和端脑

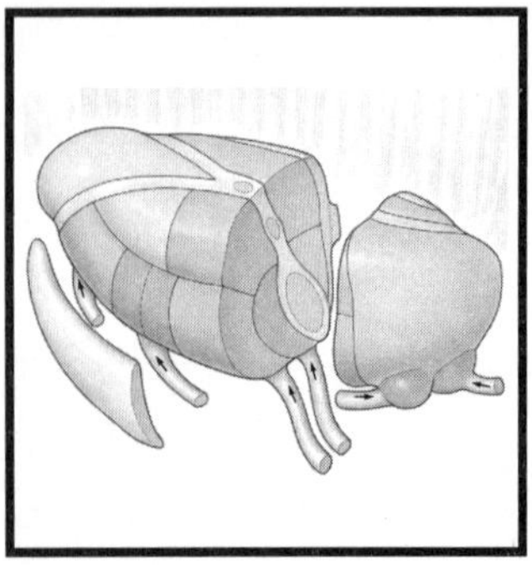
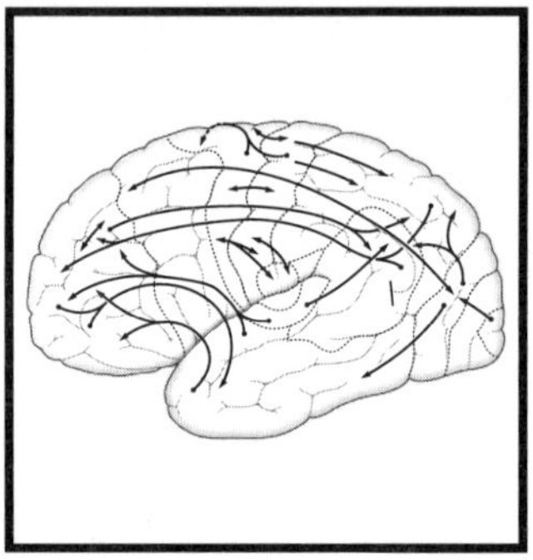
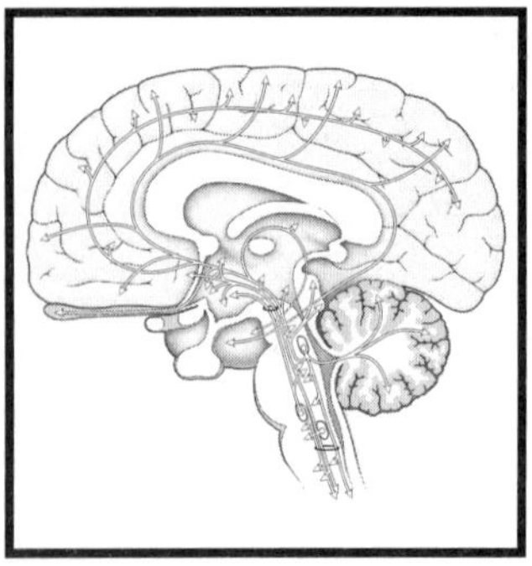
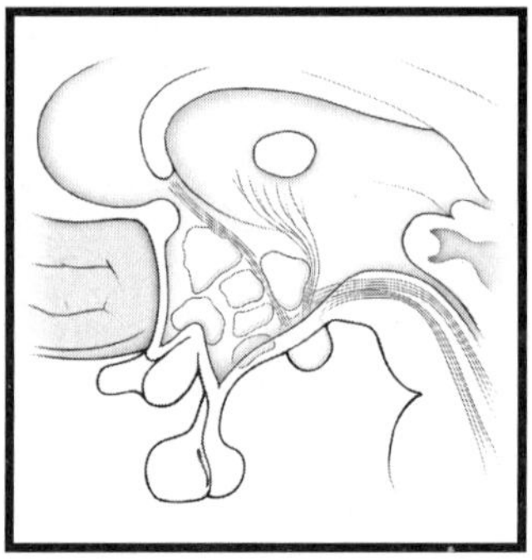

1 丘脑核团以及与大脑皮质的相互联系

研究人员有时将丘脑比作通向“大脑皮质的大门”。在丘脑中，许多核团将大量的感觉、运动和自主信息传入大脑皮质的特定区域，且将大量来自大脑皮质的信息传出至其所支配的特定区域。在感觉系统中，除了嗅觉系统，几乎所有的感觉系统均通过丘脑与大脑皮质相互沟通。特异感觉接替核（丘脑特异核）接替第二级感觉投射纤维，并将其投射至大脑皮质的特定区域。非特异投射核（丘脑非特异核）通过多突触换元接替，将信息弥散地投射至大脑皮质的大部分区域和其他丘脑核团。丘脑网状核的功能是调节其他丘脑核团的可兴奋性。但丘脑不仅仅只是一个信息传递的中继站，投射神经核团还包含中间神经元网络，这个网络通过大脑皮质的指令调节丘脑的传入信息。同时，为了避免大量未经处理的信息涌入皮质，此网络能以一种合适的“打包”方式将信息传递至大脑皮质。

丘脑核团	投射皮质区域
特异性感觉投射核团	
腹后外侧核（VPL）	中央后回（躯体感觉）
腹后内侧核（VPM）	外侧中央后回（三叉）
外侧膝状体核（LGN）	枕叶（视觉）
内侧膝状体核（MGN）	Heschl 颞叶横回（听觉）
丘脑枕	顶叶
特异性运动—相关核团	
腹外侧核（VL）	中央前回（运动）
腹内侧中间核（VI）	中央前回（运动）
腹前核（VA）	额叶（运动前和辅助运动）
特异性自主—相关核团	
前核（Ant）	前扣带回
背外侧核（LD）	扣带回，前顶叶
背内侧核（MD）	额叶
联合性区域有关的核团	
丘脑枕	顶叶
后外侧核（LP）	顶叶
非特异性丘脑核团	
板内核	
中央正中核	广泛性皮质区域：弥散连接
束旁核	广泛性皮质区域：弥散连接
内侧腹前核（VA）	广泛性皮质区域：弥散连接
丘脑网状核	丘脑其他核团

请给下列结构涂色，每种结构涂上不同颜色

☐ 1. 腹后外侧核（VPL）
☐ 2. 腹后内侧核（VPM）
☐ 3. 外侧膝状体核（体）（LGN）
☐ 4. 内侧膝状体核（体）（MGN）
☐ 5. 丘脑枕
☐ 6. 中央正中核（CM）
☐ 7. 背内侧核（MD）
☐ 8. 背外侧核（LD）
☐ 9. 前核（ANT）
☐ 10. 腹前核（VA）
☐ 11. 腹外侧核和腹内侧中间核（VL 和 VI）
☐ 12. 网状核

临床意义

丘脑的血供来自许多细小的动脉穿通支。单一丘脑核团几乎不会因为血管源性梗死而受损。当部分丘脑血供不足并且发生局部缺血时，会产生包括意识改变、警觉性改变、情感障碍、记忆障碍、运动障碍、躯体感觉改变、视觉功能障碍和异常的感知及幻觉等一系列症状。在丘脑中，某些特定区域的损伤可以导致被称为“丘脑综合征”的阵发性剧烈的神经病理性疼痛。

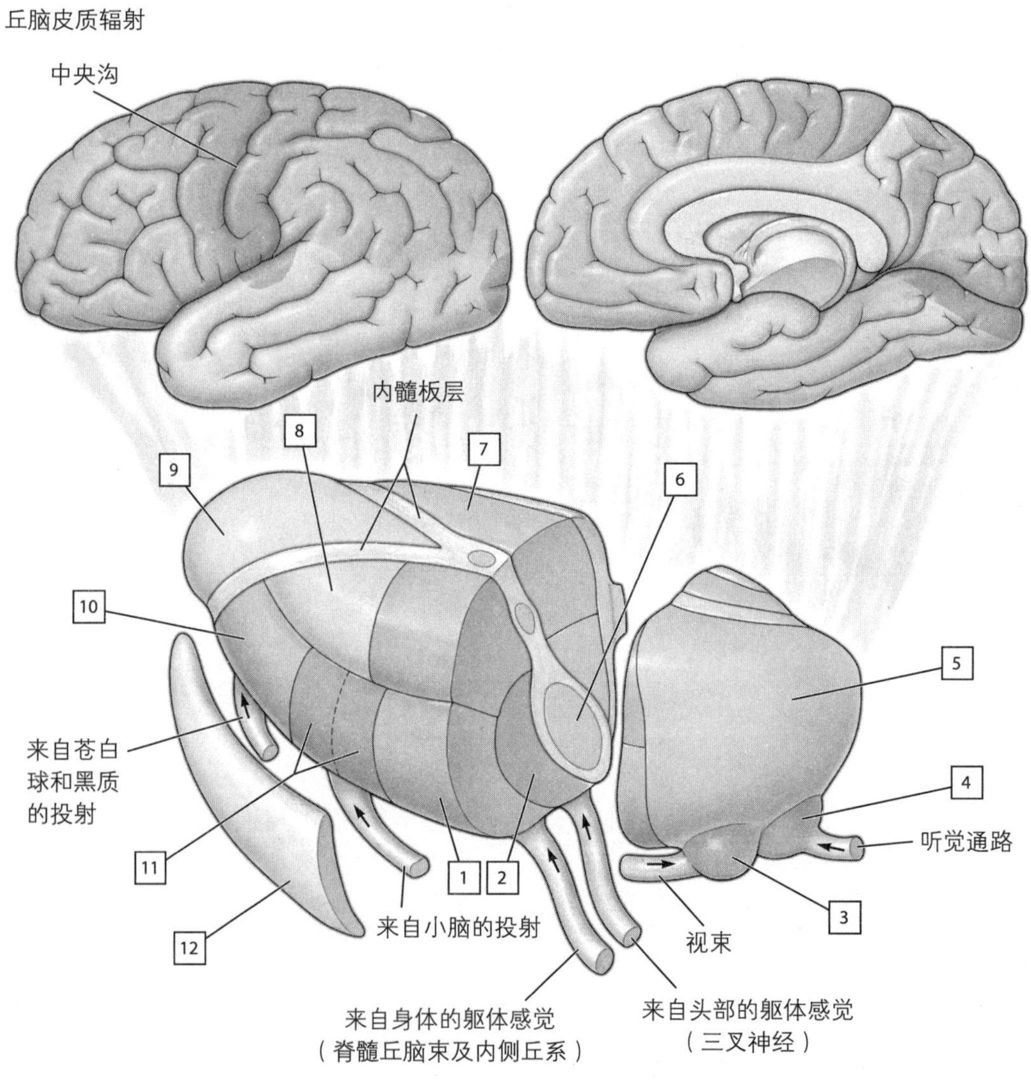

图 8.1　丘脑核团以及与大脑皮质的相互联系

2 下丘脑和垂体

下丘脑主要负责调节通过垂体（脑下垂体）控制的神经内分泌功能和内脏功能（如调节体温、摄食及食欲、渴觉及水平衡、生殖及性行为、分娩及哺乳、呼吸及心血管功能、胃肠功能、应激反应和内环境稳态）。下丘脑是间脑中的一小部分区域，在吻—尾区（视前区、前部或视上区、结节区、后部或乳头区）及内—外区（室周区、内侧区和外侧区）可以观察到许多下丘脑神经核团。

在调节神经内分泌功能方面，视上核和室旁核分泌催产素和血管升压素并且通过穿过漏斗核（垂体柄）的视上垂体束发出投射纤维到达神经垂体（垂体的后叶），在此处催产素和血管升压素被释放入血液循环。弓状核和其他分泌垂体前叶激素释放因子及抑制因子的核团发出投射纤维至正中隆起的接触区，且由此处分泌激素进入垂体门脉系统。通过垂体门脉系统，高浓度的释放因子及抑制因子直接运输至位于垂体前叶（腺垂体）上的细胞。

乳头核（体）组成了相互联系的边缘环路中的一部分，而此环路早先被认为是负责记忆功能的 Papez 环路中的一部分。同时，乳头核经由穹隆接受来自海马结构的传入信息，并且发出投射纤维，经由乳头丘脑束投射至丘脑前核。

请给下列结构涂色，每种结构涂上不同颜色

- ☐ 1. 穹隆
- ☐ 2. 室旁核
- ☐ 3. 视上核
- ☐ 4. 弓状核
- ☐ 5. 漏斗核（垂体柄）
- ☐ 6. 垂体（垂体腺）
- ☐ 7. 腺垂体（垂体前叶）
- ☐ 8. 神经垂体（垂体后叶）
- ☐ 9. 乳头体
- ☐ 10. 乳头丘脑束
- ☐ 11. 视上垂体束

临床意义

垂体后叶是一个重要的解剖结构，在这里催产素和血管升压素（精氨酸血管升压素）释放入血，进入全身血液循环。精氨酸血管升压素的别名是抗利尿激素，是调节水平衡的关键因子。如果调节水平衡的系统遭到破坏，患者将会产生尿崩症，表现为排出大量的稀释尿液继而摄入大量液体。损伤垂体前叶或调节垂体前叶激素分泌的释放和抑制因子，可能会导致多种功能障碍。例如，无法分泌类固醇皮质激素（缺乏促肾上腺皮质激素）、甲状腺功能减退（缺乏促甲状腺激素）、性功能失调（缺乏卵泡刺激素和黄体生成素）、无法分泌生长激素等等。垂体功能减退或因肿瘤行垂体切除术可导致上述广泛的功能失调。在某些特定的情况下，分泌激素的肿瘤（如垂体腺瘤）有可能释放大量的生长激素进入血液循环，导致肢端肥大症（表现为过度生长、骨密度增高、面部粗糙）。这种情况下，需行肿瘤切除术，并且术后应采取替代疗法补充缺失的垂体前叶激素。

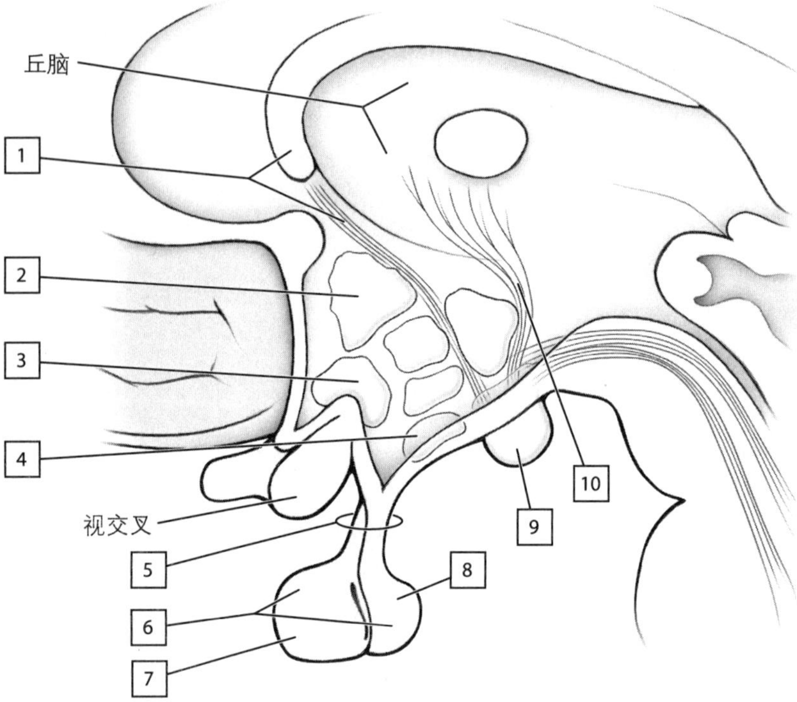

A. 五脑功能相关结构

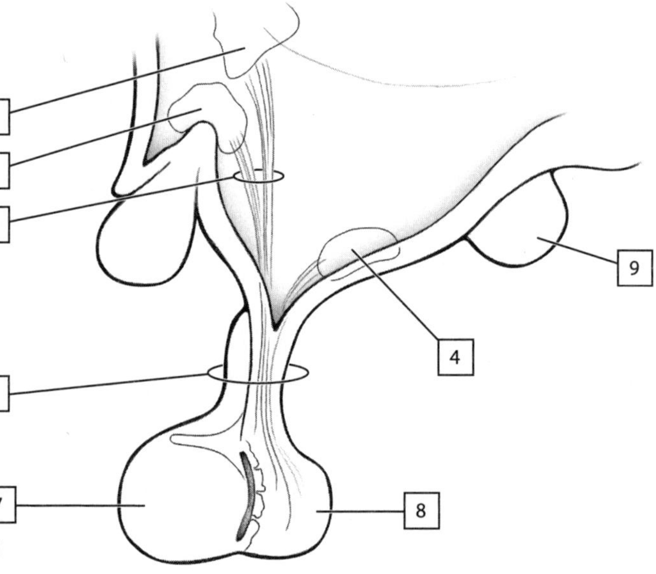

B. 内分泌功能相关结构

图 8.2 下丘脑和垂体

3　下丘脑核团示意图

下丘脑核团具有独特的传入和传出连接，在生理上与特定的内脏或神经内分泌功能有关。下丘脑区是参与复杂内脏功能调节的更大的神经元集合。视上核的大细胞神经元主要合成催产素；室旁核的大细胞神经元主要合成血管升压素。两个核都释放到垂体后叶的总循环中。室旁核的小细胞神经元是调节脑干和脊髓的交感神经和副交感神经活动的关键神经元，并合成促肾上腺皮质激素释放因子（CRF）释放到正中隆起的垂体—门脉系统。另外，下丘脑前区有助于调节副交感神经系统，下丘脑后区有助于调节交感神经系统。背内侧核、腹内侧核和下丘脑外侧区调节进食、饮水和生殖行为。视前区（内侧核和外侧核）调节周期性神经内分泌行为和体温调节。视交叉上核接收来自视束的光 / 暗周期输入，并调节昼夜节律和昼夜循环。室周核和弓状核在垂体前叶激素分泌的正中隆起处提供多巴胺能神经元调节。许多下丘脑核（视前区、视上核）以及前脑区（基底核）和脑干区（网状结构、孤核、中缝核、蓝斑）调节睡眠—觉醒周期。乳头核（复合体）可能有助于通过边缘环路调节记忆功能。下丘脑的许多区域受到白介素的影响，并被插入更复杂的环路中，以调节自主功能、内脏功能、情感行为、应激反应和一般疾病行为。

请给下列结构涂色，每种结构涂上不同颜色

☐ 1. 室旁核
☐ 2. 侧下丘脑区
☐ 3. 背内侧核
☐ 4. 外侧视前核
☐ 5. 前下丘脑区
☐ 6. 内侧视前核
☐ 7. 视上核
☐ 8. 视交叉上核
☐ 9. 腹内侧核
☐ 10. 乳头核（复合体）
☐ 11. 脑室周围核
☐ 12. 后下丘脑区

临床意义

下丘脑是神经内分泌输出（包括垂体前叶激素和垂体后叶激素、催产素、抗利尿激素）和内脏功能的调节区。下丘脑的一些调节与运动和感觉加工相协调，如喂养行为、饮水行为和生殖行为。一些调节功能是通过直接连接实现的，一些是通过多种和多突触连接实现的（如恶心的调节）。

进行这种调节的下丘脑回路受到边缘前脑和大脑皮质的影响。譬如，如果一个人看到令人恐惧的东西或察觉到环境中的威胁，许多皮质和边缘结构（包括提供被观察物体情感背景的杏仁核）可以诠释这种威胁，并迅速招募合适的下丘脑和运动回路，表现适当的行为反应。譬如，逃跑、僵住或冷静地行动。同样地，通过精神冥想回忆那些引起愤怒、悲伤、快乐或其他情绪的事件或情景。在这种情况下，认知活动可能升高血压，产生焦虑情绪；自主活动（例如交感神经激活）和神经内分泌活动（例如释放促肾上腺皮质激素释放因子、促肾上腺皮质激素和皮质醇激活下丘脑—垂体—肾上腺轴）的变化。因此，下丘脑位于边缘—下丘脑—自主神经和神经内分泌调节的十字路口，受到皮质活动的影响。

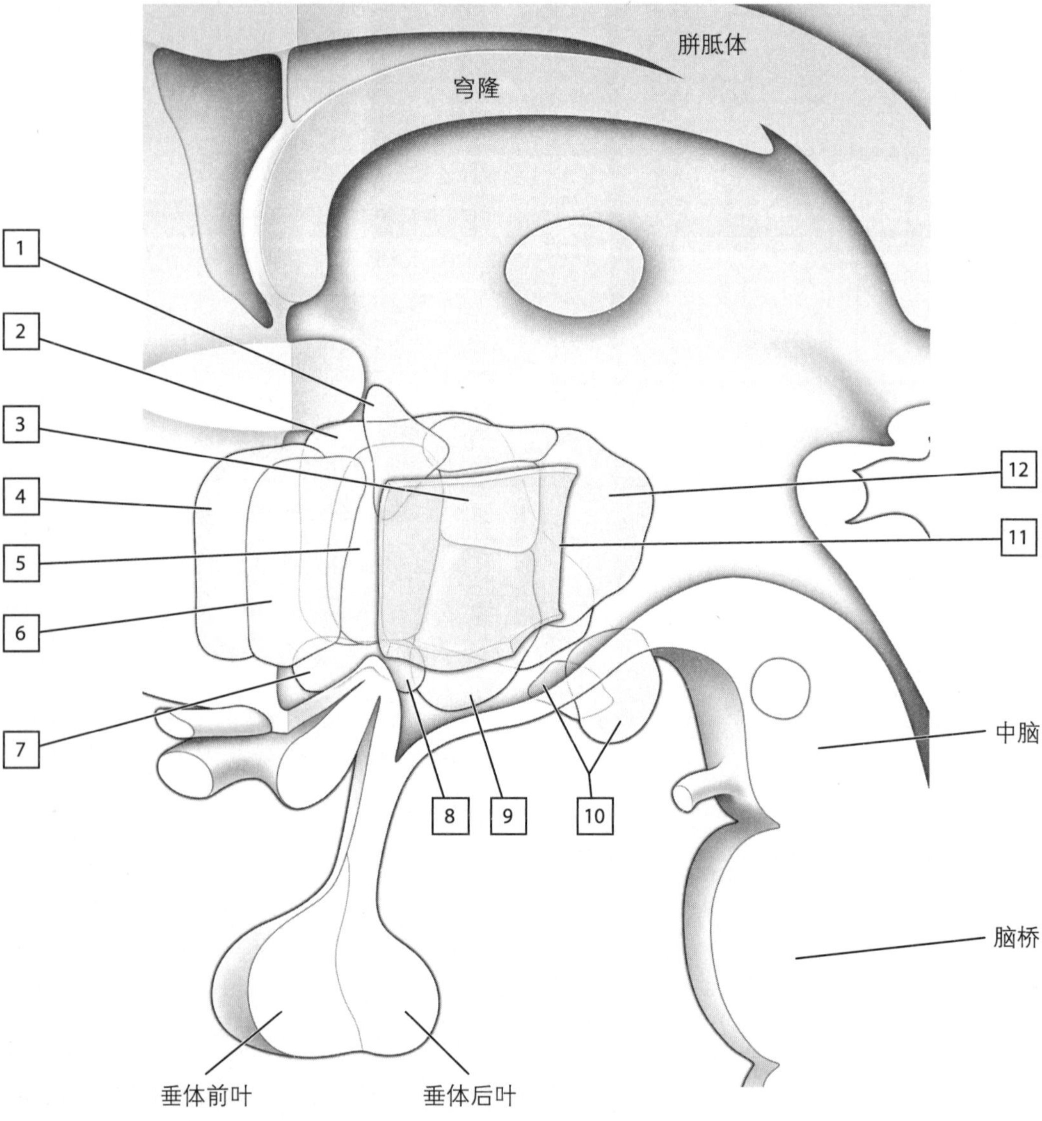

图 8.3 下丘脑核团示意图

4　前脑轴切面

前脑的轴切面是没有倾斜的真正水平切面；早期的轴切面被称为水平切面，与真正的轴切面倾斜 25° 。这一轴切面是在尾状核的头部、中丘脑和内囊的典型层面。这些结构是解释脑轴成像的关键标志，提供脑室和两侧对称性重要区域的视图。内囊前肢将尾状核的头部从内侧与壳核分开，外侧与苍白球分开。内囊膝（膝）是 V 形的最内侧弯曲，尾状核的头在前，丘脑在后。内囊后肢从侧面将丘脑从内侧与壳核分离，外侧与苍白球分离。侧脑室在这个断面上分为前部的前角和后部的颞极两部分。壳核的外侧依次是外囊、屏状核、最外囊和位于外侧裂的深部的岛叶。

请给下列结构涂色，每种结构涂上不同颜色

- □ 1. 尾状核头
- □ 2. 内囊前肢
- □ 3. 屏状核
- □ 4. 外囊
- □ 5. 壳核
- □ 6. 苍白球
- □ 7. 内囊膝部
- □ 8. 岛叶
- □ 9. 丘脑
- □ 10. 内囊后肢
- □ 11. 侧脑室（颞极）
- □ 12. 侧脑室（前角）

临床意义

前脑轴切面有助于观察涉及多种前脑疾病的潜在病理学变化。基底节（尾状核、壳核和苍白球）和相关核团（下丘脑和黑质）的疾病可能表现出退行性改变，譬如亨廷顿病尾状核头部变平、缩小。临床上亨廷顿病表现为舞蹈（轻快，舞蹈样）运动，情绪问题和认知能力下降。在丘脑或皮质白质中出现小腔隙性梗死。多发性硬化症的脱髓鞘斑块可见于大脑白质。内囊的梗死可能表明中风的发生。内囊梗死最常见累及部位是内囊膝和后肢。这种损伤会导致对侧偏瘫(很快演变为痉挛性偏瘫，伴有高负荷、反射亢进和病理性反射）、对侧面部下垂的和对侧躯体感觉丧失。

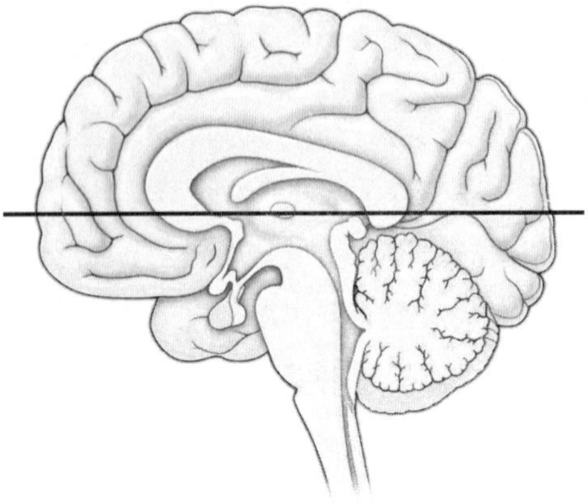

切面水平（经尾状核头部和中丘脑）

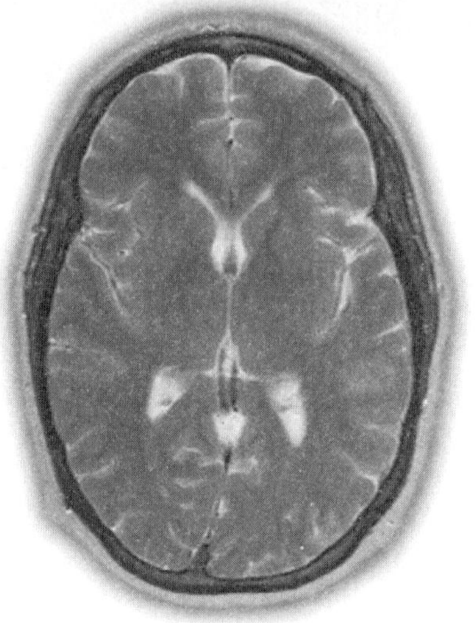

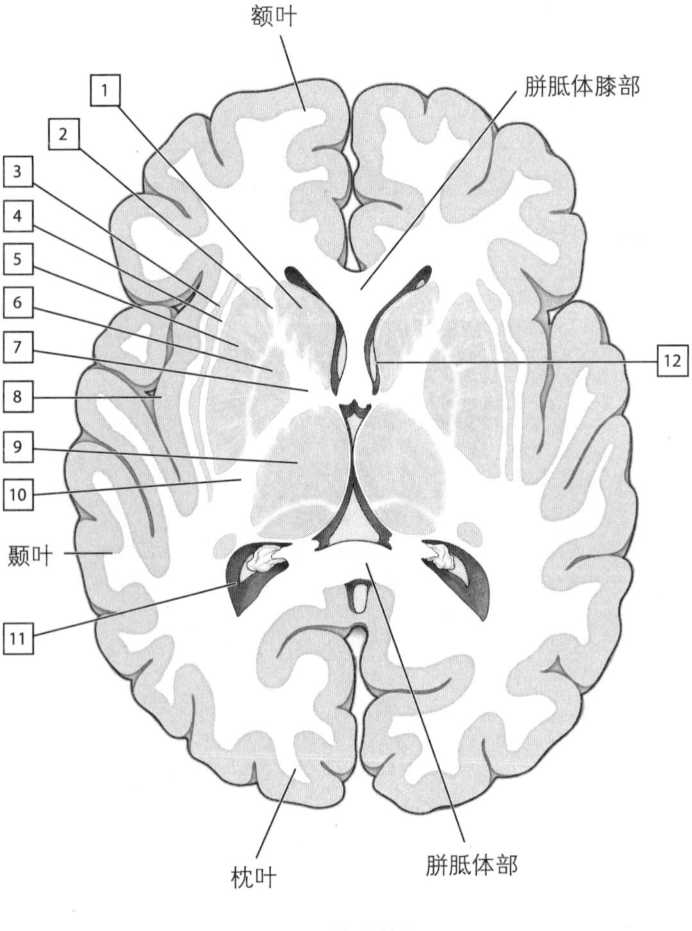

图 8.4 前脑轴切面

5 前脑冠状切面

冠状切面是通过前脑的一个关键段面，显示前连合、穹隆柱、基底节的许多结构和边缘前脑结构。内囊前肢和前连合是前脑内部主要的白质区。内囊的前肢将尾状核的头部内侧与壳核，外侧与苍白球分开。前连合相互连接颞叶相应区域。可见侧脑室前极和第三脑室。颞前叶的内侧极是杏仁核复合体。

位于前连合正下方的区域，称为“无名质”，即基底核（Meynert），是前脑胆碱能神经元的一个重要区域。沿额叶中线是扣带回皮质，扣带回（主要含有去甲肾上腺素能、羟色胺能、多巴胺能和胆碱能轴突的前脑束，投射到大脑皮质）位于胼胝体体部上方。穹隆柱将海马 CA1 和 CA3 区的投射传送到中隔核、伏隔核、下丘脑视前区、前区以及其他边缘结构。岛叶位于外侧裂的深部，调节一些内脏活动。

请给下列结构涂色，每种结构涂上不同颜色

☐ 1. 扣带回
☐ 2. 穹隆柱
☐ 3. 尾状核头
☐ 4. 内囊前肢
☐ 5. 壳核
☐ 6. 岛叶
☐ 7. 苍白球
☐ 8. 前连合
☐ 9. 基底核
☐ 10. 杏仁核
☐ 11. 侧脑室额极
☐ 12. 胼胝体体部

临床意义

基底核位于前连合下方的无名质中，包含一个主要的中枢胆碱能神经元集合，其轴突向大脑皮质和边缘前脑的许多区域发送扩散投射。在一些阿尔茨海默病患者的大脑中发现这些神经元是变性的，而且这些神经元被认为是对于短期记忆和认知功能重要的神经元。为了改善记忆功能，许多药物和营养尝试为患者提供胆碱或增强胆碱的支持性治疗。尽管在动物模型上取得了一些实验性的成功，但这些方法在人体还没有取得多大的成功，可能是因为患者被诊断为认知能力明显下降时，大脑已经发生广泛性神经元损伤。

杏仁核在提供感官刺激，特别是恐惧反应的情绪背景方面是非常重要的。头部冲击伤可能造成双侧杏仁核损伤，产生“Klüver–Bucy”综合征，伴随对危险物体丧失恐惧，短期记忆功能丧失，过度高性反应和其他行为改变。在杏仁核受到选择性双侧损伤的情况下，患者出现恐惧反应消失，无法识别其他人的恐惧面部表情。

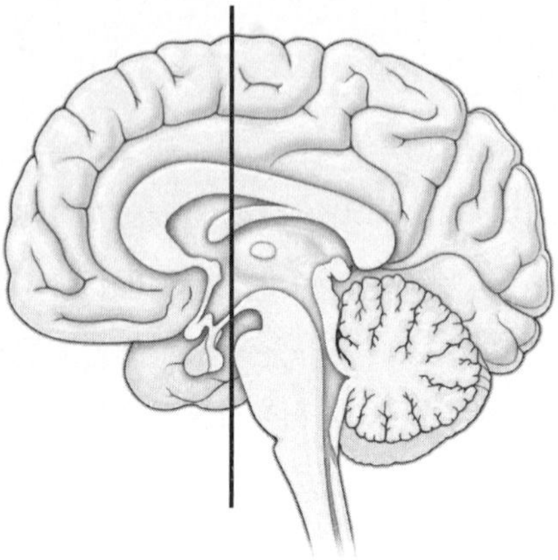

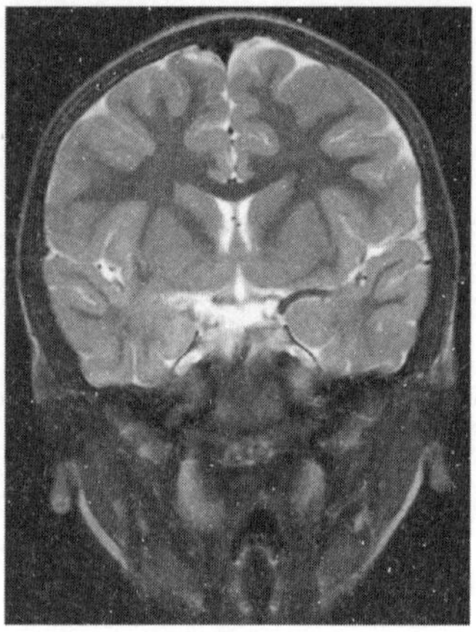

前连合 / 穹隆柱水平切面

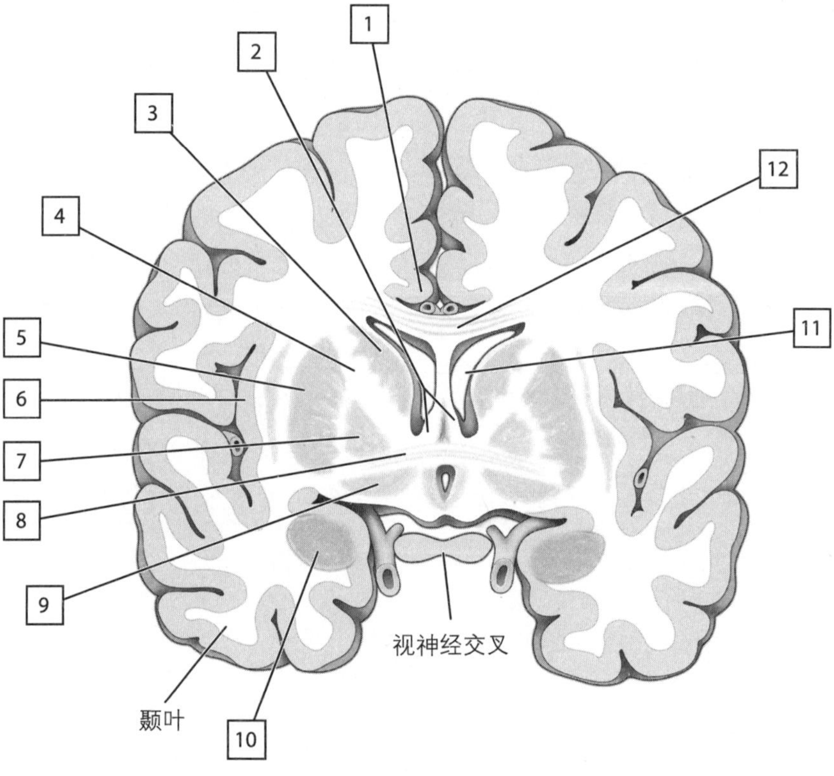

图 8.5 前脑冠状切面

6　大脑皮质分层

大脑皮质是一个六层的神经元结构，位于前脑的外部。它有时被称为新皮质，以区别于有着较少分层的古皮质。在胎儿发育期间，绝大多数的神经细胞在室管膜区增殖，随着放射状神经胶质细胞迁移至中枢神经系统的外部。皮质有两种锥体细胞层，第Ⅴ层（大锥体细胞层）和第Ⅲ层（小锥体细胞层）。锥体细胞拥有大的基底外侧树突状分支和垂直于表面的分支顶树突。锥体神经元作为投射神经元，其轴突离开皮质，并且朝向它们的靶目标投射很长的距离。

皮质有两种颗粒细胞层，第Ⅳ层（主要颗粒细胞层）和第Ⅱ层。颗粒细胞是具有小细胞体、局部树突分支和局部轴突分布的局部回路神经元。颗粒细胞接收丘脑传入（特异性传入）和其他传入及联合纤维，并调节其他皮质神经元的兴奋性。

感觉皮质（如中央后回）具有第Ⅳ层大颗粒细胞，接收来自丘脑大量的特异性传入信息。感觉皮质的锥体神经元是稀疏的。运动皮质（如中央前回）具有Ⅴ层和Ⅲ层大锥体细胞，而颗粒细胞数量非常少。运动皮质发出大量的传出纤维投射到大脑其他区域以及大脑皮质的其他区域。联合皮质含有均衡的锥体细胞层和颗粒细胞层，因为它接收来自某些特异性传入和其他传入的纤维，并且发出广泛传出纤维投射到皮质其他部分。

来自脑桥蓝斑的去甲肾上腺素能轴突传入和来自吻侧脑干核团的 5- 羟色胺能中缝轴突传入将非常精细的曲张样轴突发送到大脑皮质，大量分支进入所有六层皮质。这些去甲肾上腺素能和 5- 羟色胺能轴突调节其他神经元的兴奋性及其突触反应性。

请给下列结构涂色，每种结构涂上不同颜色

☐ 1. 运动皮质 / 联合皮质的Ⅴ层锥体细胞
☐ 2. 运动皮质的Ⅲ层锥体细胞
☐ 3. 运动皮质锥体细胞发出的轴突
☐ 4. 感觉皮质的Ⅳ层颗粒细胞
☐ 5. 感觉皮质的Ⅱ层颗粒细胞
☐ 6. 丘脑传入感觉皮质的特殊途径
☐ 7. 传入联合皮质的其他传入及联合纤维
☐ 8. 来自联合皮质对皮质其他部位的传出投射
☐ 9. 来自蓝斑核的去甲肾上腺素能传入
☐ 10. 来自延髓中缝核的 5- 羟色胺能传入

临床意义

感觉皮质是主要感觉系统中接收特异性传入的区域。运动皮质作为最终的主要皮质，输出到脑干和脊髓的下位运动神经元，以及其他运动结构，譬如脑干的上位运动神经元。感觉皮质和运动皮质之间存在广泛的连接网络，用于加工刺激，提供对于这些刺激产生的过去记忆和情绪背景。这些连接进而被返回到运动前皮质、辅助运动皮质和运动皮质，产生适当的行为反应。两侧大脑半球通过胼胝体和前连合的联系相互作用。

这些主要与皮质相关的轴突系统受到破坏可能导致特异性感觉和/或运动功能缺失、失聪症、失认症、失语症和行为反应的改变。

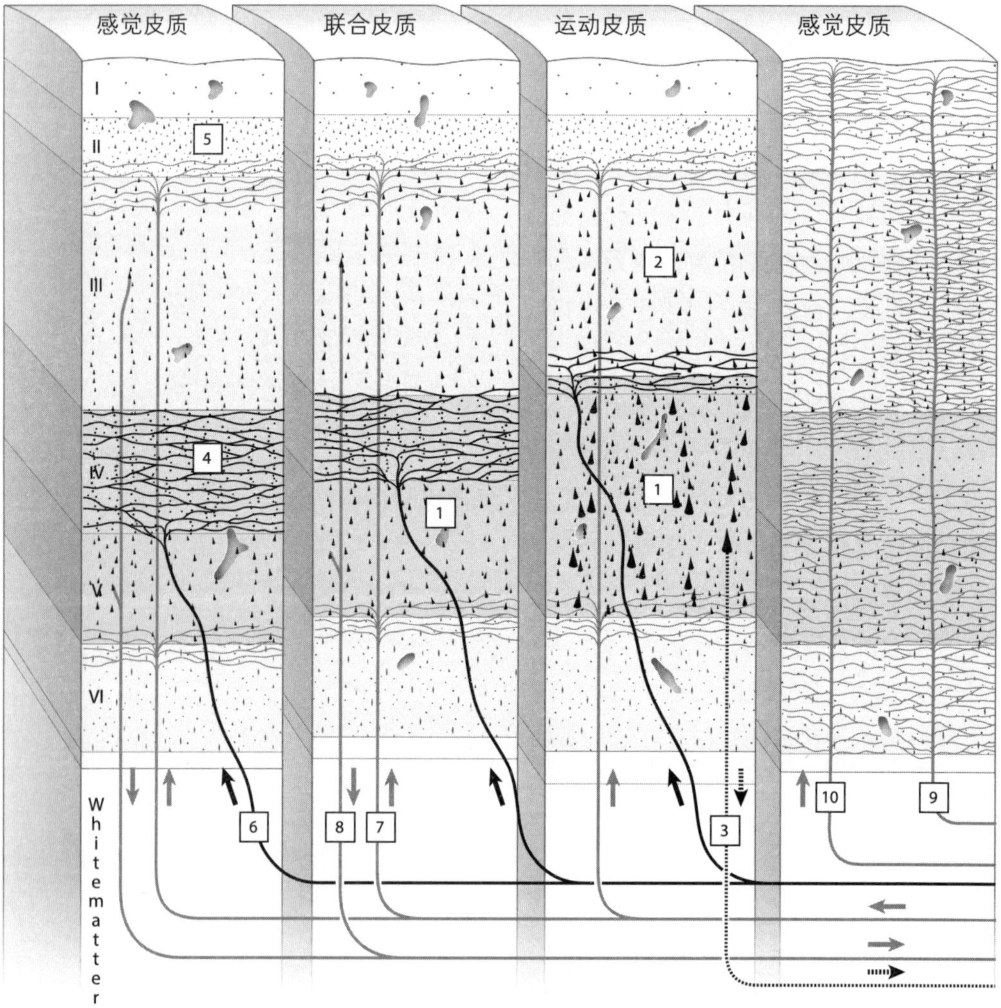

图 8.6　大脑皮质分层

7　垂直柱：大脑皮质的功能单位

向感觉皮质传递信息的特异性传入神经，通常会带来关于刺激的非常精确的信息，这些刺激激活了通往丘脑的通路，从而激活了丘脑向皮质的投射。这些信息不会被简单地倾倒于大脑皮质的信息库中，而会精确地终止并贯穿大脑皮质所有六层的垂直柱。根据与垂直柱相关的主要锥体细胞的水平树突范围，垂直柱的直径为0.5~1.0 mm。这些垂直柱相互投射丰富，是解释感官世界的信息汇聚的重要基础。参与其中的关键神经元是小锥体细胞、颗粒细胞和至少一种大锥体细胞。关键传入纤维是皮质—皮质传入和丘脑传入（特异性传入投射）。垂直柱主要传出纤维是投射到皮质下结构的皮质投射，以及投射到附近垂直柱的皮质—皮质传出纤维。

请给下列结构涂色，每种结构涂上不同颜色

- □ 1. 小锥体细胞
- □ 2. 颗粒细胞
- □ 3. 大锥体细胞
- □ 4. 皮质—皮质垂直传入柱
- □ 5. 丘脑—垂直柱的特定传入
- □ 6. 垂直柱—皮质下结构的投射
- □ 7. 皮质—皮质邻近垂直柱的传出投射
- □ 8. 垂直柱的模式图

临床意义

垂直柱的神经元对于有序处理通过丘脑到达的原始感觉信息至关重要，通过复杂加工使我们能够对外部世界进行详细的精确分析。例如，初级视觉皮质（17 区）的垂直柱可能接收到与点光源相对应的传入，该点光源以精确位置刺激视网膜，也许最初只激活几个甚至一个视锥细胞。然后，几个垂直柱——每个垂直柱对视网膜上一组连续的点做出反应——可以共同性投射到附近的其最佳刺激是这些点光源的垂直柱上，从而产生对一条光的最佳反应。几个这样的垂直单元可以进一步投射到一个更大的垂直单元，这个垂直单元对视网膜上弯曲的光弧呈现最大反应。继续这种类型的聚合，可能会有一个垂直柱对代表你祖母图像的刺激做出最佳的反应。实际上这被称为“祖母细胞理论”。它阐述的是难以置信的精确性和联系性，以及大量的整合，这对大脑实现我们认为理所当然的每天数千次对环境中的物体和刺激的准确描绘是必需的，即使它们在移动或我们正在移动的时候。

一些投射和聚合环路的损伤可能导致失认症，即无法识别某些物体。有些失认症是相当惊人的，表现为前面提及的顺序处理。有些失认症导致无法从彼此间识别有生命的和无生命的物体，物体在环境中的位置（右侧朝上与倒置），甚至无法识别人的面孔，尽管可以清晰地分辨他们的声音。

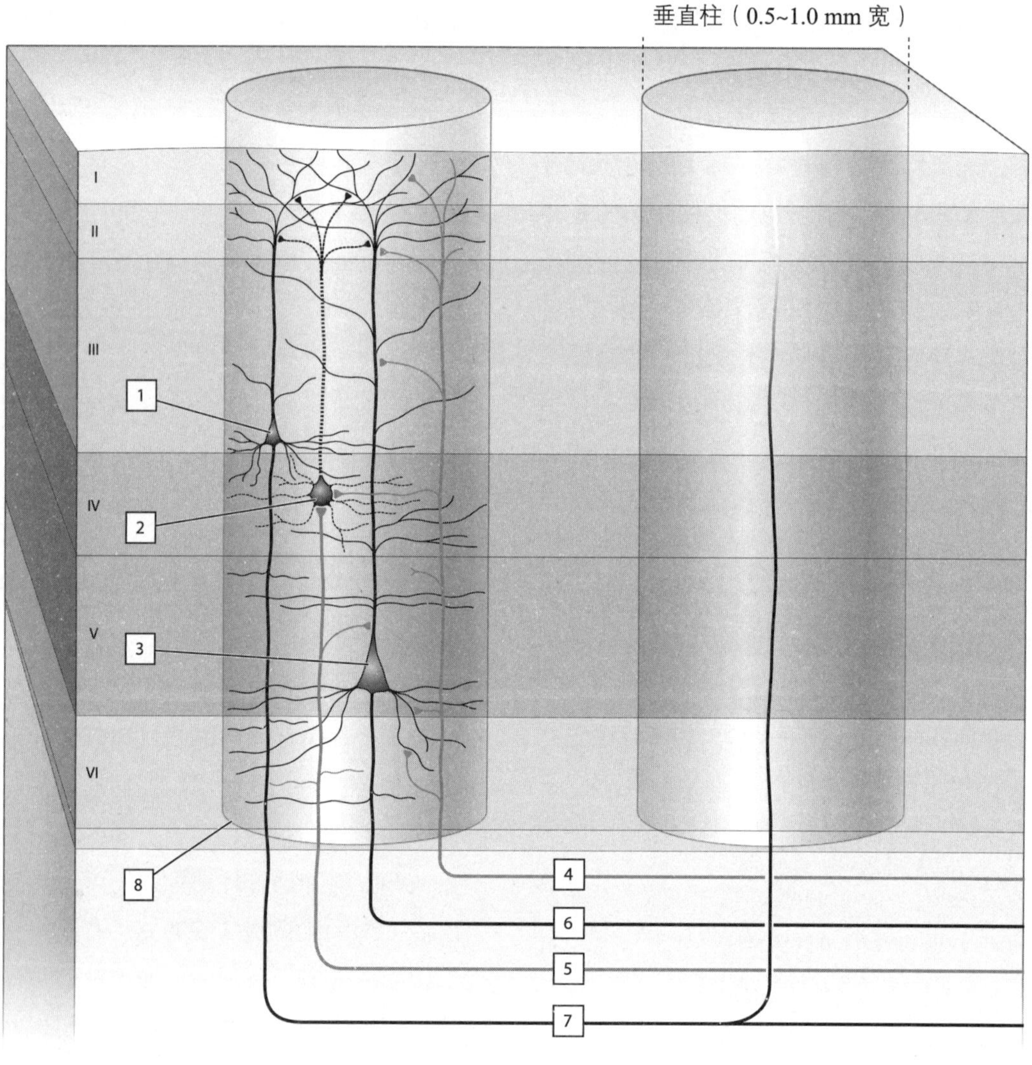

图 8.7　垂直柱

8　大脑皮质的传出联系

大脑皮质有数百个特定的区域，其中一些被合并成特定的脑回或脑区；联合皮质的某些部分还没有被完全认识。一种识别大脑皮质某些区域的功能角色的方法是检查这些区域的连接特性。在最基本的层次上，数千个垂直柱与其他功能柱相互连接，形成数量庞大的排列和组合。作为一个附加特征，神经连接可以根据功能需求扩展或收缩。例如，如果一段手指被截去，用于处理现在缺失部位的信息的皮质区域将接受并容纳来自相邻区域的信息。

通过束路追踪或电生理记录研究可以将大脑皮质非微观层面的连接分为三类：①联络纤维，②联合纤维，③投射纤维。联络纤维可以分为投射至同侧半球附近区域的短联络纤维，以及投射到同侧半球远距离区域的长联络纤维。从初级视皮质（17区）投射到视觉联合皮质（18区和19区）是短联络纤维，而左半球表达和接受语言的区域（Broca区和Wernicke区）之间的投射是长联络纤维。联合纤维通过胼胝体和前连合（部分颞叶）连接左右半球的类似区域。投射纤维的范围和数量都很大，代表下运动神经元、脑干的上运动神经元在皮质的投射，与小脑、基底神经节和相关核连接的脑桥核在皮质的投射，第二感觉核和感官结构如丘脑、下丘脑和自主相关结构，一些边缘前脑结构，以及其他结构在皮质的投射等。

请给下列结构涂色，每种结构涂上不同颜色

☐ 1. 长纤维

☐ 2. 短纤维

☐ 3. 联合纤维

☐ 4. 投射纤维

临床意义

创伤、肿瘤、脱髓鞘疾病、前脑梗死和许多其他病理状况可以造成皮质传出联系损伤。对长联合性纤维的损伤可以使得需要信息整合才能完成的功能相关脑区之间失去联系，如语言功能、感觉协调和许多其他行为。有时为了防止癫痫从一侧扩散到另一侧而故意造成联合纤维的损伤，会使两个大脑半球不知道彼此在做什么。投射纤维的损伤，尤其是内囊损伤，可使皮质与下运动神经元、上运动神经元、基底节和小脑、下丘脑和边缘前脑结构断开，以及丘脑核之间的相互连接断开。这可能导致一系列问题，尤其是对侧，如对侧偏瘫和面部下垂、对侧偏盲以及其他运动、感觉和行为缺陷。

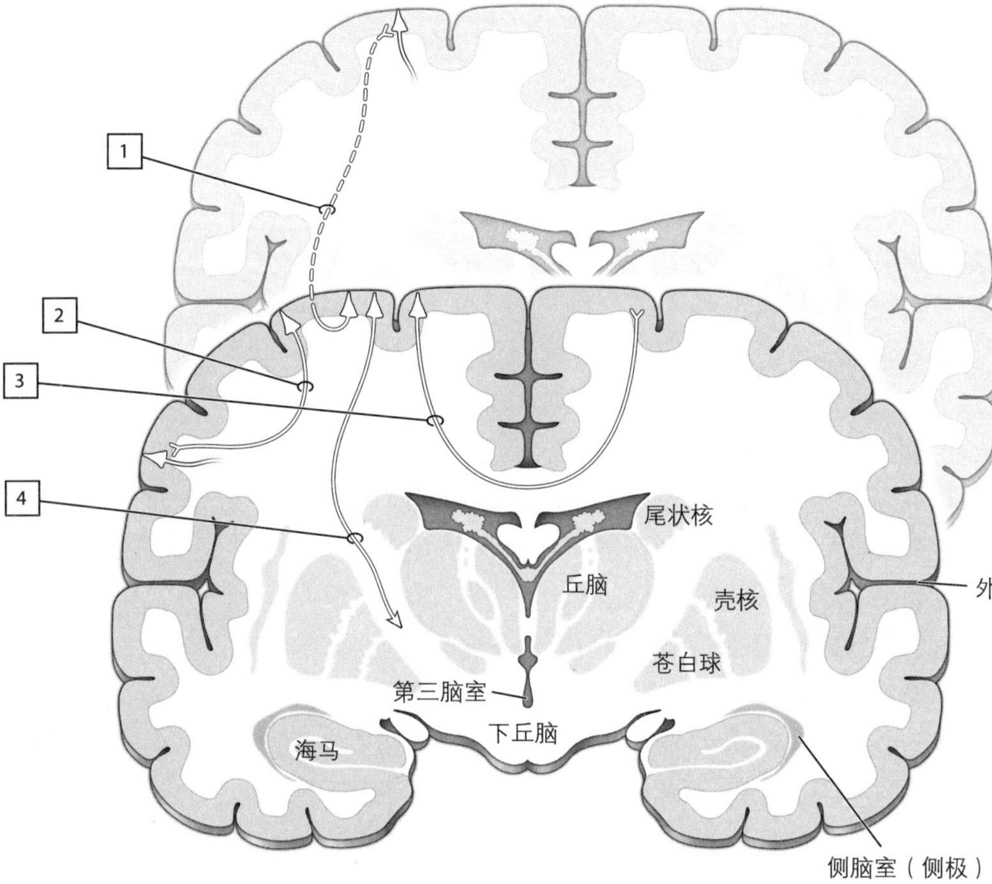

图 8.8　大脑皮质的传出联系

9　皮质联络纤维

皮质联络通路为协调活动和行为必需的皮质区域之间提供了重要的沟通。这些联络纤维可以连接初级感觉区域与相邻的感觉联络皮质，可以连接多个感觉皮质的复杂联合皮质（整合感官知觉），可以连接语言功能的关键区域，并可能连接对认知功能和情感行为及其分析的关键区域。这些联络通路包括上纵束、钩状束、前扣带回、扣带、枕额上束和枕额下束。这些大的白质束中有无数的纤维进出并穿过它们。

请给下列结构涂色，每种结构涂上不同颜色

☐ 1. 上纵束
☐ 2. 弓状纤维束
☐ 3. 前扣带回通路
☐ 4. 扣带
☐ 5. 枕额上束
☐ 6. 枕额下束

临床意义

如果左侧 Broca 区（额叶皮质）和 Wernicke 区（颞顶叶皮质）之间的连接受损，而这两个区域都完好无损，将导致患者在缺乏典型的表达性或感觉性失语的情况下，无法重复复杂的单词或句子。这就是传导性失语。通过这些大的联络束切断大脑皮质主要区域之间的联系可能会导致痴呆、注意力不集中、情绪变化和记忆功能障碍；即使没有运动障碍或失语症也会表现出这些问题。扣带皮质是去甲肾上腺素能、5- 羟色胺能、多巴胺能和胆碱能投射到皮质的主要通道。多发性梗死性痴呆（而非脱髓鞘性疾病，因为这些通路由无髓鞘的小轴突组成）清除了皮质中这些重要的神经递质作用，从而损害了神经束。这可能会导致抑郁、双相情感障碍和注意力缺陷。额叶投射通路的双侧损伤可能导致欣快感或不适当的效应（假球性麻痹），额叶与前脑边缘结构的分离可能导致精神病行为。

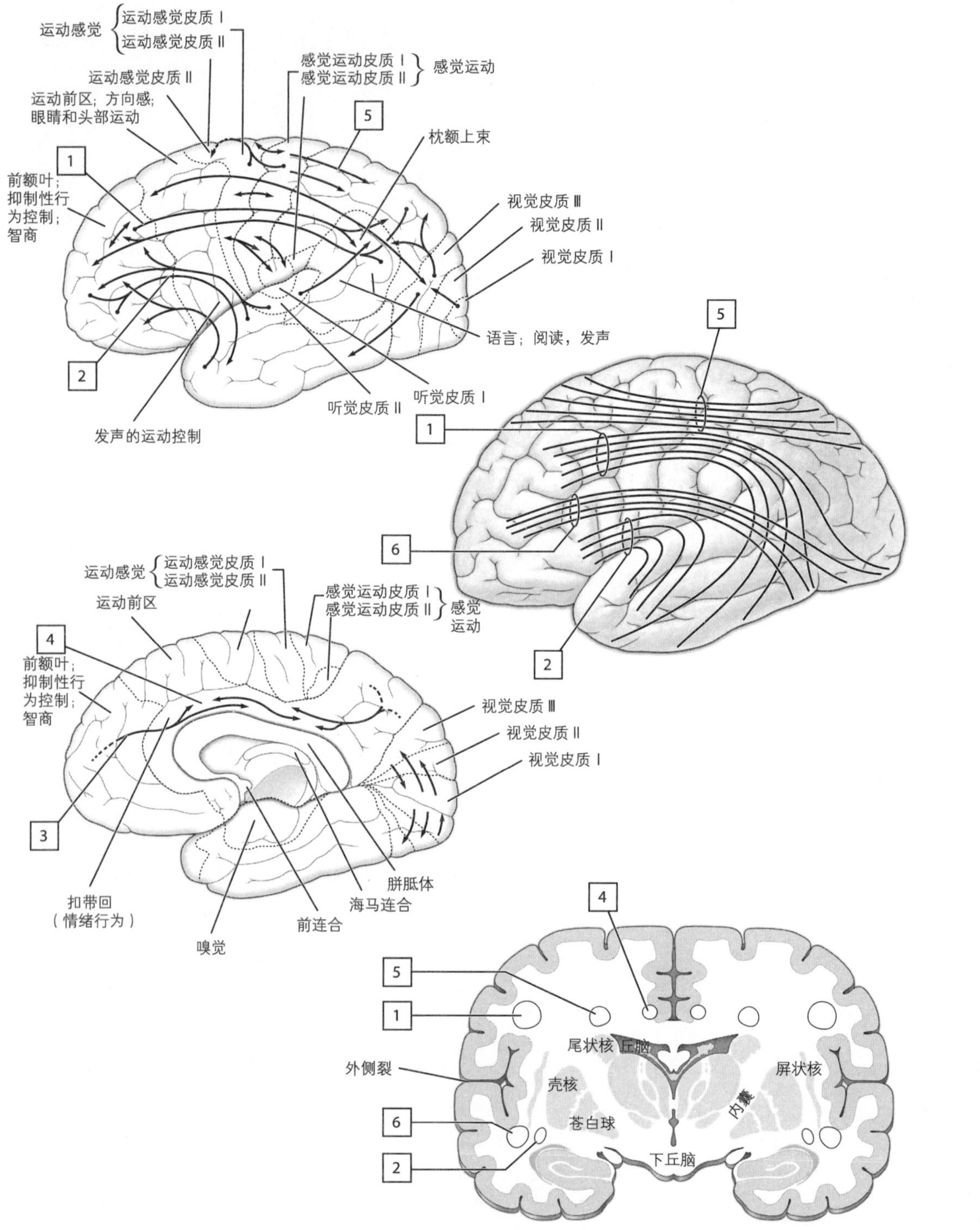
运动感觉
运动感觉皮质 Ⅰ
运动感觉皮质 Ⅱ
运动感觉皮质 Ⅱ
运动前区；方向感；
眼睛和头部运动
感觉运动皮质 Ⅰ
感觉运动皮质 Ⅱ
感觉运动
5
枕额上束
1
前额叶；
抑制性行
为控制；
智商
视觉皮质 Ⅲ
视觉皮质 Ⅱ
视觉皮质 Ⅰ
语言；阅读，发声
2
听觉皮质 Ⅰ
听觉皮质 Ⅱ
发声的运动控制
5
1
6
2
运动感觉
运动感觉皮质 Ⅰ
运动感觉皮质 Ⅱ
运动前区
感觉运动皮质 Ⅰ
感觉运动皮质 Ⅱ
感觉
运动
4
前额叶；
抑制性行
为控制；
智商
视觉皮质 Ⅲ
视觉皮质 Ⅱ
视觉皮质 Ⅰ
3
扣带回
（情绪行为）
嗅觉
前连合
海马连合
胼胝体
4
5
1
尾状核
丘脑
外侧裂
壳核
屏状核
内囊
苍白球
6
2
下丘脑

图 8.9 皮质联络纤维

10　失语症和皮质损伤区域

在所有右利手和大多数左利手个体中，左脑半球是语言的主导半球。脑梗死或肿瘤及其他损害可在额下回（Broca 区）或颞叶顶皮质（Wernicke 区）产生皮质灰质病变。脱髓鞘或其他病理条件可对连接语言区域的长联络通路造成损害。失语症的主要类型有：① Broca 失语症（表达性失语症）；② Wernicke 失语症（感觉性失语症）；③完全性失语。这些失语症是语言功能障碍，而不是发音性疾病。脑干病灶可累及颅神经引起发音困难，小脑病灶可出现语言不协调。然而这些脑干或小脑疾病语言的表达或感受是完整的。

请给下列结构涂色，每种结构涂上不同颜色

- ☐ 1. Broca 失语受累皮质区域，大脑侧面观
- ☐ 2. Wernicke 失语受累皮质区域，大脑侧面观
- ☐ 3. 完全性失语受累皮质区域，大脑侧面观
- ☐ 4. Broca 失语受累前脑区，冠状切面
- ☐ 5. Wernicke 失语受累前脑区，冠状切面
- ☐ 6. 完全性失语受累前脑区，冠状切面

临床意义

Broca 失语涉及语言表达困难。在造词过程中存在着间断性，很难找到合适的词来使用，表达时断断续续、缓慢而费力。这种失语症有时被称为非流利性失语症。左侧 Broca 区损伤，经常伴有对侧偏瘫（前运动皮质），对侧身体失去知觉（躯体感觉皮质），凝视性麻痹（额视野）和对侧空间忽视（顶叶皮质）等症状。

Wernicke 失语表现为语言理解困难。有过多的语言表达，通常是口头上不正确的单词和表达（称为错语），表达流畅，混乱而不可理解。有时患者只能说几个具体的词语，反复无意义地重复。这个情况有时被称为流利性失语。左侧损伤常伴有对侧偏盲（视辐射）或上象限盲（颞叶的 Meyer 环）等问题。罕见的右侧病变可能伴有结构性失用。

完全性失语涉及所有语言功能的困难，故称完全性失语。一位左侧半球严重损伤患者，没有表达或理解语言的能力。伴有严重的右侧偏瘫。完全性失语伴随许多其他问题，包括对侧半感觉丧失、对侧注视麻痹、对侧空间忽视或对侧偏盲。病变范围广泛，出现水肿、颅内压增高、意识下降，甚至昏迷。

原发性进行性失语是一种缓慢的进行性失语，发生在没有紧急事件出现的情况下。

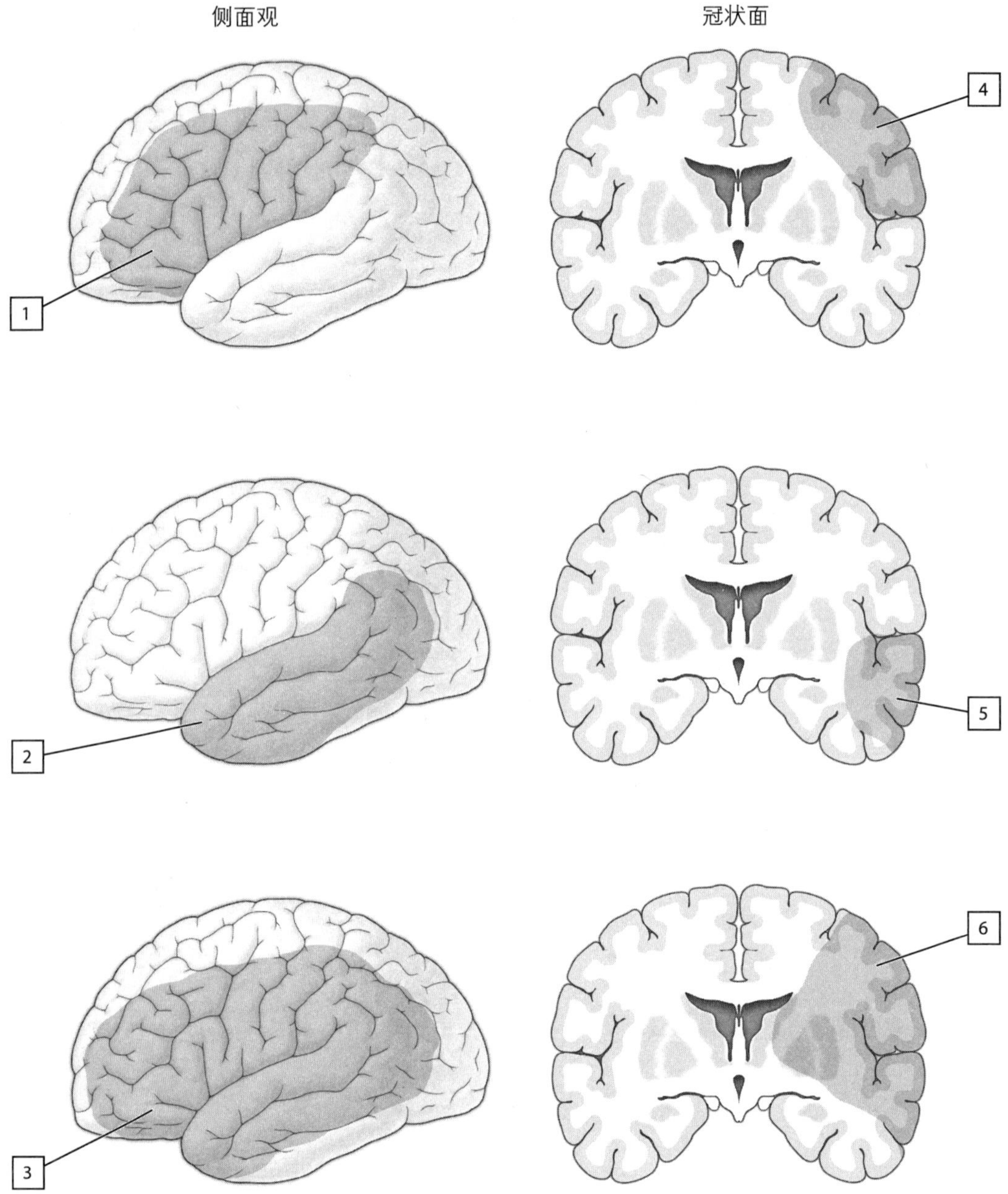

图 8.10 失语症和皮质损伤区域

11 去甲肾上腺素能通路

在 20 世纪 60 年代和 70 年代使用荧光组织化学观察儿茶酚胺（多巴胺，去甲肾上腺素）和吲哚胺（5- 羟色胺），导致发现了化学特异性神经元，其细胞体存在于脑干中并且其细小的无髓鞘轴突向中枢神经系统的几乎每个主要区域发出广泛而弥漫性的神经束。使用标记儿茶酚胺和 5- 羟色胺合成途径中主要酶的抗体，通过免疫细胞化学证实了这些新发现的系统的解剖结构。去甲肾上腺素能和 5- 羟色胺能连接主要调节它们所投射区域的其他递质系统的兴奋性。

去甲肾上腺素能神经元胞体存在于脑桥中的蓝斑（A6 组）、延髓（A1 和 A2）以及脑桥（A5 和 A7）网状结构的几个细胞群中。蓝斑中单个神经元的轴突投射分支到大脑皮质、海马结构和其他边缘前脑结构、下丘脑、丘脑、小脑、脑干核以及脊髓。这些神经元调节包括小脑（兴奋和抑制系统）和脊髓背侧（调节伤害性输入的敏感性的设定点）等结构的兴奋性。蓝斑发出的纤维通过去甲肾上腺素能背束和去甲肾上腺素能降束投射。来自蓝斑的皮质连接从去甲肾上腺素能背束继续进入扣带，通过白质进入更背侧的去甲肾上腺素能前脑通路。A5 和 A7 神经元将轴突送入脑干、下丘脑和脊髓的许多区域。而这些轴突在去甲肾上腺素能腹侧束和去甲肾上腺素能降束中穿行。A1 和 A2 神经元将轴突送入脑干、下丘脑和脊髓，与 A5 和 A7 投射在同一束中传播。与这些广泛的连接重叠的是来自中缝核的 5- 羟色胺能投射和轴突终末。

去甲肾上腺素能系统有助于调节注意力和警觉性，睡眠—觉醒周期，参与诸如疼痛、神经内分泌的控制，内脏功能（体温调节、喂养和饮水行为、生殖行为和自主调节）以及情绪行为等对压力因素的反应，发挥重要的调节作用。

请给下列结构涂色，每种结构涂上不同颜色

- ☐ 1. 扣带
- ☐ 2. 通过白质到达皮质的背侧前脑去甲肾上腺素能途径
- ☐ 3. 背侧去甲肾上腺素能通路
- ☐ 4. 腹侧去甲肾上腺素能通路
- ☐ 5. 蓝斑核
- ☐ 6. 脑桥 A5 和 A7 群细胞
- ☐ 7. 延髓 A1 和 A2 群细胞
- ☐ 8. 去甲肾上腺素能降束

临床意义

从蓝斑到边缘前脑结构和大脑皮质的中枢去甲肾上腺素能投射是情感障碍的儿茶酚胺假说的重要基础。50 多年前，Bunney 和 Schildkraut 假设这种去甲肾上腺素能系统对抑郁症的发生和治疗至关重要，这表明这些部位的去甲肾上腺素能神经元活性降低导致抑郁症。在同一时代，人们也认识到 5- 羟色胺同样相关，5- 羟色胺减少也导致抑郁症。精神科医生指出，用于治疗抑郁症的三大类药物（单胺氧化酶抑制剂，三环类抗抑郁药和精神运动兴奋剂）均可增强去甲肾上腺素能神经传递。中枢去甲肾上腺素的主要代谢物，3- 甲氧基 -4- 羟基苯乙二醇（MHPG）在许多抑郁症患者中减少。进一步的观察结果表明，抑郁症患者脑内中枢去甲肾上腺素能神经传递的改变也可能影响下丘脑室旁核的调节，导致皮质醇和去甲肾上腺素的外周应激激素分泌增加。

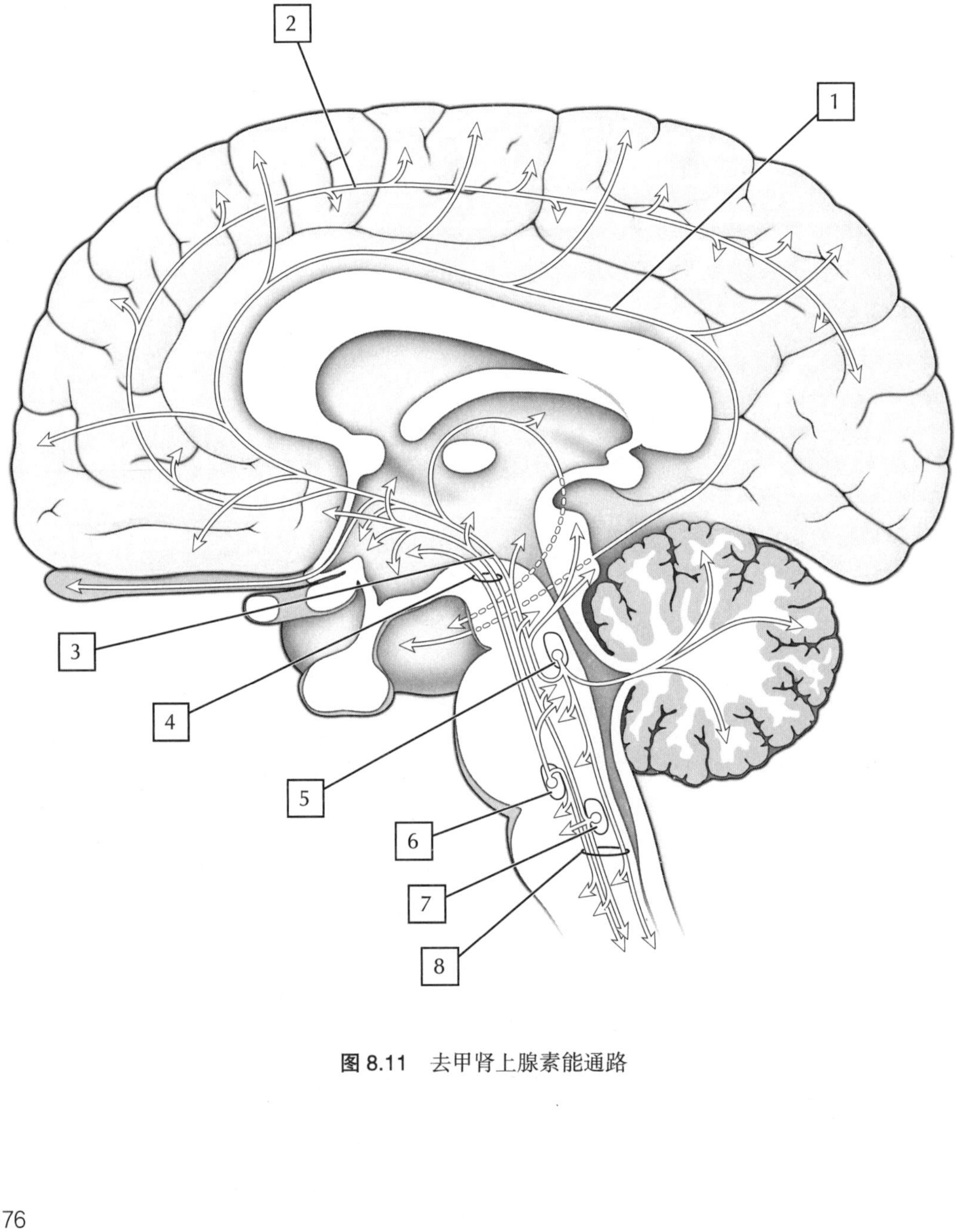

图 8.11 去甲肾上腺素能通路

12　5- 羟色胺能通路

5- 羟色胺能神经元存在于脑干的中缝核中，以及从中缝核延伸到网状结构的神经元的侧翼。5- 羟色胺能神经元投射到中枢神经系统的每个亚区。吻侧中缝核，中缝背核和中央核上部的 5- 羟色胺能神经元，发送支配大脑皮质、边缘前脑结构（如海马，杏仁核）、基底神经节、许多下丘脑核和区域，以及一些丘脑核的广泛的神经束。这些投射穿过上行的 5- 羟色胺能通路，通过轴突进入皮质进一步穿过扣带以及更多的背部前脑白质。尾部中缝核（中缝脑桥核，中缝大核，中缝苍白核和中缝隐核）中的 5- 羟色胺能神经元支配脑干和脊髓以及小脑的许多区域。这些轴突投射穿过下行的 5- 羟色胺能通路。特别重要的是从中缝大核的神经元到脊髓背角的 5- 羟色胺能连接是阿片类镇痛和调节疼痛反应性的部位。

上行的 5- 羟色胺能系统影响情绪行为，对神经内分泌和内脏下丘脑功能进行广泛调节，影响睡眠—觉醒周期，并调节传入信号的处理。下行的 5- 羟色胺能系统调节自主神经节前神经元和下运动神经元的兴奋性（增强兴奋性）。

请给下列结构涂色，每种结构涂上不同颜色

□ 1. 扣带

□ 2. 上行的 5- 羟色胺能通路

□ 3. 中缝背核

□ 4. 中央上核

□ 5. 中缝脑桥核

□ 6. 中缝大核

□ 7. 中缝苍白核和隐核

□ 8. 下行的 5- 羟色胺能通路

□ 9. 基底神经节

□ 10. 丘脑

临床意义

影响 5- 羟色胺受体的药理学试剂对抑郁症、其他认知和情绪状态、疼痛调节、一些运动障碍、偏头痛和其他病症产生影响。随着 5- 羟色胺三环类抗抑郁药物的发现，其可阻断 5- 羟色胺的再摄取，更多的靶向药物被用于治疗抑郁症。5- 羟色胺特异性再摄取抑制剂广泛用于治疗单相抑郁症，但已出现许多副作用，例如体重增加和性欲减退，反映了 5- 羟色胺调节的广泛活性。目前的摄取抑制剂包括去甲肾上腺素能特异性，羟色胺特异性和混合摄取抑制剂。

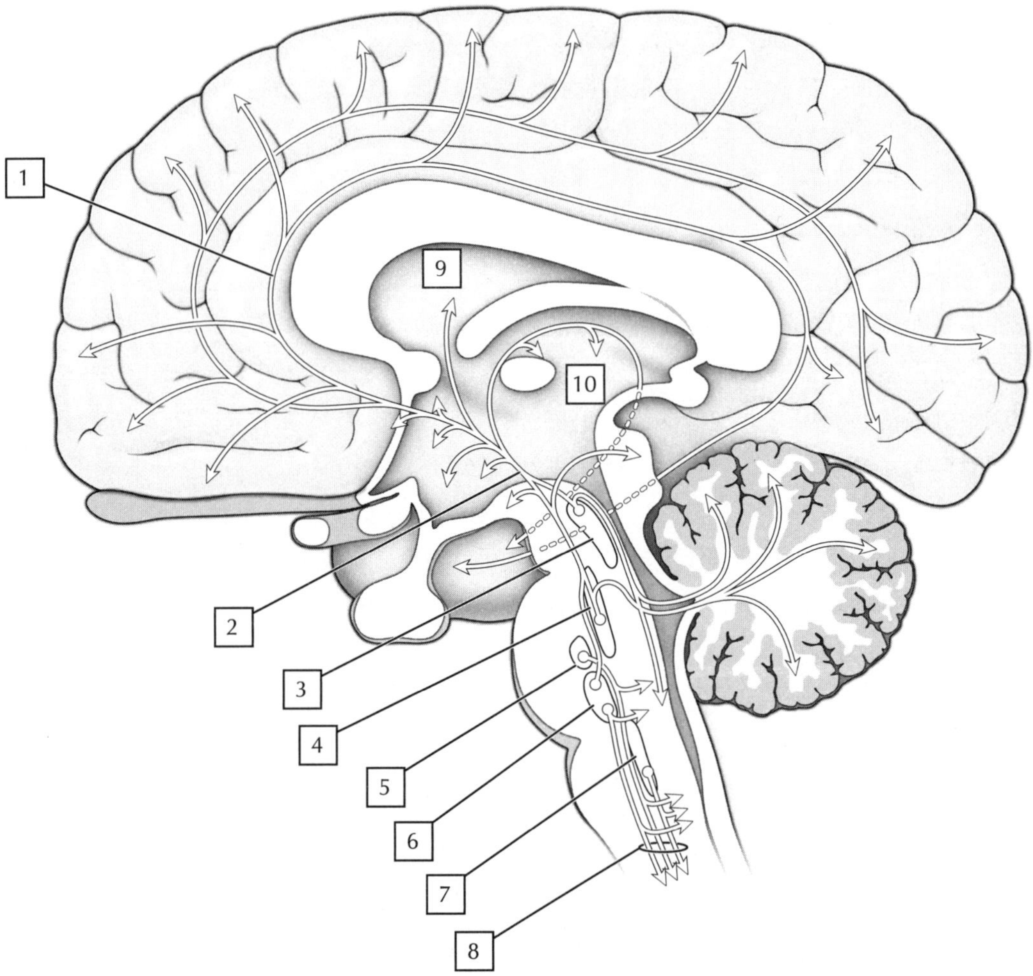

图 8.12　5- 羟色胺能通路

13　多巴胺能通路

多巴胺能神经元存在于中脑和下丘脑中。尽管多巴胺能神经元的无髓鞘神经束轴突高度分支，但它们具有比 5- 羟色胺能和去甲肾上腺素能轴突更多的局部投射。多巴胺系统是相对离散的。在中脑，位于黑质致密部的多巴胺能神经元通过黑质纹状体通路将轴突主要发送到包括纹状体（尾状核和壳核）、苍白球和下丘脑在内的基底神经节区域。此外，在中脑，腹侧被盖区和中脑网状结构的多巴胺神经元向伏隔核、杏仁核和海马体发出中脑边缘投射，并发出中脑内质投射。下丘脑中的多巴胺神经元存在于弓状核和脑室周围核。它们产生一些小的通路，如从弓状核到正中隆起的接触区的结节漏斗多巴胺通路，其中多巴胺充当催乳素抑制因子；而下丘脑内多巴胺通路则可影响神经内分泌和内脏下丘脑功能。

请给下列结构涂色，每种结构涂上不同颜色

☐ 1. 扣带

☐ 2. 伏隔核

☐ 3. 中脑边缘和中脑皮质多巴胺通路

☐ 4. 黑质纹状体通路

☐ 5. 下丘脑

☐ 6. 结节漏斗通路

☐ 7. 腹侧被盖区

☐ 8. 内嗅皮质

☐ 9. 黑质致密部

☐ 10. 纹状体

临床意义

多巴胺能黑质纹状体通路因其参与帕金森病而众所周知，帕金森病患者黑质中的多巴胺能神经元，致密体退化和纹状体中的多巴胺能神经末梢广泛减少。虽然多巴胺能神经元对纹状体的影响包括帮助基底神经节计划和执行皮质活动，但帕金森病最显著的缺陷是运动问题（因此称为运动障碍），包括运动迟缓（难以启动或停止运动），静止震颤，以及各种运动范围的肌肉僵硬。其治疗主要采用左旋多巴或多巴胺激动剂代替减少的多巴胺。此外，深部脑刺激也用于重新平衡基底神经节电路中的生理相互作用，以改善一些运动症状。

从腹侧被盖区到伏隔核的中脑边缘投射在动机和奖励、生理驱动以及成瘾行为（包括药物滥用）中都很重要。对额叶的中脑皮质投射有助于调节额叶皮质功能和注意力。许多精神抑制药和抗精神病药（D2 受体拮抗剂）以这些边缘和皮质多巴胺系统为靶向，并用于治疗精神分裂症、强迫症、注意力缺陷多动障碍、抽动秽语综合征和其他行为障碍。一些研究者假设，精神分裂症可能与中脑边缘多巴胺系统活动增加和中脑皮质多巴胺系统及其额叶皮质投射活动减少有关。

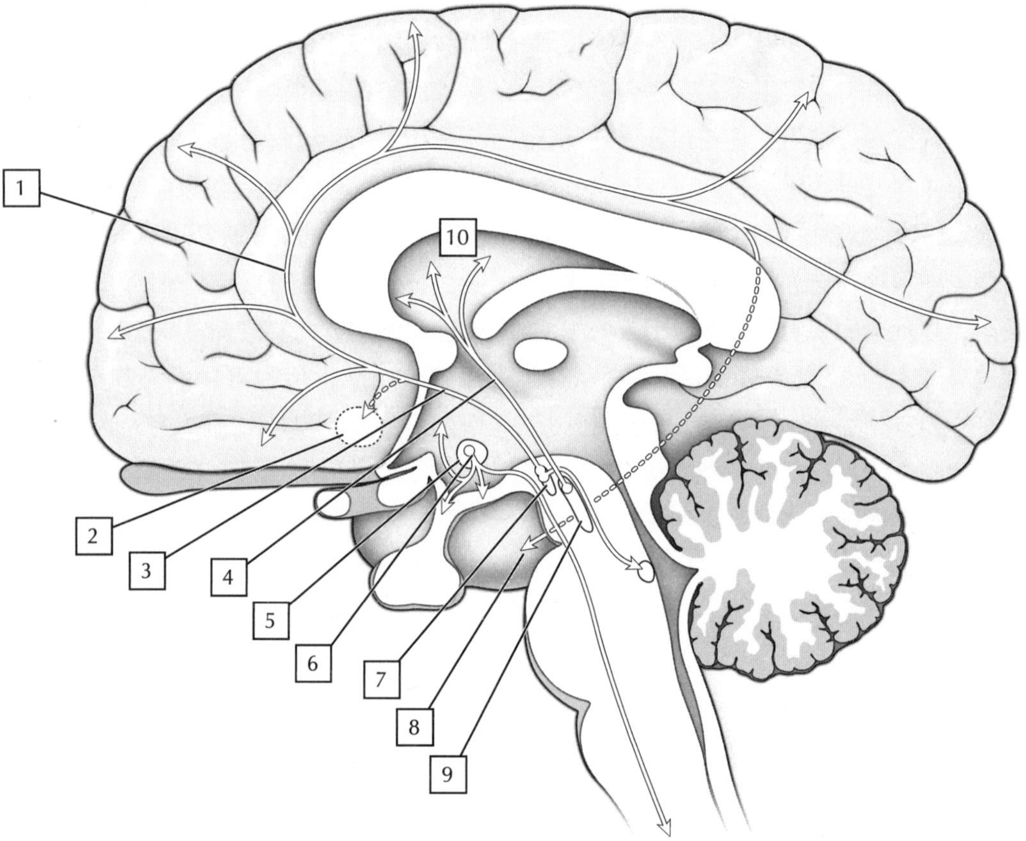

图 8.13　多巴胺能通路

14 中枢胆碱能通路

乙酰胆碱是脊髓和脑干中所有下运动神经元和所有自主神经节前神经元的主要神经递质。这些使用乙酰胆碱的神经元被称为胆碱能神经元。在纹状体中发现小的胆碱能中间神经元，它们与其他化学特异性系统如多巴胺和5-羟色胺相互作用以调节音调、姿势、运动的起始或停止，或选择运动模式。

重要的中枢胆碱能神经元基团存在于基底前脑，基底核（Meynert），无名质和斜角带核中。这些胆碱能神经元通过上行的胆碱能通路和信号通过扣带的投射提供大脑皮质的主要输入。内侧隔核中的胆碱能神经元通过穹隆向海马结构发出轴突，并参与短期记忆的巩固。脑干被盖胆碱能神经元群通过下行胆碱能通路和一些上行投射为脑干、小脑和丘脑提供胆碱能输入。丘脑的胆碱能神经支配调节唤醒和睡眠—觉醒周期，并且在快速动眼睡眠中起重要作用。

请给下列结构涂色，每种结构涂上不同颜色

☐ 1. 扣带

☐ 2. 上行的胆碱能通路

☐ 3. 基底核

☐ 4. 海马

☐ 5. 脑干被盖胆碱能神经元

☐ 6. 下行的胆碱能通路

☐ 7. 内侧隔核

☐ 8. 丘脑

☐ 9. 穹隆

临床意义

在患有阿尔茨海默病的患者中，中枢前脑胆碱能神经元的丧失与认知障碍和短期记忆巩固的丧失相关。与胆碱能缺乏一致，许多患有阿尔茨海默病的患者也丧失了高亲和力的胆碱摄取（合成乙酰胆碱所需）以及中枢毒蕈碱和烟碱胆碱能受体。一些治疗剂以胆碱能系统为靶向，例如胆碱酯酶抑制剂四氢氨基吖啶（试图延长乙酰胆碱在胆碱能突触处的存在）。在提供膳食胆碱或卵磷脂以提高乙酰胆碱合成的前体方面并未取得很大成功。然而，这些努力仅针对一种神经递质系统，面对广泛的神经元变性时，改变其他神经递质系统（如P物质、促肾上腺皮质激素释放因子、生长抑素、去甲肾上腺素、神经肽Y），并改变受体表达和分布。当患者认知障碍明显，并且出现一些短期记忆丧失时，该疾病可能已存在至少十年或更长时间。

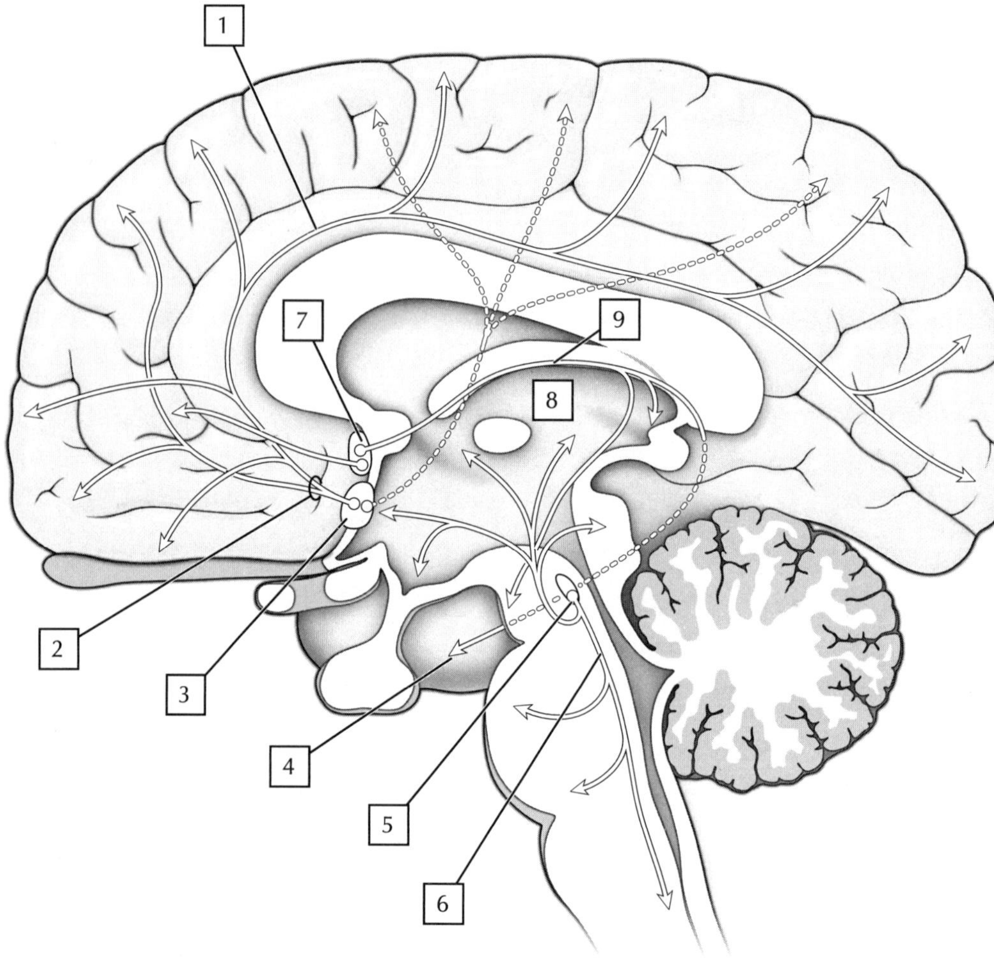

图 8.14　中枢胆碱能通路

复习题

1. 将图中的以下结构与其角色或活动的信息进行匹配

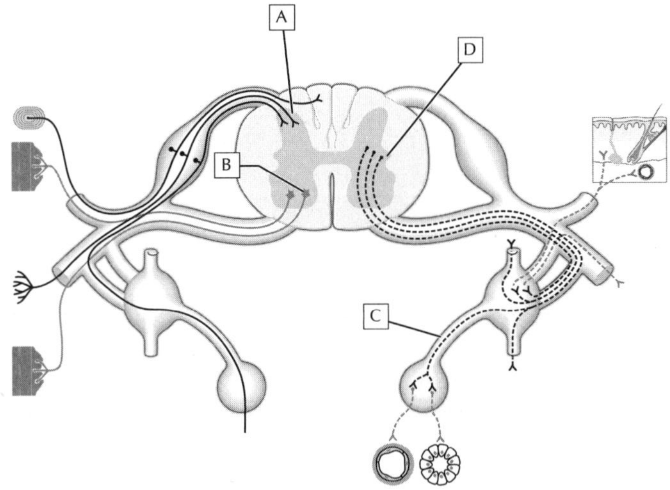

(1) ______________________

(2) ______________________

(3) ______________________

(4) ______________________

（1）交感神经节前纤维的位置。

（2）交感节前纤维轴突离开交感神经链走向侧支神经节突触的部位。

（3）由裸露的神经末梢传导伤害性信号的终止位点。

（4）支配骨骼肌的下运动神经元的部位。

2. 将该图中提供的信息与脑干受累部位相匹配

中脑

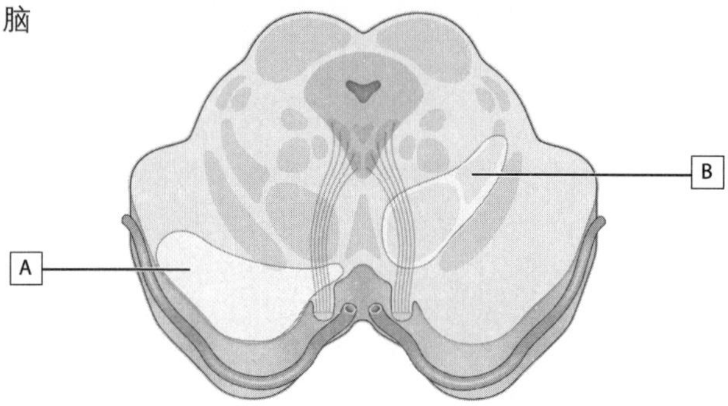

脑桥

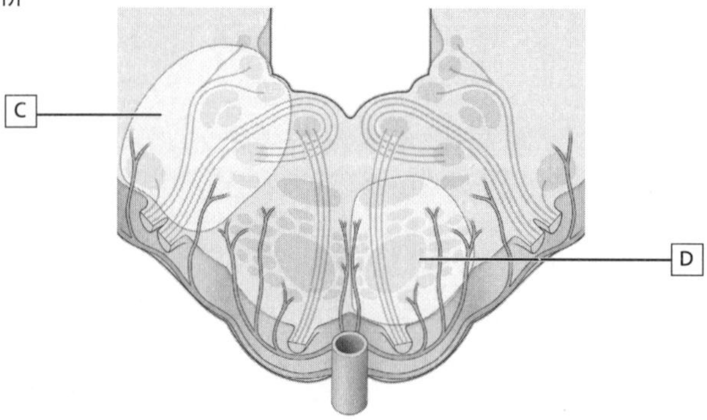

(1) ______

(2) ______

(3) ______

(4) ______

(5) ______

(6) ______

延髓

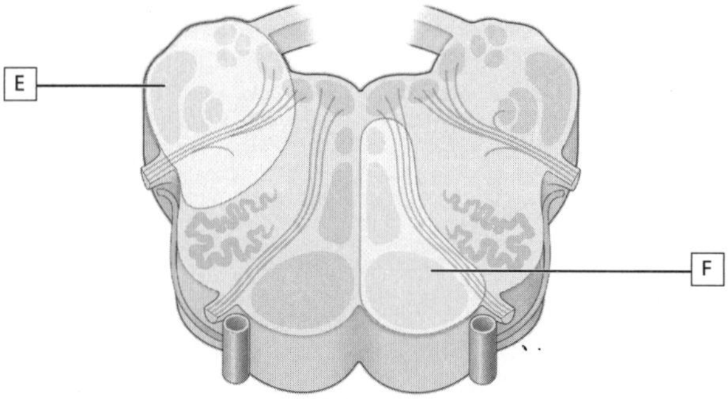

（1)最有可能产生震颤或运动障碍。

（2）最有可能导致对侧运动无力，对侧丧失精细触觉及辨别觉。

（3）最有可能导致面部同侧和躯体对侧的疼痛和温度感觉丧失。

（4）最有可能导致对侧偏瘫和同侧眼球运动麻痹。

（5）最有可能导致对侧躯体感觉丧失和同侧咀嚼肌麻痹。

（6）最有可能导致对侧偏瘫和同侧瞳孔对光反射消失。

3. 突出的椎间盘压迫神经根最可能的结果是什么？

A. 分布皮区的放射样疼痛

B. 分布皮区的感觉缺失

C. 分布皮区疼痛感的丧失，精细触觉存在

D. 神经根传入接触的所有肌肉的反射性收缩

E. 除非上方和下方的神经根也受到影响，否则无任何后果

4. 在胸椎水平（Brown–Séquard 病变）的半切损伤中，最有可能发生以下哪种病变？

A. 低于病变水平的对侧痉挛性麻痹

B. 低于病变水平的对侧丧失精细辨别力

C. 低于病变水平的对侧疼痛和温度感觉丧失

D. 同侧的 Horner 综合征

E. 肠和膀胱麻痹

5. γ 运动神经元的主要控制来自何处？

A. 来自 Ia 传入的单突触连接

B. 通过背角神经元系统的级联伤害性传入

C. 下行的上运动神经元投射

D. 小脑深部核团投射直接激活突触

E. 脊髓小脑通路的侧支

6. 哪些细胞对头部的角加速度（运动）的反应最敏感？

A. 基底膜上 Corti 器官中的毛细胞

B. 椭圆囊黄斑中的毛细胞

C. 半规管壶腹部的毛细胞

D. 球囊黄斑中的毛细胞

7. 从脑干到前脑的多巴胺投射提供了对奖励、动机、生理驱动和成瘾行为监管控制的主要结构是什么？

A. 海马

B. 杏仁核

C. 尾状核和壳核

D. 基底核

E. 伏隔核

8. 什么结构作为血神经屏障，保护外周轴突免受循环毒素破坏？

9. 哪个次级感觉通道携带大脑皮质意识解释的信息？

10. Pacinian 小体对什么刺激做出最佳反应？

11. 乙酰胆碱的作用如何终止于神经肌肉接头？

12. 脊髓的胶状质中加工的是什么样的信息？

13. 迷走神经传入主要在哪里终止？

14. 脑干的哪一部分能提供身体张力和身体姿势的基本控制，处理身体持久的疼痛，并且是维持意识所必需的？

15. 哪个丘脑核最有可能协助大脑皮质实现长期目标定向？

16. 下丘脑的哪个核团产生并运输催产素和升压素到垂体后叶？

17. 哪些中枢神经系统结构包含投射到前脑皮质和边缘区域的胆碱能神经元，并且在阿尔茨海默病患者中其活动可能会减少？

18. 哪种化学特异性神经元系统在调节脊髓背角的阿片类镇痛中起关键作用？

答 案

1. （1）D，脊髓侧角
   （2）C，内脏神经
   （3）A，脊髓背角
   （4）B，脊髓腹角
2. （1）B，旁正中脑干综合征（Benedikt 综合征）
   （2）F，延髓内侧综合征
   （3）E，延髓外侧综合征（小脑后下动脉综合征或 Wallenberg 综合征）
   （4）D，脑桥内侧综合征（内侧基底梗死）
   （5）C，脑桥外侧综合征（小脑前下动脉综合征）
   （6）A，内侧中脑综合征（Weber 综合征）
3. A
4. C
5. C
6. C
7. E
8. 神经束膜
9. 丘系
10. 振动感
11. 乙酰胆碱酯酶水解（裂解）
12. 伤害感受—严重的慢性疼痛
13. 孤束核
14. 网状结构
15. 背内侧
16. 视上核和室旁核
17. 基底核（Meynert）和内侧隔核
18. 来自中缝大核的 5- 羟色胺

第三篇　系统神经科学

第九章　感觉系统

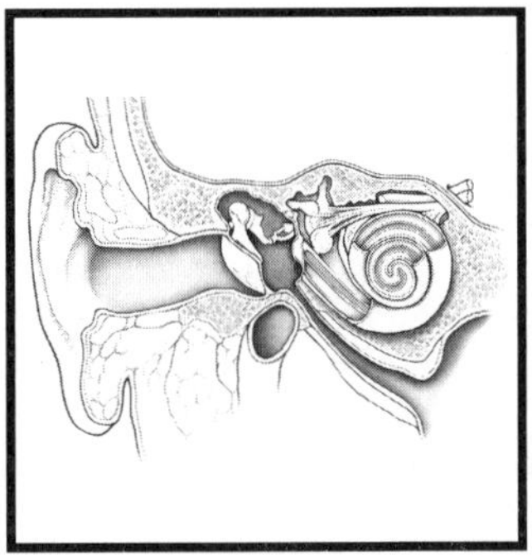

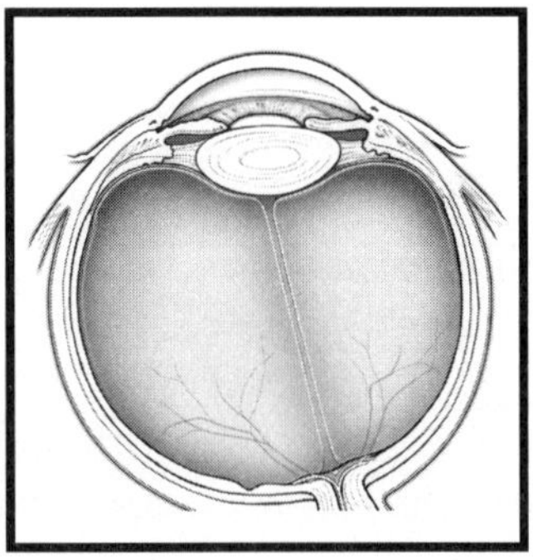

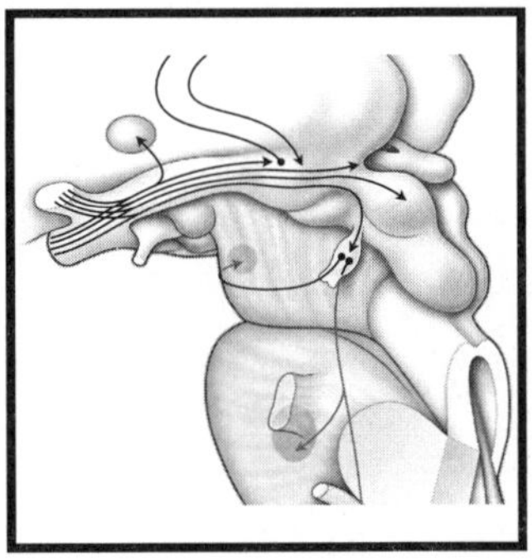

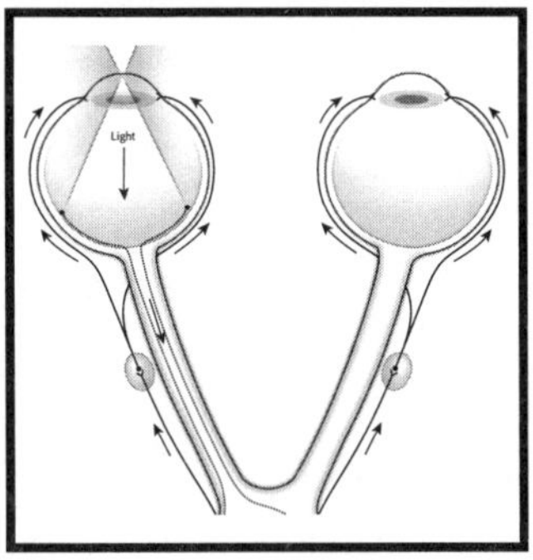

1 躯体感觉系统：脊髓小脑通路

来自肌肉、关节、肌腱、韧带和邻近组织的躯体初级本体感觉信息通过脊髓小脑通路传至小脑。起于关节、肌腱和韧带（以起于高尔基肌腱器官的Ⅰb类传入纤维为代表）的躯体初级本体感觉神经纤维终止于躯体上部（T6以上）的背角神经元和躯体下部（T6及以下）的背角边界细胞，将信息传至小脑。躯体上部的神经元通过脊髓小脑吻侧束中继投射到小脑，躯体下部的神经元通过脊髓小脑前束中继投射到小脑。脊髓小脑吻侧束通过小脑下脚进入小脑，终止于同侧。脊髓小脑前束穿过白质前连合交叉至对侧脊髓侧索边缘部上行，通过小脑上脚进入小脑，在这里再次交叉，止于小脑后肢代表区。

起于肌梭的本体感觉神经纤维（Ⅰα类传入纤维），在躯体上部止于楔束副核，躯体下部止于Clarke背核，上行将信息传至小脑。躯体上部信息通过楔小脑束传递，躯体下部信息通过脊髓小脑后束传递，这两条神经束都通过小脑下脚进入小脑。

小脑是运动的重要调节中枢，接受来自肌肉的运动信息，小脑对神经冲动进行整合，调整和纠正各有关肌肉的运动，使随意运动保持协调。

请给下列结构涂色，每种结构涂上不同颜色

- □ 1. 小脑
- □ 2. 楔小脑束
- □ 3. 小脑下脚
- □ 4. 楔束副核
- □ 5. 脊髓小脑吻侧束
- □ 6. 躯体上部脊髓背角神经元
- □ 7. 脊髓小脑后束
- □ 8. 躯体下部脊髓背角神经元
- □ 9. Clarke 背核
- □ 10. 白质前连合
- □ 11. 脊髓小脑前束
- □ 12. 小脑上脚

临床意义

脊髓小脑通路及其4个神经束通路在运动协调方面起着重要作用。脊髓小脑系统将来自肌腱、韧带、关节和其他组织的运动和感觉信息传导至中枢神经系统的高级中枢以协调运动。如果大脑没有收到这种本体感受反馈，则无法评估其运动活动的程度，也无法做出准确的调整。因此，脊髓相关疾病（例如来自突出的椎间盘）损伤脊髓小脑束时，将导致协调性丧失和共济失调。在外周，如果关节受体和其他本体感受器受损而不能将信息传递到脊髓小脑系统，熟练动作的能力将受到严重损害。

因此，外周本体感受器、脊髓的中继核团、脊髓小脑束和小脑必须结构完整和功能齐全，才能保证运动的协调。

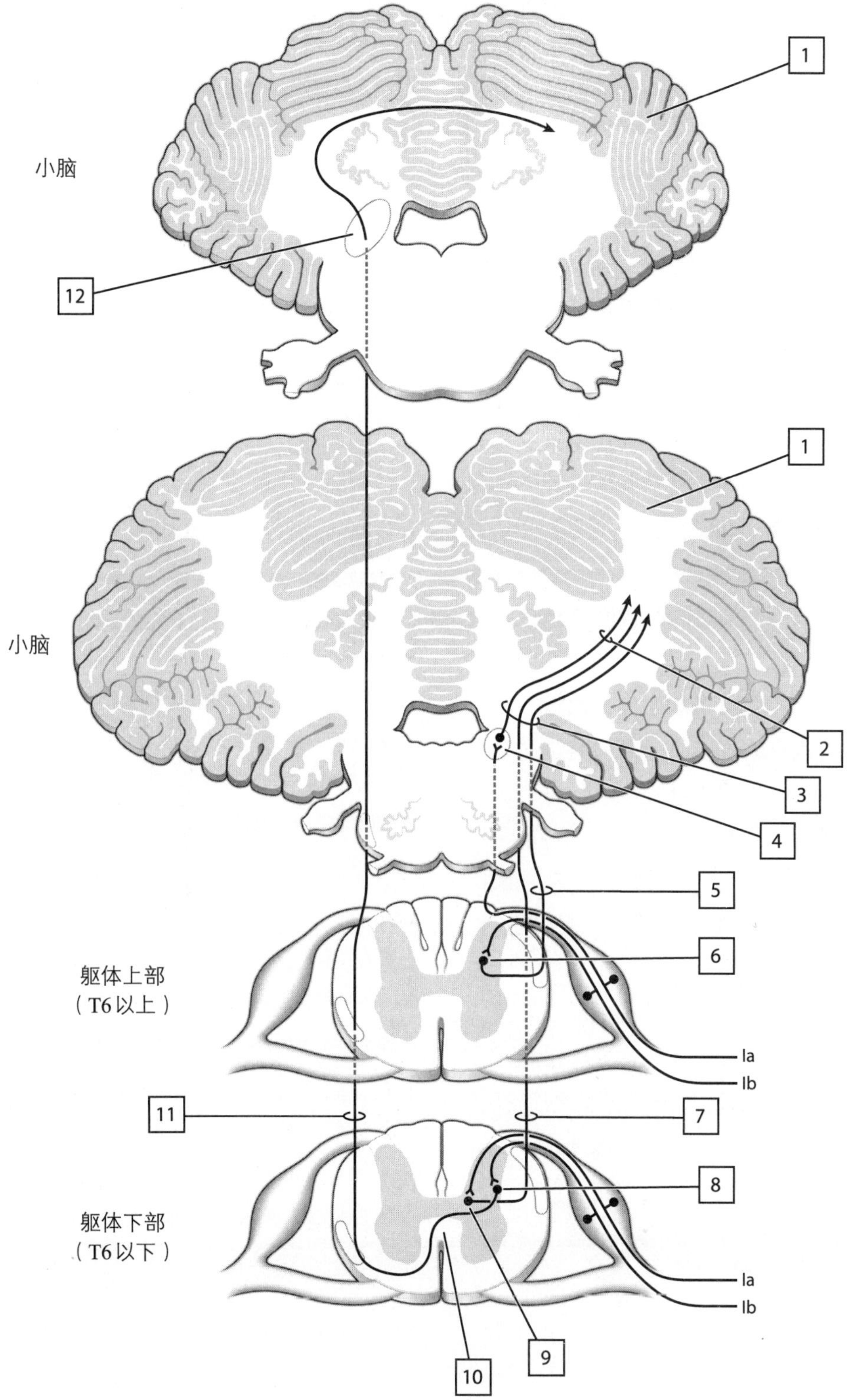

图 9.1　躯体感觉系统：脊髓小脑通路

2 躯体感觉系统：背侧柱系统以及精细觉传导

内侧丘系躯体感觉系统将信息从外周传至中枢神经系统（CNS），最终将这些信息传到大脑皮质。外周感受器，单独或联合将精细辨别触觉、压力觉、振动觉和关节位置觉脊神经传到背根神经节，再沿后根进入脊髓，来自上肢及躯干上部（T6及以上）的冲动经楔束上传，来自下肢及躯干下部（T6以下）的冲动经薄束上传，到延髓楔束核和薄束核交换神经元。楔束核和薄束核神经元的轴突形成内弓状纤维，越过正中线交叉到对侧（交叉处即为丘系交叉），交叉后的纤维在锥体束后方形成内侧丘系，通过延髓、脑桥和中脑，到丘脑腹后外侧核（VPL），此核神经元的轴突组成丘脑皮质束，经内囊后肢，终于中央后回（初级感觉皮质或S1），并具有精确的定位投射关系。身体各部位在此区之大小，与感觉的灵敏度有关，颜面和手的代表区特别大，而躯干和四肢近侧端则很小。

脊颈丘脑束也是传导触觉的传导束，可看作脊髓丘脑束的补充。这些精细觉信息通过后根传递到同侧后外侧索，抵达C1和C2的同侧外侧颈核，称脊颈束。外侧颈核起始的纤维交叉至对侧，伴内侧丘系走行。

请给下列结构涂色，每种结构涂上不同颜色

- □ 1. 大脑皮质：中央后回
- □ 2. 内囊后肢
- □ 3. 丘脑腹后外侧核（VPL）
- □ 4. 内侧丘系
- □ 5. 薄束
- □ 6. 楔束
- □ 7. 脊颈束
- □ 8. 颈外侧核（仅存在于C1，C2）
- □ 9. 内弓状纤维（内侧丘系交叉）
- □ 10. 楔束核
- □ 11. 薄束核

临床意义

内侧丘系传导精细辨别触觉、压觉、振动觉和关节位置觉。这些初级躯体感觉，例如立体觉（仅通过触摸来确定物体的形状，例如口袋中的硬币）、两点分辨觉（辨别两点之间的距离）和体表图形觉（通过触觉来识别皮肤上书写内容的能力）等对于熟练活动都至关重要。外周有髓神经纤维（例如脱髓鞘疾病）、脊髓背侧柱系统（例如变性疾病）、背侧柱核团（例如脑干血管病变）、内侧丘系（例如脑干病变）、丘脑腹后外侧核（如血管病变）、内囊后肢（例如血管病变、中风）或中央后脑回（例如肿瘤、中风、创伤）的损伤都会导致精细触觉丧失。

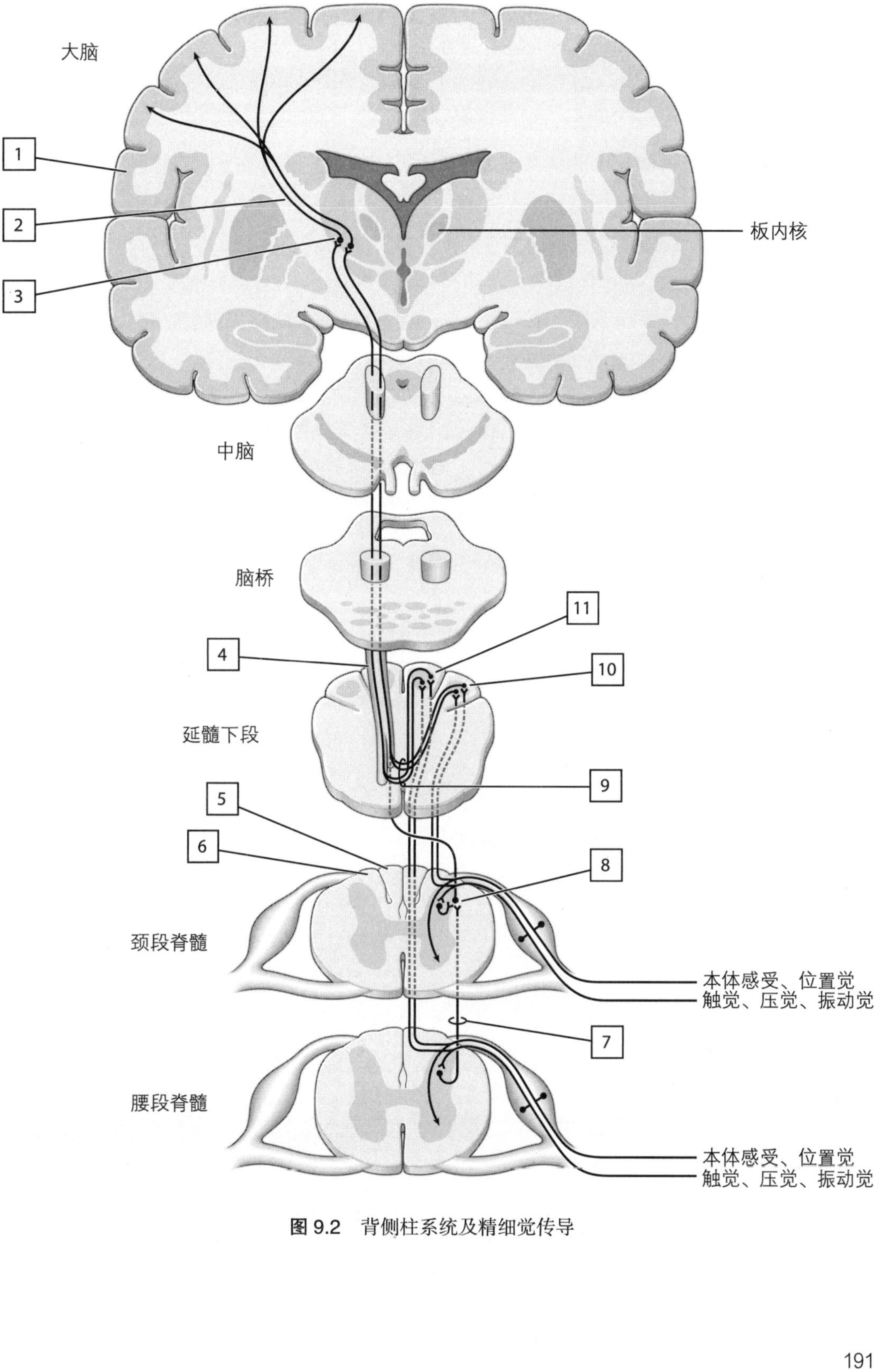

图 9.2　背侧柱系统及精细觉传导

3 躯体感觉系统：脊髓丘脑系统、脊髓网状系统及皮肤粗触觉的传导

痛觉和温度觉是两种不同的浅感觉。“快痛”和温度觉是高级中枢大脑皮质进行调节的。可通过轻度针刺、小试管中冷水或温水感知进行痛觉和温度觉的检测。传导神经冲动的 A δ 纤维和无髓（C 纤维）初级躯体感觉纤维，终止于脊髓灰质 I 层和 V 层。后角细胞的轴突穿过白质前连合交叉到对侧组成脊髓丘脑前束，在脊髓前索上升，投射到丘脑腹后外侧核。丘脑腹后外侧核神经元发出的纤维通过内囊后肢投射到初级感觉皮质（中央后回）和第二躯体感觉皮质，后者在中央后回后外侧方。

“慢痛”信息由无髓 C 纤维传导，慢性痛是一种持久、灼热和难忍的疼痛。痛觉信息经背根终止于脊髓胶状质的神经元，后角细胞的轴突穿过白质前连合交叉到对侧，在脊髓前索上升，部分轴突投射在同侧脑干。脊髓网状束终止于外侧网状结构、臂旁核、上丘深层和中脑导水管周围灰质以及其他脑干部位。脊髓网状系统投射到非特异性丘脑核团，如中央中核，然后这些信息传导至大脑皮质的痛觉中枢，对慢性痛信息进行处理和整合。

请给下列结构涂色，每种结构涂上不同颜色

□ 1. 大脑皮质：中央后回
□ 2. 内囊后肢
□ 3. 丘脑腹后外侧核（VPL）
□ 4. 腹外侧索的脊髓丘脑系统 / 脊髓网状上升系统
□ 5. 白质前连合
□ 6. 传导“慢痛”的 C 纤维
□ 7. 痛觉、温度觉轴突传导“快痛”
□ 8. 与慢痛系统相关的背角神经元级联
□ 9. 背角 I 层和 V 层
□ 10. 外侧网状结构
□ 11. 臂旁核
□ 12. 上丘深层和中脑导水管周围灰质
□ 13. 非特异性丘脑核团（中央中核）

临床意义

脊髓网状系统的损伤会导致出现剧痛，发生例如复杂区域疼痛综合征的情况（CRPS：称为反射性交感神经营养不良）、幻肢痛、灼痛、末期癌症疼痛、糖尿病神经病理性痛和其他导致慢性痛和中枢激活的疼痛综合征，引起大脑皮质广泛激活。在某些情况下，阿片类镇痛药可以在短时间内缓解疼痛，但它们不是一种有效的长期解决方案，通常有依赖性、认知方面的副作用以及严重的自主神经紊乱后遗症。一些其他的治疗方法例如使用膜稳定剂（如抗癫痫药），低剂量的抗抑郁药，脊髓刺激等等可以尝试抑制高度激活的慢痛系统。

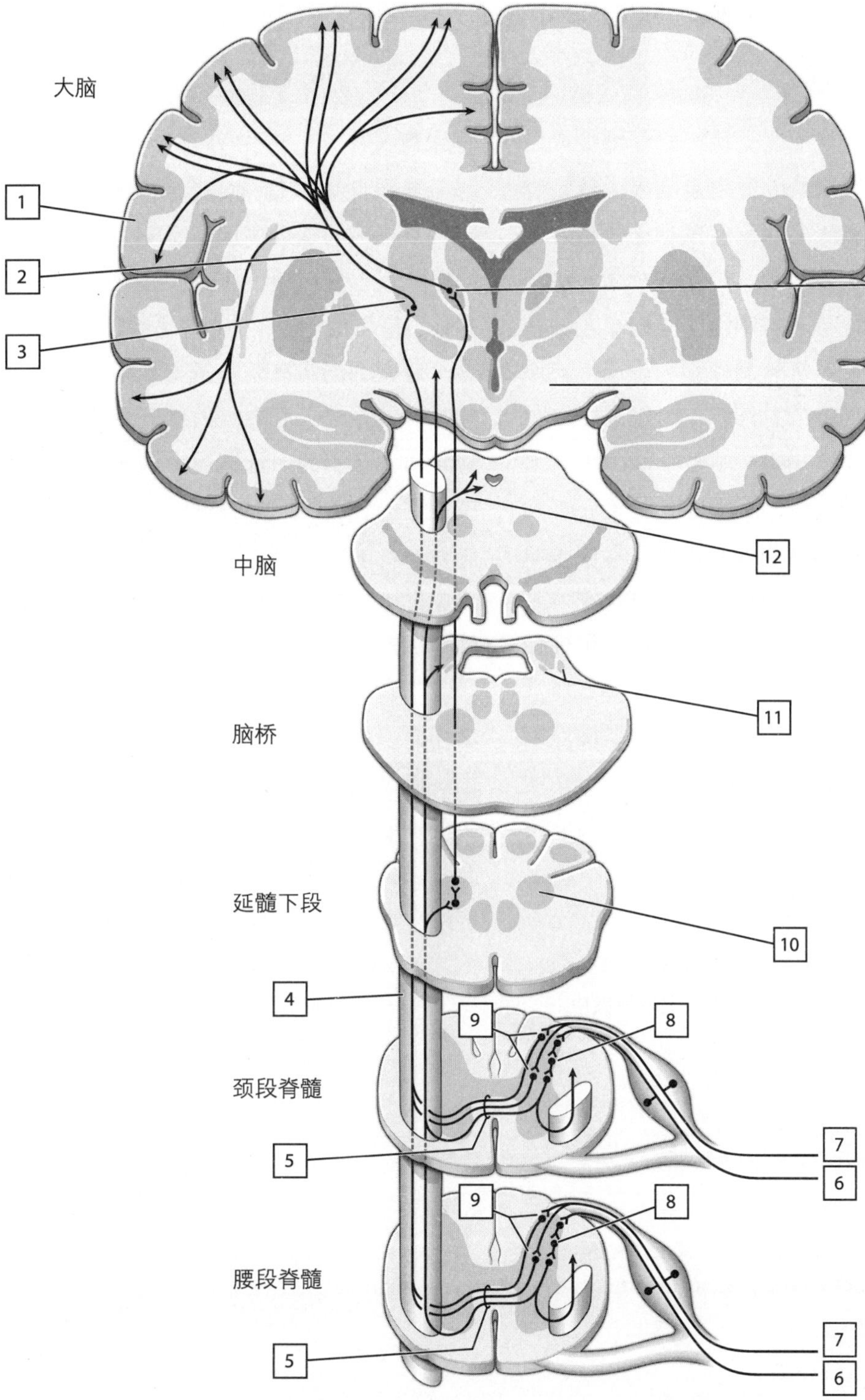

图 9.3　脊髓丘脑系统、脊髓网状系统及皮肤粗触觉的传导

4 神经病理性痛和持续性交感神经痛机制

脊髓背角接受痛觉初级 C 纤维传入，激活脊髓网状系统，投射至高级中枢。脊髓胶状质的神经元对痛觉信息进行整合，通常，对于急性痛信息传入，脊髓通过门控系统抑制疼痛（抑制性中间神经元的激活可通过级联系统抑制痛觉的传递）。而对于持续性的痛信息传入，由于谷氨酸释放增多（谷氨酸中毒）引起细胞凋亡，上述抑制性中间神经元不能抑制疼痛。

对于持久的痛刺激，比如复杂性区域疼痛综合征，痛觉系统可进行自我调节。表达 α－肾上腺素能受体的脊髓背角神经元通过去甲肾上腺素和肾上腺素参与痛觉的调控。其他痛觉调控机制还包括慢性痛状态下高级中枢的激活、谷氨酸兴奋性增加导致的脊髓背角抑制性神经元的功能失常、下行 5- 羟色胺调控系统和去甲肾上腺素系统的调控等。

请给下列结构涂色，每种结构涂上不同颜色

□ 1. 中枢性 5- 羟色胺和去甲肾上腺素通路

□ 2. 背根神经节表达 α 受体的部位

□ 3. 轴突阈值兴奋性降低的部位

□ 4. 表达 α 受体的神经纤维末梢

□ 5. 脊髓背角的脑啡肽神经元

□ 6. 谷氨酸兴奋性毒性发生部位

□ 7. C 纤维为背角神经元级联提供输入

□ 8. 背角神经元级联

□ 9. 脊髓背角门控系统

临床意义

复杂性区域疼痛综合征（CRPS）是一种对损伤的神经病理性反应。在某些情况下神经损伤或神经压迫，通常与创伤、扭伤、挤压伤、神经注射、手术后的状态，甚至轻微的创伤有关。痛刺激将激活背角痛觉调控系统，对痛觉信息进行调控。患者将由此产生的痛觉描述为刺痛、烧灼感或剧痛，有时扩散到对侧肢体的镜像区域。患者表现为痛觉过敏和感觉过敏。当这种现象发生在某一神经支配区域时，称为烧灼痛。

当背根神经节细胞 α 肾上腺素受体增多时，可能会引起严重的神经病理性疼痛，以及其他相关的现象例如血流改变所致的皮肤表面改变，皮肤和指甲萎缩，以及骨扫描中骨密度的改变。复杂性区域疼痛综合征的治疗要在诊断后尽早进行。

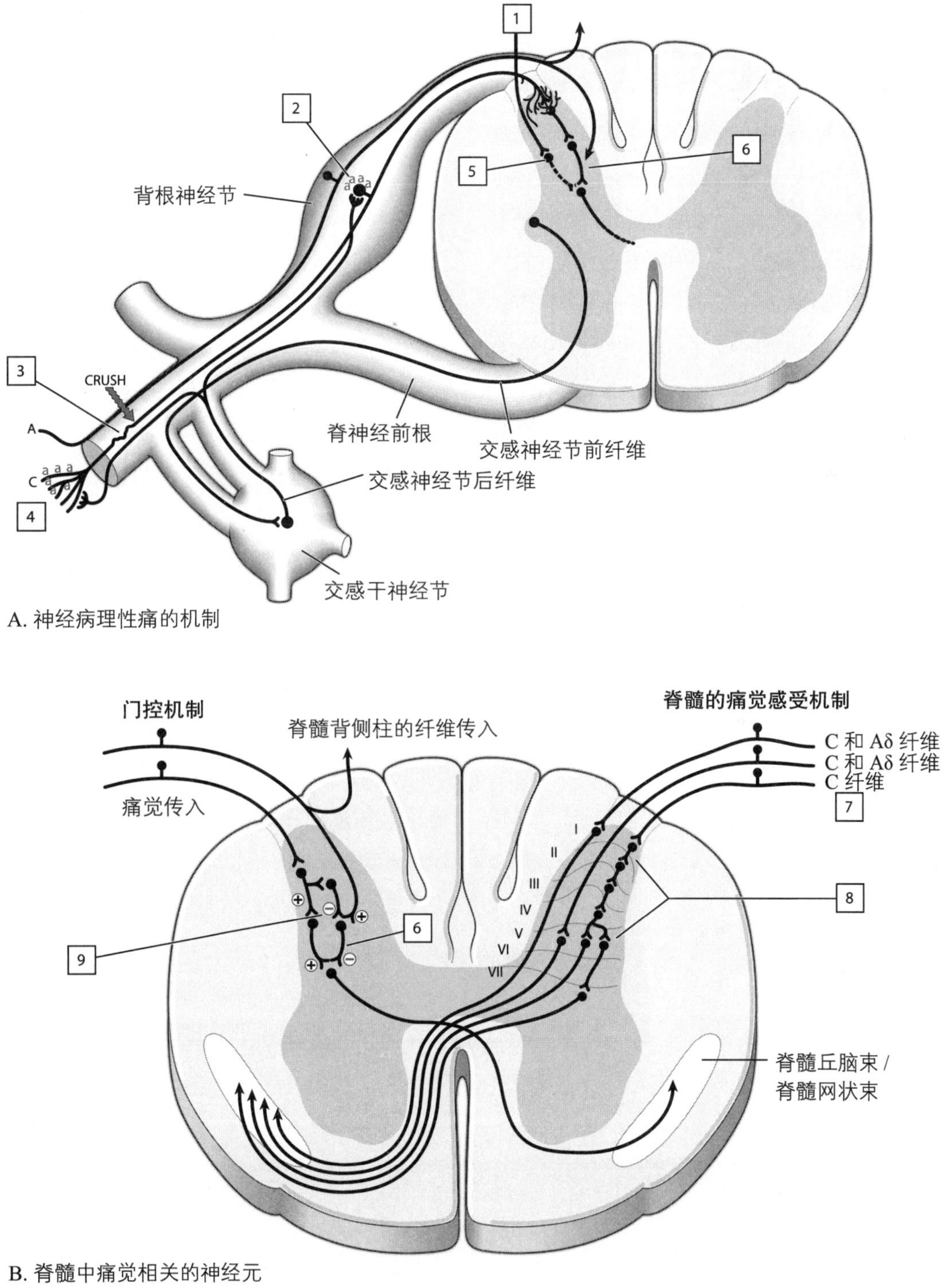

图 9.4　神经病理性痛和持续性交感神经痛机制

5 上行躯体感觉系统的下行调控系统

脊髓背角是痛觉传导通路的重要区域，痛觉调控的中枢结构包括皮质（通过皮质核纤维）、前脑边缘结构、下丘脑的β－内啡肽神经元、中脑导水管周围灰质（含脑啡肽神经元）、中缝核（下行的5－羟色胺能通路）和蓝斑（下行的去甲肾上腺素能通路）。下行5－羟色胺调控系统和下行去甲肾上腺素能调控系统可作用于脑啡肽神经元。大脑皮质对上行的痛信息进行整合。

请给下列结构涂色，每种结构涂上不同颜色

- □ 1. 下丘脑 β－内啡肽神经元的轴突
- □ 2. 对脊髓背角痛信息调控的区域
- □ 3. 蓝斑
- □ 4. 去甲肾上腺素能下行通路
- □ 5. 5－羟色胺能下行通路
- □ 6. 脊髓背角的脑啡肽神经元
- □ 7. 脊髓背角
- □ 8. 皮质核纤维
- □ 9. 中缝核
- □ 10. 中脑导水管周围灰质，有脑啡肽神经元

临床意义

痛觉系统通常会作为一种保护反应迅速引起大脑皮质的注意，从而引起一种行为或反应从源头上移除痛觉。大脑边缘系统可以评估刺激的潜在情感因素，并通过与下丘脑弓状区（大脑中 β－内啡肽神经元的主要来源）的联系，启动适当的反应。这些神经元可以激活中枢5－羟色胺能和去甲肾上腺素能下行系统，作用于脊髓背角的脑啡肽神经元。大脑皮质和边缘系统协同工作，可以决定注意力的集中和对潜在伤害性刺激的反应。如果一个人积极地投入一项运动中，集中全部注意力，那么一个潜在的甚至比较严重的伤害就会被忽视。这种反应机制是一种生存适应，帮助机体对可能危及生命的一些伤害做出反应。相比之下，如果一个人安静地坐在椅子上休息，那么伤害性刺激，如牙痛，或在运动项目中受伤，可能会成为关注的主要焦点，疼痛感受可能比在运动项目中强烈得多。

心理因素会影响疼痛的感知和严重程度，但默认的“这都是你的想法”的立场往往是错误的，贬低了正在经历非常真实疼痛的人。

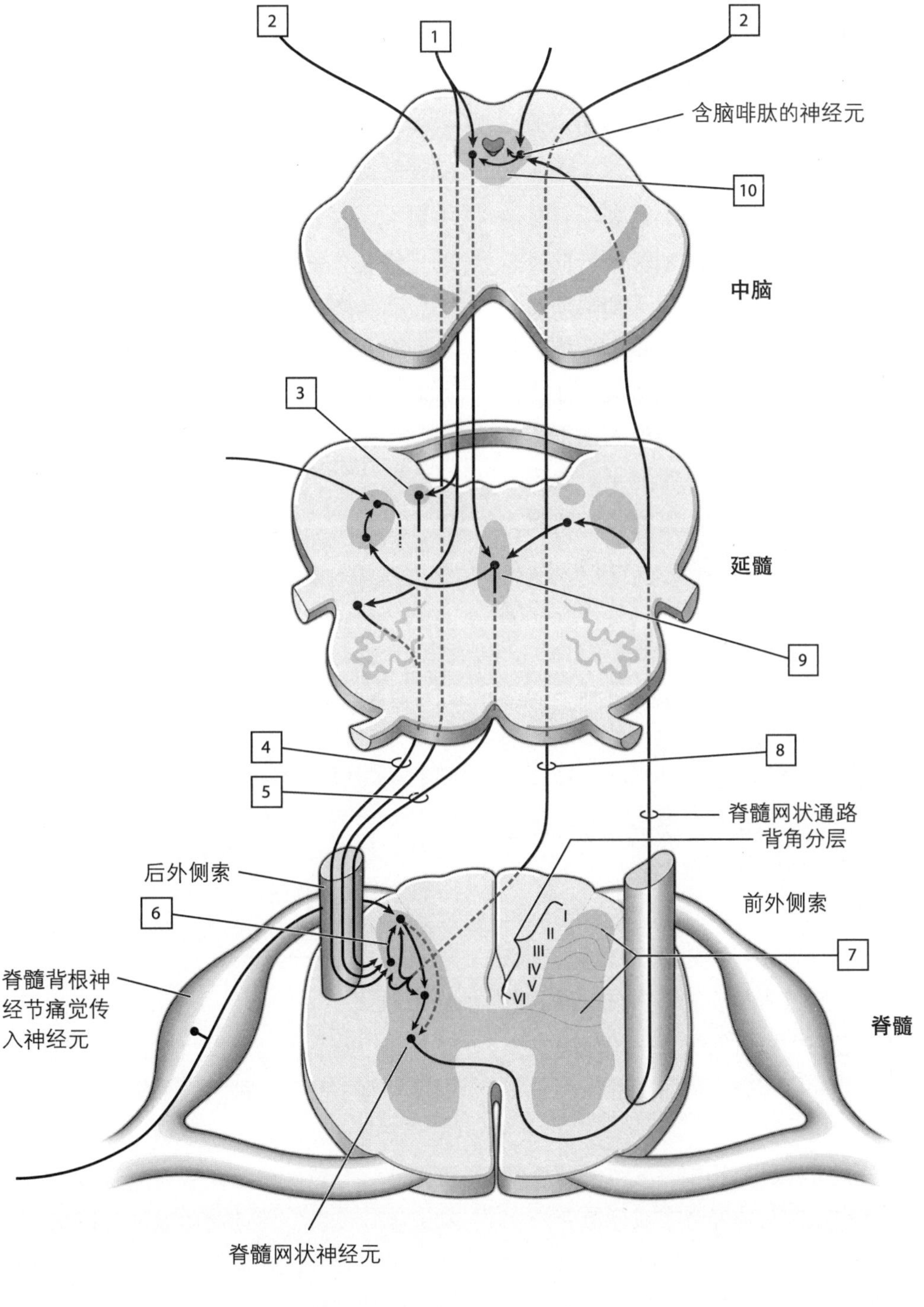

图 9.5　上行躯体感觉系统的下行调控系统

6 三叉神经感觉及相关系统

三叉神经(半月)节的神经元轴突(Ⅴ)收集来自面部、口腔前部、牙齿和牙龈的感觉信息。来自膝状神经节(Ⅶ)和迷走神经的颈静脉神经节(Ⅹ)的周围突分布于外耳的小部分区域。舌咽神经岩神经节(Ⅸ)的周围支感受口腔后部和咽部的一般感觉。三叉神经及其相关感觉系统(类似脊髓背角系统)传递精细触觉，并终止于三叉神经脊束核和三叉神经感觉主核。这些核团发出的轴突交叉投射至对侧形成三叉丘系，也称为腹侧三叉神经丘脑束，终止于丘脑腹侧后内侧核(VPM)。感觉主核的一部分也通过背侧三叉神经丘脑束投射到同侧丘脑腹后内侧核(VPM)，也称为背侧三叉神经丘脑束。这种小的感觉投射系统与味觉系统一起投射到同侧的感觉皮质。

三叉神经及其相关系统中一般躯体感觉轴突终止于三叉神经脊束核的下三分之二,发出的轴突交叉至对侧形成三叉丘系，终止于丘脑腹后内侧核(VPM)。丘脑腹后内侧核通过内囊后肢将来自对侧的感觉信息传送到中央后回的第一躯体感觉皮质(S1)的外侧部分，这与功能区的分布一致。

来自三叉神经及其相关系统的神经元发出轴突到达三叉神经脊束核尾侧亚核，再投射到丘脑腹侧后内侧核(VPM)的部分区域。这个通路参与躯体感觉系统的“快痛”系统，三叉神经脊束核尾侧亚核与脊髓的胶状质相邻。传导严重、慢性疼痛(例如牙痛)的C纤维终止于三叉神经脊束核尾侧亚核，该核的神经元投射到网状结构、臂旁核和板内核(例如丘脑正中核)，这一通路参与构成躯体感觉系统的“慢痛”系统。

三叉神经中脑核是中枢神经系统中唯一的感觉核。它的轴突支配咀嚼肌和眼外肌的肌腱，并调节肌肉牵张反射。

请给下列结构涂色，每种结构涂上不同颜色

- ☐ 1. 内囊后肢
- ☐ 2. 背侧三叉丘系
- ☐ 3. 腹侧三叉丘系
- ☐ 4. 三叉神经(Ⅴ)下行(脊)束
- ☐ 5. 三叉神经(Ⅴ)下行(脊)束核
- ☐ 6. 脊髓胶状质
- ☐ 7. 三叉神经(半月)节
- ☐ 8. 三叉神经本体感觉核
- ☐ 9. 三叉神经中脑核
- ☐ 10. 丘脑腹后内侧核(VPM)
- ☐ 11. 丘脑椎板内核(如中央中核)
- ☐ 12. 中央后回的初级感觉皮质的外侧部分

临床意义

在小脑后下动脉以及椎动脉支配的延髓腹外侧中有三叉神经脊束核以及脊髓丘脑/脊髓网状系统。这些动脉任何一条血管闭塞将导致同侧面部和对侧身体的痛觉和温度觉丧失，而运动功能不受影响。三叉神经痛常常伴随面部难以忍受的疼痛，当三叉神经痛发作时，即使是微小刺激也会导致剧痛。对于这种疾病，临床上主要用抗癫痫药物治疗。

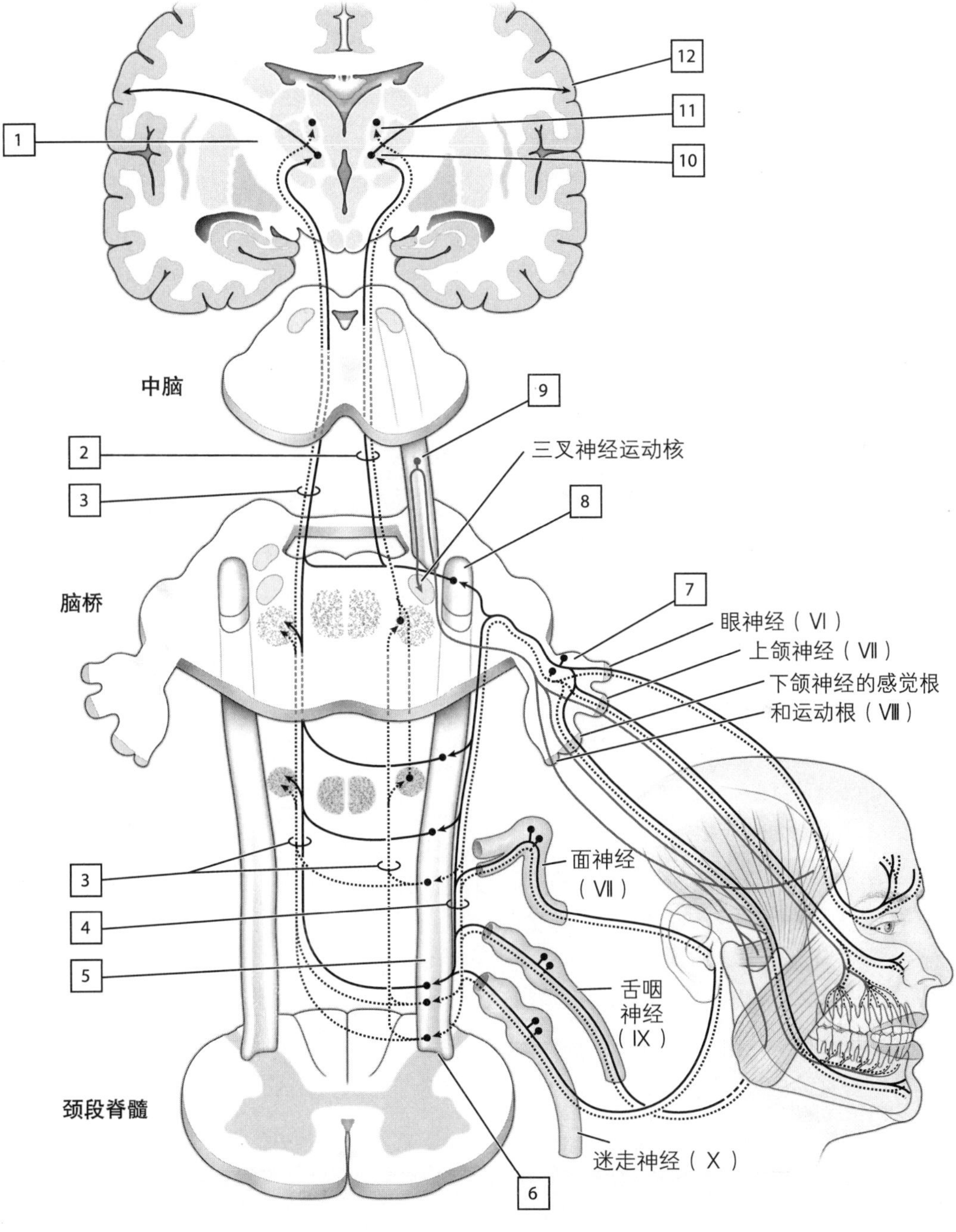

图 9.6　三叉神经感觉及相关系统

7 头部痛觉敏感区域和痛觉信息传导

许多类型的原发性头痛，包括偏头痛、紧张性头痛和神经痛，可由刺激头部和颈部的痛觉区域引发。颈部区域的疼痛敏感结构包括枕区的传入神经、颅后窝硬脑膜和椎基底动脉。这种伤害性信息通过C1~C3的背根神经节传递到脊髓背角级联神经系统。眼神经（Ⅵ）将头部和头皮及眼球后部的伤害性信息传递至三叉神经脊束核。来自硬脑膜窦、脑膜中动脉、颞动脉、近端脑动脉、颈内动脉、颈外动脉和小脑幕的其他伤害性信息也通过眼神经传递到三叉神经脊束核。随后，这个信息上行到丘脑腹后内侧核（主要是对侧），激活中央后回的外侧皮质区域。

请给下列结构涂色，每种结构涂上不同颜色

☐ 1. 硬脑膜窦（如上矢状窦）
☐ 2. 脑膜中动脉
☐ 3. 颞动脉
☐ 4. 近端大脑动脉
☐ 5. 小脑幕
☐ 6. 大脑内外动脉
☐ 7. 眼神经（Ⅵ）
☐ 8. 背根神经节（C1~C3）
☐ 9. 脊髓背角神经元级联系统
☐ 10. 枕区传入神经
☐ 11. 颅后窝的硬脑膜
☐ 12. 椎基底动脉

临床意义

硬脑膜、动脉和肌肉是头颈部疼痛敏感的区域。一些头痛是由动脉收缩引起的，例如颞动脉炎和偏头痛。紧张性头痛可由收缩的肌肉引起。三叉神经或舌咽神经的刺激性病变可以产生神经病理性痛，类似于椎间盘突出这一疾病中突出的髓核。以下是头痛的次要原因：肿瘤、脓肿或血肿可能会影响硬脑膜或动脉。破裂的颅内小动脉瘤可能导致蛛网膜下腔出血，导致“生命中最严重的头痛”。而当感染发生时，如脑膜炎或脑膜刺激，可导致头痛、头颈部僵硬和肌肉紧张度增强。

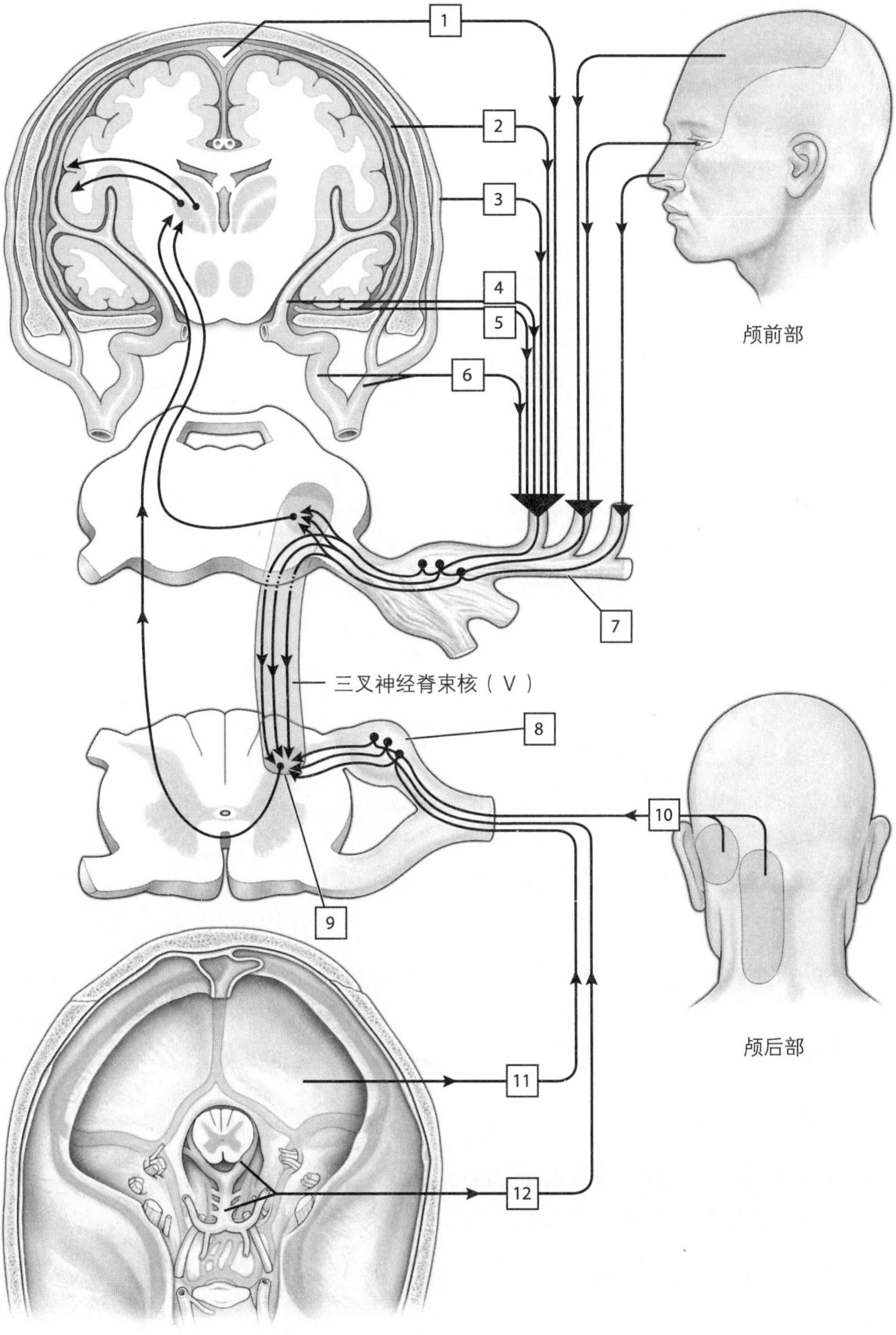

图 9.7　头部痛觉敏感区域和痛觉信息传导

8 味觉通路

味觉由舌乳头上的味蕾感知，人的舌上有 3 000~10 000 个味蕾，每个大约 0.03 mm 宽和 0.06 mm 深。化学信号的转导由支配味蕾的神经纤维上的受体发挥作用。特定味觉的分布最早在 100 多年前提出，经过发展完善现已被大量引用。由糖引起的甜的感觉是在舌尖部，由酸引起的酸味是在舌的两侧，由盐引起的咸味是在舌尖和舌前部，由一些有机试剂和钙或镁引起的苦味是在舌后部。更详细的调查表明，这些味道几乎可以在舌的所有部位，以及软腭和硬腭上检测到。前面不同味觉的特定位置划分是指最敏感的感受区域。有研究者提出第五种味道是由一种日本食物引起的独特的味觉，称为“鲜味”。这种味觉是由谷氨酸感受的。一些研究者提出了第六种与淀粉检测相关的味道。

膝神经节（第Ⅶ对颅神经）的初级感觉纤维分布于舌前三分之二，岩神经节（第Ⅸ对颅神经）的初级感觉纤维分布于舌后三分之一，结状神经节（第Ⅹ对颅神经）的初级感觉纤维分布在会厌和腭（特别是儿童）。这些神经节的中枢轴突终止于孤束核的头侧，后者发出纤维投射至同侧脑桥的臂旁核，臂旁核再发出投射纤维至丘脑腹后内侧核。与味觉相关的臂旁核投射到同侧丘脑腹后内侧核（投射到感觉皮质）、下丘脑（下丘脑外侧区）和杏仁核。这些边缘 / 下丘脑投射与味觉的情感、动机和味觉相关。三叉神经系统和嗅觉系统也参与享受美食的感受。

请给下列结构涂色，每种结构涂上不同颜色

☐ 1. 丘脑腹后内侧核
☐ 2. 感觉皮质
☐ 3. 下丘脑
☐ 4. 杏仁核
☐ 5. 脑桥臂旁核
☐ 6. 膝神经节
☐ 7. 孤束核头侧
☐ 8. 延髓
☐ 9. 舌咽神经下神经节
☐ 10. 迷走神经下神经节
☐ 11. 舌乳头
☐ 12. 味蕾

临床意义

为了使味觉在味觉感受中充分表达，前面提到的一些通路，如三叉神经系统或嗅觉通路必须处于生理和功能的正常状态。感冒或鼻塞，阻断嗅觉，也会导致食物“味道”淡而无味。接触很多化学物质，比如吸烟，也会影响味觉。这些化学物质包括一些药物和化疗药物。肝功能衰竭、放射治疗和维生素缺乏会改变味觉，挥之不去的不愉快的味道会引起食欲不振。

在老年人中，味觉障碍的发作可能是早期的神经退行性疾病的标志。

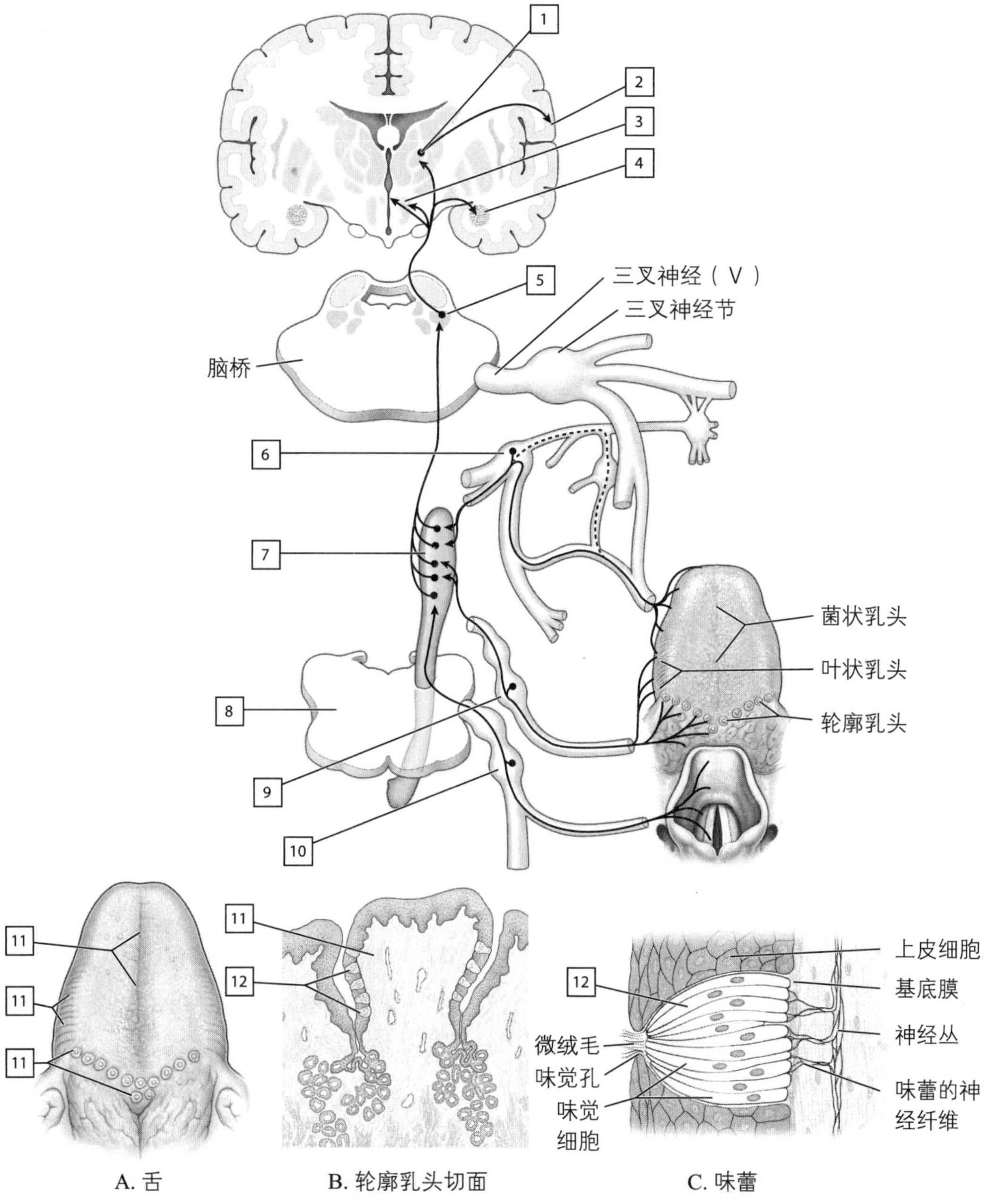
1
2
3
4
5
三叉神经（V）
三叉神经节
脑桥
6
7
菌状乳头
叶状乳头
轮廓乳头
8
9
10
11
11
11
A. 舌
11
12
B. 轮廓乳头切面
12
上皮细胞
基底膜
神经丛
微绒毛
味觉孔
味觉细胞
味蕾的神经纤维
C. 味蕾

图 9.8 味觉通路

9 声音接收的外周通路以及骨迷路、膜迷路

听力涉及一组复杂的机制，由外耳转换声波，产生刺激毛细胞的液体运动，激活听觉神经的传入神经末梢而产生。声波通过外耳道传导，进而导致鼓膜形变。鼓膜的这种运动被小骨（锤骨、砧骨，镫骨）传递到圆窗，在该处，外淋巴的运动引发流体波通过前庭阶和鼓阶导致蜗管中的流体运动。内耳蜗管中内淋巴液的流动在 Corti 器的基底膜上的毛细胞运动与覆盖的覆膜之间产生差异力。后者激活毛细胞，毛细胞刺激激活初级传入神经末梢，其将动作电位发送到中枢听觉结构中。低频音调刺激耳蜗螺旋体尖端的毛细胞，高频音调刺激耳蜗底部的毛细胞。

前庭系统的半规管（响应角加速度或运动）、椭圆囊和球囊（响应线性加速度或重力，以及低频振动）的壶腹与听觉系统的耳蜗组件密切相关。这两个成分，听觉成分和前庭成分，构成颅神经Ⅷ（前庭蜗器）的装置。

请给下列结构涂色，每种结构涂上不同颜色

□ 1. 圆窗
□ 2. 镫骨
□ 3. 锤骨
□ 4. 砧骨
□ 5. 外耳道
□ 6. 鼓膜
□ 7. 鼓阶
□ 8. 蜗管
□ 9. 前庭阶
□ 10. 耳蜗
□ 11. 耳蜗的蜗孔
□ 12. 前庭蜗神经（第Ⅷ对颅神经）
□ 13. 壶腹
□ 14. 卵圆囊和球囊

临床意义

听觉系统的许多部分的中断可能导致部分或全部听力损失。颅神经Ⅷ的损伤（可能是创伤的结果，或听神经鞘瘤或其他病理情况）可阻止外周的信息进入中枢神经系统。部分听力损失可能涉及任何频率，但最重要的是 40 分贝或更多的人类听觉频率（30~3 000 Hz）。听力损失的两种主要类型是感觉神经性和传导性。

传导性听力损失涉及外耳和中耳的损伤。声音不能转导到内耳以刺激毛细胞激活初级感觉听觉轴突。感觉神经性听力损失涉及对 Corti 器、蜗神经或中枢听觉通路中毛细胞的损伤。临床测试可以区分两种形式的听力损失。由于传导性听力损失，空气传导受损（转导受损）但骨传导完好。随着感觉神经性听力损失，空气传导和骨传导都会减少。床边测试使用 512 Hz 的音叉。韦伯测试将振动音叉放在前额的中心，在正常反应下，患者双耳均匀地听到音叉。在传导性损伤的情况下，受影响的耳朵会听到最大声音。感觉神经性损伤情况下，未受影响的耳朵中听到的声音最大。

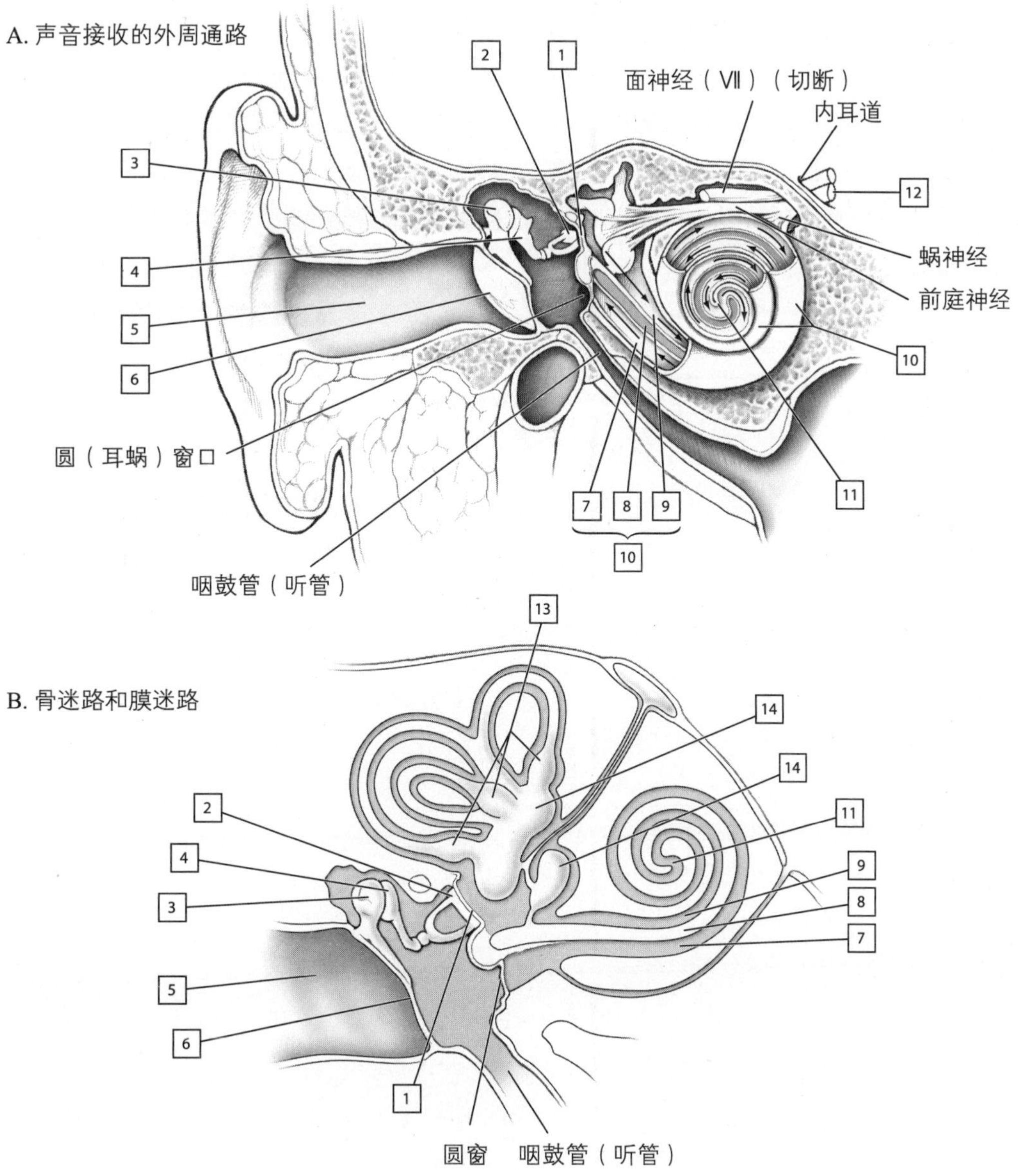

图 9.9　声音的外周通路以及骨迷路、膜迷路

10 第Ⅷ对颅神经对 Corti 器中毛细胞的神经支配

内毛细胞和外毛细胞位于 Corti 器的基底膜上。纤毛从毛细胞顶端突出，它们可以通过覆膜的运动而横向移位。前庭窗处镫骨的运动可导致流体波穿过前庭阶并且通过鼓阶。该流体波通过内淋巴传导传递至耳蜗导管，内淋巴是 +80 mV 的带电流体，可以引起覆膜（剪切力）在毛细胞上顶端纤毛的剪切运动。内淋巴的电位差可参与毛细胞的兴奋，这导致毛细胞释放神经递质。毛细胞受到听觉（螺旋）神经节的双极神经节细胞的支配。神经节细胞与前庭神经一起移行并终止于脑干的蜗核。

请给下列结构涂色，每种结构涂上不同颜色

- □ 1. 内毛细胞和外毛细胞
- □ 2. Corti 器的基底膜
- □ 3. Corti 器
- □ 4. 覆膜
- □ 5. 耳蜗管
- □ 6. 前庭阶
- □ 7. 双极神经节细胞的外周过程
- □ 8. 听觉（螺旋）神经节
- □ 9. 鼓阶
- □ 10. 第Ⅷ对颅神经的听觉部分
- □ 11. 前庭窗
- □ 12. 镫骨

临床意义

螺旋形耳蜗的特定位置上的毛细胞组会被特定频率的耳蜗导管中的运动所激活。低频率主要刺激耳蜗顶端的毛细胞（螺旋体），同时高频率主要刺激耳蜗基部的毛细胞。很多情况都会损伤毛细胞。高于 85 分贝的持续高分贝噪音（如响亮的摇滚音乐）由于超过频率范围而损坏毛细胞，耳蜗基底线部的毛细胞特别容易受到持续高频率刺激的影响，例如喷气发动机的噪音、高音机械、枪声以及嘈杂的工业或环境噪音。反复接触这些噪音可能会造成永久性损伤，因此现在需要对建筑工地、工厂噪音、机场人员和其他潜在危险场所进行耳朵保护。

一些病毒感染（如腮腺炎）会损伤毛细胞。药物如奎宁和某些抗生素可以破坏毛细胞。

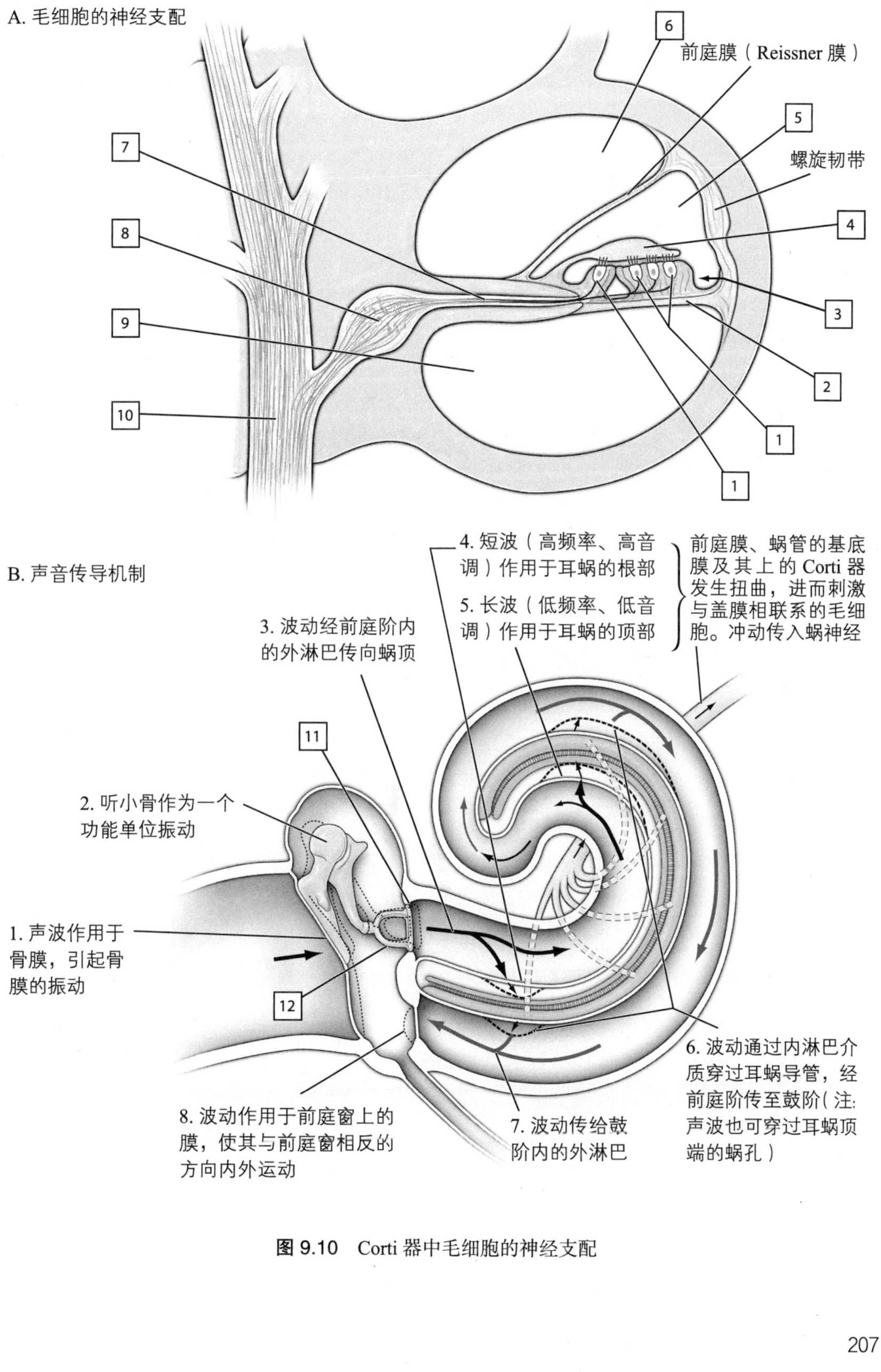

图 9.10　Corti 器中毛细胞的神经支配

11 听觉中枢通路

当受到Corti器中特定毛细胞的神经递质刺激时，螺旋（听觉）神经节的初级感觉神经元将其同源（频率特异的）信息发送到脑干的尾部脑桥，其轴突终止于背部和腹侧耳蜗核。在耳蜗核中至少有三个听觉音位图。耳蜗核通过中听纹（背侧、中间和腹侧，称为梯形体）将轴突发送到同侧和对侧的外侧丘系。耳蜗核的这些轴突终止于下丘核，其又通过下丘臂将轴突投射到丘脑的内侧膝状体核（体）。内侧膝状体核通过听觉辐射向侧裂的颞叶边缘的颞横回发送听觉的同位图。外侧丘系还将双侧轴突发送到脑干核，包括上橄榄核复合体，外侧丘系的核团，以及斜方体的细胞核，用于处理额外的音频特征。上橄榄核复合体有助于判断声音在空间中的定位。

双侧声音通过中枢听觉传入途径在各个层面进行处理。外侧丘系、内侧膝状核、听觉辐射和听觉皮质的单侧病变不会产生对侧耳聋，但会导致听力减弱，导致对侧忽视双侧听觉刺激。

听觉系统还具有传出连接，通过该传出连接，听觉结构可以在更尾部水平上进行声音信息的处理。传出通路的一个特殊部分是橄榄耳蜗束，从上橄榄核复合体到耳蜗的投射。这种结构可以调节通过毛细胞的听觉信息流，从而专注于特定的声音频率，有助于关注来自特定位置或方向的声音。比如“鸡尾酒会”现象，人们可以在一群交谈中专注于其中某些人的谈话讨论。

请给下列结构涂色，每种结构涂上不同颜色

- ☐ 1. 丘脑的内侧膝状体核（体）
- ☐ 2. 下丘臂
- ☐ 3. 下丘
- ☐ 4. 外侧丘系
- ☐ 5. 上橄榄核复合体
- ☐ 6. 听纹
- ☐ 7. 斜方体
- ☐ 8. 腹侧耳蜗核
- ☐ 9. 背侧耳蜗核
- ☐ 10. 颞叶颞横回
- ☐ 11. 螺旋（听觉）神经节
- ☐ 12. Corti器中的毛细胞

临床意义

听觉神经容易受到创伤（如颞骨岩部）、肿瘤（如听神经鞘瘤）、感染和其他原因的损害。毛细胞和听觉神经也可能受到刺激性病变（Meniere病中毛细胞内淋巴压力）的损害，这可能产生耳鸣（嗡嗡声、咔嗒声或恼人的噪音）。随着进行性损伤，刺激性过程可导致毛细胞的破坏性损伤，并伴随耳鸣减弱而产生耳聋。

通常从前庭神经的前庭部分开始的听神经鞘瘤最初会刺激听觉器官，产生耳鸣，并伴有眩晕、头晕、眼球震颤和平衡问题的前庭症状。随着肿瘤进一步侵入听觉神经，会发生持续的听力丧失。通常这些包裹的、非恶性肿瘤可以通过外科手术切除，可以恢复部分或所有的第Ⅷ对颅神经损伤。

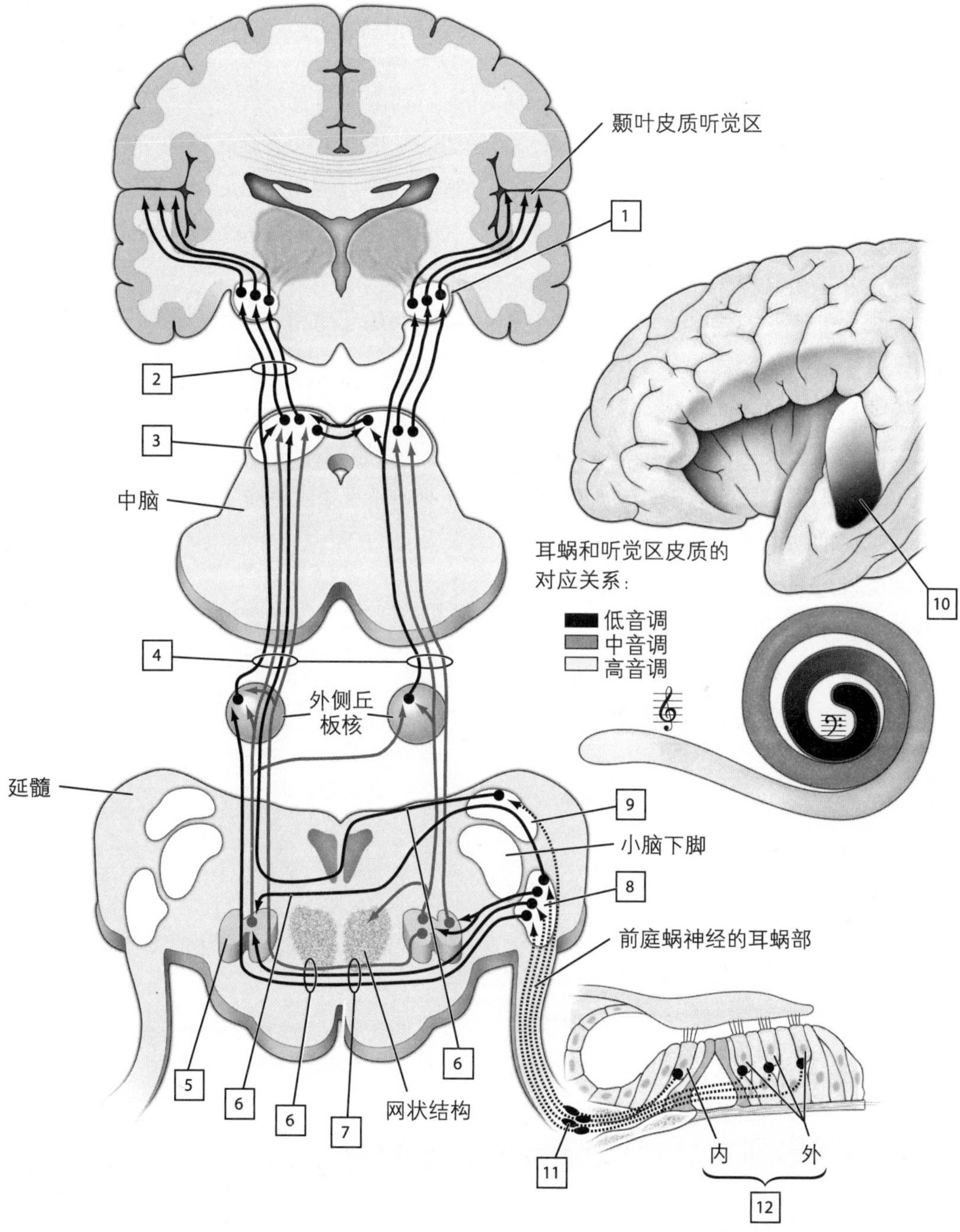
颞叶皮质听觉区
1
2
3
中脑
4
外侧丘
板核
延髓
9
小脑下脚
8
前庭蜗神经的耳蜗部
5
6
6
6
7
网状结构
10
耳蜗和听觉区皮质的
对应关系：
低音调
中音调
高音调
11
内
外
12

图 9.11 听觉中枢通路

12 前庭感受器

前庭受体即毛细胞，位于半规管的壶腹部（角加速度或运动），角膜（线性加速度或重力）和球囊（低频振动）。三个半圆形管（上部、水平、后部）彼此正交定向。壶腹内嵴中的毛细胞（Ⅰ型和Ⅱ型）位于基底膜上，纤毛从顶端突出，由单个动纤毛和几个静纤毛组成。

纤毛发嵌入凝胶状的套管中，其在半规管中随着流体运动而移动。动纤毛的弯曲导致毛细胞去极化，进而释放神经递质，进一步刺激前庭神经节（Scarpa 神经节）的双极轴突的初级感觉神经末梢。

卵囊和球囊黄斑中的毛细胞也包埋在凝胶状的顶中，其顶部是耳石膜。称为耳石的小碳酸钙晶体位于膜上。它们通过对毛细胞的动纤毛的压力记录重力方向。

请给下列结构涂色，每种结构涂上不同颜色

- ☐ 1. 球囊
- ☐ 2. 椭圆囊
- ☐ 3 上（前）半规管
- ☐ 4. 水平（外）半规管
- ☐ 5. 后半规管
- ☐ 6. 壶腹嵴
- ☐ 7. 胶状壶腹帽
- ☐ 8. 耳石
- ☐ 9. Ⅰ型和Ⅱ型毛细胞
- ☐ 10. 动纤毛
- ☐ 11. 毛细胞顶端突出的纤毛
- ☐ 12. 前庭神经节（Scarpa 神经节）的初级感觉双极轴突

临床意义

前庭和听觉系统可能因内淋巴压力增加而受损，这会逐渐破坏两个系统中的毛细胞，该过程叫做 Meniere 病。它在临床上表现为严重眩晕的突然发作，可持续数小时。这些症状常伴随着恶心和呕吐。伴随症状是耳鸣和进行性神经性耳聋（毛细胞破坏）。 这个过程通常是单侧的，但也可以成为双侧。这个过程可以导致完全耳聋，严重的持续性眩晕和前庭功能障碍。在某些情况下，可能会缓解。

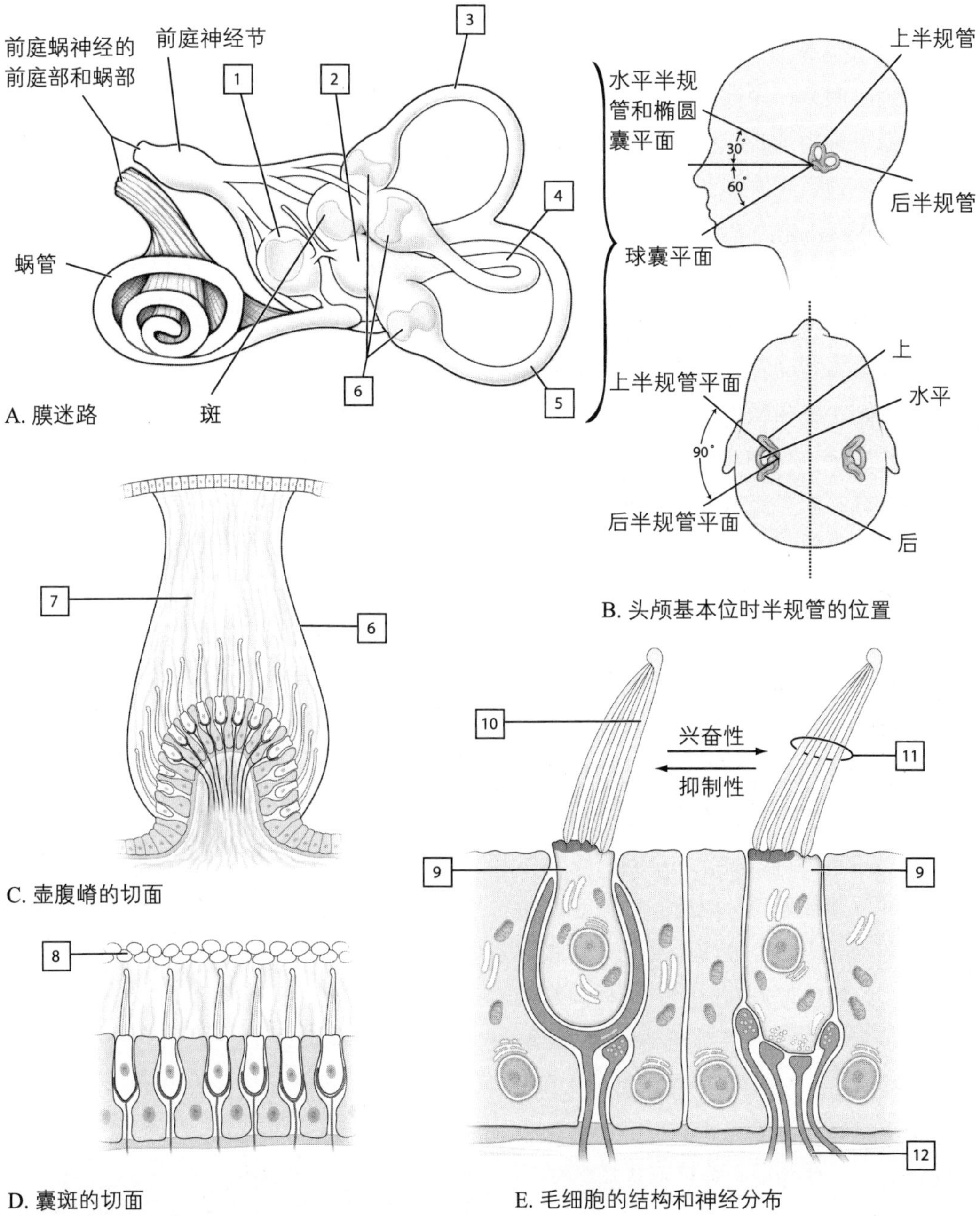
前庭蜗神经的
前庭部和蜗部
前庭神经节
1
2
3
4
5
6
蜗管
斑
A. 膜迷路
水平半规
管和椭圆
囊平面
30°
60°
上半规管
后半规管
球囊平面
上
水平
上半规管平面
90°
后半规管平面
后
B. 头颅基本位时半规管的位置
7
6
C. 壶腹嵴的切面
8
D. 囊斑的切面
10
兴奋性
抑制性
11
9
9
12
E. 毛细胞的结构和神经分布

图 9.12　前庭感受器

13 中央前庭通路

在半规管的壶腹嵴、球囊和椭圆囊斑的毛细胞刺激，导致前庭神经节的初级感觉前双极神经元的前庭轴突被激活。前庭初级感觉神经元的轴突进入中枢神经系统并终止于四个前庭核（上侧、内侧、外侧和下侧）和小脑（蚓部的深核和小脑皮质以及绒球小结叶，称为前庭小脑）。前庭核通过前庭脊髓束、眼外核、内侧纵束（MLF）、小脑和网状结构向脊髓的下运动神经元（LMN）发送投射。

前庭脊髓侧束（来自前庭外侧核）发出投射到脊髓的所有水平，并且主要通过其相关的中间神经元提供伸肌 LMN 的抗重力活动。内侧前庭脊髓束（来自内侧前庭核）投射到颈部 LMN（主要通过相关的中间神经元）并调节头颈部运动以响应前庭变化。多个前庭核投射到前庭小脑并负责基本运动和姿势的协调。多个前庭核通过 MLF 投射到眼外核，并协调眼球运动与头部及颈部运动。因此，前庭系统协调头部和颈部运动、眼球运动、身体张力和姿势，以响应重力和运动。来自前庭核的一些投射可能到达丘脑后核和 VPM 核附近的神经元。丘脑的一些前庭投射可能到达中央后回外侧 2 区（调节运动感知和空间定向），岛叶皮质和顶颞皮质。

请给下列结构涂色，每种结构涂上不同颜色

- □ 1. 内侧纵束（MLF）
- □ 2. 上前庭核
- □ 3. 前庭内侧核
- □ 4. 前庭外侧核
- □ 5. 下前庭核
- □ 6. 前庭小脑的初级感觉前庭投射
- □ 7. 前庭神经节的双极神经元
- □ 8. 半规管壶腹嵴
- □ 9. 球囊和椭圆囊的斑
- □ 10. 前庭脊髓侧束
- □ 11. 前庭脊髓内侧束

临床意义

前庭系统是抗重力肌肉活动的强大驱动力，允许伸肌肌群强有力地支撑身体并产生行为活动和生存所必需的基本步调和姿势。如果想要实现精细、熟练的运动，主要是由皮质脊髓活动驱动的屈肌运动，有必要暂时抑制一些伸肌运动。如果大脑皮质（皮质脊髓系统）和红核（红核脊髓系统）被切除而不能调节前庭核（如颅内压逐渐升高，损害前脑和中脑），那么前庭核就会在无抑制的状态下活动。因此，外侧前庭脊髓系统有力地驱动所有四肢的伸展（称为去大脑僵直，更恰当的强直）和颈部伸直（称为角弓反张）。MLF 的选择性损伤在多发性硬化症导致的脱髓鞘疾病中较常见，导致核间性眼肌瘫痪，即出现共轭侧视紊乱。MLF 病变侧的内收受损，尝试侧向注视会产生复视。

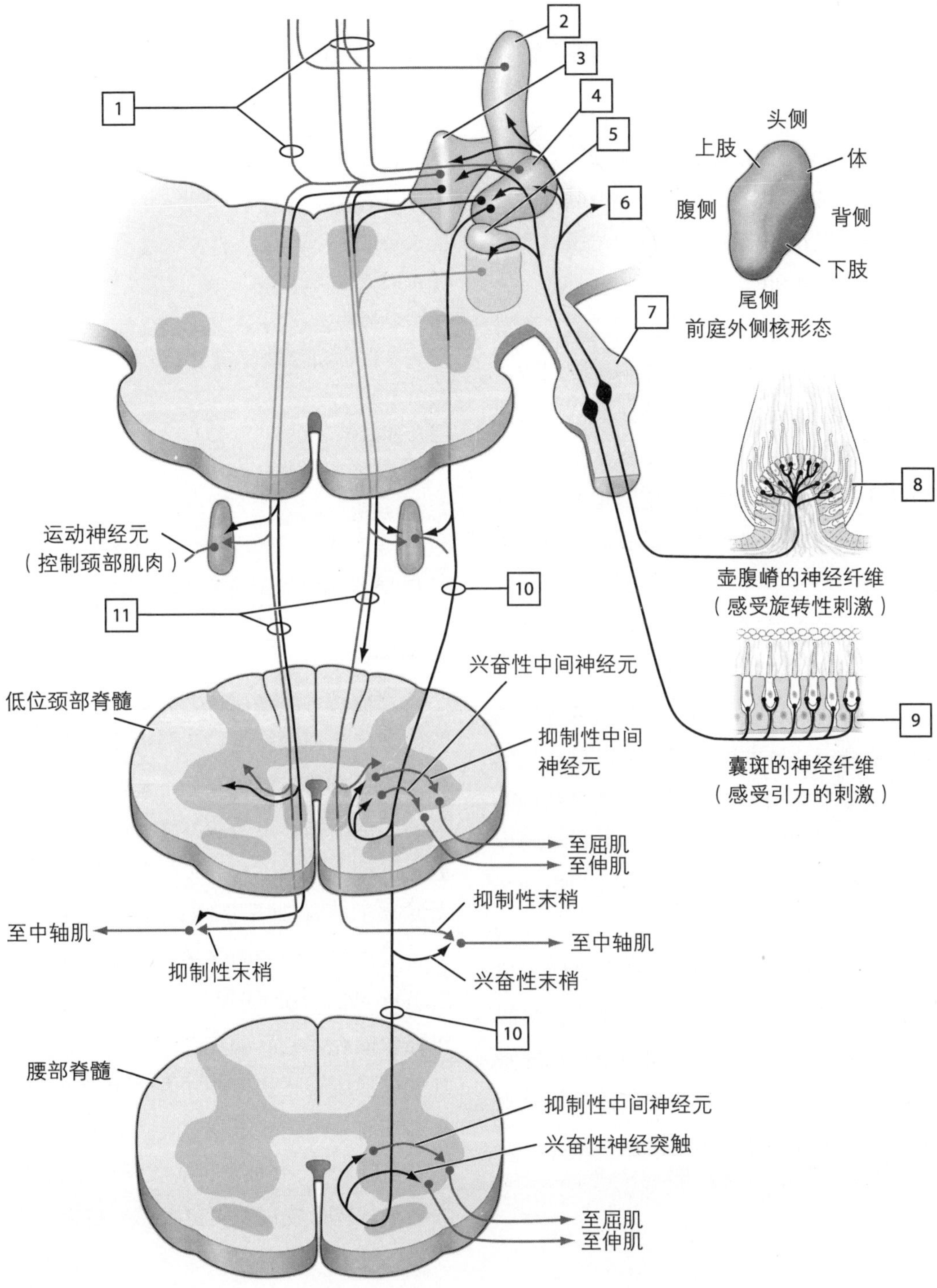
1
2
3
4
5
6
7
8
9
10
11
10
头侧
上肢
体
腹侧
背侧
下肢
尾侧
前庭外侧核形态
壶腹嵴的神经纤维
（感受旋转性刺激）
囊斑的神经纤维
（感受引力的刺激）
运动神经元
（控制颈部肌肉）
低位颈部脊髓
兴奋性中间神经元
抑制性中间
神经元
至屈肌
至伸肌
至中轴肌
抑制性末梢
抑制性末梢
至中轴肌
兴奋性末梢
腰部脊髓
抑制性中间神经元
兴奋性神经突触
至屈肌
至伸肌

图 9.13　中央前庭通路

14 眼的解剖

眼球（壁）分三层，有时也称为（三层）膜。外层是坚韧的纤维保护层。最大部分是不透明的巩膜，与视神经的外鞘连续向后。较小的前部是透明的角膜，光的大部分折射（90%）发生在这里。

中间血管层，有时称为葡萄膜，由脉络膜、悬垂晶状体的睫状体和虹膜组成。脉络膜是眼后部的血管部分。睫状体由纵行和环状睫状肌纤维以及睫状突组成，透明晶状体由悬韧带悬挂。虹膜是血管层的收缩前部，包含瞳孔扩张器肌肉和瞳孔缩窄肌。

内层由神经视网膜、睫状体的非色素上皮和虹膜的色素上皮组成。神经视网膜包含允许将光转换成神经信号的成像感受器（视杆和视锥细胞）以及处理信息传输到其他中枢结构以进一步进行视觉处理的若干神经元细胞类型。神经视网膜是中枢神经系统的组织，其血管系统是中枢神经系统的血管系统。

房水从虹膜的脉管系统分泌到后房中，并通过瞳孔进入前房。房水通过巩膜静脉窦的管道以虹膜角膜角吸收进入眼睛的静脉进行引流。凝胶状玻璃体液填充眼球内部，为眼的球形结构提供支撑。

请给下列结构涂色，每种结构涂上不同颜色

- ☐ 1. 巩膜
- ☐ 2. 脉络膜
- ☐ 3. 神经视网膜
- ☐ 4. 睫状体
- ☐ 5. 悬韧带
- ☐ 6. 在虹膜角膜角的巩膜静脉窦
- ☐ 7. 虹膜
- ☐ 8. 晶状体
- ☐ 9. 角膜
- ☐ 10. 前房
- ☐ 11. 后房
- ☐ 12. 玻璃体液

临床意义

光线进入眼睛时会被折射，从而使图像聚焦在视网膜上。角膜提供了入射光的大部分折射，但它是一种不能被神经调节的固定结构。由带状纤维悬挂的晶状体也提供较小部分（10%）的光折射，但可由睫状肌纤维对晶状体囊的张力进行调节，受动眼神经的副交感神经部分支配。Edinge-Westphal（EW）核通过动眼神经对睫状神经节的活动实现近视力的适应，其轴突形成短睫状神经并供应睫状肌和瞳孔缩窄肌。当睫状肌收缩时，它向上和向内牵拉睫状体，释放小带囊状纤维的张力，导致晶状体聚拢以获得更大的光折射。近视力的适应性随着年龄的增长而减少，称为老花眼，并且可能需要屈光镜片以帮助将光合适地聚焦在视网膜上。角膜和晶状体都会变得不透明、浑浊或阻挡视网膜的视觉图像。

白内障是因晶状体浑浊，从而干扰视力的清晰。视力受影响的白内障通常可以通过手术进行矫正。

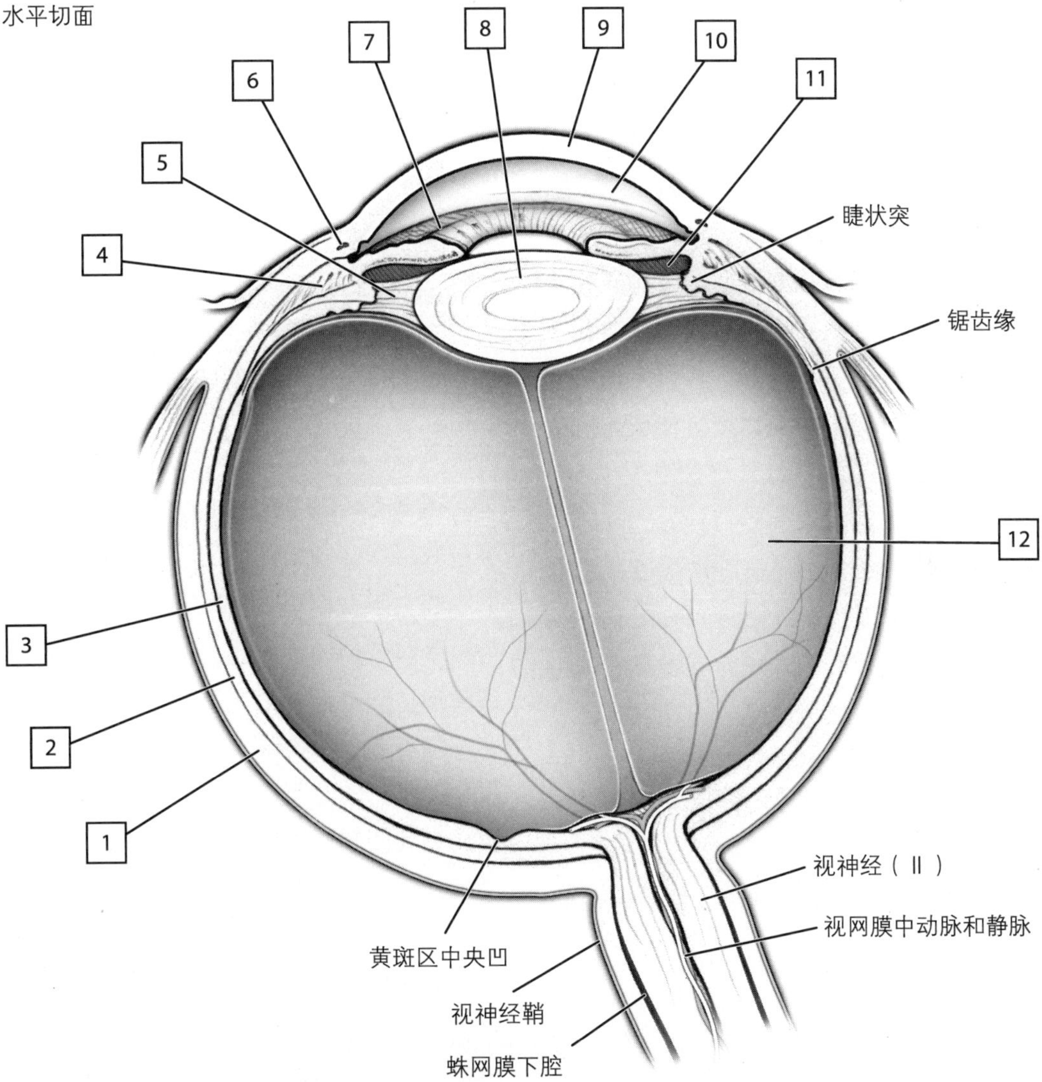

图 9.14　眼的解剖

15 眼的前房和后房

中枢神经系统可以通过动眼神经的副交感控制，通过 EW 核及其与睫状神经节的节前轴突连接来调节晶状体和瞳孔孔径的光折射。

当睫状肌收缩时，径向纤维和环状纤维都会拉动睫状体及睫状突向上向内。因此，悬韧带上的张力减小，晶状体“变胖”，允许更大的光折射。睫状神经节以及交感神经的颈上神经节还提供对瞳孔的控制。睫状神经节激活瞳孔缩窄肌，收缩瞳孔。颈上神经节激活瞳孔扩张肌，扩张瞳孔。在闭角型青光眼的情况下，瞳孔的扩张可伴随着通过虹膜褶皱的物理阻塞从而阻止房水吸收到 Schlemm 管（静脉窦）。

房水从虹膜的脉管系统分泌到后房中，经过瞳孔进入前房，并被吸收到静脉窦（Schlemm 管）中。这种房水产生和吸收的过程类似于脑脊液分泌和吸收的过程；必须精确平衡房水的产生和吸收，以保持压力的恒定。吸收阻塞会导致眼内眼压升高并进一步导致颅内压增高。

请给下列结构涂色，每种结构涂上不同颜色

- ☐ 1. 巩膜静脉窦
- ☐ 2. 前房
- ☐ 3. 虹膜褶皱
- ☐ 4. 晶状体
- ☐ 5. 瞳孔括约肌
- ☐ 6. 瞳孔扩张肌
- ☐ 7. 后房
- ☐ 8. 悬韧带
- ☐ 9. 睫状突
- ☐ 10. 睫状肌环状纤维
- ☐ 11. 睫状肌纵行纤维
- ☐ 12. 睫状体

临床意义

通过后房、前房和 Schlemm 管产生和吸收房水必须精确匹配。如果阻止房水的吸收，则会导致眼内压升高。眼内压升高可导致视神经乳头压力增加、萎缩和视力受损；这种伤害会逐渐增加以致完全失明。随着年龄的增长，青光眼是该类神经损伤最常见的原因，临床上可通过检查眼膜曲率和测眼压检测到。在广角性青光眼（最常见）中，Schlemm 管硬化，阻碍房水的吸收。在缩窄性青光眼（急性或闭角）中，瞳孔的扩张可导致虹膜褶皱阻碍房水吸收，从而引起疼痛、肿胀和红眼。这种情况需要应用药物诱导瞳孔收缩进行紧急治疗。

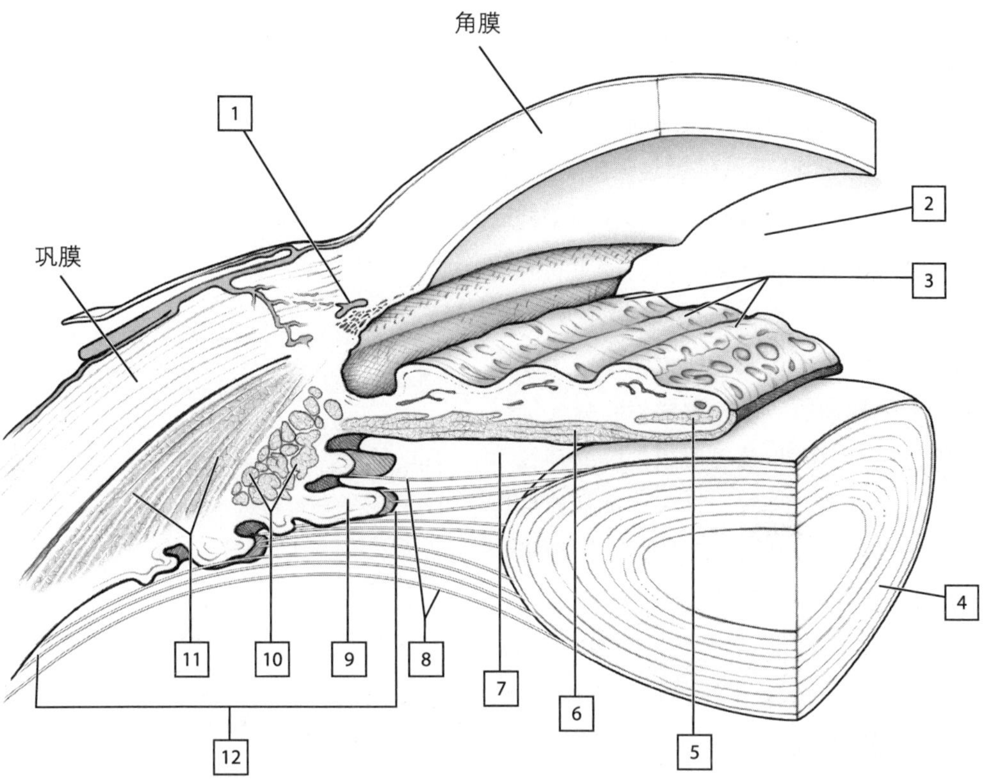

A. 眼的前房与后房

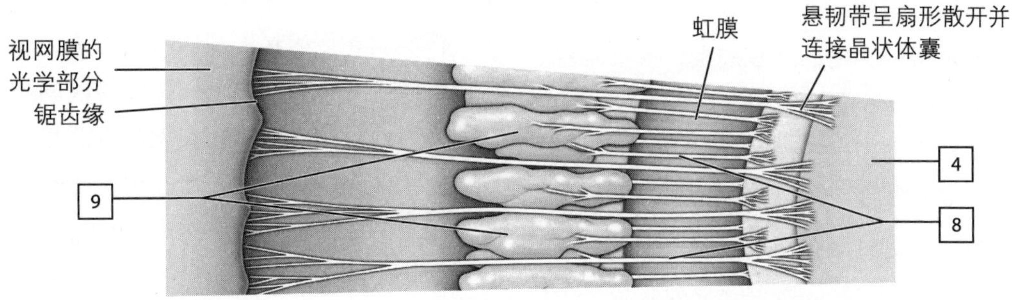

B. 晶状体及其支持结构

图 9.15　前房与后房

16　视网膜：视网膜分层

视网膜是位于眼球后部内表面的一层薄的中枢神经系统组织，由中央视网膜动脉和脉络膜动脉供血。视网膜包含光感受器（视杆和视锥）和其他神经元细胞类型。锥体细胞可以将光线转换为彩色视觉并聚焦视觉，它主要集中在黄斑（3 mm）的中央凹部（0.4 mm）。视杆细胞能将光线转换为黑白视觉，它主要分布于整个除中央凹外的视网膜。当光感受器转导光信号为电信号时，信号通过双极细胞到神经节细胞。神经节细胞发出轴突形成视神经再向上传入中枢神经系统深层。水平细胞和无长突细胞协助视网膜信息的水平流动，Muller 细胞为神经元提供胶质支持。在产生色觉（只有锥体的区域）的中央凹中心，锥细胞与双极细胞近似一对一的联系并与神经节细胞产生联结。在外周，大多视杆细胞连接到双极细胞，然后汇聚到一个神经节细胞。因此，视觉的敏锐性是通过中央凹和黄斑区实现的。在周围，视杆细胞对黑暗中的光线非常敏感。

视杆细胞通过一种光色素，视紫红质，它将光信号转换成电信号。当光线进入视杆细胞时，它将所有全顺式视黄醛转化为全反式视黄醛。这一过程会导致钙离子大量流入视杆细胞，钠电导降低，从而导致视杆细胞超极化。视网膜信号转导涉及神经元超极化和去极化的广泛相互作用。锥体细胞使用感光色素产生蓝色、绿色、红色和全顺式视黄醛。

请给下列结构涂色，每种结构涂上不同颜色

- □ 1. 视神经层的神经节轴突
- □ 2. 神经节细胞
- □ 3. Muller 细胞
- □ 4. 无长突细胞
- □ 5. 双极细胞
- □ 6. 水平细胞
- □ 7. 光感受器（视杆细胞）
- □ 8. 光感受器（视锥细胞）
- □ 9. 视紫红质
- □ 10. 全顺式视黄醛
- □ 11. 全反式视黄醛

临床意义

黄斑区的视觉通路对于高敏感度（亮视觉）的彩色视觉至关重要。老年人常见的视力问题是黄斑变性，这会导致视力逐渐下降、无法阅读和无法与环境互动。外周视觉通路通过高会聚作用的视杆细胞在夜视（暗视）中起重要作用。

视网膜在锯齿缘处与脉络膜相连，并与睫状体的非色素上皮相邻。如果视网膜在锯齿缘与脉络膜分离，视网膜可能会分离。这可能导致视力扭曲或受损，因为像纸一样薄的视网膜从脉络膜的部分血液供应中被移除。视网膜修复通常是通过激光手术实现的。

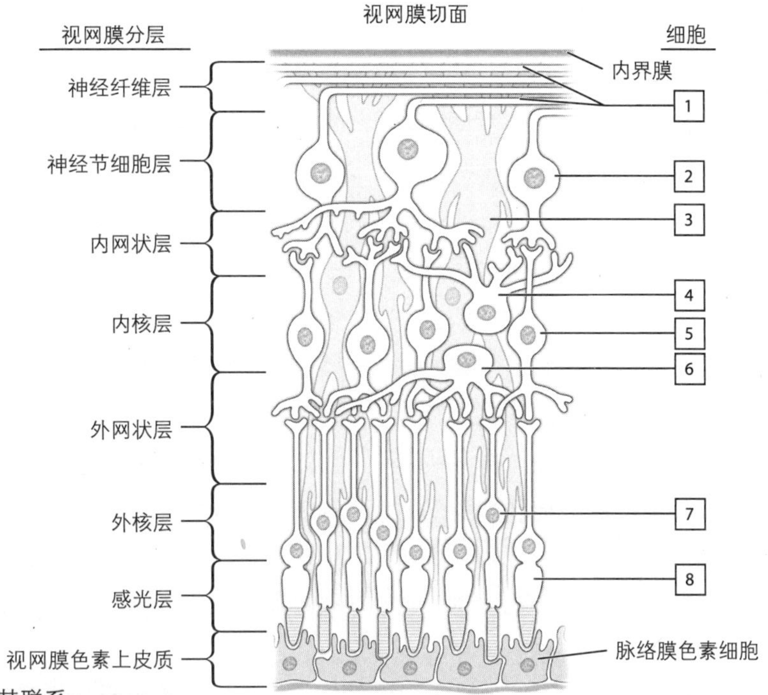

A. 视网膜层及其联系

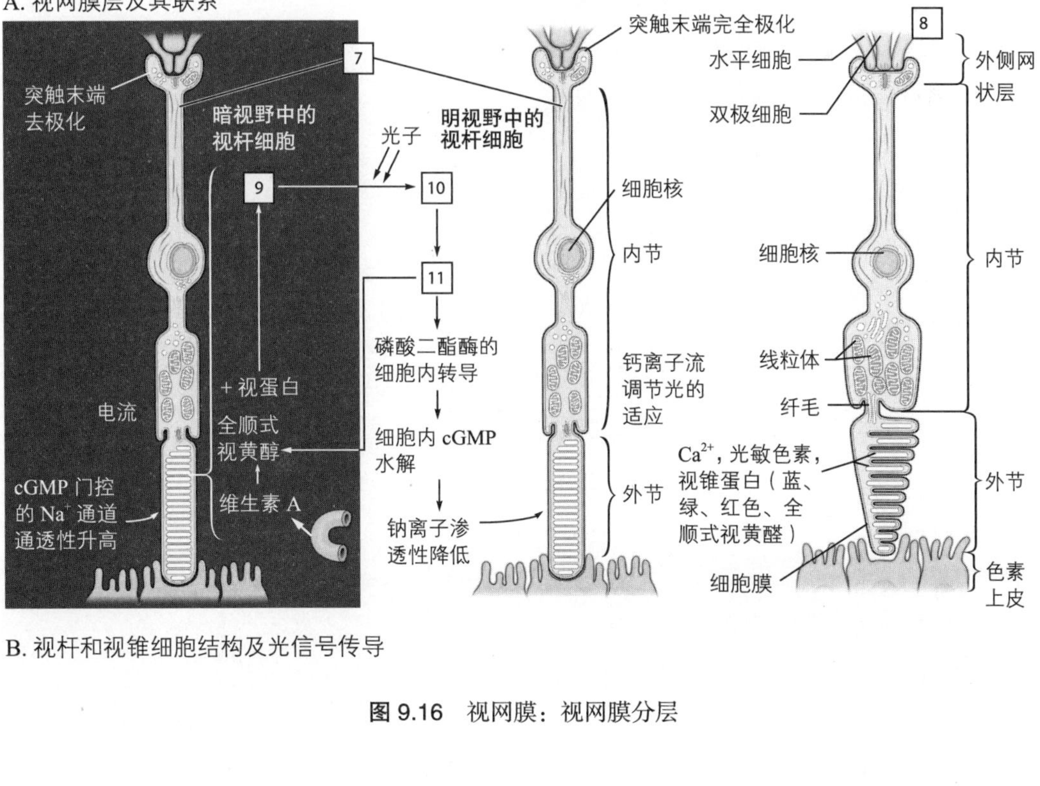

B. 视杆和视锥细胞结构及光信号传导

图 9.16　视网膜：视网膜分层

17 视交叉的解剖及相关结构

每个视网膜的视网膜神经节细胞发出轴突到同侧视神经。视神经在视交叉聚集在一起，然后与神经节细胞轴突汇聚。来自视网膜颞侧半（外侧）的纤维加入同侧视束，来自视网膜鼻侧半（内侧）的纤维穿过视交叉加入对侧视束。因此一侧视束包含一侧眼睛鼻侧半视网膜和另一侧眼睛的颞侧半纤维，并携带另一侧视野的视觉图像（视觉世界）。在视交叉，鼻下神经节细胞轴突穿过前部，鼻上神经节细胞轴突穿过后部。

神经节细胞轴突终止于大脑的不同区域，然而对于视觉成像的解析，它们终止于外侧膝状核（体）。外侧膝状体细胞的轴突组成视辐射，然后通过颞叶和枕叶白质，最终到达枕叶距状裂上下唇的初级视觉皮质。

请给下列结构涂色，每种结构涂上不同颜色

☐ 1. 视网膜颞侧半

☐ 2. 视网膜鼻侧半

☐ 3. 视神经

☐ 4. 视交叉

☐ 5. 视束

☐ 6. 外侧膝状核

☐ 7. 视辐射

☐ 8. 初级视觉皮质

☐ 9. 鼻下神经节细胞轴突（穿过视交叉前部）

☐ 10. 鼻上神经节细胞轴突（穿过视交叉后部）

临床意义

神经节细胞轴突穿过视神经、视神经交叉和视神经束。如果视神经受损（如多发性硬化症的脱髓鞘病变导致的视神经炎），来自同侧视网膜的所有神经节细胞轴突可能会受到影响，导致同侧失明。如果视交叉损伤（如垂体腺瘤），肿瘤对视交叉进行侵犯，损伤鼻下部纤维，导致上部双颞侧偏盲。如果继续侵入，可能会损坏所有的视交叉，导致整个双颞侧偏盲。如果视束受损，同侧视网膜颞侧半和对侧视网膜鼻侧半的轴突会受到影响，导致对侧偏盲。

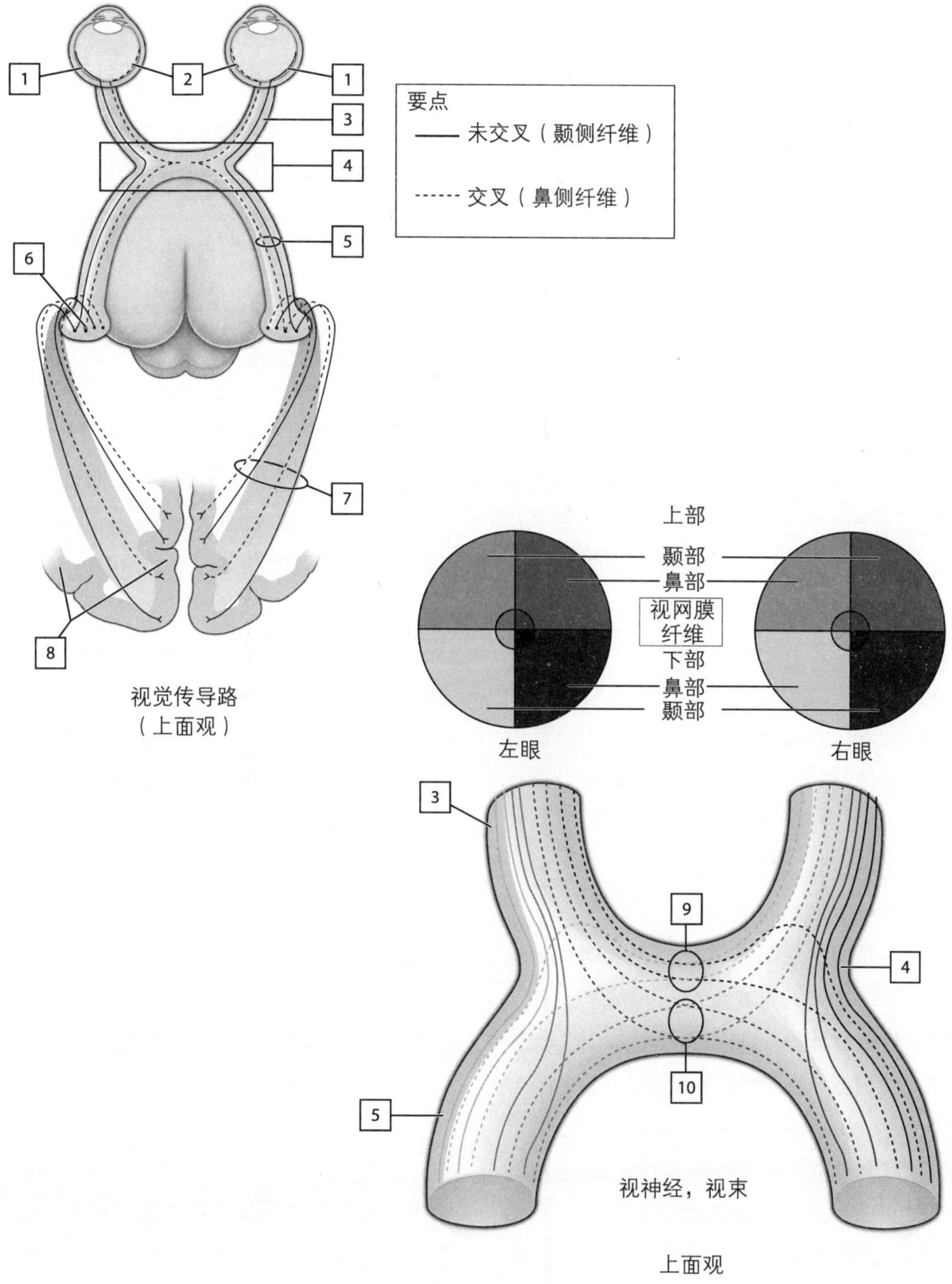

图 9.17　视交叉的解剖及相关结构

18 丘脑、下丘脑和脑干的视觉通路

每个视神经束中的神经节细胞轴突携带有关对侧视野的信息。这些轴突终止于许多中枢神经系统部位。主要的视觉通路终止于外侧膝状核（LGN），这就产生了解释视觉世界的视网膜—膝状体—距状皮质通路。这条通路包括外侧膝状核神经细胞投射到视辐射，最终到达距状裂上下唇的初级视觉皮质（17 区）。

神经节细胞轴突也终止于上丘的上层，上层的神经元投射到丘脑枕，其反过来发出轴突投射到第二级视觉皮质（18 区和 19 区）。这是第二级视觉通路，参与物体空间以及跟踪反应的定位，帮助移动眼睛到新奇的或移动的物体上。上丘神经元的轴突也加入顶盖脊髓束，将视觉信息传入颈部区域的下运动神经元，从而使得头部和颈部可随物体的移动做出运动反馈。上丘接收视觉皮质的投射，同时上丘神经元也投射到脑干网状结构。

神经节细胞轴突终止于下丘脑视交叉上核，并为下丘脑提供与昼夜节律和昼夜周期控制相关的日光信息；视交叉上核与下丘脑室旁核的小细胞神经元形成突触连接，投射到交感神经节前 T1~T2 脊髓的神经元，交感神经控制松果体中褪黑激素的合成和释放。投射的损伤会破坏这些周期和节律。神经节细胞轴突也终止于顶盖前区，提供视觉信息用于启动瞳孔对光反射。神经节细胞轴突也终止于下副视神经束核，并可能参与视觉跟踪相关的脑干反应，与 T1、T2 中间带内侧柱的交感节前神经元产生联系，调节颈上神经节的神经元，其对松果体支配交感纤维调控褪黑素的产生有重要作用。

请给下列结构涂色，每种结构涂上不同颜色

- □ 1. 视辐射
- □ 2. 视神经束
- □ 3. 下丘脑视交叉上核
- □ 4. 外侧膝状核
- □ 5. 下副视神经束核
- □ 6. 上丘
- □ 7. 顶盖前区
- □ 8. 丘脑枕
- □ 9. 脑干网状体
- □ 10. 顶盖脊髓束

临床意义

大脑对光的感知是对昼夜节律和昼夜循环进行适当调节的重要前提。有人认为，内皮质醇 24 小时周期性的节律是基于下丘脑结构的先天节律。然而，实验表明，在没有外界或周围日光的情况下，一些人在洞穴中生活几个月，也会产生不同于 24 小时的周期性节律。光似乎通过刺激机体，进一步投射到下丘脑视交叉上核，再将这些节律整合形成 24 小时的周期性改变。松果体产生的褪黑素是一种与睡眠有关的激素，其分泌也受光照影响。跨越多时区的航空旅行通常会产生“时差”，这需要通过在新地点适应一段时间，才能使受干扰的节奏和周期正常化。一些长途旅行者会通过服用褪黑素补充剂以减轻“时差”所带来的影响。

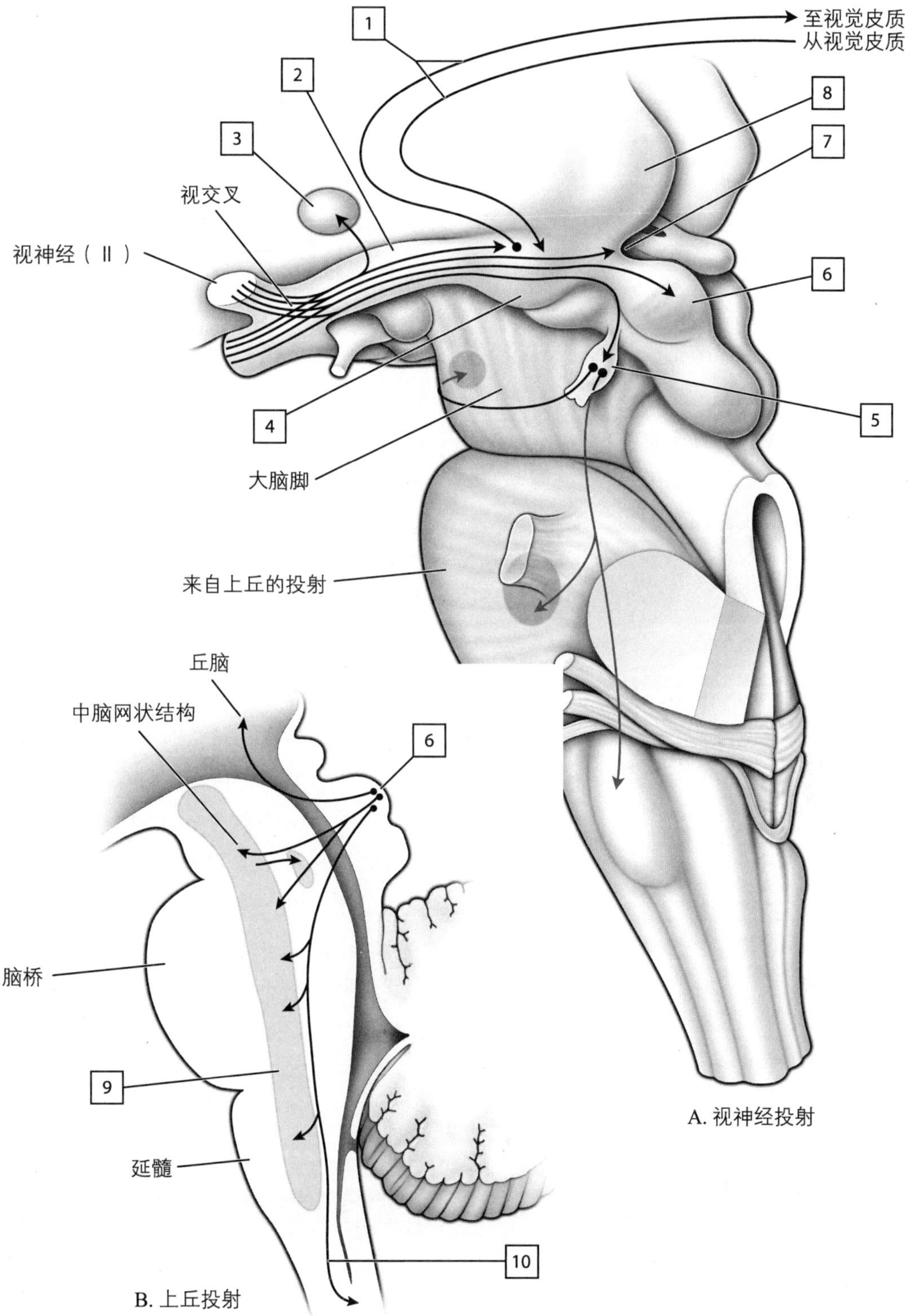

图 9.18　丘脑、下丘脑和脑干的视觉通路

19 瞳孔对光反射

瞳孔对光反射是一种视觉系统反射，当光进入一侧眼睛会产生双侧瞳孔收缩。此反射需要第Ⅱ对颅神经（视神经）、第Ⅲ对颅神经（动眼神经）和脑干参与。此反射的传入支包括视神经、视交叉和视神经束的视网膜神经节细胞的轴突投射。这些轴突终止于两侧的顶盖前区。顶盖前区的冲动向双侧投射到第Ⅲ对颅神经，即中脑 Edinger–Westphal（EW）核的副交感神经部分。进入任何一只眼睛的光线都会激活两侧的 EW 核。瞳孔对光反射的传出支由 EW 核经动眼神经投射到睫状神经节，睫状神经节通过短睫状神经将神经节后副交感轴突信号传导至瞳孔括约肌（收缩肌），使双侧瞳孔收缩。上颈神经节的节后交感神经纤维支配瞳孔扩张肌，在较暗条件下需要将瞳孔放大时，便可拮抗瞳孔的收缩作用。

请给下列结构涂色，每种结构涂上不同颜色

☐ 1. 视神经

☐ 2. 视交叉

☐ 3. 视神经束

☐ 4. Edinger–Westphal（EW）核

☐ 5. 顶盖前区

☐ 6. 第Ⅲ对颅神经（动眼神经）

☐ 7. 睫状神经节

☐ 8. 睫状短神经

☐ 9. 瞳孔括约肌（收缩肌）

临床意义

瞳孔对光反射是神经病学中一种非常重要的反射，反映了第二对脑神经和第三对脑神经的状态，提示了中枢神经系统中潜在的病理性改变，如颅内压升高。如果一侧视神经受损（如多发性硬化症导致的脱髓鞘病变），则光线刺激受损一侧眼睛将不会引起任何反应（无收缩）。如果光线刺激未受损侧的眼睛，那么两个瞳孔都会收缩，包括受损一侧的瞳孔。动眼神经受损（例如动眼神经受压偏离中脑时，由于颅内压力增加压迫动眼神经至小脑幕的游离边缘）会导致受损神经一侧的瞳孔固定、扩大，任何一只眼睛对光刺激都不会做出反应（传出通路受损）。当交感神经对瞳孔扩张肌无拮抗作用时将导致瞳孔固定及扩张。未受影响一侧的瞳孔在任何一只眼睛受光线刺激下而收缩。头部受伤后，医生通常会测试瞳孔对光反射，以确定是否存在出血或肿胀（水肿）引起的颅内压升高，并且出血或水肿可导致脑疝和病情恶化。

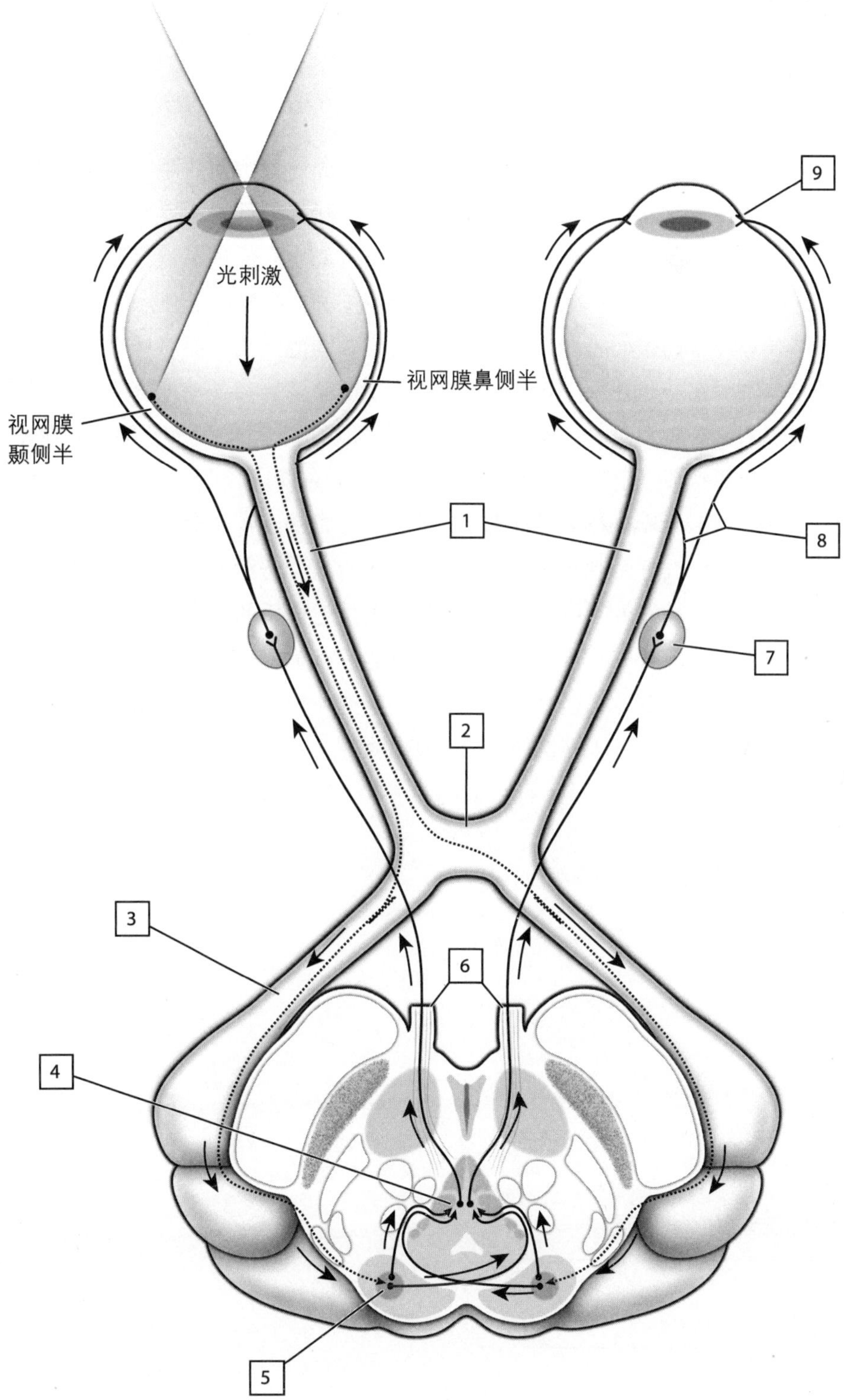

图 9.19　瞳孔对光反射

20 视觉通路：视网膜—膝状体—距状皮质通路

视网膜神经节细胞轴突分布于视神经、视交叉和视神经束。视网膜颞侧半的神经节轴突通过视神经和视交叉进入视神经束。视网膜鼻侧半神经节轴突汇聚于视交叉，随后在对侧视神经束中传导。因此，来自一侧视网膜鼻部半的投射将和另一侧视网膜颞侧半的投射在一条视束中传导；每个视束都携带来自对侧视野的信息。这些轴突终止于外侧膝状核（LGN）。来自LGN神经元的投射作为视辐射穿过颞叶和枕叶的白质，终止于枕叶距状裂上下唇的初级视觉皮质。进入最深处颞叶的那部分视学辐射被称为Meyer袢，代表了来自对侧视上区的视觉信息。双侧视神经汇聚（来自两个视网膜的一致部分）在初级视觉皮质水平发生。

请给下列结构涂色，每种结构涂上不同颜色

- □ 1. 视网膜鼻侧
- □ 2. 视神经
- □ 3. 视交叉
- □ 4. 视网膜颞侧
- □ 5. 视神经束
- □ 6. 外侧膝状核
- □ 7. Meyer 袢
- □ 8. 视辐射
- □ 9. 初级视觉皮质

临床意义

视网膜—膝状体—距状皮质通路的损伤被用于解释外部视觉传导通路中经典病理改变的发生，反映了整个通路的局部组织定位（称为视网膜定位图）。视神经受损会导致同侧失明。而对视交叉的损害将导致双颞侧偏盲，受损视野从上视野开始向下蔓延（类似于在两侧视野加长阴影）。视束或外侧膝状核的损伤会导致对侧偏盲。颞叶Meyer袢（主要是由于颞叶肿瘤或脓肿所致）会导致对侧第四象限盲。一侧初级视觉皮质的损伤可导致对侧偏盲，并可能伴有黄斑穿孔。两侧视觉皮质的损伤（头部外伤引起的对冲伤）会导致皮质型失明。

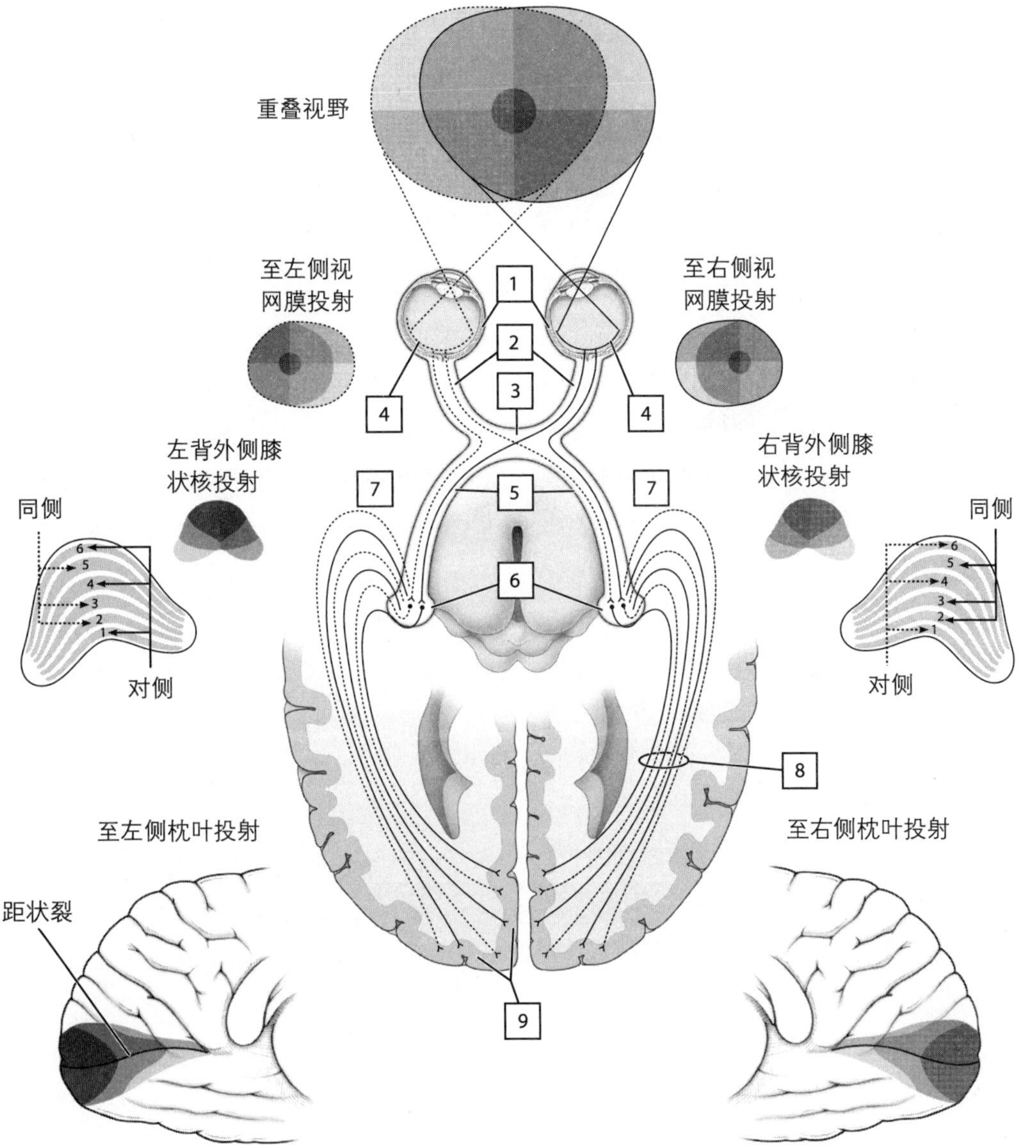

图 9.20　视觉通路：视网膜—膝状体—距状皮质通路

21 顶叶和颞叶的视觉通路

视网膜—膝状体—距状皮质通路到初级视觉皮质的投射只是视觉世界中产生意识和物体辨别的第一步。初级视觉皮质（17区或V1区）从视网膜接收视觉信息，之后开始视觉信息的双向汇聚，并通过简单、复杂和超复杂的皮质细胞，开始评估点光源和衍生形状，从中获得最佳汇聚刺激，这有助于解释点、线、轴突和更复杂的形状。V1 区将信息投射到视觉联络皮质（18 和 19 区，V2 和 V3 区），在那里信息将被进一步整合。源于视觉联络皮质的投射，接着投射到颞中区（MTA），该区域神经元具有方向选择性和运动反应性。MTA 神经元进一步向顶叶发送信息，在顶叶中，空间视觉感知与运动和视觉世界中物体的位置关系有关。视觉联络皮质还将信息发送到颞叶的一个被称为 V4 的区域，在那里对形状和颜色感知进行分析。从 V4 开始，视觉信息作为“物体识别路径”继续进入颞叶，该区域对人脸、生命体和非生命体、物体方向和物体分类进行高分辨率识别。

请给下列结构涂色，每种结构涂上不同颜色

☐ 1. 顶叶视觉处理区
☐ 2. 颞中区
☐ 3. 视觉联络皮质（18 区和 19 区、V2 和 V3 区）
☐ 4. 初级视觉皮质（17 区，V1）
☐ 5. 视觉区 V4 区
☐ 6. 与物体识别通路相关的颞叶区

临床意义

对颞叶和顶叶病变患者的临床观察表明，其视力缺损超出了偏盲和象限盲。视觉失认症是指在视力完好的情况下缺乏对视野中物体的识别能力。高分辨率和高形态识别功能的枕颞物体识别途径的损伤，特别是在优势半球的近中部分的损伤，可导致视觉失认。皮质颜色失认症可能与 V4 和随后的枕颞叶区域的损伤有关。枕颞视区（尤其是双侧）的病变可导致面部失认，在此情况下，即使能识别对方的声音，但仍无法识别已知个体的面容（面容失认）。枕—颞视区的某些特定损伤可能导致无法区分生命体和非生命体，或无法判断物体的正确方位。

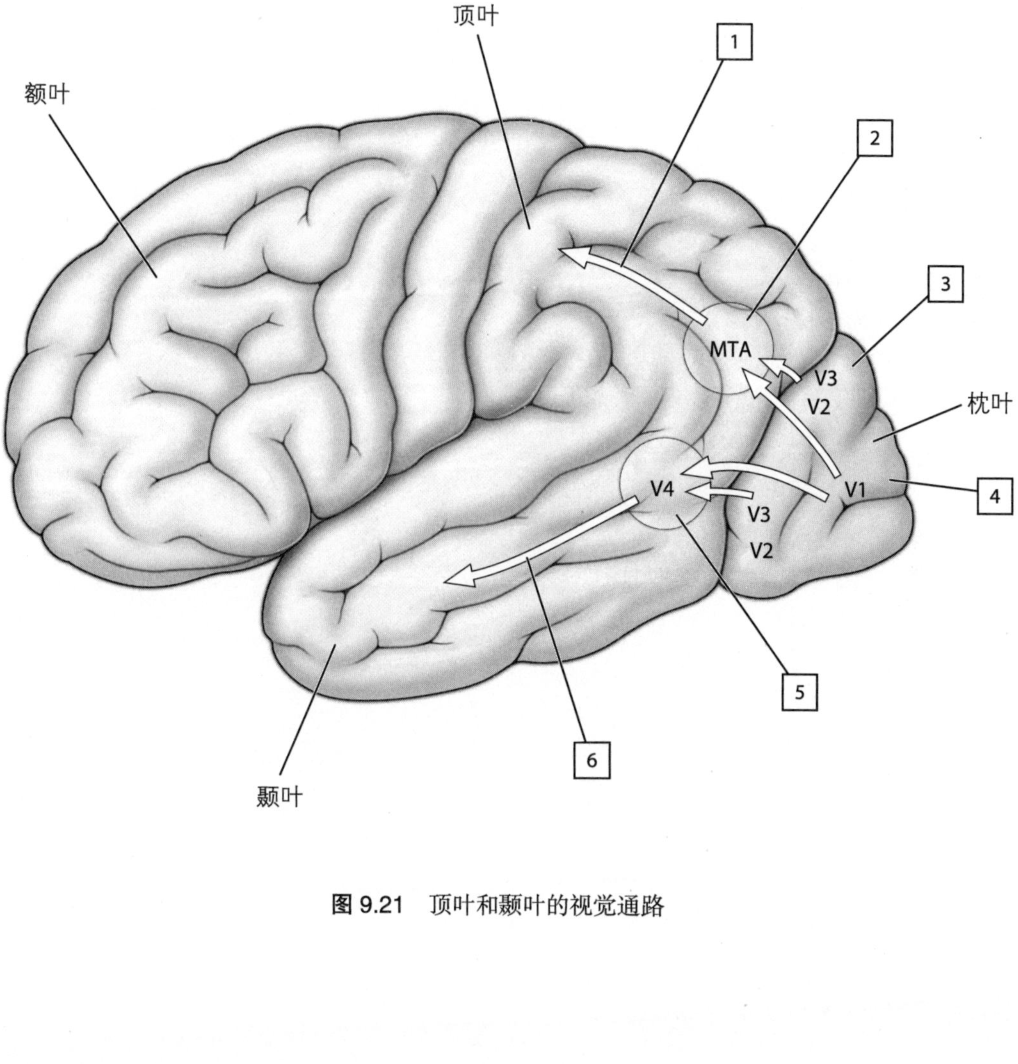

图 9.21　顶叶和颞叶的视觉通路

22 视觉系统损伤

图 9.22 总结了在视网膜—膝状体—距状皮质通路中相关的视觉损伤部位，为读者提供了一个检测对视觉通路关键区（视网膜定位图）理解的测验。

请给下列视觉损伤的结构涂上不同颜色

- □ 1. 视神经
- □ 2. 视交叉
- □ 3. 视束
- □ 4. Meyer 袢
- □ 5. 视辐射（部分，内侧）
- □ 6. 视辐射（完整）
- □ 7. 视皮质枕叶损伤

临床意义

同侧偏盲是指视束或外侧膝状体以后通路的损害，可产生一侧颞侧和另一侧鼻侧视野损伤。对侧偏盲的命名来源于视网膜对侧的视野损伤，如垂体瘤引起的视交叉损伤。

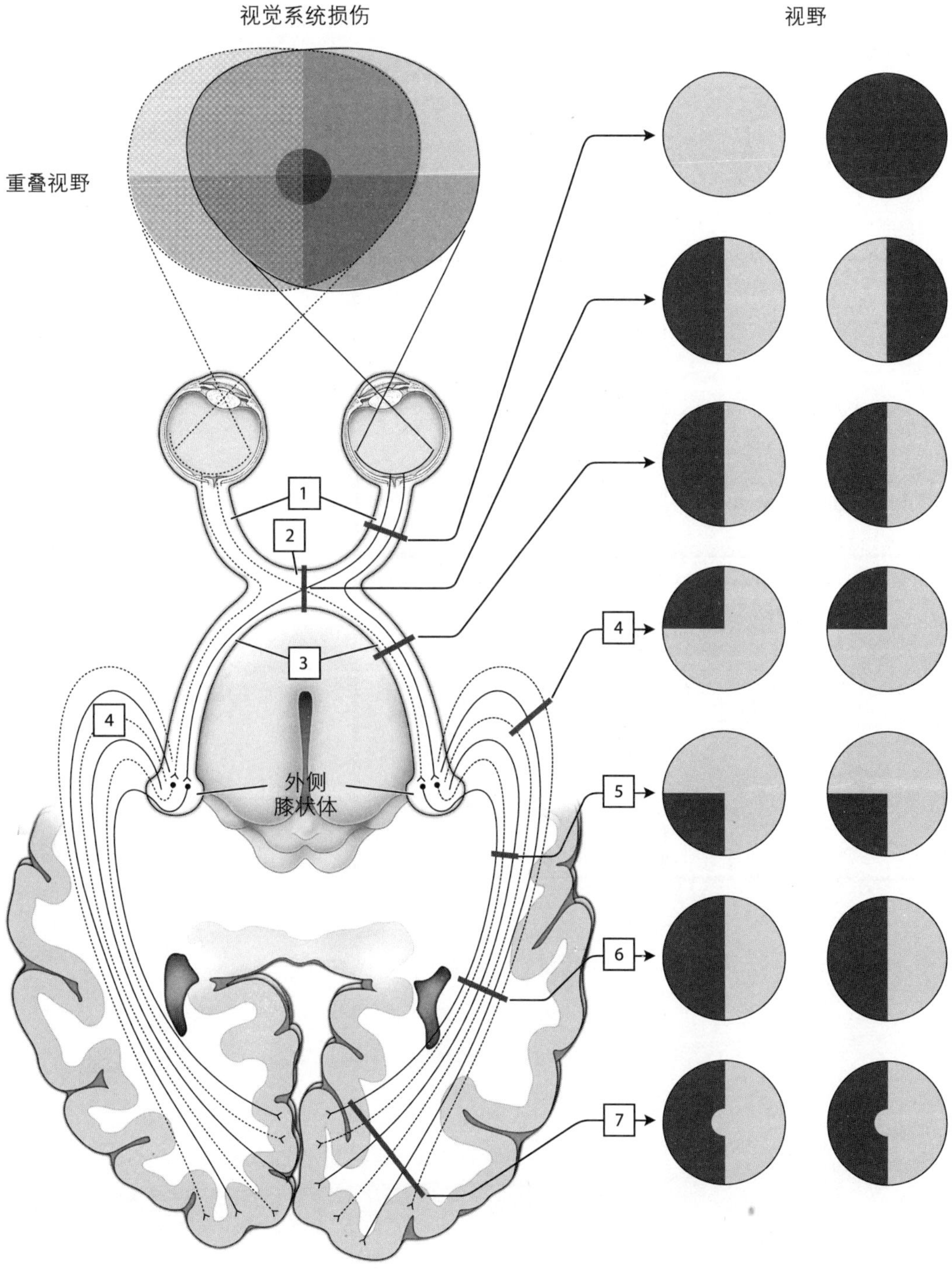

图 9.22 视觉系统损伤

第十章　运动系统

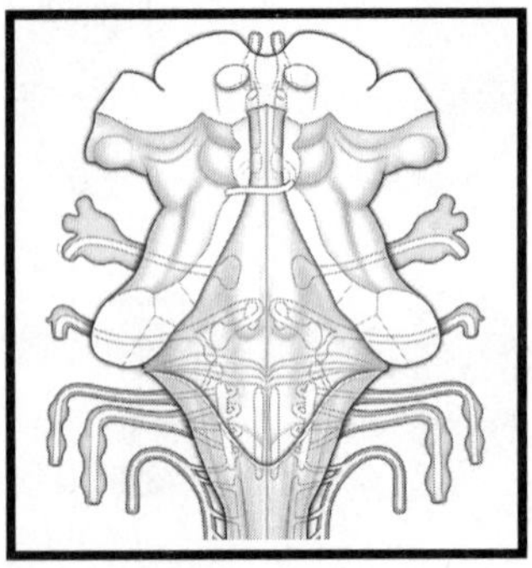
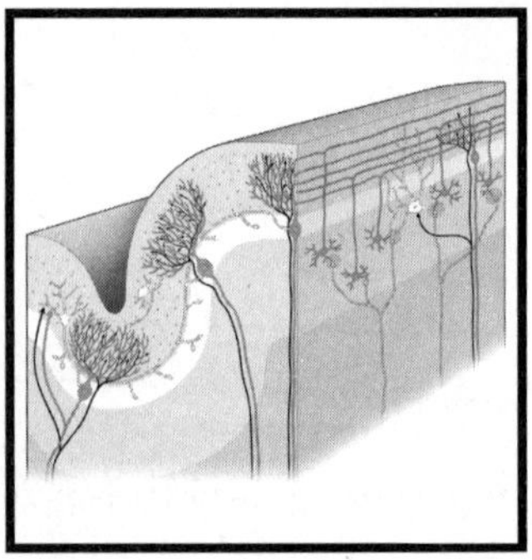
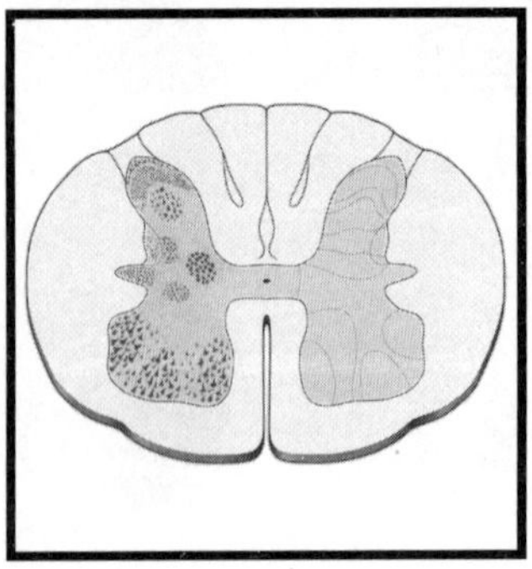
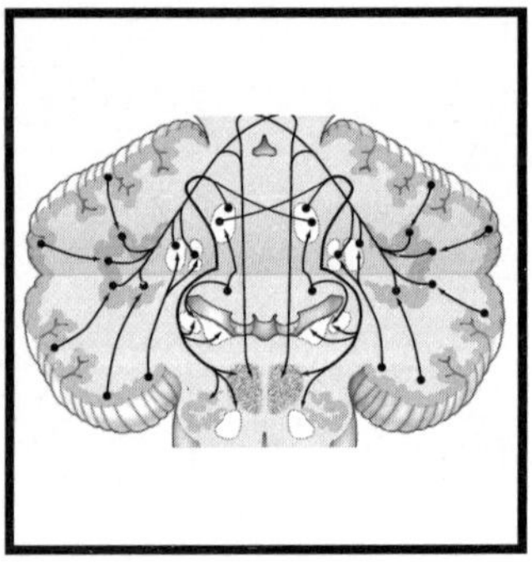

1　α 和 γ 下运动神经元

所有运动、行为和环境之间的交互始于 α 下运动神经元（LMN）和其支配的一组骨骼肌纤维（梭外肌纤维）。它们共同称为运动单元。α 下运动神经元使用乙酰胆碱作为神经递质，在运动终板——神经肌肉接头释放。运动控制越精细（如手指肌肉、眼外肌），运动单元越小；需要的力量越大（股四头肌、臀大肌），运动单元越大。α 下运动神经元分布于脊髓前角（脊髓腹侧），并列嵌入骨骼肌中复杂的感觉/运动结构被称为肌梭。肌梭包括核袋纤维和外周核链纤维，各自在极性末梢拥有收缩组分（梭内肌）。这些收缩组分由位于脊髓前角的 γ 下运动神经元支配，邻近 α 下运动神经元。γ 下运动神经元在核袋纤维终止于终板末梢，在核链纤维终止于蔓条样末梢。当 γ 下运动神经元发放动作电位时，肌梭收缩，引起核袋纤维和核链纤维紧张性收缩。

感觉纤维支配核袋纤维和核链纤维。Ⅰα 传入纤维发自背根神经节胞体，形成的环螺形末梢包裹核袋纤维中央膨大区。当其激活时，Ⅰα 纤维提供长度和速度（单位时间内长度变化）信息给中枢神经系统（CNS）。这种信息与反射活动、小脑和丘系通路有关。反射反应发生在Ⅰα 传入纤维通过背根，穿过背角和 α 下运动神经元直接形成突触，α 下运动神经元则支配肌梭形成的肌纤维。Ⅰα 纤维激活导致骨骼肌收缩，恢复平衡。这种反射称为肌牵张反射，是神经系统检查中的一项内容。Ⅱ类传入纤维沿核链纤维形成花枝状神经末梢，通过小脑和丘系为 CNS 提供长度信息。

当脑干和皮质上运动神经元（UMNs）调节 α 下运动神经元激活时，这些上运动神经元也同时激活 γ 下运动神经元，称为 α–γ 共激活。这确保肌梭总是对来自Ⅰα 和Ⅱ类传入纤维感觉反应保持激活状态。没有这种共激活状态，中枢神经系统将不能对运动活动的状态做出反馈。

请给下列结构涂色，每种结构涂上不同颜色

☐ 1. 背角
☐ 2. Ⅰα 传入与 α 下运动神经元突触
☐ 3. 背根神经节
☐ 4. γ 下运动神经元
☐ 5. α 下运动神经元
☐ 6. 脊髓前角
☐ 7. 神经肌肉接头
☐ 8. 终板末梢和蔓条样末梢
☐ 9. 核袋纤维
☐ 10. 核链纤维
☐ 11. 环螺形末梢
☐ 12. Ⅰα 传入纤维

临床意义

α 下运动神经元和 γ 下运动神经元必须在上运动神经元调节下协调一致，从而实现运动的优化。下运动神经元的损伤或丢失会导致弛缓性瘫痪，肌张力和反射消失。如果残存的 α 下运动神经元重新支配松弛的骨骼肌纤维，将会导致异常增大的运动单元，常见于小儿麻痹症。上运动神经元的受损则导致 α 下运动神经元和 γ 下运动神经元失去调控，感觉反射异常增加和痉挛性瘫痪，肌张力增高，反射亢进。

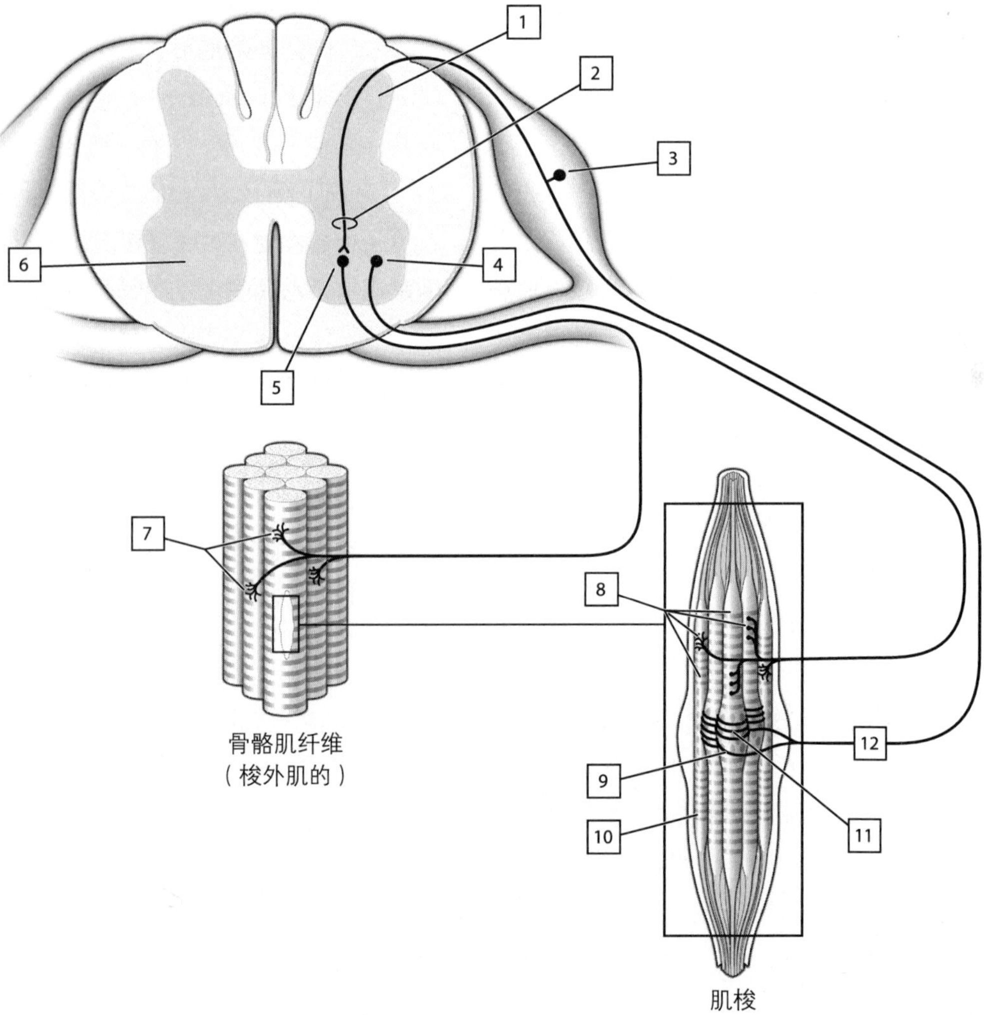

图 10.1　α 和 γ 下运动神经元

2　下运动神经元在脊髓的分布

下运动神经元，包括 α 下运动神经元和 γ 下运动神经元，均分布在脊髓前角（腹侧）。其在脊髓中的拓扑分布遵循支配骨骼肌纤维的 α 下运动神经元在脊髓内各个平面的分布和每个平面从内到外的分布：①支配远端肢体肌肉的下运动神经元居前角的外侧；②支配近端肢体肌肉的下运动神经元居前角的中央；③支配躯干和颈部肌肉的下运动神经元居前角的内侧。支配屈肌的下运动神经元靠背侧，支配伸肌的下运动神经元则靠腹侧，特别是靠近前角的偏外侧。这种组织构成和上运动神经元分布特点一致。外侧的皮质脊髓束和红核脊髓束下行进入背外侧索并终止于前角的偏外侧部分，即支配远端肌肉的下运动神经元所处的位置。靠前的皮质脊髓束、外侧前庭脊髓束和网状脊髓束下行进入前索并终止于前角靠近内侧和中央区域，即支配躯干和近端肌肉的下运动神经元所处的位置。

请给下列结构涂色，每种结构涂上不同颜色

- □ 1. 背外侧索
- □ 2. 脊髓前角
- □ 3. 前索
- □ 4. 前角内侧下运动神经元
- □ 5. 前角中央下运动神经元
- □ 6. 前角外侧下运动神经元
- □ 7. 伸肌下运动神经元位置
- □ 8. 屈肌下运动神经元位置

临床意义

下运动神经元与其相关骨骼肌纤维的联系必须足够强大，完全发挥功能才能实现预期行为。如果在神经肌肉接头没有足够乙酰胆碱激活肌纤维，骨骼肌可能出现收缩障碍，因为肌细胞膜电位无法达到阈值进而产生肌肉动作电位。重症肌无力可见这种情况，因自身抗体阻断了肌细胞烟碱胆碱能受体。

如果释放的乙酰胆碱没有被胆碱酯酶迅速降解，乙酰胆碱会持续刺激神经肌肉接头，导致肌痉挛和瘫痪性阻滞。

下运动神经元可能由于病毒感染如小儿麻痹症或其他下运动神经元疾病出现急性退行性变，或者慢性退行性变，如肌萎缩性侧索硬化症——一种下运动神经元—上运动神经元联合退行性变。下运动神经元退行性变情况下，下运动神经元放电可能变得不规则，导致肌纤维收缩的阵发性暴发或抽搐，见于自发性收缩。这些称为濒死暴发，因为这些预示下运动神经元进入“死亡螺旋”的潜在征兆。一旦下运动神经元确实发生死亡，所支配的肌纤维则出现去神经支配，出现神经性萎缩，产生微小不可见的膜反应即纤维性颤动，最终导致丧失肌力、运动、反射和张力。

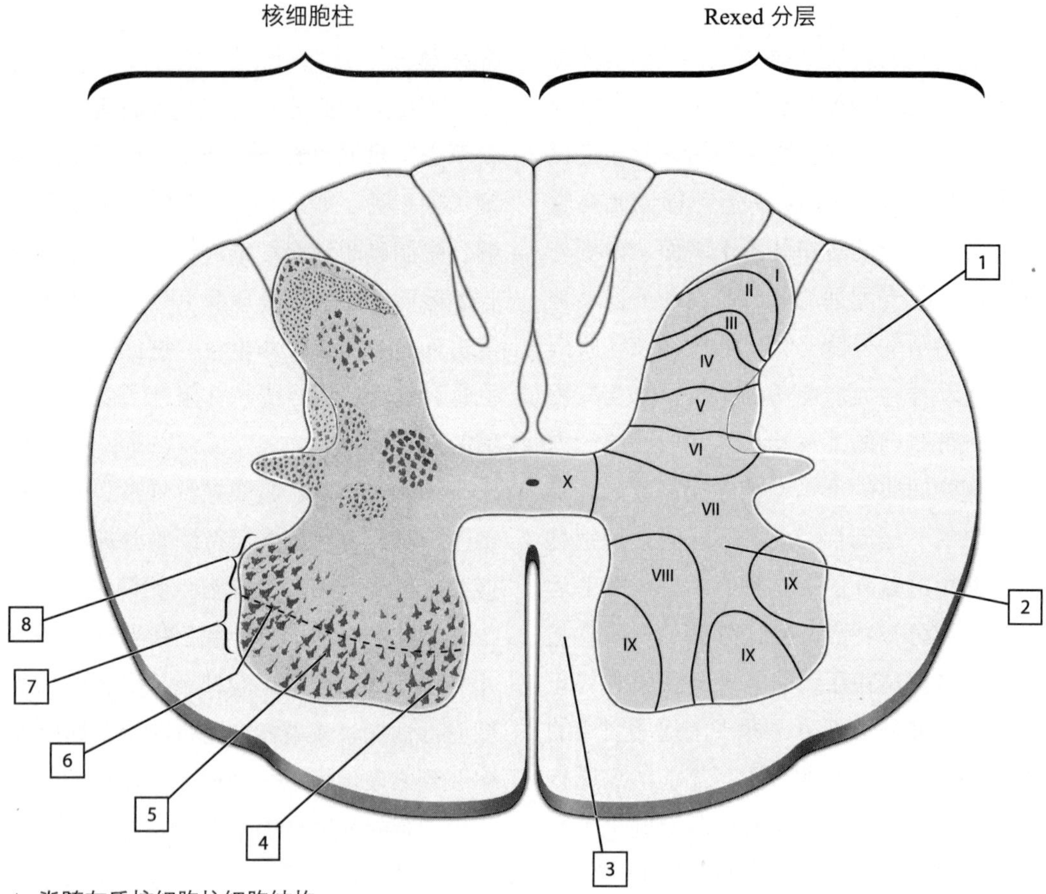

A. 脊髓灰质核细胞柱细胞结构

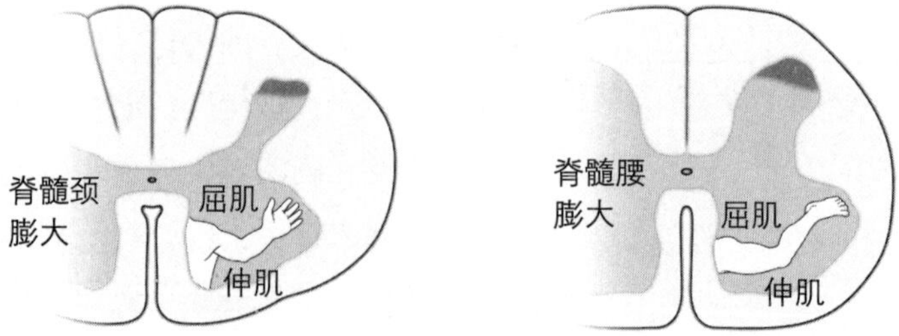

B. 运动神经元分布示意图

图 10.2 下运动神经元在脊髓中的分布

3 下运动神经元在脑干中的分布

脑干的下运动神经元，即颅神经，分布在颈髓上段、延髓、脑桥和中脑。解剖学和胚胎学发现下运动神经元形成两个纵向柱。内侧柱源自大体躯体传出系统，包括眼外下运动神经元（动眼、滑车和外周神经核）和舌下神经核。外侧柱源自特殊内脏传出系统，包括三叉神经运动核、面神经运动核、疑核和脊髓副神经核。这些颅神经运动核发出轴突穿过中枢神经组织（CNS），形成相应的颅神经，支配对应的头颈部骨骼肌纤维。注意不是所有的颅神经运动核都接受来自肌梭的传入，或对应一个 γ 下运动神经元。三叉神经系统有一个位于中枢神经系统的初级 Ⅰα 传入“神经节细胞”系统——三叉中脑核。这是 CNS 内发现的唯一一个初级感觉神经元系统。这些 Ⅰα 传入主要分布于咀嚼肌（因此可检测到下颌反射）和眼外肌。

这些下运动神经元接受上运动神经元的调节与脊髓水平下运动神经元类似。脑干下运动神经元核团也部分受皮质延髓束的调控，后者源自运动皮质和前运动皮质的外侧部分。

请给下列结构涂色，每种结构涂上不同颜色

- □ 1. 动眼神经核
- □ 2. 滑车神经核
- □ 3. 三叉神经运动核
- □ 4. 外展神经核
- □ 5. 面神经运动核
- □ 6. 疑核
- □ 7. 舌下神经核
- □ 8. 脊髓副神经核

临床意义

脑干下运动神经元对生存非常重要。第Ⅲ、Ⅳ、Ⅵ对颅神经通过眼球运动精细调节保证视觉系统对外部世界的详尽分析。双眼协调丧失可导致复试、眩晕、头晕和运动失调。三叉神经运动核对食物咀嚼和消化至关重要（第Ⅻ对颅神经和疑核）。面神经核调节面部表情，参与个体间的交流互动。疑核调控说话和吞咽，舌下神经核也参与其中。上述下运动神经元在中央前回外侧部的运动皮质和前运动皮质调控下参与许多重要行为。

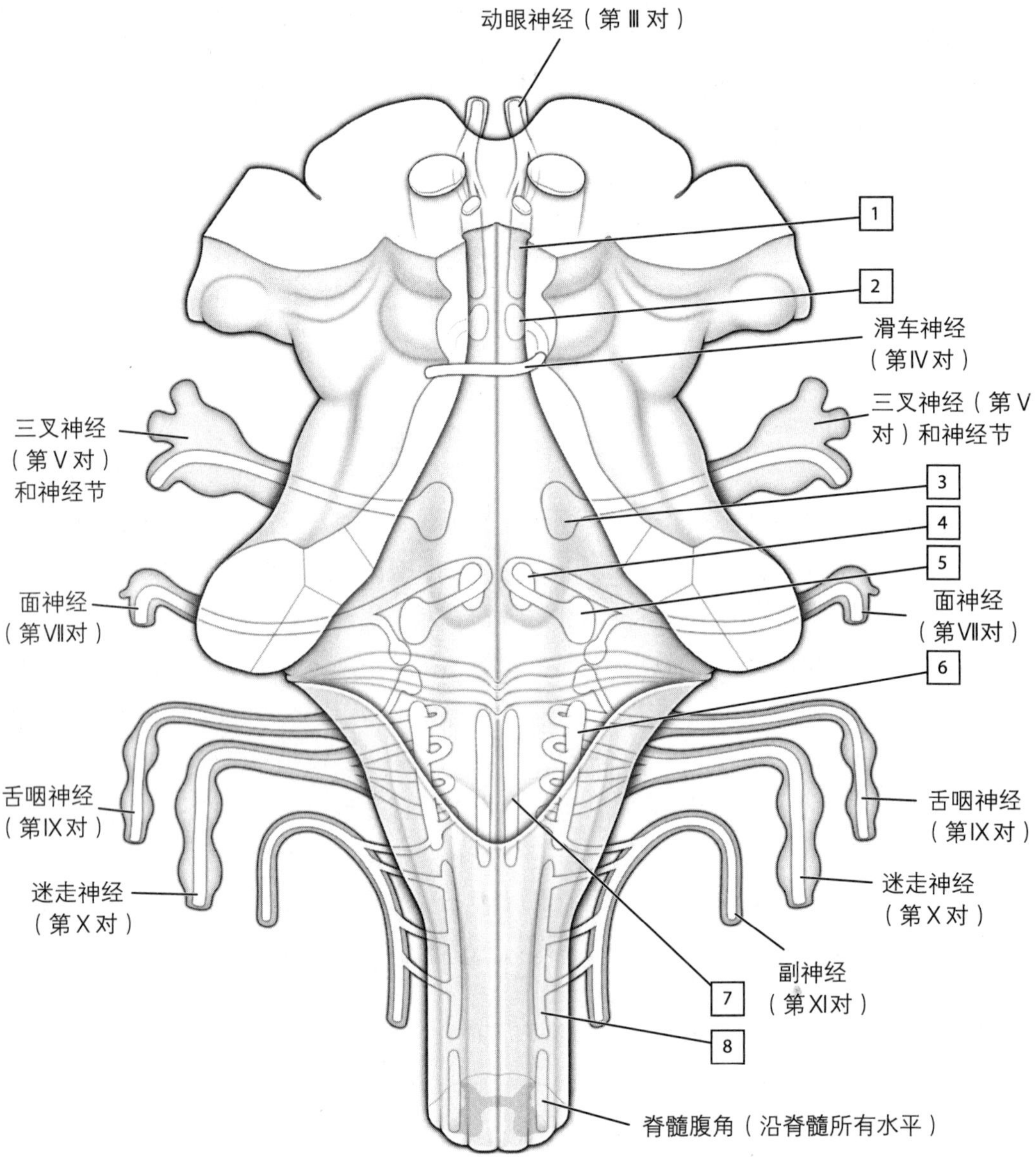

图 10.3 下运动神经元在脑干中的分布

4 皮质脑干束

皮质脑干束起自初级运动皮质（4 区）外侧部和前运动皮质（6 区）。这些区域（运动皮质和前运动皮质）支配的身体分布并不成比例。头颈部与躯体其他部分相比明显要大（手部除外）。它们接受前脑许多传入支配，包括边缘系统（例如杏仁核）、语言中枢和其他区域。皮质脑干束的轴突通过内囊膝部下行，穿过大脑脚，在脑桥底汇聚成束，形成延髓锥体。然后这些轴突分出和中脑颅神经运动核（眼外）形成突触，向下进入脊髓副神经核（上颈髓）。皮质脑干束支配双侧颅神经运动核（支配上面部的第Ⅲ、Ⅳ、Ⅵ、Ⅻ、Ⅴ、Ⅶ对颅神经，疑核和第Ⅺ对颅神经）。但面神经元运动核除外——其仅与对侧皮质脑干束形成连接。

请给下列结构涂色，每种结构涂上不同颜色

☐ 1. 中央前回运动和前运动皮质

☐ 2. 皮质脑干束轴突

☐ 3. 内囊膝部

☐ 4. 皮质脑干束形成双侧第Ⅲ、Ⅳ对颅神经

☐ 5. 大脑脚

☐ 6. 皮质脑干束形成双侧第Ⅵ对颅神经

☐ 7. 脑桥底

☐ 8. 皮质脑干束形成双侧疑核，第Ⅺ、Ⅻ对颅神经和脊髓副神经核

☐ 9. 延髓锥体

☐ 10. 皮质脑干束形成双侧第Ⅶ对颅神经支配上面部

☐ 11. 皮质脑干束支配对侧第Ⅶ对颅神经调控下面部

临床意义

皮质脑干束分布性支配和功能控制双侧脑干的所有颅神经核，除了第Ⅶ对颅神经支配下面部的部分。下面部肌肉仅由对侧皮质脑干束轴突支配。如果内囊膝部连同内囊后肢受到血管病变（或其他损伤）损伤，将导致对侧偏瘫和对侧下面部面瘫（上面部不受影响）。这种中枢性面瘫和外周性面瘫有明显区别。后者可见于 Bell 面瘫——出现同侧面部完全瘫痪，不能皱眉，不能控制同侧表情肌。临床神经病学检查发现部分个体皮质脑干束连接对侧第Ⅶ对颅神经和同侧脊髓副神经核。这种异常的连接可能导致皮质脑干束损伤后的某些急性症状，如卒中，但通常不会造成长期损伤。

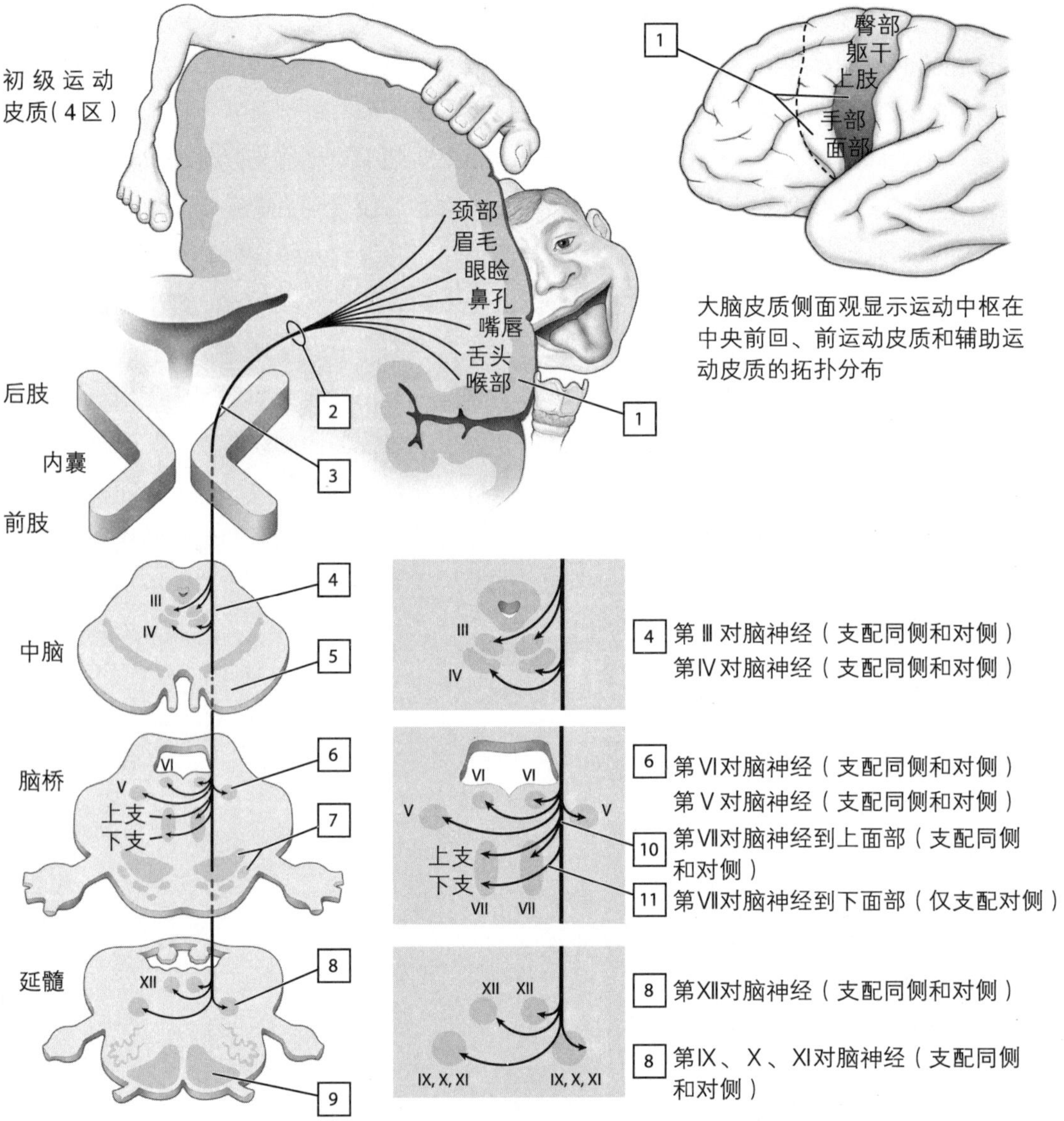

初级运动
皮质（4区）
颈部
眉毛
眼睑
鼻孔
嘴唇
舌头
喉部
臀部
躯干
上肢
手部
面部
大脑皮质侧面观显示运动中枢在中央前回、前运动皮质和辅助运动皮质的拓扑分布
后肢
内囊
前肢
中脑
III
IV
脑桥
VI
V
上支
下支
延髓
XII
VII
IX, X, XI
4 第Ⅲ对脑神经（支配同侧和对侧）
第Ⅳ对脑神经（支配同侧和对侧）
6 第Ⅵ对脑神经（支配同侧和对侧）
第Ⅴ对脑神经（支配同侧和对侧）
10 第Ⅶ对脑神经到上面部（支配同侧和对侧）
11 第Ⅶ对脑神经到下面部（仅支配对侧）
8 第Ⅻ对脑神经（支配同侧和对侧）
8 第Ⅸ、Ⅹ、Ⅺ对脑神经（支配同侧和对侧）

图 10.4 皮质脑干束

5　皮质脊髓束

皮质脊髓束是前脑主要的上运动神经元，控制随意运动技巧，支配脊髓下运动神经元从而调控与运动基本的肌张力和姿势相对的复杂行为。皮质脊髓束起自运动皮质凸起部分（回），前运动皮质和辅助运动皮质（4 区和 6 区）。有报道发现中央后回——初级感觉皮质（3 区，1 区和 2 区），也参与皮质脊髓束形成。尽管这部分感觉区域也发出轴突进入皮质脊髓束，但它们并不是上运动神经元的一部分，也不能控制脊髓下运动神经元。它们实际属于皮质延髓纤维，终止于次级感觉核团（薄束核、楔束核、脊髓背角），对丘系感觉传入进行调控。

皮质脊髓束轴突沿内囊同侧后肢走行，经大脑脚，在脑桥底和延髓锥体汇聚成束。在延髓的尾侧，80% 的纤维交叉到对侧形成锥体交叉（在延髓和脊髓颈段之间），在皮质脊髓侧束下行进入背外侧索。这些轴突终止于脊髓，特别是在颈髓的前角外侧和中央部分，帮助控制精细的技巧性运动。这些轴突可直接和下运动神经元（在人体约 10%）形成突触，但大部分是通过前运动中间神经元间接调控下运动神经元。剩下的 20% 皮质脊髓束继续下行形成皮质脊髓前束进入前侧索，然后交叉到对侧，通过前白联合，与支配躯干和近端肢体肌肉的下运动神经元形成突触。仅有很少的皮质脊髓束在同侧走行，和同侧下运动神经元或中间神经元形成突触。皮质脊髓束的轴突和 α 下运动神经元、γ 下运动神经元形成突触，并启动 α－γ 下运动神经元共激活。

请给下列结构涂色，每种结构涂上不同颜色

☐ 1. 皮质脊髓束
☐ 2. 中央前回的前运动皮质（4 区）
☐ 3. 前运动皮质和辅助运动皮质（6 区）
☐ 4. 内囊后肢
☐ 5. 大脑脚
☐ 6. 脑桥底束
☐ 7. 延髓锥体
☐ 8. 锥体交叉
☐ 9. 脊髓背外侧索
☐ 10. 皮质脊髓侧束
☐ 11. 皮质脊髓前束
☐ 12. 脊髓前索

临床意义

皮质脊髓束轴突很少单独损伤。在内囊后肢，皮质脊髓束轴突与皮质红核纤维及其他皮质发出至上运动神经元的纤维伴行。在脊髓背外侧索，皮质脊髓束受损几乎总伴随着红核脊髓束受损。皮质脊髓束和皮质红核束的联合损伤导致典型的上运动神经元症状：半侧偏瘫（痉挛性），肌张力增高，反射亢进，病理反射阳性（如足底伸肌反射，阵挛）。皮质脊髓束单独走行的唯一部位是延髓锥体，椎—基底动脉系统的中动脉分支梗死导致该区域受累，出现手和手指运动笨拙，中度肌张力减退，但无痉挛状态。这不仅证明了皮质脊髓束轴突在手部熟练运动中的作用，也证实试图将内囊后肢或背外侧脊髓索的上运动神经元系统病变等同于“锥体束综合征”或损伤的观点并不正确。

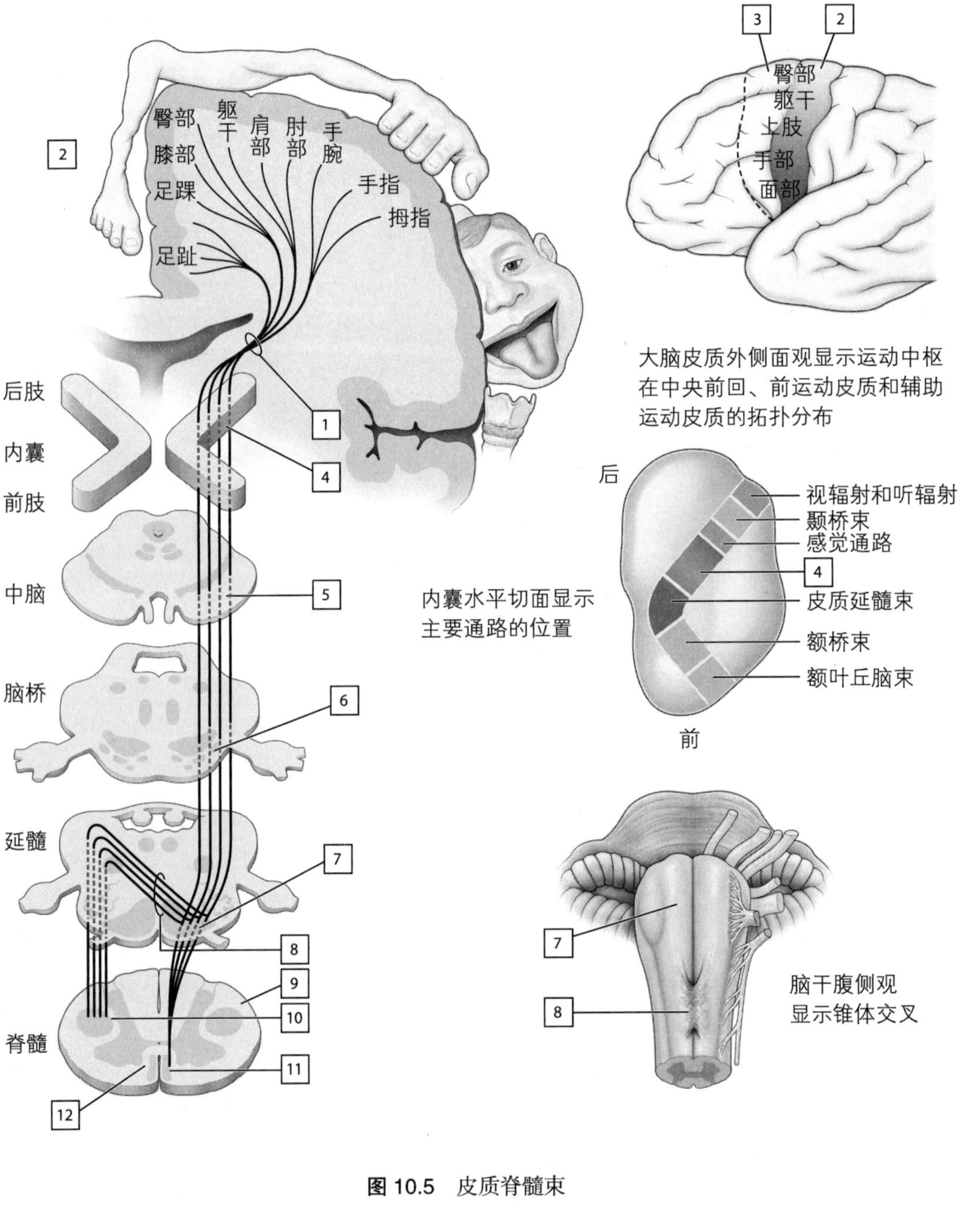

图 10.5 皮质脊髓束

6 红核脊髓束

红核脊髓束有时被看作是间接的皮质脊髓束，但和皮质脊髓束相比更多地调控近端肌肉，而皮质脊髓束则更多地直接调控远端肢体的精细技巧性运动。在人体该系统曾认为并不重要，因为仅有少量大胞体神经元存在，但其功能还是非常重要的。红核是中脑的一个大的核团，它接受来自同侧初级运动皮质（4 区）的拓扑传入。发出的轴突在中脑交叉到对侧形成腹侧被盖交叉，下行至外侧脑干，继而进入脊髓背外侧索。交叉后的红核脊髓束沿着皮质脊髓侧束下行，轴突相互混杂。红核脊髓束轴突主要与前角的中间神经元形成突触，后者调控 α 下运动神经元和 γ 下运动神经元，特别是支配近端上肢屈肌下运动神经元。

红核脊髓束在人类和四足动物的功能有所不同。在人类，红核脊髓束轴突引起上肢屈肌收缩，抑制下肢屈肌运动。部分红核神经元的轴突在同侧进入网状结构，包括内侧网状结构，参与调节屈肌张力和姿势的控制。小脑（球状核和栓状核）为红核提供反馈信息。

请给下列结构涂色，每种结构涂上不同颜色

☐ 1. 初级运动皮质（4 区）
☐ 2. 小脑（球状核和栓状核）到红核的传入
☐ 3. 红核
☐ 4. 腹侧被盖交叉
☐ 5. 外侧脑干的红核脊髓束
☐ 6. 皮质脊髓侧束
☐ 7. 红核脊髓束对屈肌下运动神经元调控
☐ 8. 脊髓背外侧索的红核脊髓束
☐ 9. 内侧网状结构

临床意义

红核和红核脊髓束很少单独受损。最常见的受损部位是内囊后肢（同时累及皮质脊髓束和皮质红核束）或脊髓背外侧索（同时累及皮质脊髓侧束和红核脊髓束）。背外侧索损伤导致同侧躯体（轴突已经交叉）损伤，呈典型的上运动神经元症状：痉挛状态，肌张力增高，反射亢进，病理反射阳性。内囊损伤导致相同的临床表现，但影响到对侧躯体（皮质脊髓束和红核脊髓束还未交叉）。当大脑皮质（和皮质红核束轴突）受损，红核去抑制，上肢保持屈曲姿态（由于红核去抑制的结果），下肢伸直（由于几个脑干上运动神经元共同作用的结果）——称之为去皮质状态。如果前脑损伤扩展到尾侧，会去除红核的影响，导致红核对上肢屈曲作用消失。这时肢体肌肉主要由外侧前庭脊髓束和网状脊髓束驱动。外侧前庭脊髓束和脑桥网状脊髓束对四肢和颈部肌肉都有强大的伸展作用，导致去大脑姿势和角弓反张。去除红核的作用从去皮质状态到去大脑姿势的转变表明该系统的重要作用。

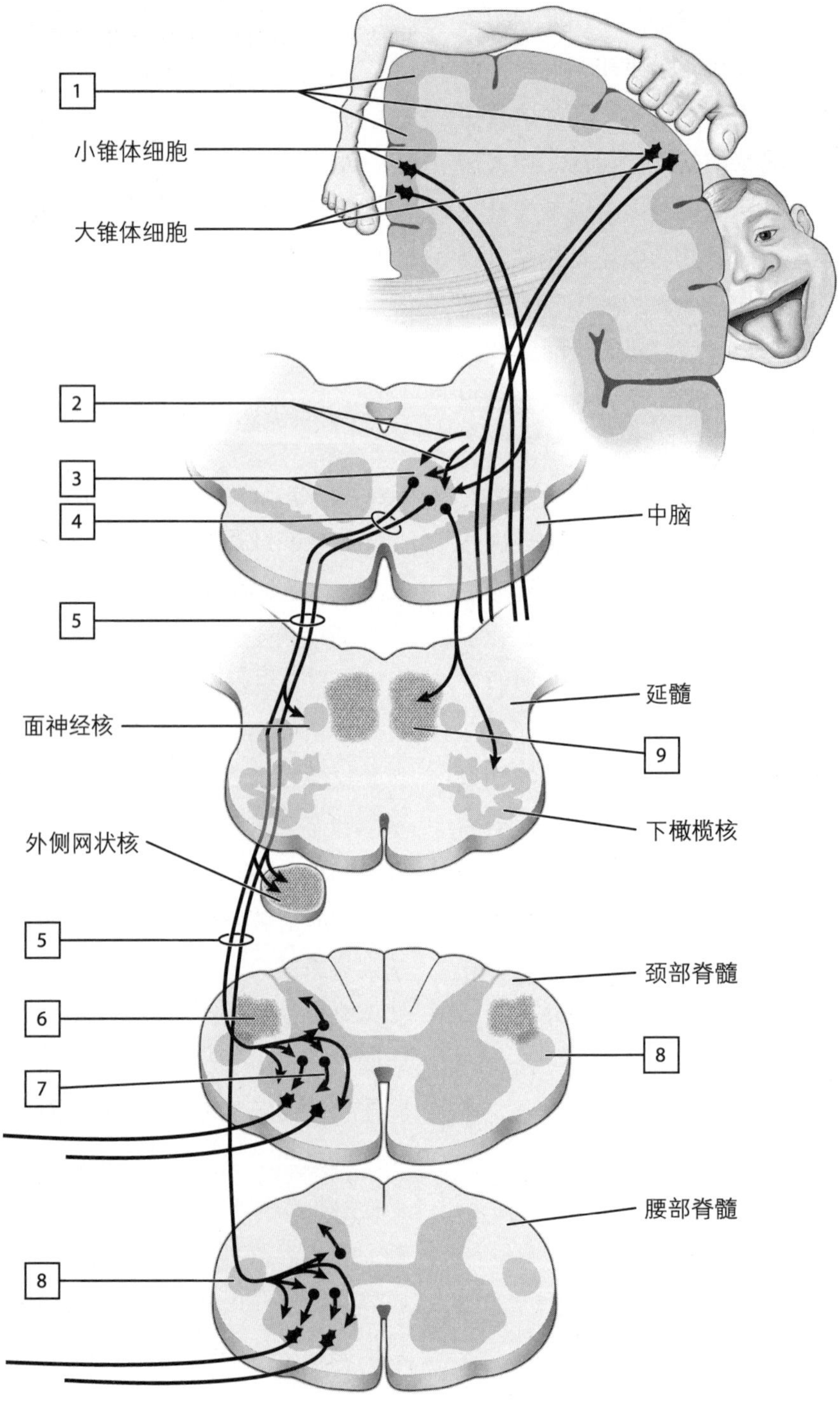

图 10.6　红核脊髓束

7 前庭脊髓束

卵圆囊和球囊囊斑，半规管壶腹嵴（耳蜗螺旋神经节胞体）将头部位置和运动信息经初级前庭轴突传递到脑干前庭神经核和前庭小脑（小脑蚓体，绒球小结叶）。外侧前庭脊髓束起自外侧前庭神经核，在同侧下行，穿过脊髓前侧索终止于脊髓各个平面前角的中间神经元，后者与 α 下运动神经元和 γ 下运动神经元形成突触。该束主要易化激活伸肌下运动神经元（主要通过影响下运动神经元邻近的中间神经元实现）。外侧前庭神经核受小脑前叶和红核调控。小脑前叶受损（如酒精中毒）最初可导致直腿蹒跚步态。随着前脑的损伤，皮质脊髓系统和红核对其影响消失，导致外侧前庭脊髓束去抑制，转换成去皮质状态（上肢极度屈曲）和去大脑状态（四肢极度伸直）。

内侧前庭脊髓束起自内侧前庭神经核。轴突在同侧脑干走行，进入脊髓前侧索，终止于颈髓内中间神经元，与支配颈部肌肉运动的 α 下运动神经元和 γ 下运动神经元形成突触。

上述两个上运动神经元束参与前庭调节肌肉张力（抗重力），以及颈部肌肉张力和运动。内侧纵束（MLF），前庭神经核的轴突和其他区域（脑桥旁网状结构）到支配眼外肌的颅神经则协助调控眼球和颈部协调运动，躯体肌张力和姿势。

请给下列结构涂色，每种结构涂上不同颜色

- □ 1. 内侧前庭神经核
- □ 2. 外侧前庭神经核
- □ 3. 脑干前庭神经核
- □ 4. 前庭轴突投射到前庭小脑
- □ 5. 螺旋神经节
- □ 6. 外侧前庭脊髓束
- □ 7. 内侧前庭脊髓束轴突终止于颈髓前角
- □ 8. 内侧前庭脊髓束
- □ 9. 外侧前庭脊髓束轴突终止于脊髓前角，激活伸肌下运动神经元
- □ 10. 卵圆囊囊斑
- □ 11. 半规管壶腹嵴

临床意义

外侧前庭脊髓束主要作用是维持抗重力姿势，保证个体适应环境。抗重力姿势对个体维持力量和保持移动能力非常重要。与之相比，大多数技巧性运动和灵敏性运动则主要与屈肌运动有关。为了熟练运用这些技巧，有必要暂时压制抗重力肌张力同时配合自主的屈肌运动。这主要是由大脑皮质，红核和小脑控制。上述对抗重力肌张力的抑制作用受损可导致肌张力和姿势的改变，屈肌反应损伤以及一系列神经病理学改变。

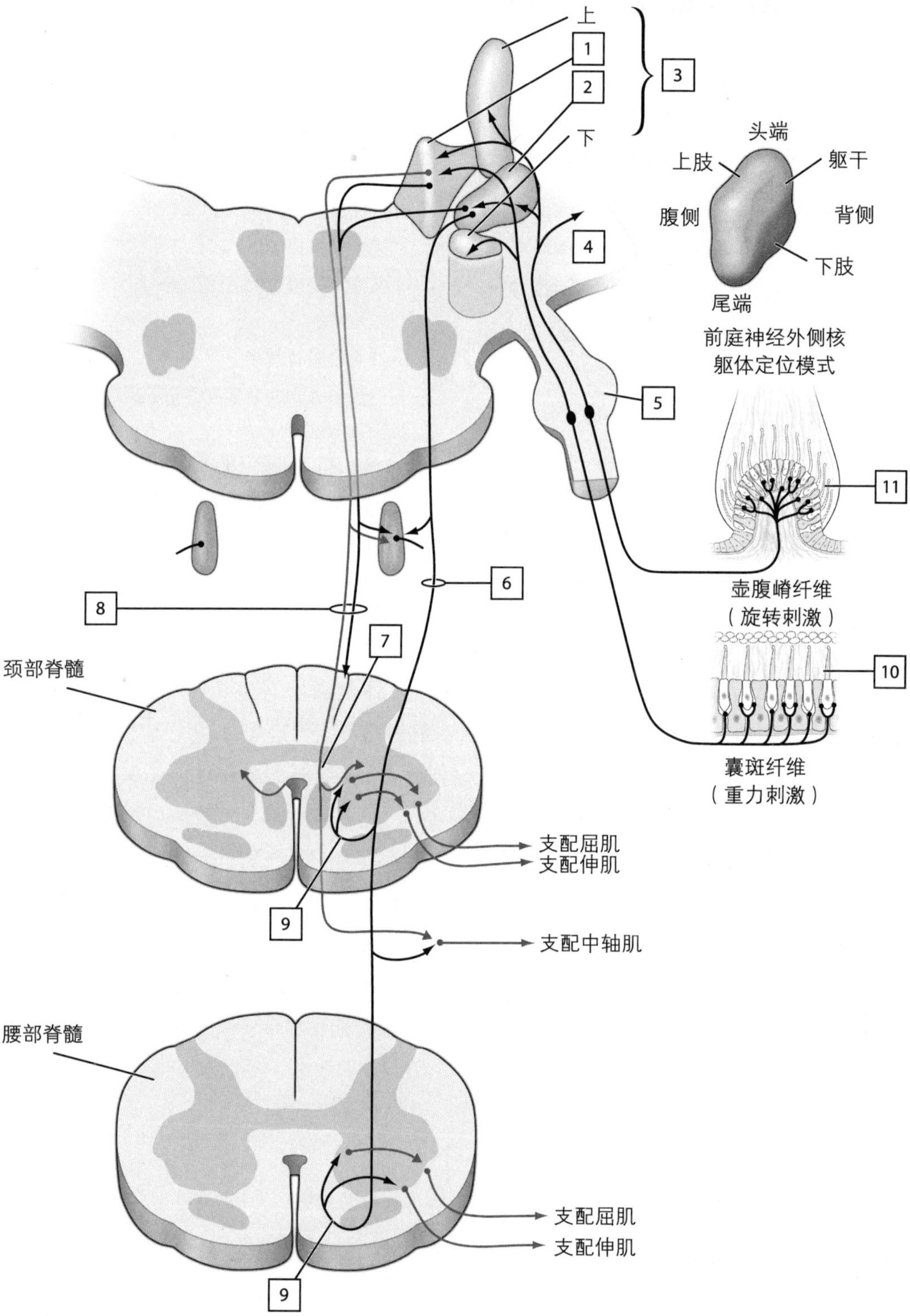
上
1
2
3
下
4
5
6
7
8
9
10
11
头端
上肢
躯干
腹侧
背侧
下肢
尾端
前庭神经外侧核
躯体定位模式
壶腹嵴纤维
（旋转刺激）
囊斑纤维
（重力刺激）
颈部脊髓
支配屈肌
支配伸肌
9
支配中轴肌
腰部脊髓
支配屈肌
支配伸肌
9

图 10.7 前庭脊髓束

8　网状脊髓束和皮质网状脊髓束

网状脊髓束起自网状结构，脑干的等树突核，这个核团是上运动神经元对下运动神经元调控最基础的地方。它们提供基本的肌张力和姿势反应，帮助协调下运动神经元对抗重力和运动反应。该系统的脑桥部分起自内侧脑桥网状结构尾桥核和脑桥吻侧核。其轴突在同侧下行成为脑桥（内侧）网状脊髓束，在脊髓所有平面终止于中间神经元，后者与 α 下运动神经元和 γ 下运动神经元形成突触。该束主要调控伸肌，特别是支配轴向肌肉的下运动神经元，辅助加强外侧前庭脊髓束。该系统并不依赖皮质的传入或控制，但对躯体感觉和三叉神经系统的传入起反应。

该系统的延髓部分起自延髓的内侧网状结构（巨细胞核）。其轴突双侧下行形成延髓（外侧）网状脊髓束，在脊髓各个层面通过中间神经元调控 α 下运动神经元和 γ 下运动神经元进而影响屈肌活动。该系统是网状系统的核心，与调控屈肌的皮质脊髓束和红核脊髓束有重叠。皮质帮助驱动内侧网状脊髓系统，特别是运动相关的区域，如初级运动皮质、前运动皮质和辅助运动皮质。与大多数其他上运动神经元下行系统不同，网状脊髓束并没有呈现出躯体感觉传入的那种拓扑分布。

请给下列结构涂色，每种结构涂上不同颜色

☐ 1. 大脑皮质的主要区域支配和调控内侧网状脊髓束

☐ 2. 内侧脑桥网状结构（尾桥核和脑桥吻侧核）

☐ 3. 从躯体感觉和三叉神经系统投射到脑桥网状结构的位置

☐ 4. 延髓的内侧脑桥网状结构（巨细胞核）

☐ 5. 延髓（外侧）网状脊髓束

☐ 6. 延髓网状脊髓束的终末支配调控屈肌的中间神经元和下运动神经元

☐ 7. 延髓网状脊髓束的终末支配调控伸肌的中间神经元和下运动神经元

☐ 8. 脑桥（内侧）网状脊髓束

临床意义

网状结构是脑干的核心，代表第一个超脊髓、超节段的调控感觉、运动和自主神经功能的神经系统。网状结构神经元被称为等树突神经元，但不是中间神经元。它们具有大的树突分布范围，轴突延伸超越其局部分布的范围。内侧网状结构是运动系统的组成部分。它通过协调下运动神经元网络提供基本的伸肌和屈肌张力。但它并不具有皮质脊髓系统那种复杂的拓扑组织特点。皮质脊髓束同时绕过网状脊髓束和下运动神经元形成直接连接，也对网状脊髓束进行某些调控，尤其是髓质部分，主要调控屈肌。任何脑干损伤或病理改变导致网状脊髓系统的损伤均可能会危及生命。

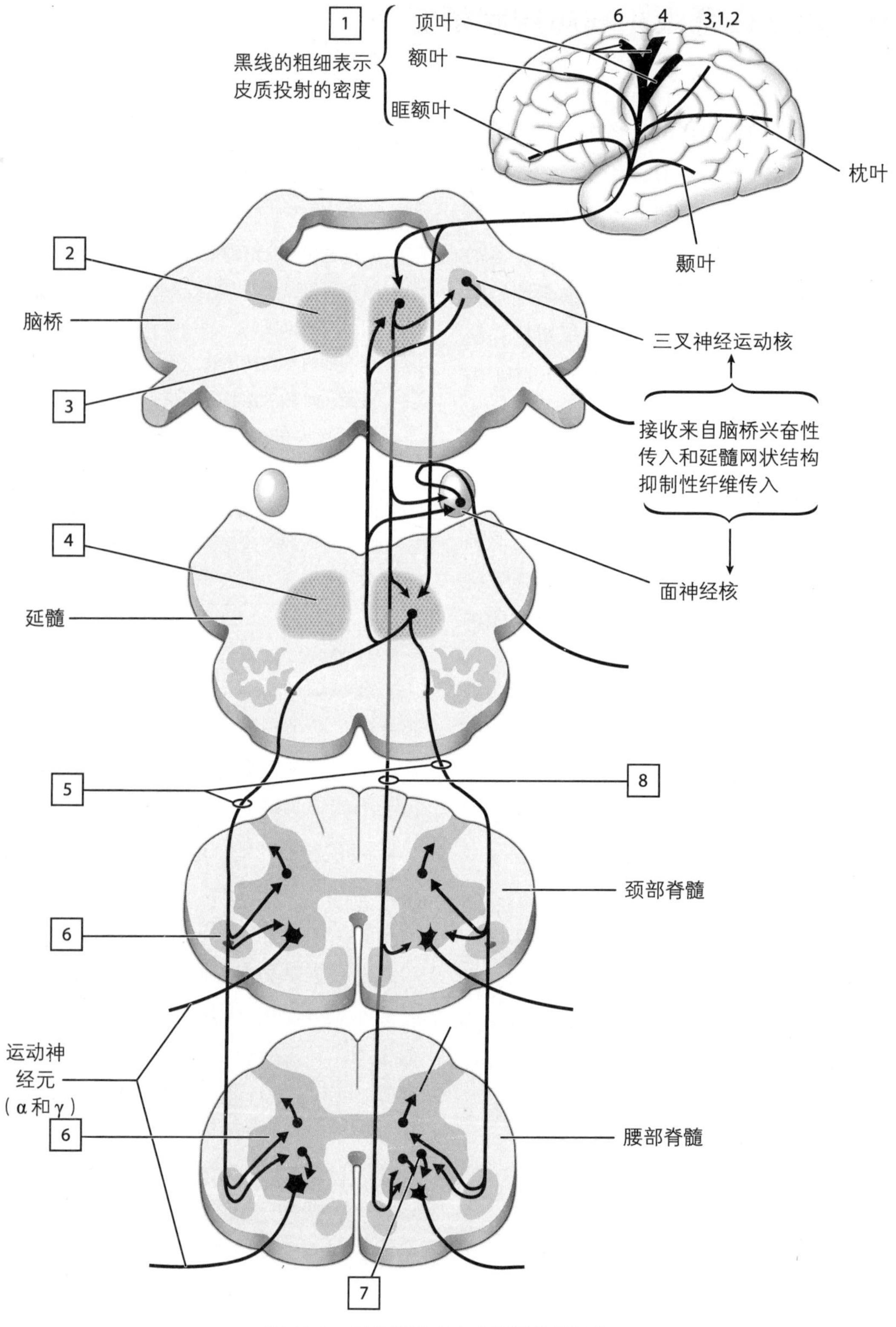

图 10.8　网状脊髓束和皮质网状脊髓束

9　顶盖脊髓束和间质脊髓束

顶盖脊髓束和间质脊髓束属于上运动神经元系统，主要作用是通过颈部运动和躯体轴向运动参与视觉调控：对外界刺激产生的合适反应需要躯体运动、头部和颈部运动以及视轴朝向的协调。顶盖脊髓束起自上丘深层神经元。其轴突立即在被盖背侧交叉到对侧，继续下行形成顶盖脊髓束，在内侧纵束（MLF）走行。这些轴突终止于颈髓的中间神经元，后者与 α 下运动神经元、γ 下运动神经元形成突触，调控颈部（和头部）运动。通过接受来自视网膜到视皮质和眼动区的视觉传入信息，顶盖脊髓束在相关反射运动和通过调节颈部运动来进行视觉追踪中发挥作用。上丘则通过丘脑后结节上行到视觉联合皮质来协助视觉追踪反应。

间质脊髓束起自中脑的 Cajal 间质核。该核团接受从内侧纵束上行部分的前庭传入和眼动区的皮质传入。该束有助于协调垂直和水平方向眼球运动和视觉系统相关的凝视中心。间质脊髓束在同侧走行，在内侧纵束下行与颈髓下运动神经元形成突触，控制颈部运动。同时也和控制躯干轴向肌的下运动神经元形成突触，控制躯体的扭转。这有助于保证视觉在反射或追踪时处于水平状态。

请给下列结构涂色，每种结构涂上不同颜色

- □ 1. 顶盖脊髓束
- □ 2. 上丘
- □ 3. Cajal 间质核
- □ 4. 被盖背侧交叉
- □ 5. 间质脊髓束
- □ 6. 内侧纵束（MLF）
- □ 7. 间质脊髓束终止于颈髓内下运动神经元
- □ 8. 顶盖脊髓束终止于颈髓内相关下运动神经元
- □ 9. 间质脊髓束终止于调控躯体轴向肌下运动神经元

临床意义

顶盖脊髓束、间质脊髓束和其他脑干上运动神经元系统类似，属于对某些特殊的下运动神经元池进行无意识调控的系统。顶盖脊髓束对视觉刺激产生反应，通过调控头部和颈部迅速运动来保持视觉朝向的连续性。这对于视觉追踪是非常关键的。该系统也可能接受来自下丘的间接投射，从而对声音刺激产生头部和颈部的反射性运动。间质脊髓束则通过协调凝视中心和眼外肌下运动神经元的运动参与协调眼球运动，通过调节头部和颈部运动以及躯体轴向肌扭转来保持躯体和头颈部运动，以维持视觉水平的清晰和稳定。

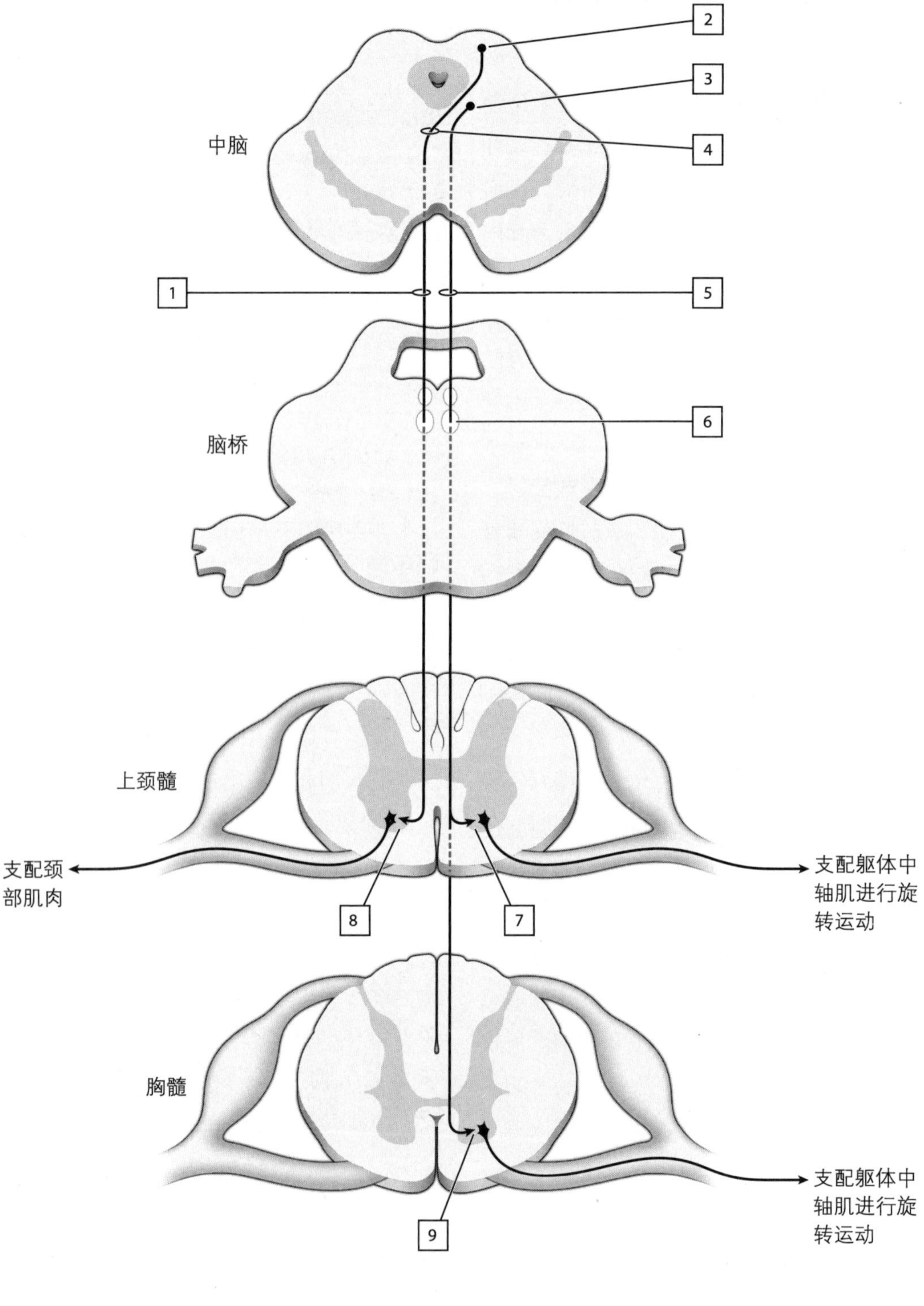

图 10.9 顶盖脊髓束和间质脊髓束

10 眼球运动的中枢调控

眼球运动的中枢控制涉及第Ⅲ对（动眼神经），第Ⅳ对（滑车神经）和第Ⅵ对（外展神经）颅神经的协调和控制。其协调过程的一个关键区域是旁正中脑桥网状结构（PPRF），也称为水平凝视中心。PPRF 直接通过激活同侧外展神经核下运动神经元调节横向直肌来调节眼球水平运动。它还通过调控上行于内侧纵束（MLF）的外展神经元核的中间神经元以及动眼神经核的下运动神经元来协调对侧内直肌。这可确保一侧外直肌和对侧内直肌的协调运动。

PPRF 接受的传入主要来自以下几个调控系统：①前庭神经核，协调眼球水平运动；②上丘深层（起自顶盖脊髓束的神经元），接受视觉皮质（17、18、19 区）传入；③眼动区（8 区），协调皮质驱动的眼球运动；④ Cajal 间质核，接受前庭神经核的传入和眼动区信息。Cajal 间质核还是执行眼球垂直和水平运动协调的一个中心，实现途径是通过动眼神经元核和滑车神经核之间的连接。动眼神经核和滑车神经核也接受在 MLF 上行投射到前庭神经核的传入信息。

请给下列结构涂色，每种结构涂上不同颜色

☐ 1. 视觉皮质（17、18、19 区）
☐ 2. 眼动区（8 区）
☐ 3. Cajal 间质核
☐ 4. 上丘和投往旁正中脑桥网状结构（PPRF）的投射
☐ 5. 动眼神经核（第Ⅲ对颅神经）
☐ 6. 滑车神经核（第Ⅳ对颅神经）
☐ 7. 内侧纵束（MLF）
☐ 8. 外展神经核（第Ⅵ对颅神经）
☐ 9. 旁正中脑桥网状结构（PPRF）
☐ 10. 前庭神经核
☐ 11. 外展神经核内中间神经元及其近端轴突进入 MLF

临床意义

内侧纵束是一小组在脑干中线附近穿行的轴突。该束包含从前庭神经核到眼外核的轴突，从外展神经核中间神经元的轴突，旁正中脑桥网状结构的轴突，Cajal 间质核的轴突（间质脊髓束和投射到旁正中脑桥网状结构的轴突）和来自上丘深层的轴突（顶盖脊髓束和投射到旁正中脑桥网状结构的轴突）。尽管该束路非常小，但在多发性硬化中经常发生脱髓鞘，导致眼球运动协调性异常。最显著的临床改变是核间眼外肌麻痹。当一侧 MLF 发生脱髓鞘改变（可能通过其他病理过程），可导致同侧眼球内收不能。对侧眼球外展时伴有侧方凝视倾向。这会导致水平方向的复视（重影）。此时，对侧眼球会试图往回移动纠正复视，但是伴有侧方凝视倾向，可出现眼球震颤。

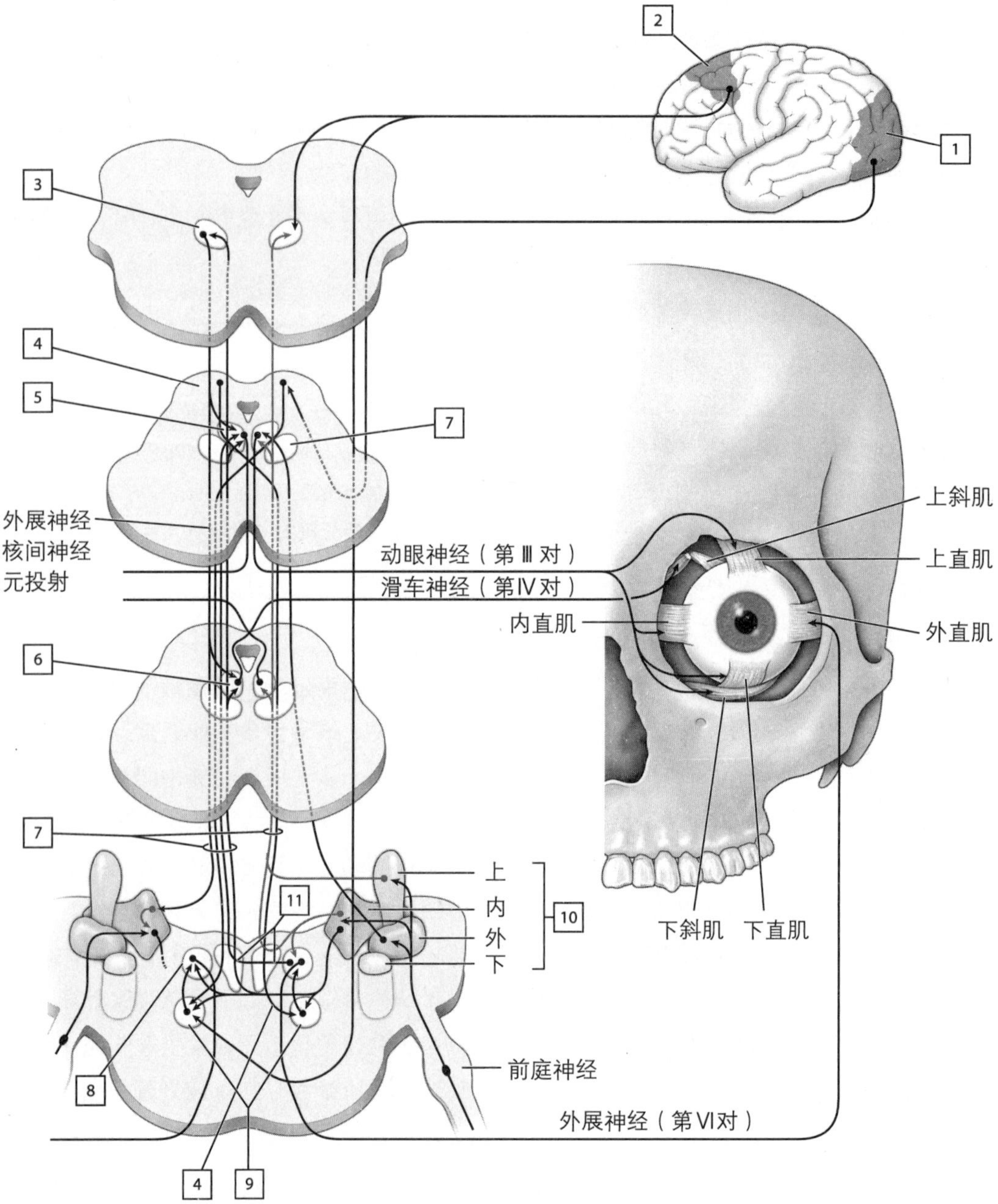

图 10.10　眼球运动的中枢调控

11 呼吸的中枢调控

吸气和呼气受脑干网状核的调节。背侧呼吸核团（腹外侧核孤束）投射至对侧膈神经核（膈肌运动）的下运动神经元及调控附属呼吸肌（肋间和其他辅助肌）下运动神经元，进而调节吸气过程。腹侧呼吸核团（疑核）投射至对侧胸廓的下运动神经元，调节参与呼气的辅助肌肉。背侧和腹侧呼吸核团相互抑制。内侧臂旁核则相当于起搏器的角色，可调控背侧和腹侧呼吸核团。除此之外，皮质和边缘区域（杏仁核）都向臂旁核发出投射，并且自发参与和情绪相关的呼吸调节。

额外的信息传入可能会影响呼吸运动。背侧呼吸核通过第Ⅸ对颅神经（舌咽神经）接收来自颈动脉体的传入信息；颈动脉体检测到二氧化碳和 pH 值判定机体处于缺氧状态，进而增强对呼吸运动的调控。而来自主动脉体的化学传感器也通过第Ⅹ对颅神经（迷走神经）向背侧呼吸核团传入信息。外侧髓质的中央化学感受区也向背侧呼吸核投射。

请给下列结构涂色，每种结构涂上不同颜色

□ 1. 大脑皮质向中央臂旁核的传入
□ 2. 杏仁核向中央臂旁核的传入
□ 3. 中央臂旁核（起搏器）
□ 4. 背侧呼吸核团（腹外侧核孤束）
□ 5. 第Ⅹ对颅神经
□ 6. 外侧髓质中央化学感受区
□ 7. 腹侧呼吸核团（疑核）
□ 8. 中动脉体
□ 9. 第Ⅸ对颅神经（舌咽神经）
□ 10. 颈动脉体
□ 11. 膈神经核的下运动神经元
□ 12. 胸廓附属肌群的下运动神经元

临床意义

呼吸调控的相关神经结构包括脑干呼吸核团、内侧臂旁核、来自皮质和边缘前脑的投射，以及来自呼吸核团到隔核和胸髓中的下运动神经元的投射。毫无疑问，如果破坏如此精细调控过程中的任何一环，该系统都可能会中断对呼吸运动的调控。如果前脑受损（端脑和间脑），患者将展示 Cheyne–Stokes 呼吸（渐强—渐弱呼吸），伴有呼吸过度，继而呼吸暂停。如果损伤延伸到中脑和上脑桥，如颅内压增高及脑疝可能同时发生，呼吸运动表现为浅快呼吸并伴有过度呼吸，继而产生缺氧现象。如果损伤累及下脑桥，患者表现出深呼气性呼吸，即在呼气前有长时间的吸气中断。如果损伤延伸到髓质，呼吸则会失去节律，表现为喘息性吸气以及窒息（失调的呼吸模式）。这种呼吸模式最终很可能引起患者呼吸衰竭和死亡。

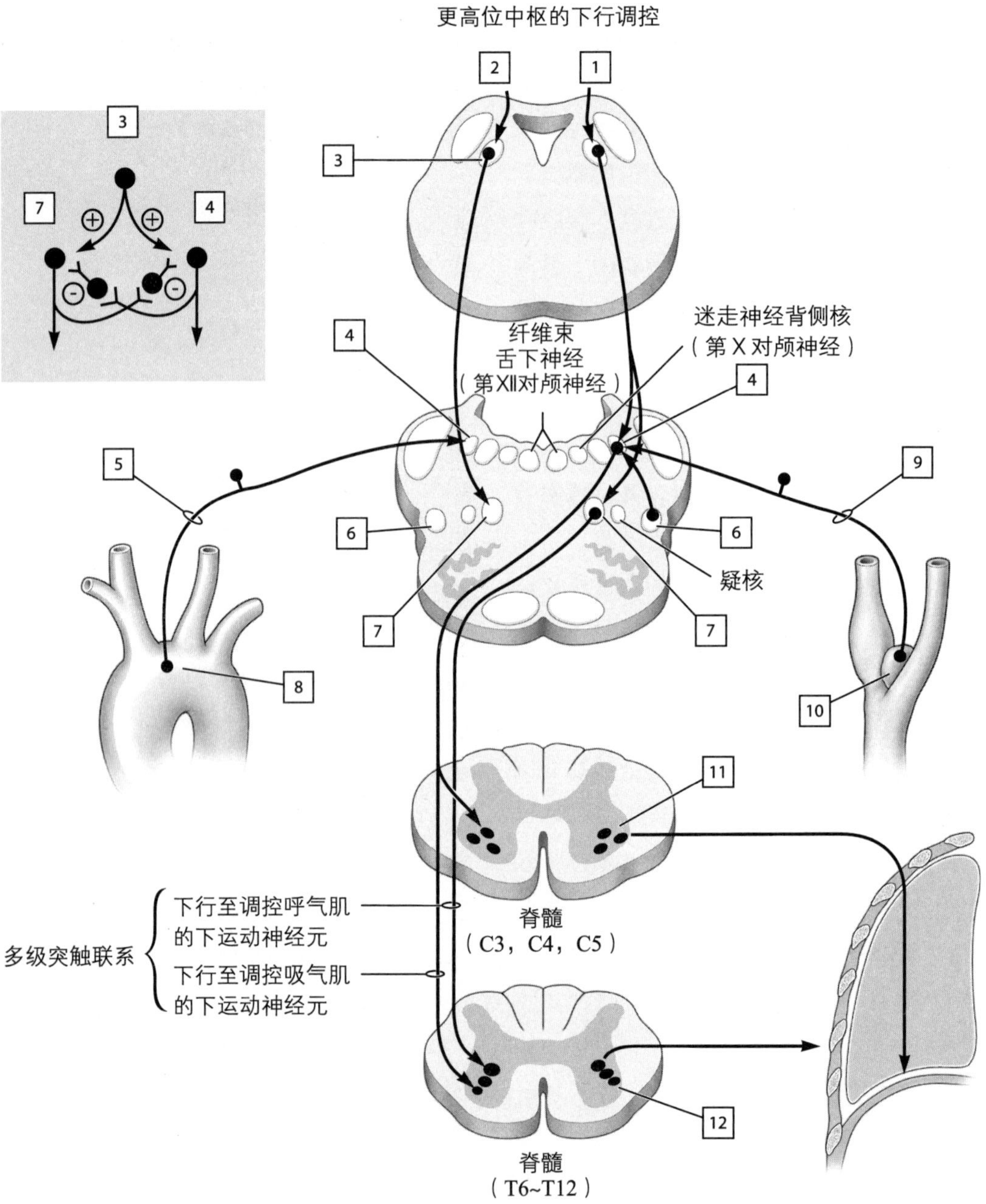

图 10.11 呼吸的中枢调控

12 小脑结构及神经元环路

从解剖学角度来讲，小脑是脑干的一部分（来自脑桥），接受来自感觉、运动和自主结构的信息输入，对于运动行为的协调性调控尤其重要，包括随意运动、张力和姿势、平衡和协调，以及语言。它还涉及自主控制和学习任务。小脑接受来自除嗅觉系统之外的所有感觉系统的输入，并且还通过皮质—脑桥—小脑通路从大脑皮质（包括运动和前运动皮质）接收大量信息输入。

小脑内部具有很多深部核团，外部的小脑皮质通过浦肯野细胞与其相连。深部核团充当小脑调控运动行为的“粗调”机制，而小脑皮质发挥“微调”作用。解剖学上，从外到内，小脑包括三层小脑皮质（外层的分子层，浦肯野细胞层及深层的颗粒细胞层），小脑皮质传入和传出纤维的白质，深部核团，为小脑核深部核团提供输入输出的小脑脚。

浦肯野细胞是小脑皮质的主要神经元，在褶皱（叶片）内平行组织有序排列着树状树突。它们通过颗粒细胞接收来自攀缘纤维（来自下橄榄核）和苔藓纤维（来自除下橄榄核外的其他核团）的输入。颗粒细胞轴突上升到外部分子层并以平行纤维的形式排布，与浦肯野细胞的平面树突树相交（最多 600 个或更多）。小脑皮质的中间神经元（篮状细胞，外层星状细胞，高尔基细胞）可以调节浦肯野细胞的兴奋性。来自蓝斑神经元的去甲肾上腺素能轴突分布到小脑皮质的所有区域，并控制所有类型神经元的增益（兴奋性）。浦肯野细胞轴突传至深部核团，并对其上运动神经元系统的调节进行精细调控。

请给下列结构涂色，每种结构涂上不同颜色

☐ 1. 小脑皮质
☐ 2. 小脑深部核团
☐ 3. 上运动神经元系统
☐ 4. 平行纤维与浦肯野细胞树枝状树突相交
☐ 5. 外分子层
☐ 6. 颗粒细胞层
☐ 7. 苔藓纤维到颗粒细胞投射
☐ 8. 攀缘纤维
☐ 9. 浦肯野细胞及分层
☐ 10. 浦肯野细胞树状树突
☐ 11. 小脑皮质中间神经元（外层星状细胞、篮状细胞、高尔基细胞）
☐ 12. 蓝斑神经元的去甲肾上腺素能轴突

临床意义

小脑深部核团被认为是负责运动行为调控的“粗调”，小脑皮质则被认为是通过调控深部核团的兴奋性从而起到“微调”作用。小脑损毁可以表现为运动协调性丧失，并伴有共济失调、步态紊乱、张力减退、运动分解、无法进行快速交替运动和其他症状。如果深部核团和 / 或小脑脚被损坏，则小脑功能障碍严重且持久。如果小脑皮质受损而没有累及深部核团或小脑脚，发病初期有明显的症状，但症状会随着时间减轻或消失。

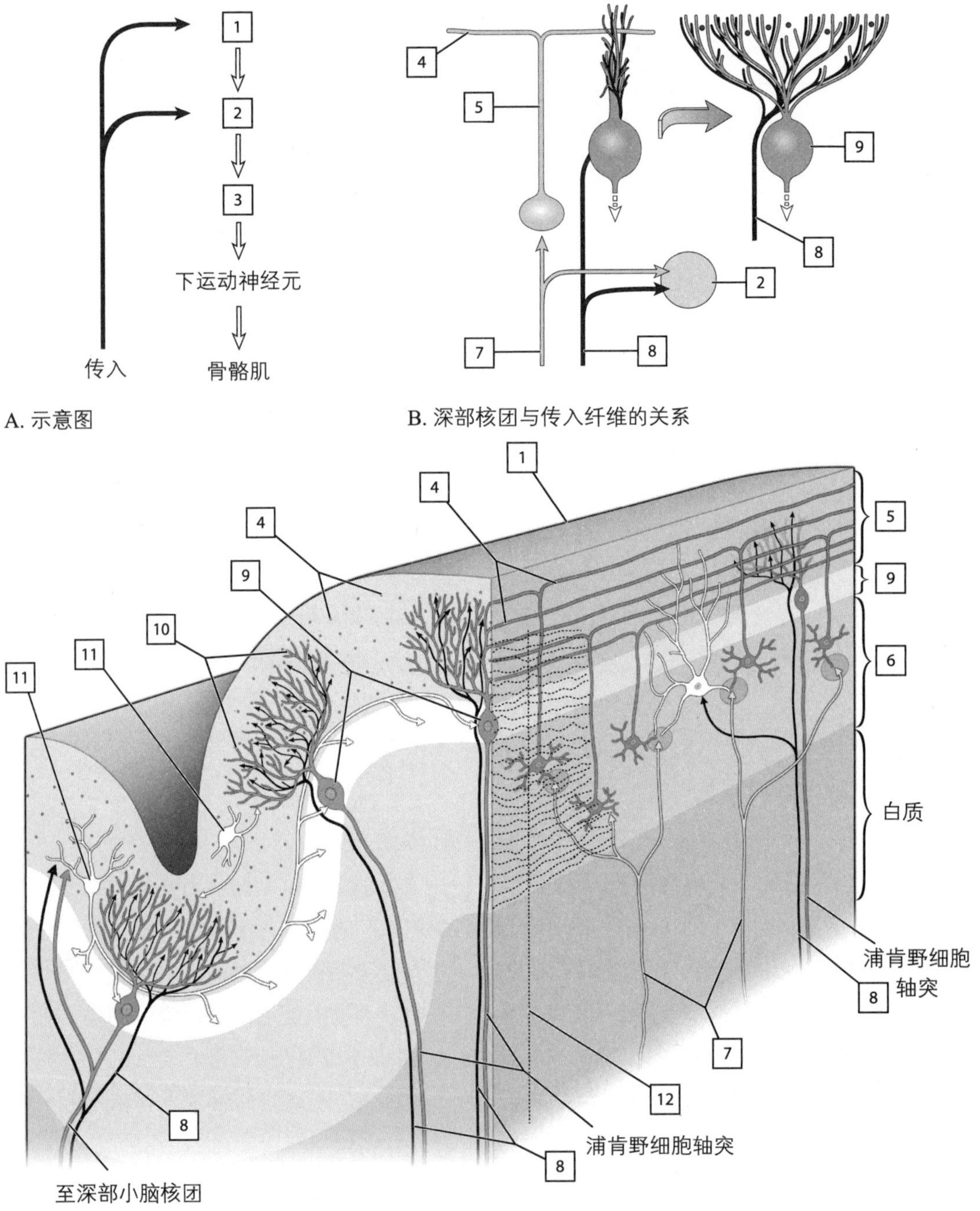

图 10.12 小脑结构及神经元环路

13　小脑传入纤维

小脑的传入纤维（输入）通过小脑脚孔进而投射到深部核团（负责运动行为粗调）和小脑半球（负责运动行为精细调节）。感觉信息传入最终止于小脑皮质3个以上的区域。整体肌肉的感觉信息通过腹侧脊髓小脑束传递到小脑［下半身、低于T6；穿过2次，一次通过前白联合，然后通过小脑上脚（SCP）］和吻侧脊髓小脑束［上半身、T6及以上，同侧通过小脑下脚（ICP）］。单个肌纤维信息通过背侧脊髓小脑束（下半身、T6以下）和颅脑小脑束（上半身、T6及以上）向小脑投射，同时通过下小脑脚。

小脑下脚还通过下橄榄核，脑干网状结构，前庭神经节和细胞核以及一些三叉神经核向小脑传递信息。中央小脑脚作为皮质— 脑桥小脑系统的一部分传递来自脑桥核的对侧输入。上小脑脚还负责传递视觉和听觉的小脑输入，以及一些三叉神经输入和来自蓝斑的去甲肾上腺素能投射。

这些传入信息的整合能够让小脑接收关于肌肉、关节、肌腱、韧带状态和来自其他感觉系统的综合信息以及正在进行的皮质活动的详细、及时的信息。然后小脑作为一个比对器将信息进行比较，以确保运动活动和对感觉活动的其他反应的流畅。大脑皮质传入提供的皮质运动计划和外周传入信息进行对比。当正确的、流畅的运动计划被采用时，这些计划是通过上运动神经元而不是下运动神经元传递信息。

请给下列结构涂色，每种结构涂上不同颜色

- □ 1. 网状结构
- □ 2. 脑桥核
- □ 3. 下橄榄核
- □ 4. 前庭神经节及神经核
- □ 5. 脊髓小脑前束
- □ 6. 腹侧脊髓小脑束
- □ 7. 背侧脊髓小脑束
- □ 8. 楔小脑束
- □ 9. 小脑下脚
- □ 10. 小脑中脚
- □ 11. 小脑上脚

临床意义

小脑传入纤维的损伤可以产生小脑功能障碍。突出的椎间盘（髓核）可能产生神经根病和脊髓病，而当它撞击脊髓并压迫脊髓外侧边缘的脊髓小脑束（特别是背侧和腹侧脊髓小脑束）时，它可能首先开始出现行为笨拙、共济失调、步态紊乱和运动协调性丧失。如果下行外侧皮质脊髓束和红核脊髓束受到更深的损伤，则下运动神经元症状可能占主导地位并掩盖一些脊髓小脑损伤。

一些进行性神经元变性可能影响小脑神经元和突触连接。Friedreich共济失调是一种进行性常染色体隐性遗传疾病，涉及脊髓小脑束以及其他结构，并且通常首先出现共济失调、步态障碍、运动障碍、运动分解以及构音障碍的症状。橄榄体脑桥小脑萎缩是一种进行性的，主要是常染色体显性遗传性神经退行性疾病，通常始于中年。它可能从步态障碍开始，进展为肢体共济失调和构音障碍。此外也会表现为基底神经节损伤的症状，包括肌张力障碍、僵硬和舞蹈病。

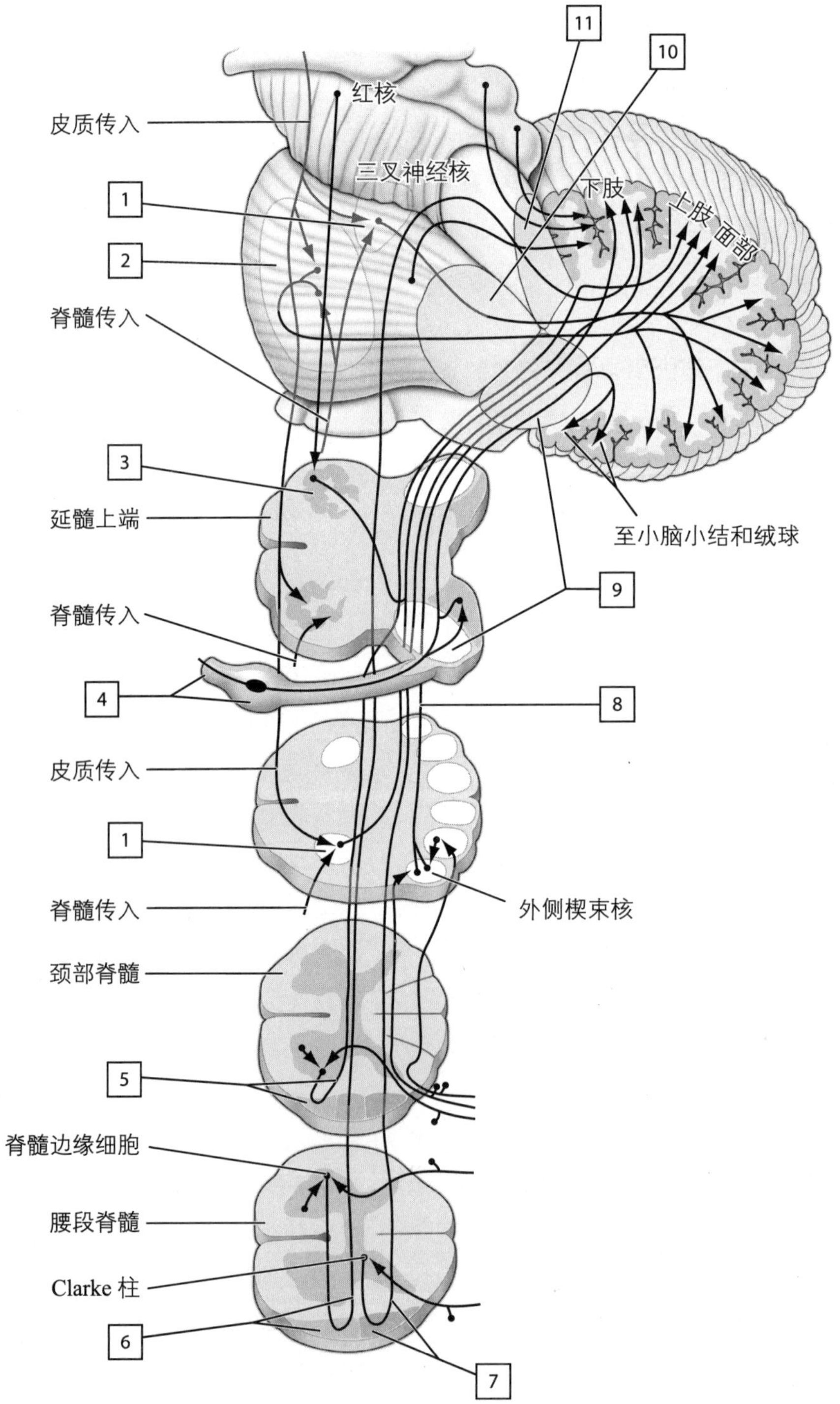

图 10.13　小脑传入纤维

14　小脑传出通路

小脑的传出纤维主要发自小脑皮质浦肯野细胞，其轴突经由深部核团最终调控上运动神经元。小脑传出信息的最终输出核团是深部核团。小脑顶核接受来自蚓部（包括前叶）和绒球小结叶的输入，并通过小脑下脚投射到前庭和网状核，包括前庭外侧核（发出外侧前庭脊髓束）、内侧脑桥和髓质网状结构（发出脑桥和髓质网状脊髓束）。来自蚓部和绒球小结叶的一些浦肯野细胞轴突通过小脑下脚直接投射到前庭外侧核；这也是一些神经科学家认为前庭外侧核是第 5 个小脑深部核的原因（除了它作为次级感觉核团和上运动神经元细胞群）。球状核和栓状核接收来自前蚓部的输入，主要通过小脑上脚（SCP）的交叉投射到红核；红核是红核脊髓的起源；来自球状核和栓状核的一小部分轴突投射到丘脑的腹前（VA）核和腹外侧（VL）核。齿状核接收来自小脑外侧半球的传入，并通过小脑脚的交叉投射至对侧丘脑的腹前核和腹外侧核，将轴突通过内囊的后肢投射到前运动皮质和运动皮质，即皮质脊髓束的皮质区域。因此小脑的传出，尤其是运动信息的传出，与上运动神经元形成了系统的联系，以实现运动行为的稳定和协调。

请给下列结构涂色，每种结构涂上不同颜色

- □ 1. 前运动皮质和运动皮质
- □ 2. 内囊后肢
- □ 3. 丘脑腹外侧核
- □ 4. 丘脑腹前核
- □ 5. 小脑上脚交叉
- □ 6. 红核
- □ 7. 小脑顶核
- □ 8. 球状核
- □ 9. 栓状核
- □ 10. 小脑脚
- □ 11. 脑桥中央和髓质网状结构
- □ 12. 前庭内侧核

临床意义

药物及环境中的有毒物质常常使得小脑功能首先受累，一些药物在治疗剂量范围内给予较长时间，或以毒性剂量服用，可产生小脑症状，通常表现为步态损伤，而后肢体共济失调。包括躯体抗癫痫药物（苯妥英，卡马西平，巴比妥酸盐，丙戊酸盐），一些癌症化疗药物和一些精神类药物（尤其是精神抑制药）。损害小脑的有毒物质包括有机磷酸盐、一些有机溶剂和一些重金属（甲基汞，铅，铊）。

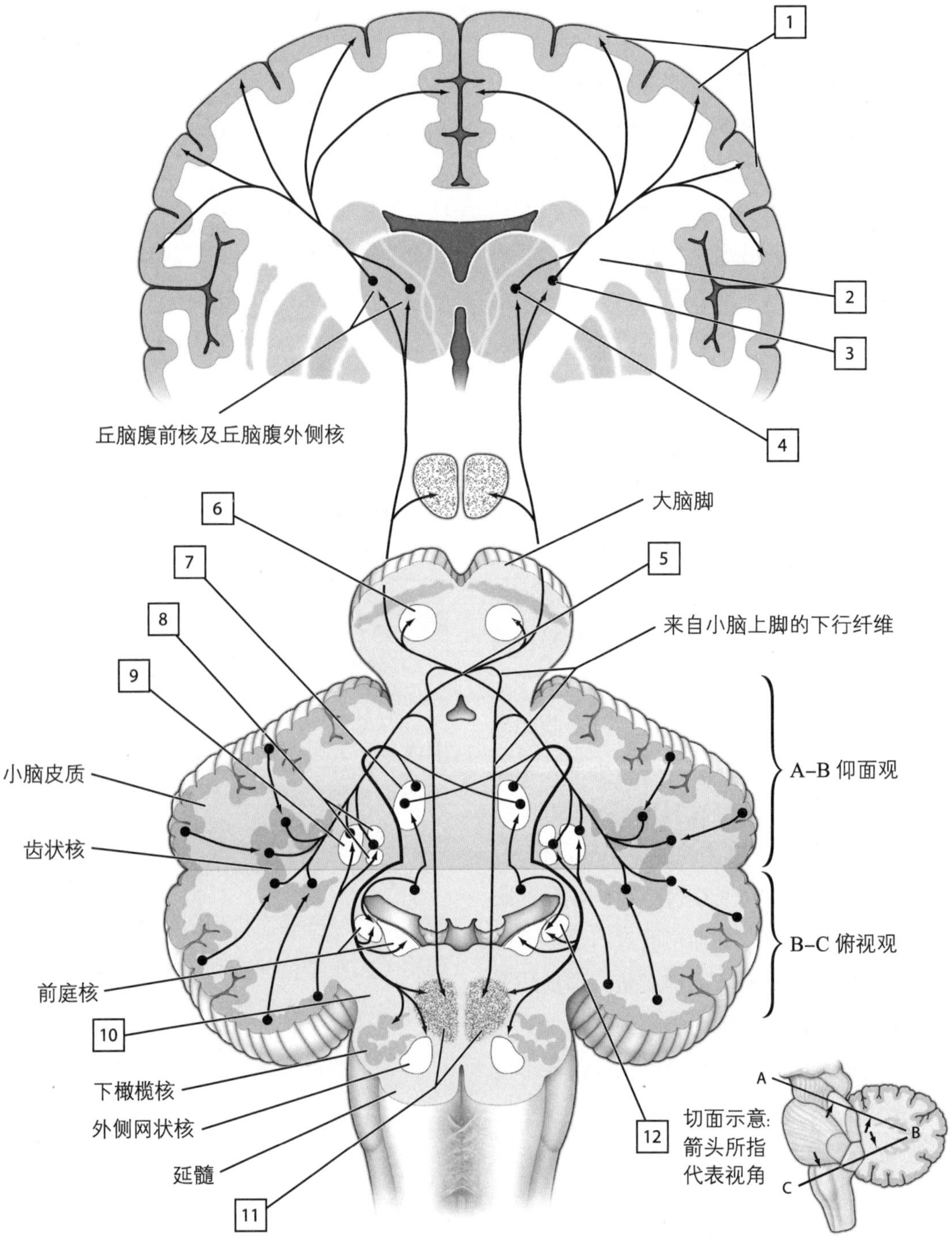

图 10.14　小脑传出通路

15　小脑至上运动神经元传出纤维示意图

该示意图总结了小脑半球的特定区域、深部核团和上运动神经元系统之间的关系。蚓部、小叶和结节投射到顶端核，依次调节前庭外侧核、内侧脑桥和延髓网状核，形成前庭外侧束、脑桥和延髓网状脊髓束。前蚓部投射到球状核和栓状核，并反向调节红核和红核脊髓束。外侧小脑半球投射到齿状核，调节丘脑的腹前（VA）核和腹外侧（VL）核。这些丘脑核团分别投射到运动前皮质和运动皮质，从而形成皮质脊髓束。前运动和运动皮质也发出脑桥核的皮质脑桥投射（为小脑提供皮质传递的信息）和皮质红核投射（有助于调节红核脊髓系统）。

请给下列结构涂色，每种结构涂上不同颜色

☐ 1. 前运动皮质和运动皮质

☐ 2. 丘脑腹前和腹外侧核

☐ 3. 脑桥核

☐ 4. 红核

☐ 5. 皮质脊髓束

☐ 6. 皮质红核投射

☐ 7. 球状核和栓状核

☐ 8. 齿状核

☐ 9. 小脑半球外侧

☐ 10. 前蚓部

☐ 11. 小脑绒球

☐ 12. 前庭外侧核

☐ 13. 脑桥内侧和髓质网状核

☐ 14. 小脑结节

☐ 15. 小脑顶核

☐ 16. 小脑蚓部

临床意义

小脑有助于使上运动神经元活动流畅而协调。皮质脊髓束调节精细、熟练的动作，特别是手和手指的活动，其中小脑较大的特定区域通过皮质—脑桥—小脑系统反馈到小脑，负责调控该活动。红核脊髓系统有助于调节四肢的屈肌运动，其中上蚓部负责来自小脑的调节。外侧前庭脊髓束、脑桥和髓质网状脊髓束协同蚓部和绒球小结叶（有时称为前庭小脑）有助于调节基本基调和姿势。皮质脊髓和皮质红核若出现异常则会导致去皮质表现（上肢屈曲，下肢伸展）。红核脊髓束的进一步受损则会导致去大脑僵直表现（所有四肢挺直）。进一步丧失前庭脊髓和网状脊髓调节通常会影响生命指征的正常。

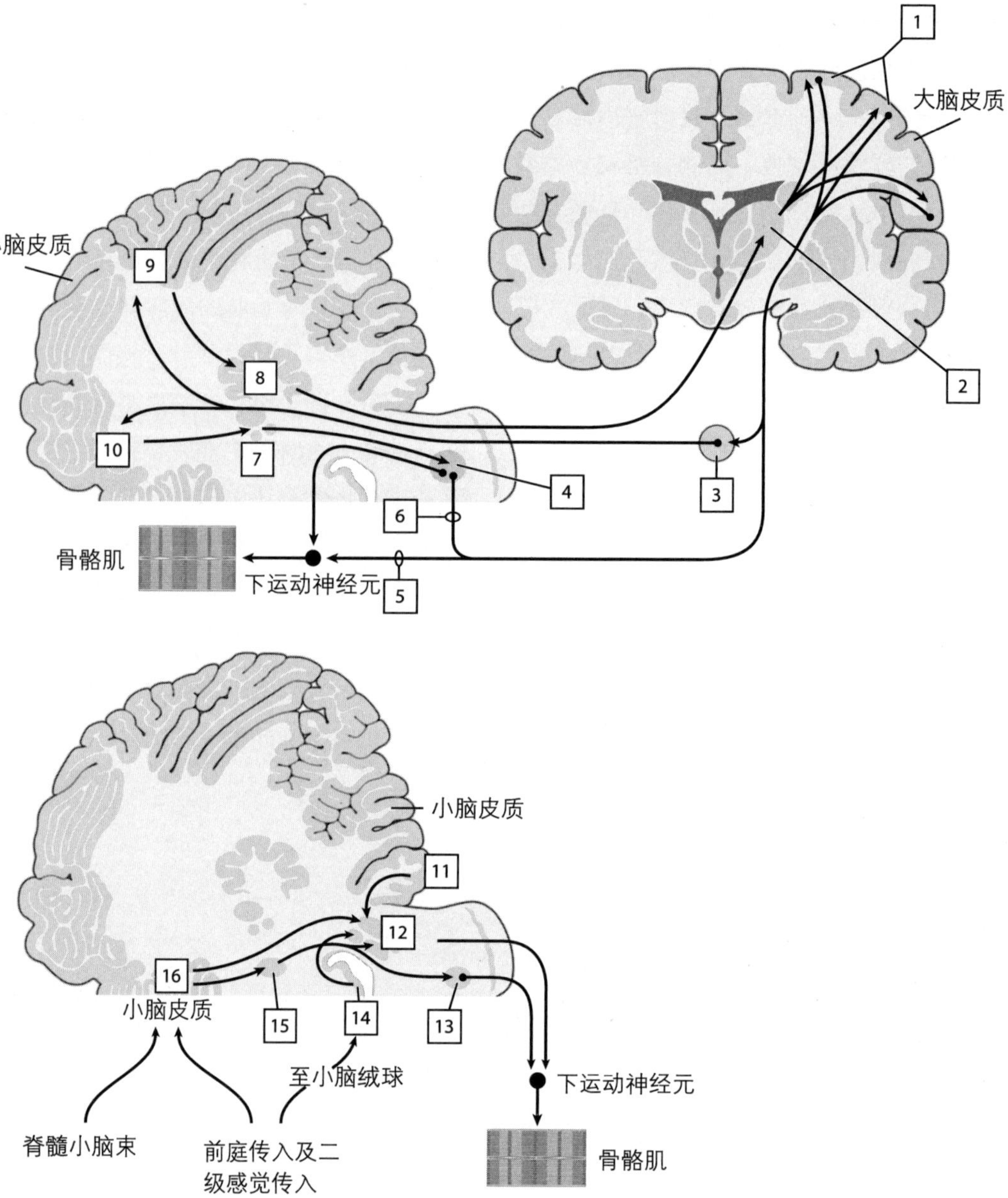

图 10.15 小脑至上运动神经元传出纤维示意图

16 基底神经节的连接

基底神经节是一组前脑核团，包括纹状体（尾状核，壳核）和苍白球；除此之外丘脑底核（脑髓）和黑质（中脑）也是基底神经节神经环路的重要组成部分。基底神经节帮助丘脑皮质环路选择所需的信息，并抑制或暂缓无用信息的传递。在临床上，基底神经节最为大家所认识的功能是参与运动障碍，但其也参与认知、情感、内脏（自主）功能、动眼神经和其他活动、参与形成皮质—基底神经节—丘脑—皮质的神经环路。

大脑皮质广泛区域投射到尾状核和壳核（皮质纹状体投射）。尾状核、壳核与苍白球的内部和外部均形成连接。苍白球的内部区段通过豆状核和豆状袢将轴突投射到丘脑核团（丘脑腹前核，丘脑腹外侧核，丘脑中央核）。丘脑腹前、腹外侧核团再调节皮质（4 层、6 层），从而形成皮质脊髓束和对于其他脑干上运动神经元的皮质控制。苍白球的外部区段与丘脑底核相互连接。黑质致密部参与多巴胺能黑质纹状体通路，其损伤涉及帕金森病。延髓中缝核产生的 5- 羟色胺能投射至基底神经节结构，包括纹状体。

请给下列结构涂色，每种结构涂上不同颜色

□ 1. 尾状核

□ 2. 丘脑核团（丘脑腹前核，丘脑腹外侧核，丘脑中央核）

□ 3. 丘脑底核

□ 4. 黑质致密部

□ 5. 苍白球内侧部

□ 6. 苍白球外侧部

□ 7. 苍白球

□ 8. 壳核

□ 9. 皮质纹状体投射

□ 10. 多巴胺能黑质纹状体投射

□ 11. 黑质

临床意义

帕金森病是一种神经退行性疾病，其中黑质致密部多巴胺能神经元死亡、多巴胺能黑质纹状体通路的投射广泛性缺失是其主要的病理特征。而残存的多巴胺能轴突会试图通过释放更多的多巴胺来代偿，致使多巴胺毒性代谢物进一步氧化损伤纹状体中的多巴胺能轴突。帕金森病的临床表现包括运动迟缓（难以启动或停止运动）、静止性震颤、肌肉僵硬（屈肌和伸肌）和姿势平衡障碍。除帕金森病以外，亨廷顿病是一种神经退行性疾病，涉及尾状核和其他结构神经元的丧失，伴随舞蹈运动（快速的舞蹈运动）、认知衰退和情感功能障碍。其他基底神经节运动障碍包括肌张力障碍，手足徐动症（缓慢扭动）

和痉挛性斜颈（颈部肌肉的扭动）。抽动秽语综合征涉及抽搐和无意识的发声、咕噜声，有时发生爆发性秽语和多动行为，这些行为通常从童年开始。

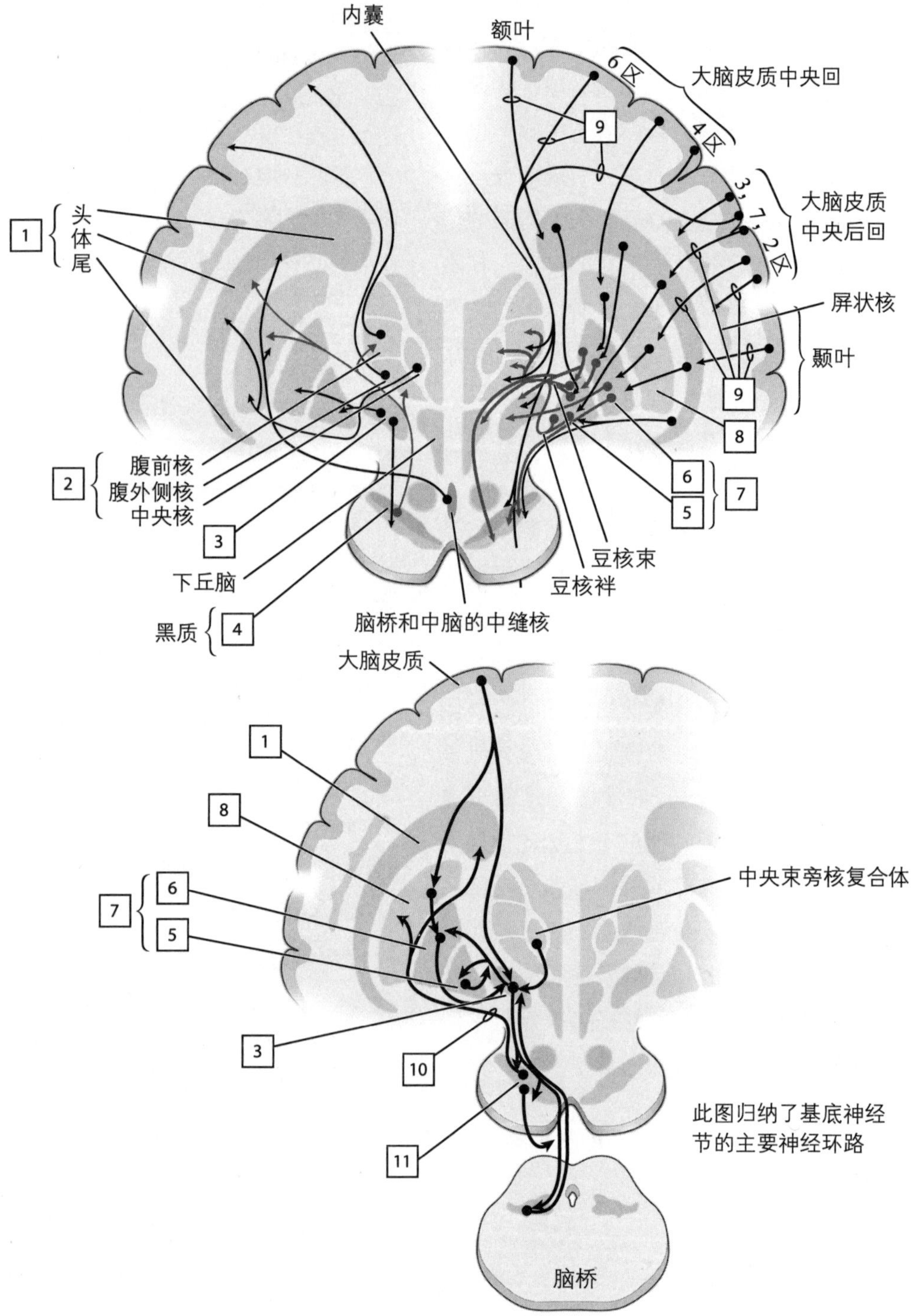

图 10.16 基底神经节的连接

第十一章　自主神经—下丘脑—边缘系统

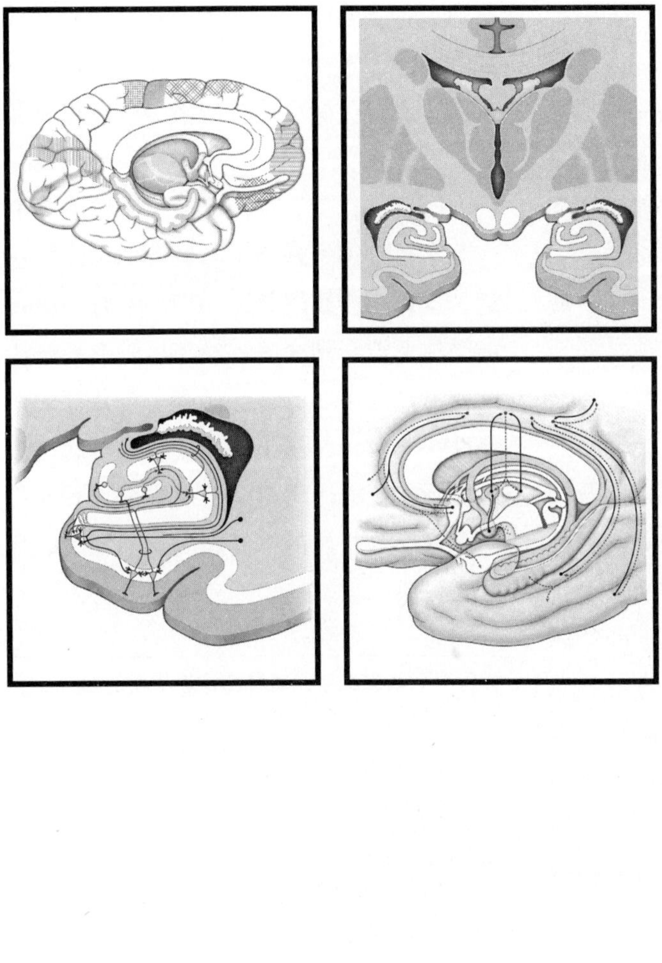

1 自主神经系统概述

自主神经系统调控内脏活动，并通过下丘脑的协调作用与神经内分泌活动保持一致。自主神经系统包括交感神经（活跃的、战或逃系统）和副交感神经（安静的、平衡的、修复系统）。尽管一些科学家把肠神经系统看作是自主神经系统的第三个组成部分，然而肠神经系统却是一个独立的外周肠相关神经元的集合，既能接受来自交感和副交感的神经传入，也能自主的发挥功能。

自主神经系统由双神经元链组成，使位于中枢神经系统（CNS）的节前神经元和位于外周的神经节细胞互相连接，转而支配靶组织，包括平滑肌、心肌、分泌腺、代谢性组织（如肝脏，脂肪组织）以及初级和次级淋巴器官中的免疫细胞。交感神经系统是一个胸腰段系统，其节前神经元胞体位于脊髓 T1~L2 节段的中间带外侧柱。有髓的节前轴突经前根离开脊髓，然后穿过白交通支，或者在交感干神经节（椎旁节）内形成突触，或者继续穿过内脏神经到达靶器官附近的交感侧副神经节（椎前节）形成突触。一些交感神经节前轴突（T10~L1）可经内脏神经直接与肾上腺髓质嗜铬细胞形成突触，并作为交感肾上腺系统的一部分调控肾上腺素和去甲肾上腺素的释放。无髓的交感神经节后轴突分布到靶组织。

副交感神经系统是颅骶神经系统，它起源于位于脑干的节前神经元［E-W 核（第Ⅲ对颅神经）］，上泌涎核（第Ⅶ对颅神经），下泌涎核（第Ⅸ对颅神经），迷走神经运动背核（第Ⅹ对颅神经）和脊髓 S2~S4 的中间带灰质。有髓的轴突依次通过各自的颅神经或者骶神经根和盆神经在靶器官壁内或器官旁神经节内形成突触。大部分副交感神经节后纤维也是无髓的。

交感神经节后轴突释放去甲肾上腺素作为主要的神经递质（与共存的神经肽一起），作用于靶器官的 α 和 β 肾上腺素能受体亚群。副交感神经节后轴突释放乙酰胆碱作为主要的神经递质（与共存的神经肽一起），作用于烟碱型和毒蕈碱型胆碱能受体亚群。所有的节前轴突均释放乙酰胆碱作为主要的神经递质与神经节细胞互相作用。

请给下列结构涂色，每种结构涂不同的颜色

☐ 1. E-W 核
☐ 2. 上泌涎核
☐ 3. 下泌涎核
☐ 4. 迷走神经运动背核
☐ 5. 中间带外侧柱
☐ 6. 脊髓 S2~S4 中间带灰质
☐ 7. 交感干神经节
☐ 8. 内脏神经
☐ 9. 肾上腺髓质（嗜铬细胞的位置）
☐ 10. 交感侧副神经节
☐ 11. 壁内副交感神经节
☐ 12. 调节节前自主神经传出的下丘脑区

临床意义

交感神经的激活功能和副交感神经的修复及维持内稳态功能之间的平衡对于机体的存活至关重要。交感神经的激活对于应对危险及抵御内在和外在环境改变尤其重要。但如果来自个人的社会经历、财务、社交压力和其他环境因素导致长期交感神经亢奋，则会对个体造成严重的危害，导致心脏病、脑血管疾病、高血压病、2 型糖尿病、代谢性脑病、免疫应答受损和肿瘤的转移扩散等。目前已用于多种癌症和其他慢性病患者的放松策略和“辅助医学”方法，都把诱导副交感状态作为主要组成部分。

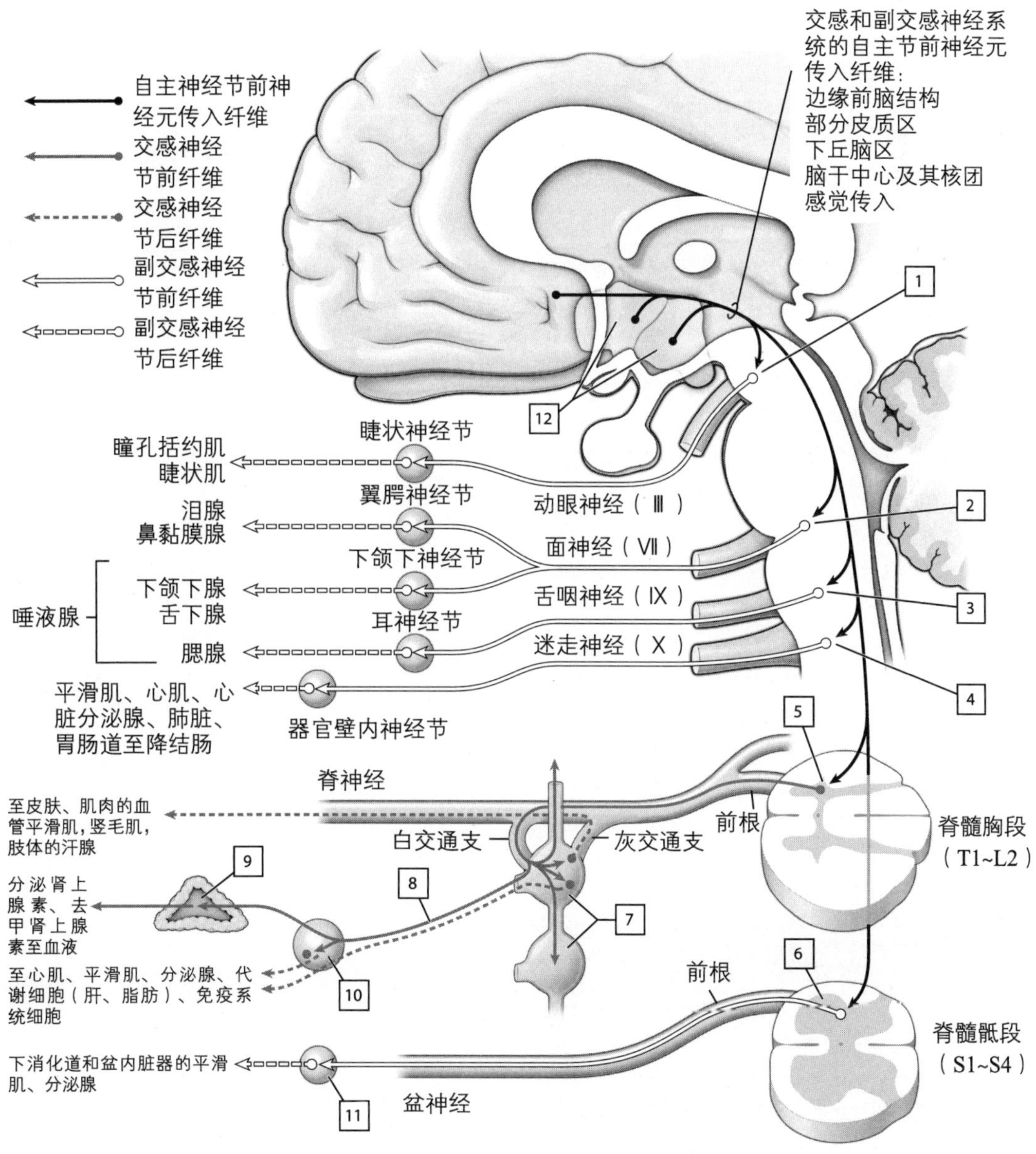

图 11.1 自主神经系统概述

2 与下丘脑相关的前脑区

边缘前脑的经典结构，包括杏仁核（情感反应）、海马结构（短期记忆巩固）、隔核（对环境刺激的情绪反应）以及其他结构，通过与下丘脑的纤维联系实现内脏、神经内分泌和运动系统的活动，是完成行为目标和预期活动所需要的。除此之外，还有几个前脑区域，包括皮质和皮质下结构，在控制情绪反应、认知、学习和记忆、对内外环境的反应、决策等方面至关重要。

在边缘—下丘脑—自主神经轴中与边缘系统和皮质活动相关的关键脑区

脑区	功能作用
前额叶皮质	调控复杂的认知、情感和行为功能 规划和推理（非智力能力） 预期目标取向和预测未来结果 引导适当的社会行为 辨别是非，尤指背外侧前额叶
眶额叶皮质（前额叶皮质的一部分）	感觉整合（和颞叶一起）：嗅觉、味觉、触觉 奖赏，对胜利或失败的反应 认知过程和决策 涉及强迫行为、重复行为、驱动力 冲动控制和反应抑制、情绪反应 调节与情绪有关的身体变化（如焦虑） 与隔核和杏仁核一起参与强迫行为、重复行为和驱动力的调控
前扣带皮质	有助于调节情感和不舒适环境下的情绪 有助于发现失误和失败以利于目标的达成 辅助决策以及对活动的预期和准备 有助于调控生理过程（心率和血压） 建立情感边缘系统与认知前额叶皮质的联系

（续表）

脑区	功能作用
后扣带皮质	有助于人类意识、内部驱动认知的形成 在思考和规划未来中的积极作用 注意力集中 参与情景记忆检索 参与疼痛感知
海马旁回	记忆的编码和检索 有助于环境导航 编码集体环境场景，而不是单个组成部分 右侧海马：有助于识别社会情境，比如嘲笑
内嗅皮质	有助于记忆和导航，在陈述性记忆（情景、个人、语义）和空间记忆中发挥作用 处理环境中的熟悉信号
背侧下托	参与调节下丘脑—垂体—肾上腺轴
岛叶皮质	在意识、机体稳态、洞察力方面发挥作用 在情感、共情、同情中发挥作用 感觉（身体冷暖，腹部胀气，膀胱充盈，呼吸困难，不愉悦气味） 对前庭感觉、平衡和眩晕的感知 对音乐产生的笑、哭等情感反应
钩回（杏仁核周围灰质）	嗅觉

请给下列结构涂色，每种结构涂上不同的颜色

☐ 1. 后扣带回
☐ 2. 前扣带回
☐ 3. 前额叶皮质
☐ 4. 下丘脑
☐ 5. 眶额叶皮质
☐ 6. 钩回
☐ 7. 杏仁核（皮质深处）
☐ 8. 海马结构
☐ 9. 海马旁回

临床意义

这些皮质结构复杂，与周围的其他区域有着众多的纤维联系，并且将与外部和内部条件相关的情感、认知、行为反应以及学习和记忆联系起来。这些区域中的某些脑区的功能障碍可能会导致精神异常行为（如前额叶皮质）、强迫行为、抑郁、自闭和其他病理状态。许多传入神经纤维（去甲肾上腺素能、多巴胺能、5-羟色胺能、乙酰胆碱能）在正常和病理状态下都对这些区域产生影响。

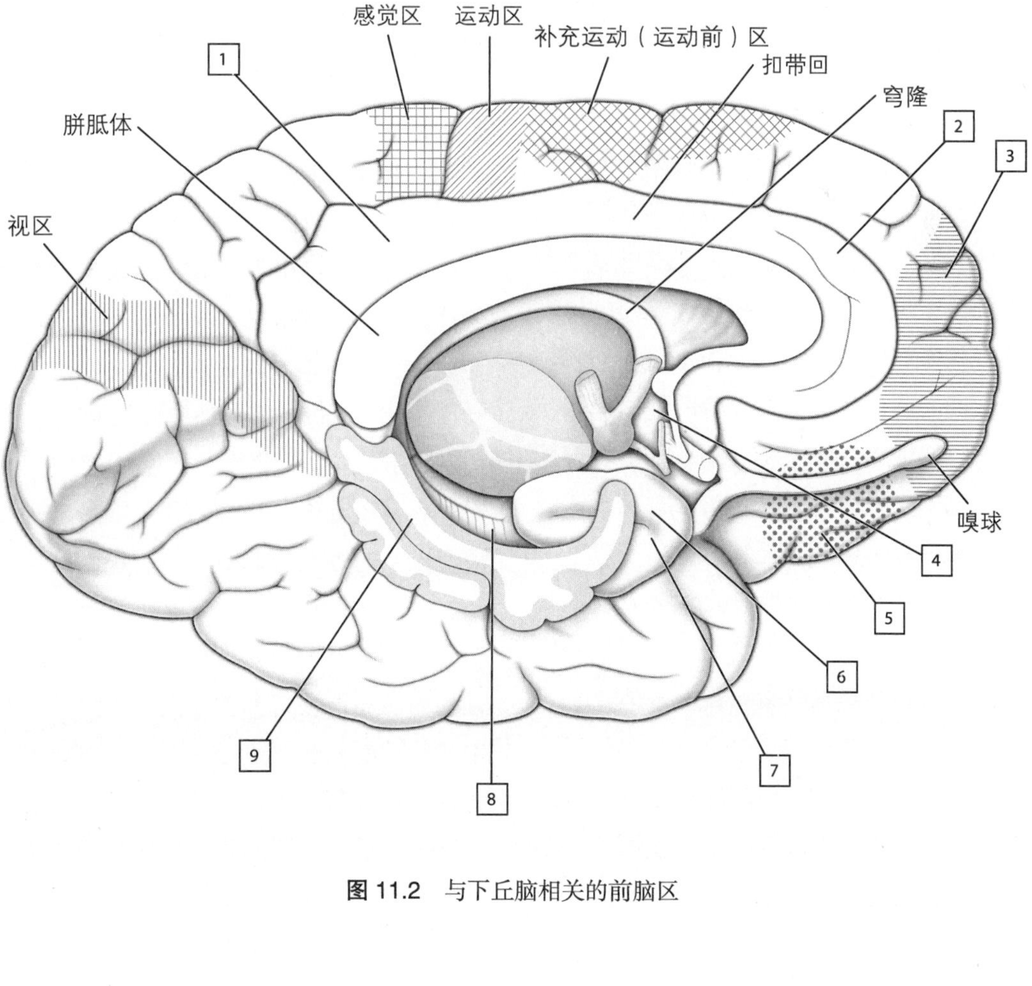

图 11.2　与下丘脑相关的前脑区

3 下丘脑的传入和传出通路

参与解释外部世界和内部环境的皮质和皮质下前脑结构，为我们提供了情感环境反应、认知反应、基于过去事件和记忆的反应，以及为了生存和福祉的最佳个体性反应。这些反应需要下丘脑特定环路的激活（如摄食、饮酒、防御反应、体温调节、其他内脏功能），以及交感神经激活系统（“战或逃”、积极参与）与副交感神经激活系统（安静、稳态、修复状态）之间实现平衡。

下丘脑的主要传入通路起源于海马结构和脑下脚（穹隆）、杏仁核（终纹、杏仁核腹侧传出通路）、眶额叶皮质、前额叶皮质、扣带回（间接的）、丘脑（前核）、视网膜（至视交叉上核）和许多其他的前脑区域。通过这些连接，下丘脑可以整合内脏自主神经、运动环路和神经内分泌环路，从而产生适当的行为和生理活动以达到预期的终点效应。下丘脑的传出通路包括下行的前脑内侧束（交感成分）、背侧纵束（副交感成分）、乳头被盖束（起源于乳头体核）以及下丘脑室旁核（PVN）至交感 / 副交感节前神经元和孤束核的直接下行联系。下丘脑与神经内分泌轴的纤维联系包括神经垂体束（视上垂体束），由视上核和室旁核发出轴突，分泌催产素和血管升压素（VP）至垂体后叶的血液循环，以及至正中隆起的轴突投射（分泌促垂体释放因子和促垂体释放抑制因子至垂体门脉系统调控垂体前叶激素的分泌）。

请给下列结构涂色，每种结构涂上不同的颜色

- □ 1. 穹隆
- □ 2. 扣带回
- □ 3. 丘脑
- □ 4. 前额叶皮质
- □ 5. 下丘脑（核团）
- □ 6. 眶额叶皮质
- □ 7. 垂体
- □ 8. 杏仁核腹侧传出通路
- □ 9. 乳头被盖束
- □ 10. 背侧纵束
- □ 11. 下行的前脑内侧束
- □ 12. 终纹

临床意义

下丘脑调控着垂体前叶激素的分泌（几乎影响着机体的每一个器官和系统），垂体后叶分泌血管升压素（调节水平衡和液体渗透压）和催产素至全身血液循环，并通过神经环路参与体温调节、心脏功能和血压调节（包括短期调节和长期调节），控制食欲和饥饿、摄食、体重、代谢活动、对外界环境和内在环境的积极或者逃避反应，以及免疫反应调节等。下丘脑或者神经内分泌损伤后（如垂体瘤）可导致下丘脑关键环路及神经元直接受损，产生病理性的内脏功能损害和神经内分泌异常（如甲状腺功能减退、月经不调、尿崩症）。此外，边缘前脑的传入障碍或功能异常亦可通过下丘脑功能的改变产生病理性反应（如焦虑和恐惧可使机体对外部和内部环境改变的反应性降低等）。

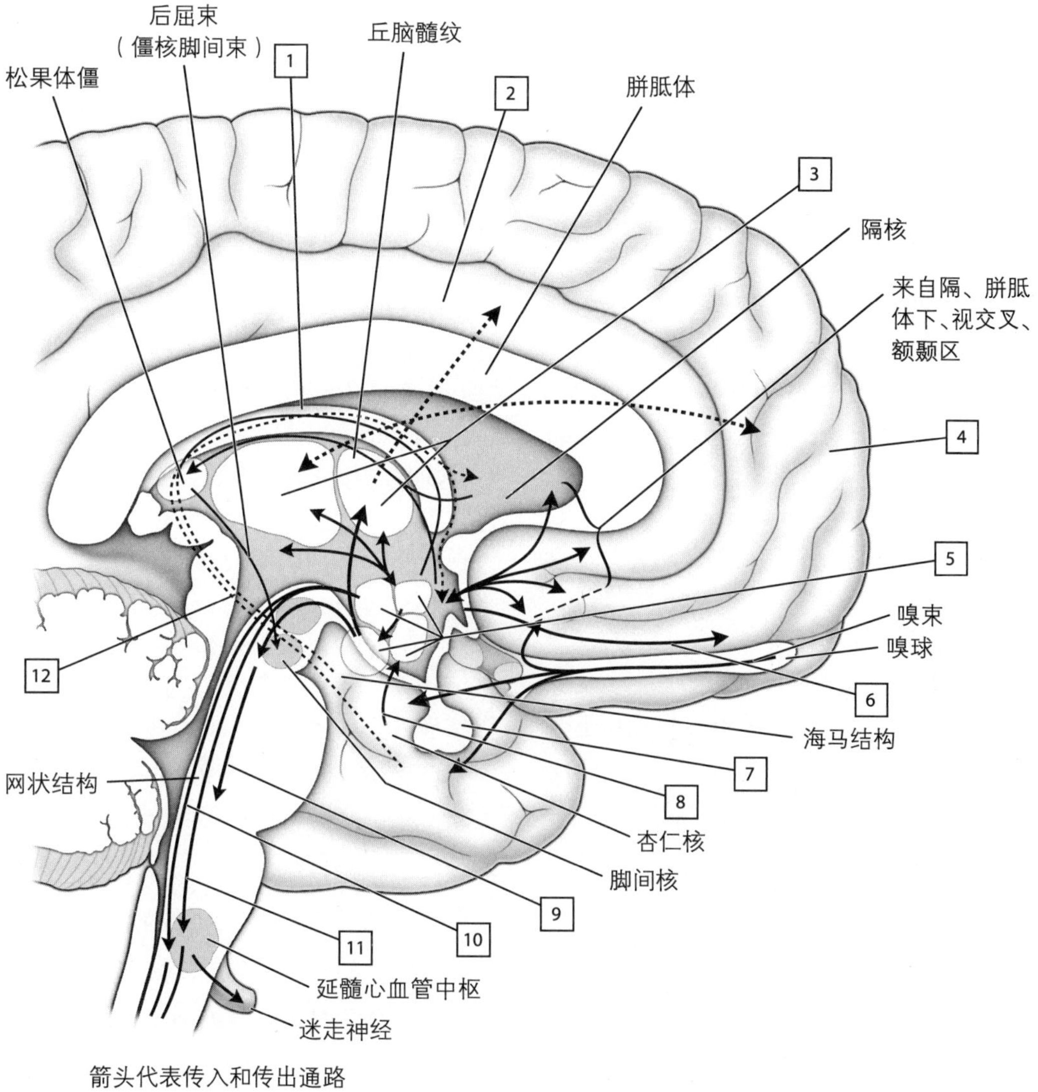

图 11.3　下丘脑的传入和传出通路

4 下丘脑室旁核

下丘脑室旁核（PVN）是下丘脑上内侧区的一个小核团，位于第三脑室上部两侧。其包含了大量的化学特异性神经元，与下丘脑神经元和中枢神经系统远距离投射的其他区域神经元都有纤维联系。这个核团参与调控和整合神经内分泌、内脏、自主神经和边缘 / 情感功能。

PVN 的大细胞神经元可以合成催产素和升压素（VP）（主要分泌催产素），并通过视上垂体束发出轴突至垂体后叶（神经垂体）的血管。这些激素经超快的轴浆运输转运到这些血管，并通过有孔的毛细血管释放入循环系统。

PVN 的部分小细胞神经元合成促肾上腺皮质激素释放激素（CRF），部分小细胞神经元还可合成 VP。这些神经元发出轴突经结节漏斗束在正中隆起处与垂体门脉系统的初级毛细血管丛形成接触，将 CRF 和 VP 以高浓度释放入局部循环系统，并在垂体前叶（腺垂体）影响垂体细胞促肾上腺皮质激素（ACTH）的释放。

还有一部分小细胞神经元发出神经纤维下行投射至迷走神经运动（自主运动）背核的副交感神经节前神经元（负责胸部和腹部脏器的副交感传出），脊髓 T1~L2 中间带外侧核的交感神经节前神经元（负责交感传出），以及位于延髓的孤束核（负责协调交感与副交感的平衡）。此外还有向杏仁核的投射、向蓝斑的投射（上行去甲肾上腺素能投射，主要投射至下丘脑、边缘前脑和皮质）以及向臂旁核的投射。

请给下列结构涂色，每种结构涂上不同的颜色

- ☐ 1. 下丘脑室旁核
- ☐ 2. 垂体门脉系统
- ☐ 3. 垂体前叶（腺垂体）
- ☐ 4. 垂体后叶（神经垂体）
- ☐ 5. 室旁核小细胞神经元发出轴突将促肾上腺皮质激素释放激素运送至正中隆起
- ☐ 6. 孤束核
- ☐ 7. 脊髓 T1~L2 中间带外侧核
- ☐ 8. 迷走神经运动背核
- ☐ 9. 脑桥上部蓝斑核
- ☐ 10. 向杏仁核投射的小细胞神经元
- ☐ 11. 向自主神经核下行投射的室旁核小细胞神经元
- ☐ 12. 向垂体后叶投射的室旁核大细胞神经元

临床意义

在早期追踪下丘脑向脑干和脊髓自主神经系统和内脏系统投射的研究中，人们推测这些下行投射纤维是多突触的，并且缺乏像运动或感觉系统那样的精确纤维联系。研究者的关注点主要聚焦在下行的中脑前脑束和背侧纵束等通路上，可见在其行程中伴随着大量的轴突汇入、离开和穿过。利用顺行性和逆行性轴突运输等技术以及识别化学特异性神经元的技术（荧光组织化学法，免疫组织化学，原位杂交），人们可以更准确地追踪下丘脑的纤维联系。令人惊讶的是，PVN 中的小细胞神经元可通过直接的下丘脑—延髓和下丘脑—脊髓束协调交感和副交感神经系统的激活状态，并与脑干的关键自主神经和调节系统（蓝斑核和臂旁核）以及边缘前脑的情感刺激和认知的结构（杏仁核）存在纤维联系。因此，与运动和感觉系统一样，精确的控制和连接同样适用于下丘脑—自主神经轴。

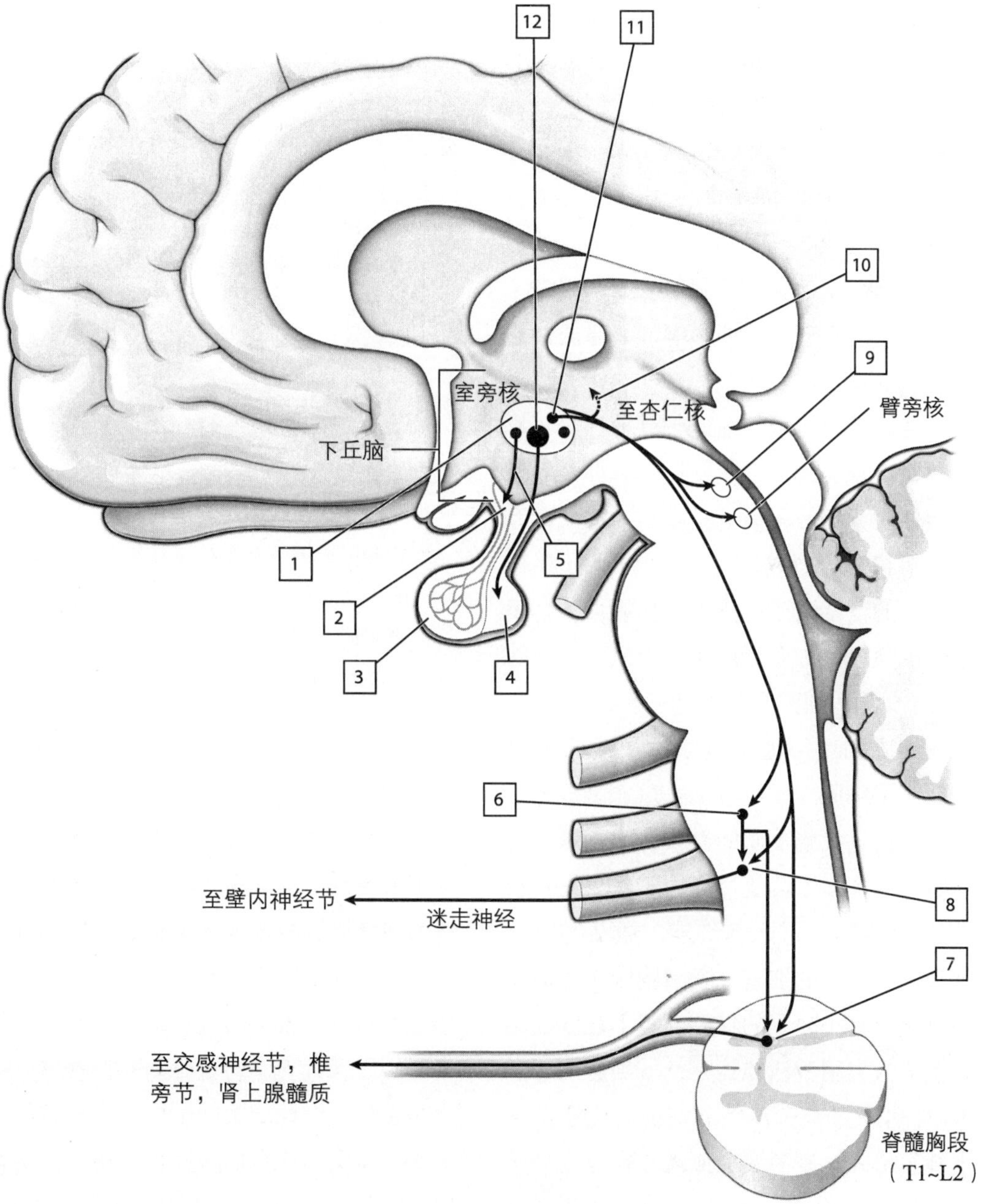

图 11.4　下丘脑室旁核

5 细胞因子对脑和行为的影响

疾病，尤其是感染性疾病导致的结果包括发热、食欲减退、诱发性慢波睡眠、嗜睡以及对周围环境注意力丧失或兴趣减退。神经—免疫双向信号的研究表明上述疾病状态是由脑的细胞因子引起的，特别是白细胞介素（IL）–1β，并可被IL–1β 受体拮抗剂阻断。细胞因子（特别是炎性细胞因子IL–1β、IL–6，肿瘤坏死因子 –α）和前列腺素E2（PGE2）在神经系统有着广泛的影响，并主要通过下丘脑发挥作用。

炎性细胞因子可通过激活下丘脑—垂体—肾上腺（HPA）轴以及交感神经系统介导外周分泌两大类应激激素：皮质醇和儿茶酚胺类（去甲肾上腺素和肾上腺素）。应激轴的慢性激活可能会增加慢性疾病发生的风险，如心血管疾病、中风、代谢综合征、2 型糖尿病和某些肿瘤。

细胞因子可能通过多种机制影响脑功能：①细胞因子可直接穿过血脑屏障，尤其是通过大脑皮质的血管；②细胞因子和前列腺环素 2 可通过室周器官如终板血管器（OVLT）进入脑脊液，激活与下丘脑和内脏联系的细胞；③细胞因子可刺激一氧化氮等小分子的释放，经下丘脑血管直接进入大脑激活神经元；④细胞因子和PGE2 可通过椎旁神经节细胞直接激活迷走神经传入，进而调节孤束核神经元的活动，从而影响 PVN 的自主神经功能和联系；⑤细胞因子和 PGE2 可通过激活其他初级感觉传入，激活交感神经节后轴突终末释放去甲肾上腺素，从而调控靶细胞内神经递质及其受体的结合；⑥细胞因子可调控垂体激素的释放。

请给下列结构涂色，每种结构涂上不同的颜色

- ☐ 1. 大脑皮质血管
- ☐ 2. 终板血管器
- ☐ 3. 与 NO 和 PGE2 释放和活动相关的下丘脑脉管系统
- ☐ 4. 细胞因子调控垂体前叶激素释放的位点
- ☐ 5. 内脏的迷走神经传入
- ☐ 6. 迷走神经传入相关的椎旁神经节细胞
- ☐ 7. 细胞因子和 PGE2 激活躯体初级感觉传入纤维
- ☐ 8. 细胞因子调节交感神经终末去甲肾上腺素的释放
- ☐ 9. 细胞因子调节靶细胞内神经递质信号传递的位点
- ☐ 10. 孤束核

临床意义

神经—免疫信号分子的研究表明细胞因子可通过上述的多种机制到达中枢神经系统和外周区域，如迷走神经和躯体神经的传入纤维、靶细胞和垂体前叶。在中枢神经系统，细胞因子如 IL–1β 可以诱发典型的疾病行为，而这也给我们提供了治疗的途径。炎性细胞因子可对中枢神经系统内的递质释放和信号传导产生广泛的影响，尤其是儿茶酚胺类和 5– 羟色胺类。此外，中枢神经系统中的炎性细胞因子可以激活应激相关的 HPA 系统和交感神经肾上腺系统。因此，细胞因子—脑信号传导是一种强大且持续的免疫—神经系统沟通形式。不仅炎性细胞因子，其他细胞因子亦可对脑产生影响。IL–2 被用来进行肿瘤患者的免疫治疗，但在一些个体中，IL–2 可诱发抑郁和自杀倾向。神经—免疫信号网络是广泛的，在生理层面具有重要和双向作用。

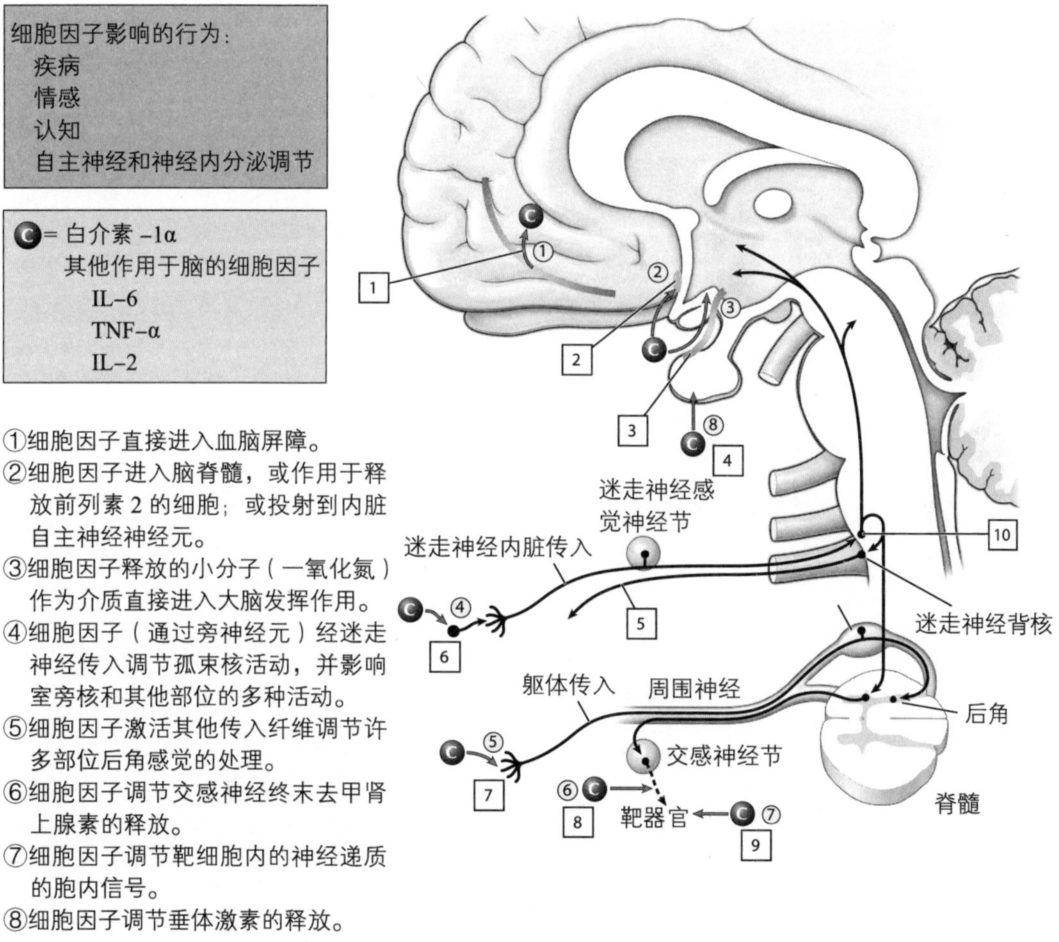

图 11.5　细胞因子对脑和行为的影响

6　室周器官

室周器官是七个结构的总称。这些结构位于脑室周围，结构上缺乏血脑屏障常见的内皮细胞紧密连接，或者血脑屏障结构发生改变，因而被称为“大脑的七个窗口”。许多位于室周器官的神经元能感知激素信号或者神经信号，将信息传递给中枢神经系统其他结构（如终板血管器OVLT），有的室周器官可以分泌生物活性分子直接进入循环系统（如神经垂体）或者脑脊液（如最后区）。室周器官见下表。

结构	室周器官部位和功能
终板血管器（OVLT）	部位：第三脑室前腹侧区域 含有渗透压感受器，可感知渗透压的改变；有助于调控室旁核（PVN）和视上核（SON）大细胞神经元的血管升压素的分泌；投射至视前正中核参与调控渴感 血管紧张素Ⅱ可刺激OVLT（和穹隆下器）增加血压 发热时产生IL-1β，引发疾病行为 感应钠离子浓度、增加腰交感神经和肾上腺儿茶酚胺的活性，升高血压
穹隆下器	部位：穹隆下方，第三脑室顶部 监测钠离子浓度和脱水；控制水的摄取 被血管紧张素Ⅱ和胆囊收缩素兴奋；触发饮水行为，影响水摄取和血压 血管紧张素Ⅱ可导致慢性高血压 高血糖时对血糖反应 监测胃饥饿素增加摄食 对生长激素释放肽反应，增加摄食 对饱感信号分子糊精和瘦素反应，产生双重摄食反应
连合下器（SCO）	部位：第三脑室背后侧近中脑导水管处 室管膜细胞产生甲状腺素转载蛋白，促进脑脊液循环，促进甲状腺素进入血液 分泌甲状腺素转载蛋白、其他糖蛋白和碱性成纤维细胞生长因子进入成人或胎儿脑脊液；可能调控神经干细胞的增殖、神经元的分化、轴突的生长和延伸 分泌碱性成纤维细胞生长因子：一种促有丝分裂因子和脑修复分子 分泌SCO来源的脊椎蛋白：有助于连合纤维的轴突连接 可能参与水平衡调控 接受大量多巴胺、去甲肾上腺素、神经肽以及脑脊液因子的传入信息
最后区	部位：第四脑室下侧和后侧交界处，近闩处 监测血液中的有毒物质，诱发恶心和呕吐；整合体液信号和神经信号。损毁该部位可导致不能监测毒物、不能引起呕吐反应，影响味觉厌恶反应 整合迷走神经和交感神经传入的内脏信息；最后区与孤束核建立联系，诱发恶心和呕吐 整合心血管、摄食和代谢反应，调节渗透压和电解质平衡，控制血压 对阿片类物质做出反应，从而诱发恶心和呕吐 将众多物质转运出和转运进脑脊液（作用同伸长细胞）
松果体	部位：上丘脑，近脑中央区域 松果体细胞合成褪黑素（黑暗促进其合成，光照抑制其合成） 褪黑素来源于5-羟色胺。在限速酶（5-羟色胺乙酰转移酶）的作用下，由5-羟色胺合成褪黑素，受颈上神经节交感神经去甲肾上腺素能传入的调控；调控通路是视网膜到视交叉上核，经下丘脑室旁核到T1~T2中间带外侧角节前神经元或直接到松果体 调控睡眠的昼夜节律行为和季节性节律行为 同促性腺激素拮抗剂作用类似，可抑制卵泡刺激素和黄体生成素的作用 外源性褪黑素有助于恢复时差导致的睡眠模式障碍 除交感神经外，脑干副交感神经、室旁核以及其他下丘脑核团也可直接接神经支配松果体

（续表）

结构	室周器官部位和功能
正中隆起	部位：漏斗柄上部；无神经元存在 结节漏斗束的神经终末在正中隆起释放促垂体前叶释放激素（促垂体激素释放或抑制激素），与毛细血管丛进行物质交换进入垂体门脉系统 促垂体激素释放激素：促肾上腺皮质激素释放激素，促性腺激素释放激素，促甲状腺激素释放激素，生长激素释放激素，多巴胺（泌乳素抑制因子），血管升压素和许多其他神经调节因子
神经垂体（垂体后叶）	部位：垂体的后叶，下丘脑下方 室旁核和视上核发出的轴突终末在神经垂体释放催产素和血管升压素进入全身血液循环

请给下列结构涂色，每种结构涂上不同颜色

☐ 1. 终板血管器

☐ 2. 正中隆起

☐ 3. 神经垂体（垂体后叶）

☐ 4. 穹隆下器

☐ 5. 最后区

☐ 6. 松果体

☐ 7. 连合下器

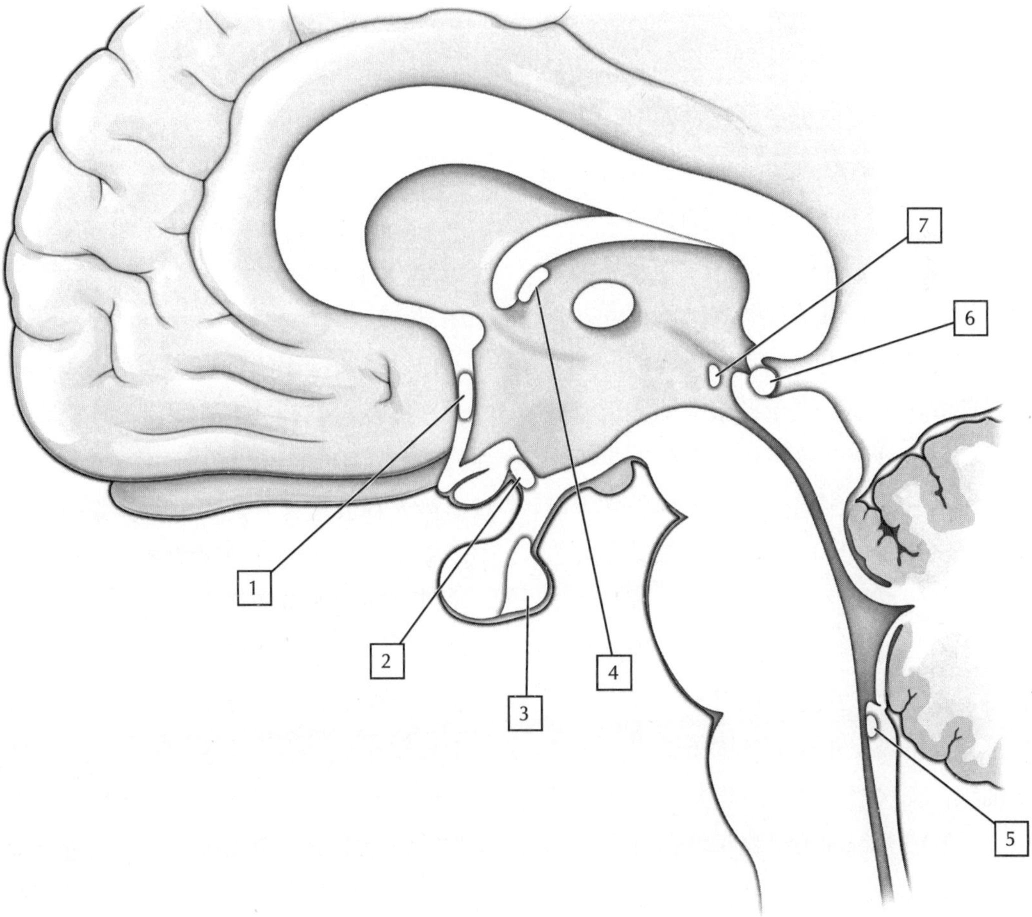

图 11.6 室周器官

7 垂体前叶激素分泌的调节

垂体前叶（腺垂体）包含可合成不同激素的多种垂体腺细胞，这些激素既可直接作用于外周靶器官（如生长激素），也可通过刺激靶器官释放其他激素（如促肾上腺皮质激素可刺激肾上腺髓质释放皮质醇）。垂体前叶相关激素包括促甲状腺激素（TSH）、促肾上腺皮质激素（ACTH）、卵泡刺激素（FSH）、黄体生成素（LH）、催乳素（PRL）、生长激素（GH）和促黑素（MSH）。

调节这些垂体前叶激素的合成与释放是一个复杂的过程，涉及中枢神经系统的环路以及外周血液分子的反馈调节。下丘脑及毗邻区域神经元合成促释放和抑制因子，称为促垂体前叶因子，如促肾上腺皮质激素释放激素（CRF）刺激 ACTH 的释放。这些产生促垂体前叶因子的神经元受中枢边缘环路和下丘脑神经传入的影响。合成的促垂体前叶因子经结节漏斗束轴浆运输到轴突终末，释放进入有孔的垂体门脉系统的初级毛细血管丛。垂体门脉系统起源于垂体上动脉，在正中隆起接触区（漏斗柄上部）形成初级毛细血管丛进行物质交换。初级毛细血管网汇聚为几条静脉后再次发出次级毛细血管网，将下丘脑分泌的高浓度促垂体前叶因子输送至垂体腺细胞，而次级毛细血管网汇成传出垂体前叶的脉管系统并最终将垂体前叶激素运至全身。

垂体前叶激素和靶器官产生的激素最终都会通过血液循环反馈性地作用于产生促垂体前叶因子的小细胞神经元和产生垂体激素的垂体腺细胞，通过反馈抑制调节这些激素的合成和释放。

请给下列结构涂色，每种结构涂不同的颜色

- □ 1. 中枢边缘环路及其他至下丘脑的传入，调控促垂体前叶因子的产生
- □ 2. 产生促垂体前叶因子的神经元
- □ 3. 有孔的垂体门脉系统初级毛细血管丛
- □ 4. 垂体门脉系统次级毛细血管丛
- □ 5. 产生特异性垂体前叶激素的垂体细胞
- □ 6. 垂体前叶（腺垂体）
- □ 7. 从垂体前叶发出的脉管系统
- □ 8. 通过血液循环反馈性作用于下丘脑和垂体前叶的激素
- □ 9. 正中隆起接触区

临床意义

促垂体前叶因子、它们的靶点垂体前叶激素以及它们刺激的外周激素或结构之间的平衡对于人类的生存至关重要。促甲状腺激素释放激素—促甲状腺激素—甲状腺激素系统失衡可导致甲状腺功能减退或亢进进而造成严重的代谢障碍。生长激素分泌过量可引起肢端肥大症（好发于垂体腺瘤），而生长激素分泌不足则会严重阻碍生长发育。

激素分泌的反馈调节环路精准地调控着激素的分泌量以防止过多分泌促垂体前叶因子或垂体前叶激素。众多中枢环路共同参与这些反馈调节。边缘系统和皮质的

传入可以激活 HPA 轴（交感轴）引起全身循环内应激激素的急剧增多。大量的化学特异性轴突输入会影响产生促垂体前叶因子的神经元的活性，或影响这些因子在正中隆起接触区的释放和调节，并影响其调节内脏的功能。

CRH，促肾上腺皮质激素释放激素；FSH，卵泡刺激素；GH，生长激素；IGF-1，胰岛素样生长因子 1；LH，黄体生成素；MSH，促黑素；OXY，催产素；TSH，促甲状腺激素

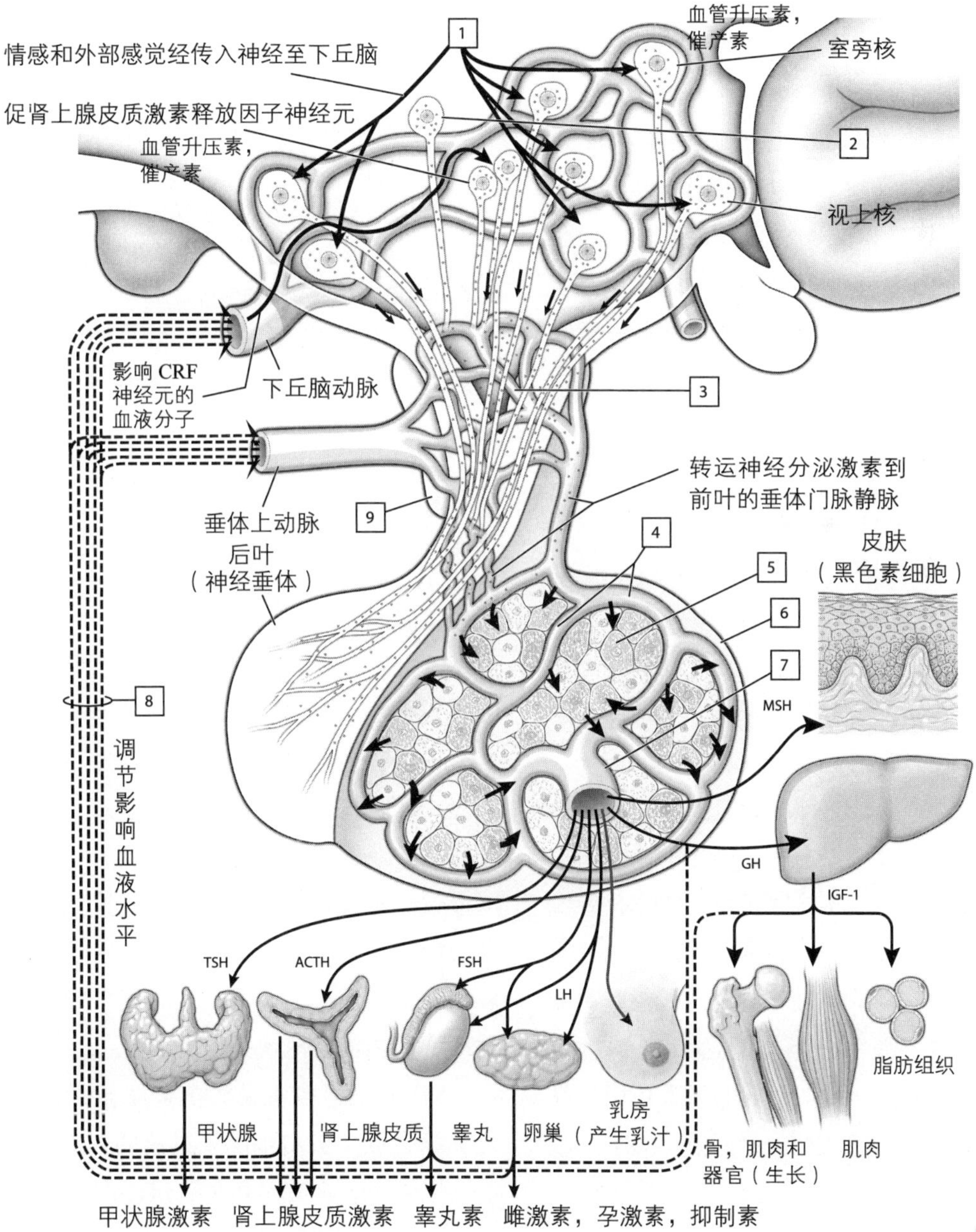

图 11.7 垂体前叶激素分泌的调节

8 垂体后叶（神经垂体）激素：催产素和血管升压素

下丘脑室旁核（PVN）和视上核（SON）的大细胞神经元分泌催产素（主要由PVN分泌）和血管升压素（主要由SON分泌）。这些激素在胞体合成后，通过载体蛋白快速沿视上垂体束经过漏斗区（垂体柄），在靠近垂体后叶（神经垂体）的垂体下动脉系统有孔毛细血管的轴突末端释放出来，之后通过静脉回流进入体循环。PVN和SON内的大细胞神经元属于神经内分泌转换器细胞。他们接受大量来自前脑和脑干的神经投射，接受下丘脑动脉系统或室周器官如OVLT和穹隆下器的广泛性传入。

催产素能神经元对雌激素、吮吸刺激和第三脑室脑脊液中的信号分子具有反应性。催产素有利于生产时子宫收缩，生产后子宫止血以及哺乳时乳汁快速排出。据报道，催产素可以增强母婴之间的沟通、信任和依恋，甚至可以降低社交活动中的焦虑和对抗应激。

血管升压素能神经元对血液渗透压具有反应性，高渗条件可刺激VP（也叫抗利尿激素）的分泌，进而增加肾集合管壁对水的通透性，对抗利尿。VP受血管紧张素Ⅱ（Ang Ⅱ）的调控，尤其在室周器官如OVLT和穹隆下器。心房利钠肽可以通过阻断血管紧张素Ⅱ的增强作用达到抑制血管升压素分泌的作用。SON接收的传入纤维以及脑脊液信号分子均可影响VP的合成。VP也可在正中隆起接触区释放，与CRF联合调控垂体前叶内ACTH的释放，进而调控下游肾上腺皮质激素的释放，特别是在应激反应中。

请给下列结构涂色，每种结构涂不同的颜色

- ☐ 1. 前脑至PVN和SON的投射
- ☐ 2. 经下丘脑的动脉向PVN和SON传递的血液分子信号
- ☐ 3. 催产素和VP沿大细胞神经元轴突进行快速轴突运输
- ☐ 4. 垂体后叶有孔毛细血管
- ☐ 5. 垂体下动脉
- ☐ 6. 后叶静脉引流
- ☐ 7. 垂体后叶（神经垂体）
- ☐ 8. 视上垂体束（神经垂体束）
- ☐ 9. 漏斗（垂体柄）
- ☐ 10. 下丘脑视上核（SON）
- ☐ 11. 下丘脑室旁核（PVN）
- ☐ 12. 脑干至PVN和SON的投射

临床意义

VP向垂体后叶的运输阻断会导致尿崩症，伴随血液中钠离子浓度过高（高钠血症）、尿液产生过多（多尿症）和摄入水量过多（多饮症）。患者会大量饮水和排大量低浓度的尿，这种情况多发于垂体柄和视上垂体束的受损，有时见于肿瘤。大量饮酒往往会出现类似的症状。

VP分泌过多常见于抗利尿激素分泌失调综合征（SIADH），过量的VP导致水排出障碍，血容量增加，进而产生低钠血症（钠离子浓度过低）和低渗透压。慢性 SIADH 患者的症状可能会逐渐出现。急性发作的 SIADH 患者甚至可以出现意识混乱和定向障碍、癫痫发作、肌肉无力和运动反应中断。SIADH 可见于肿瘤（如小细胞肺癌）、肺部感染或出血，以及一些药物治疗［抗抑郁药、部分癫痫药、部分抗生素（环丙沙星）和化疗药］。

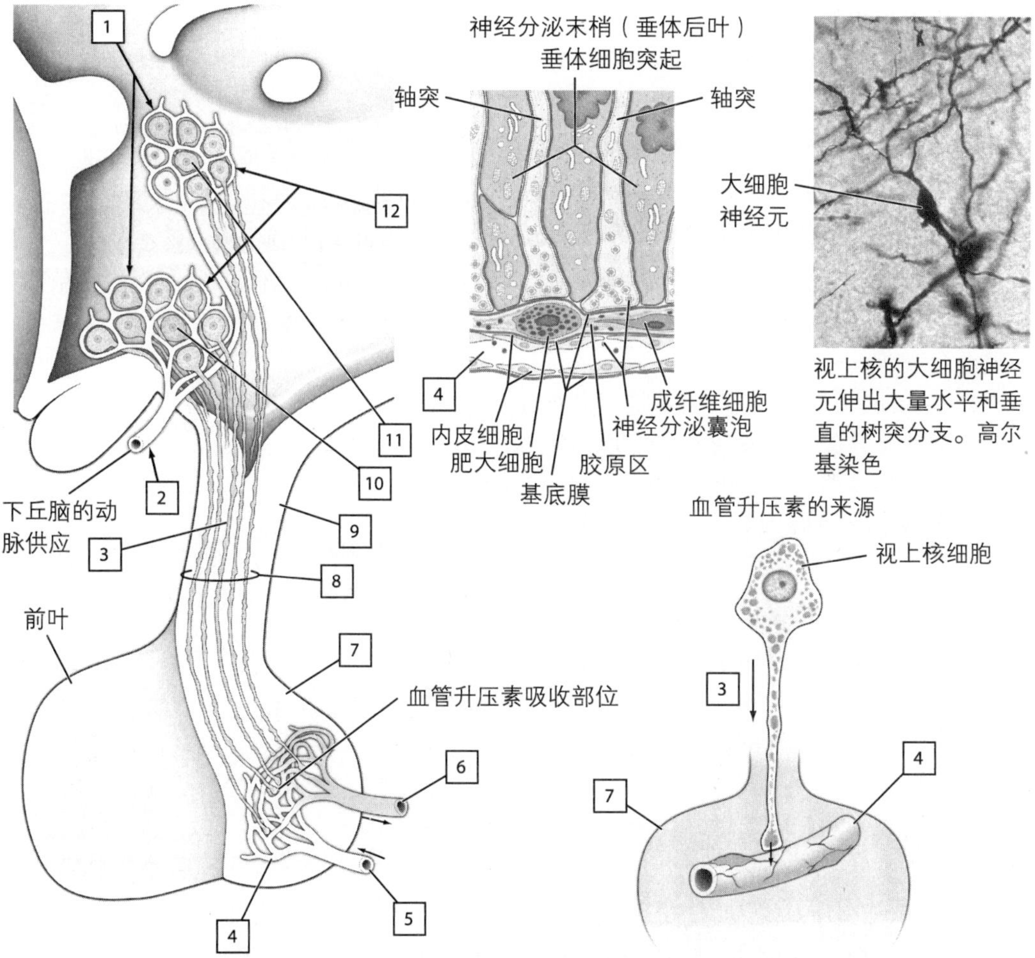

图 11.8　垂体后叶（神经垂体）激素：催产素和血管升压素

9 神经免疫调节

在初级淋巴器官、次级淋巴器官、黏膜相关淋巴组织、其他位点（如皮肤）和循环中的免疫细胞受到神经激素和外周起源的自主和感觉神经支配的调节。从垂体前叶、后叶和内分泌靶器官（如肾上腺皮质和髓质）来源的激素作用到特定亚群免疫细胞上特定的受体。交感神经节后神经纤维（去甲肾上腺素、独立或共存的神经肽）广泛地支配初级淋巴器官（骨髓、胸腺）、次级淋巴器官（脾脏、淋巴结）、黏膜相关淋巴组织和许多其他的位点。许多神经末梢与免疫细胞紧密相连（接近 6 nm），其中许多免疫细胞拥有与神经末梢释放的神经递质同源的受体。一些初级感觉轴突（比如 P 物质、钙离子基因相关肽、血管活性肠多肽及其他）能够从初级感觉神经末梢释放神经递质，支配淋巴组织。也有节后副交感神经（胆碱能的）支配一些淋巴组织。

中枢神经系统许多区域影响支配淋巴器官和免疫细胞的神经输出，包括边缘前脑位点、下丘脑位点、脑干和脊髓传入、血源性传入（包括与中枢神经结构相互作用的细胞因子）。

这些自主神经和感觉神经起源的信号和它们的受体调节：①个体免疫细胞功能（细胞增殖、迁移，基因表达，抗原识别、呈递和加工处理，淋巴细胞迁移和归巢）；②免疫反应（固有免疫反应，尤其是自然杀伤细胞活性，初级和次级细胞介导的免疫反应，体液免疫细胞反应，T 淋巴细胞产生 Th1 和 Th2 细胞因子，B 淋巴细胞分泌免疫球蛋白）；③对免疫介导的疾病产生反应［病毒感染产生的反应和清除病毒，炎症反应，自身免疫反应疾病（如类风湿性关节炎、系统性红斑狼疮、多发性硬化的加重），转移性肿瘤反应和许多其他情况］。

请给下列结构涂色，每种结构涂不同的颜色

- ☐ 1. 影响神经和激素向免疫组织输出的下丘脑位点
- ☐ 2. 影响神经和激素向免疫组织输出的边缘前脑位点
- ☐ 3. 影响神经和激素向免疫组织输出的脑干位点
- ☐ 4. 垂体前叶（产生垂体前叶激素的位点）
- ☐ 5. 初级和次级淋巴器官的节后交感去甲肾上腺素能神经支配
- ☐ 6. 胸腺
- ☐ 7. 骨髓
- ☐ 8. 肺和肠免疫组织节后副交感胆碱能神经支配
- ☐ 9. 脾脏
- ☐ 10. 淋巴结
- ☐ 11. 黏膜相关淋巴组织（肺和肠）
- ☐ 12. 肾上腺髓质
- ☐ 13. 肾上腺皮质

临床意义

神经—免疫信号是双向的、广泛的调节，对健康和疾病有深远影响。细胞因子能引起疾病行为和神经反应的广泛改变，包括抑郁症和自杀意念。激素信号能调节免疫细胞功能、免疫反应和免疫相关疾病反应的每一个方面。

交感轴的激活可以极度抑制细胞介导的免疫反应，包括对病毒感染的反应，对感染的易感性，对疫苗的反应和防止许多癌症转移的能力。慢性应激及其产生的循环中的高儿茶酚胺产物能抑制自然杀伤细胞活性和 Th1 细胞因子产生，Th1 细胞因子产生能提高自然杀伤细胞杀伤功能。最近关于非特异性 β 阻断剂在可能发生转移的癌症（如非小细胞肺癌、乳腺癌、卵巢癌、结肠癌）患者身上的研究证明，卵巢癌妇女使用非特异性 β 阻滞剂后更少转移并延长生存（5 年）。

FSH，促卵泡激素；GA，乙醛酸；GH，生长激素；LH，黄体生成素；MALT，黏膜相关淋巴组织；MSH，促黑激素；NA，去甲肾上腺素；TSH，促甲状腺激素

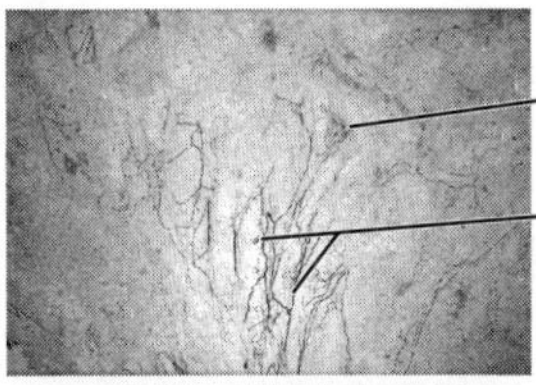

肠系膜淋巴结髓索实质区和副皮质广泛的酪氨酸羟化酶（TH）阳性的去甲肾上腺素能神经纤维和末梢。TH，免疫组织化学染色

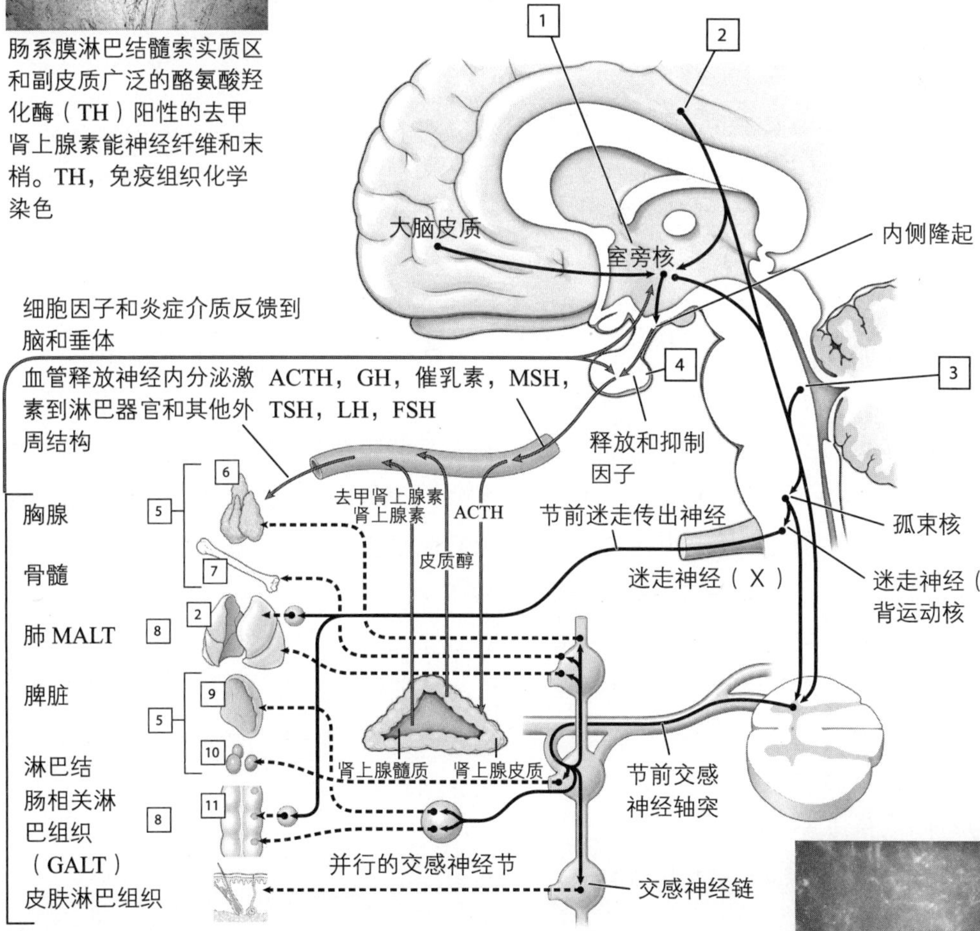

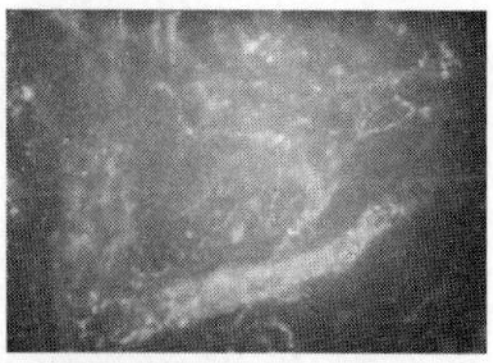

胸腺实质区域 NA 节后交感神经支配。GA，组织化学荧光

图 11.9　神经免疫调节

10 边缘前脑解剖

边缘系统最初被命名为一系列的前脑结构，它们以环形方式环绕间脑。其中一些结构最初被看作是边缘前脑的部分，包括海马结构（三层皮质）和与它相关的穹隆，杏仁复合体和它的两条通路：终纹和杏仁核腹侧传出通路，二者都连接下丘脑。这两个系统从围绕丘脑的颞叶到更前端的前脑形成C形。穹隆发出投射到乳头体核，乳头体核通过乳头丘脑束连接丘脑前核。丘脑前核支配前扣带皮质，前扣带皮质反过来又回到海马结构完成“Papez 环路”。在早期，Papez 环路被认为是记忆的基础，但是有可能只是学习和记忆系统的一小部分。隔核通过丘脑髓纹投射到缰核，而缰核在更尾部连接内脏和自主结构。

最近的研究把大脑皮质的许多区域，包括扣带的、前额的、眶额的、内嗅的和杏仁核周围皮质/钩回嗅觉复合体，看作边缘前脑的部分，与边缘系统其他部分广泛连接。边缘系统是调节刺激与情境引起的情绪反应、调节内部和外部刺激引起的个体化反应、整合记忆任务的共同的神经元基体。

边缘前脑通过利用下丘脑及其神经内分泌和内脏/自主神经的连接表达它的反应，通过脑干以及控制交感和副交感节前输出参与广泛的环路。与下丘脑和边缘前脑反应相关联的还有室周器官和它们的分泌产物，它们对来自外周的分子信息的反应，以及它们与下丘脑和边缘系统的广泛连接。

请给下列结构涂色，每种结构涂不同的颜色

- □ 1. 隔核
- □ 2. 前扣带皮质
- □ 3. 丘脑前核
- □ 4. 穹隆
- □ 5. 终纹
- □ 6. 丘脑髓纹
- □ 7. 缰核
- □ 8. 海马
- □ 9. 钩回
- □ 10. 杏仁体（复合体、核）
- □ 11. 乳头体（核）
- □ 12. 乳头丘脑束

临床意义

颞叶中的边缘结构在颅脑撞击/对冲伤、中风、缺血、单纯疱疹性脑炎、阿尔茨海默病和其他情况中可受损。前脑创伤可以对海马结构、杏仁核和周围结构产生双侧损害，心理学家和神经病理学家在猴子身上发现这一状况，命名为 Klüver-Bucy 综合征。导致的缺陷包括视觉失认症（不能认出物体和脸面），口部活动过度（倾向于用嘴探索物体），安静和情绪反应的迟钝、冷漠、无方向性的性欲过度反应，思维奔逸（对任何事情广泛探索），强制性摄食，显著的短期记忆缺失。

这些神经行为的改变，有许多归因于颞前叶的损伤，尤其是中间部分，包括杏仁核和它的皮质连接，以及海马结构，导致记忆相关症状。

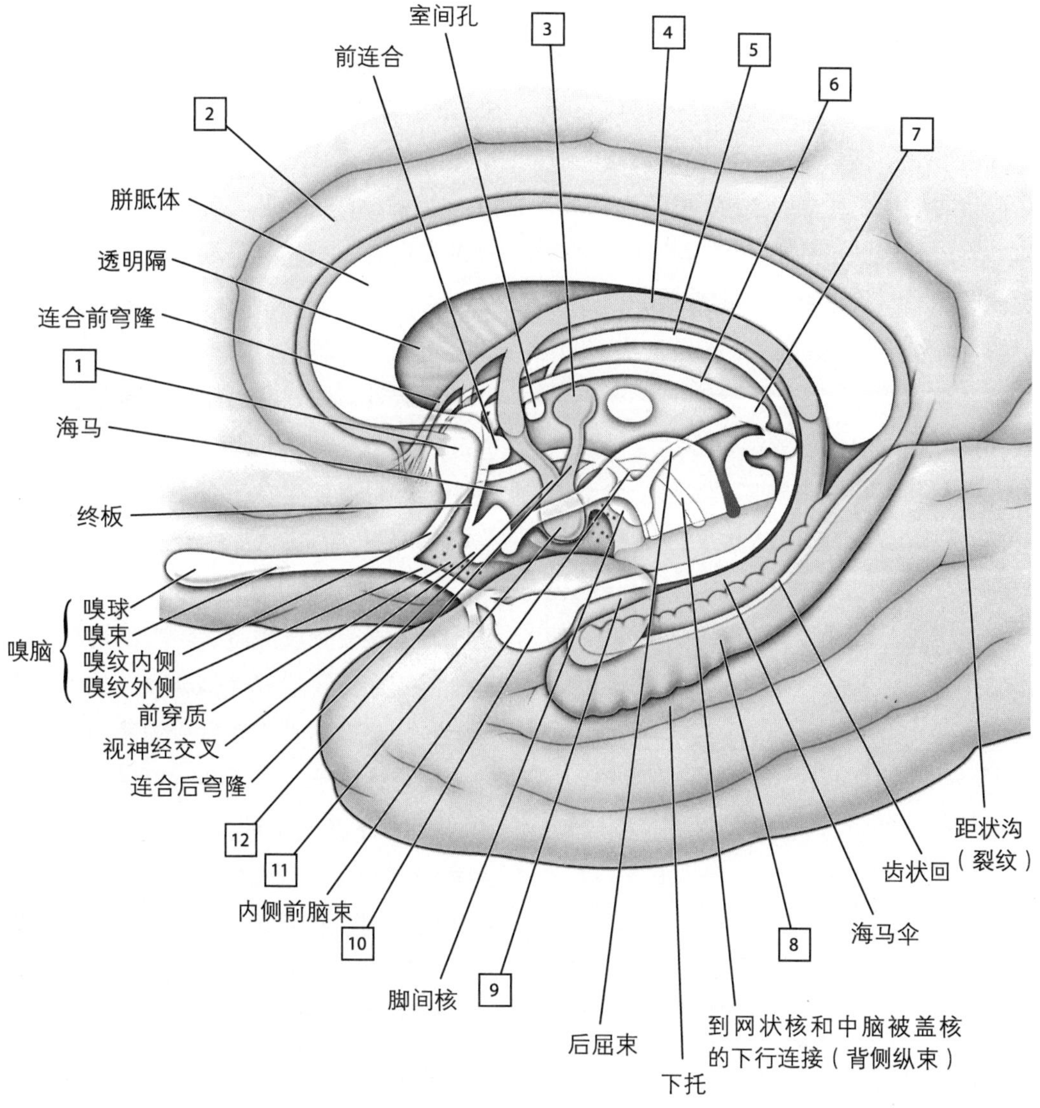

图 11.10　边缘前脑解剖

11 海马结构：大体解剖

海马包括三个结构：①齿状回，包含大量的颗粒细胞；② CA 区（阿蒙角、海马角）组成的海马体，CA1–CA4，包含大量的锥体细胞；③下托。这些结构与邻近的内嗅皮质密切连接。海马因为它的海马形状的结构而命名。它位于颞叶内侧部，向外突出到侧脑室的下角。齿状回和海马是三层皮质结构，称为“古皮质”，与六层的“新皮质”相区别。下托是皮质结构，锥体细胞接收从 CA1 区锥体细胞来的传入，投射到内嗅皮质的锥体细胞。

海马和下托发出轴突投射进入伞部，形成穹隆（一个 C 形结构），这些轴突走向下丘脑（尤其是乳头体或核）、隔核和其他结构。海马结构和皮质联合区、前脑结构，比如扣带皮质，有广泛的连接。

请给下列结构涂色，每种结构涂不同的颜色

☐ 1. 穹隆
☐ 2. 海马体
☐ 3. 乳头体（核）
☐ 4. 伞部
☐ 5. 齿状回
☐ 6. 下托
☐ 7. 内嗅皮质
☐ 8. CA 区（给 CA1、CA2 和 CA3 涂色）
☐ 9. 侧脑室下角

临床意义

海马锥体细胞对谷氨酸神经毒性引起的凋亡（细胞死亡）敏感，CA1 区（称 Sommer 区）神经元对缺血（由于脑供血不足，或者心脏病引起灌流中断）尤其易感，如果没有快速复苏（一般在缺血后 5 分钟或更短），它将是最早停止功能的神经元之一。CA3 区神经元对高浓度糖皮质激素尤其易感，不管是内源性（皮质醇）还是外源性。缺血和高糖皮质激素结合在一起，比单一情况对海马的损害更严重。这个结合可以发生在没有中风或心脏病发作的情况下，在进入一个新环境时，比如医院、养老院，经历皮质醇的高应激性分泌，或者接受糖皮质激素治疗的情况下伴有临界脑血流（边界性脑缺血）的老年人身上。如果有另外正在发生的病理状态，产生促炎性细胞因子，能够更进一步激活 HPA 轴，分泌更多的皮质醇。缺血和糖皮质激素的结合导致从可以耐受的边界状态发展到症状明显和 CA 神经元凋亡的水平。

这种情形的结果是短期记忆的缺失、混乱和定向障碍，是海马受损的标志。

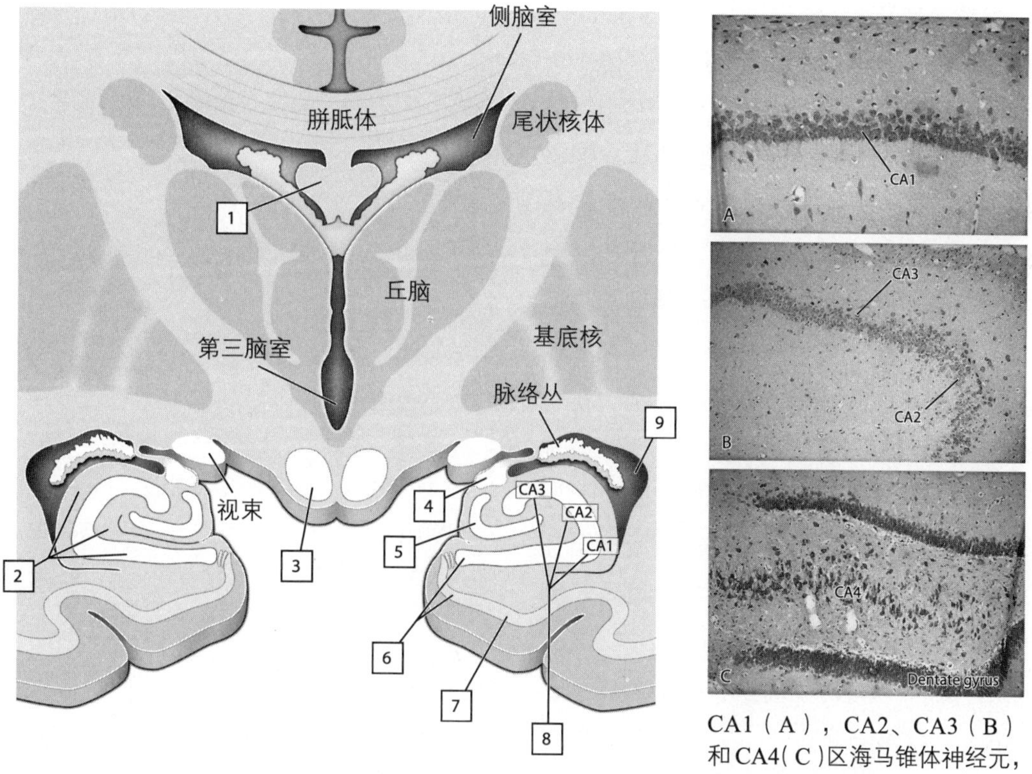

CA1（A），CA2、CA3（B）和CA4(C)区海马锥体神经元，齿状回颗粒细胞（C）。细胞染色

图 11.11　海马结构

12 海马结构的神经元连接

海马内部环路与内嗅皮质互相连接。内嗅皮质的锥体神经元连接齿状回颗粒细胞树突；颗粒细胞轴突（苔藓纤维）与海马 CA3 区锥体细胞树突形成突触；CA3 区锥体细胞轴突投射到 CA1 区（Schaffer 侧支）和 CA2 区锥体细胞树突；CA1 区锥体细胞轴突投射到下托锥体神经元；下托的锥体细胞发出轴突回到内嗅皮质的锥体神经元，这就完成了通过海马结构的内部环路。下托也发出轴突到杏仁核的一些核团（通过交互连接），以及颞叶的皮质联合区。内嗅皮质也连接海马 CA 区和通过穿通通路连接下托。

下托、海马 CA1 和 CA3 区的锥体神经元轴突汇聚到海马伞和海马槽，形成海马结构主要的传出通路——穹隆。下托发出的轴突通过穹隆后联合投射到下丘脑（乳头体核）和丘脑核。CA1 和 CA3 区发出的轴突通过穹隆前联合投射到隔核、视前区和下丘脑前区、前扣带皮质、伏核和额叶皮质联合区。

从隔区（内侧隔核）神经元来的胆碱能传入轴突跨过穹隆回到齿状回和 CA 区。来自感觉联合皮质、前额叶皮质、岛叶皮质、一些杏仁核、钩回（嗅觉）多个区域广泛的传入通过内嗅皮质投射到海马结构。这样，海马结构与边缘前脑还有下丘脑的许多区域有着广泛的互相联系。来自蓝斑儿茶酚胺能神经元和吻侧中缝核五羟色胺能神经元的脑干投射与海马结构内部组成和海马结构的靶结构都发生联系。

与海马结构联系的内嗅皮质也接收广泛的皮质传入，包括来自所有感觉形式相关皮质；还有来自胆碱能的内侧隔核、基底前脑和杏仁核的皮质下传入。

请给下列结构涂色，每种结构涂不同的颜色

☐ 1. 海马槽
☐ 2. Schaffer 侧支
☐ 3. 海马 CA1 区
☐ 4. 到海马结构的传入（下托）
☐ 5. 到内嗅皮质的皮质（和皮质下）传入
☐ 6. 内嗅皮质
☐ 7. 穿通通路
☐ 8. 下托
☐ 9. 齿状回
☐ 10. 苔藓纤维
☐ 11. 海马 CA3 区
☐ 12. 海马伞

临床意义

在阿尔兹海默病中，海马结构的许多皮质区域，以及与海马结构的皮质联系，对神经元变性是高度易感的。阿尔兹海默病是一种神经退行性疾病，以神经元内异常 tau 蛋白积聚（神经纤维缠结）、神经元外异常蛋白（β 淀粉样蛋白）和实质内异常蛋白（老年斑）为特征。海马结构环路破坏导致短期记忆巩固和中期记忆进入长期记忆的失能。损坏颞叶皮质区域、额皮质、扣带皮质、基底前脑和其他位点，导致进行性的严重认知减退。

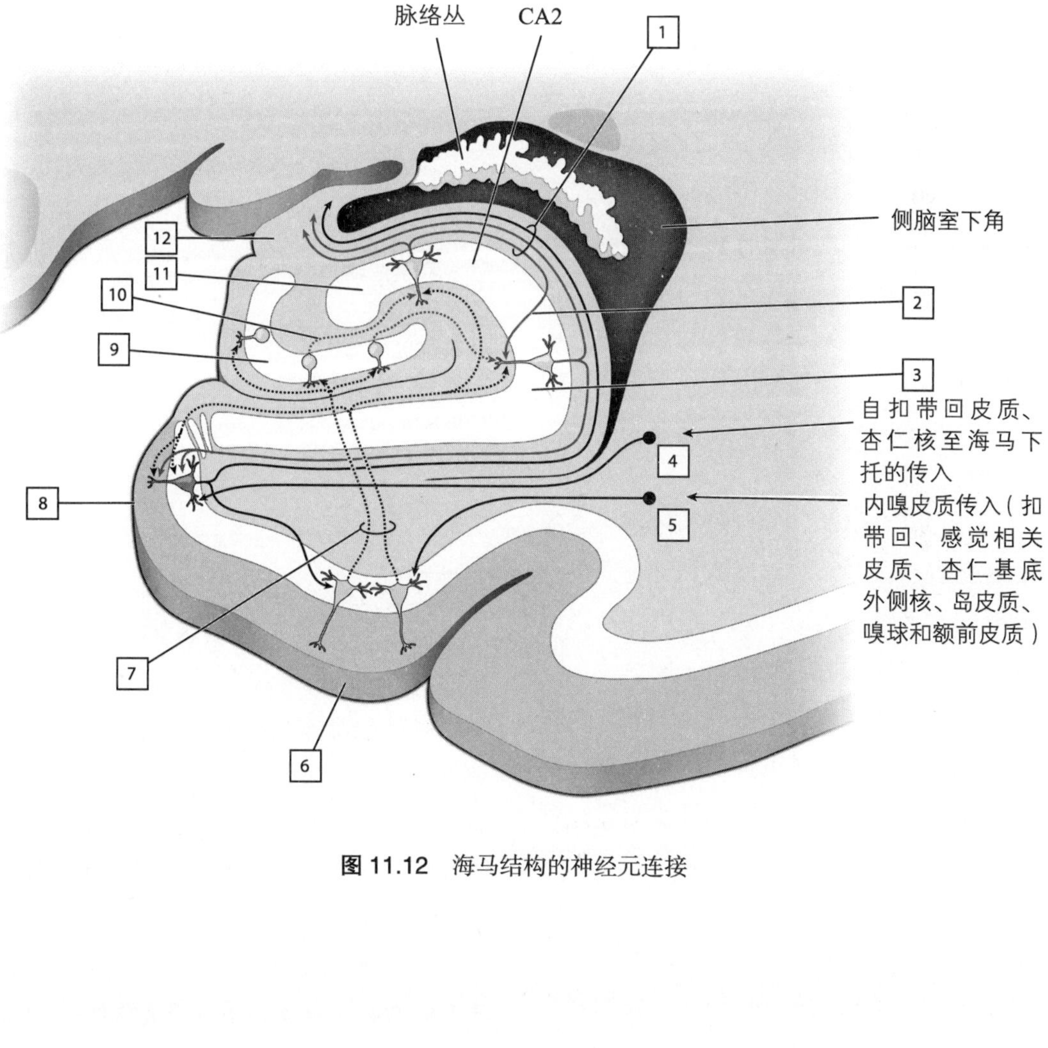

图 11.12　海马结构的神经元连接

13 杏仁核的主要传入联系

杏仁核是位于颞叶前侧和内侧的一个杏仁形状的区域。它包含许多皮质下核团，包括杏仁核的基底外侧和皮质内侧群（接收传入和发出传出联系），以及杏仁核的中央核（主要向脑干区域发出传出联系）。皮质内侧核的传入联系主要来自皮质下边缘结构，比如隔核、下丘脑核（腹内侧核、下丘脑外侧区）、丘脑板内核和背内侧核、终纹床核、嗅球、许多自主神经核团、脑干的去甲肾上腺素能核团和五羟色胺能核团。基底外侧核的传入联系主要来自皮质区域，包括感觉联合皮质、前额皮质、扣带回皮质和下托。中央杏仁核主要接收来自皮质内侧和基底外侧核团的其他杏仁核。

杏仁复合体与外侧刺激和内部状态的情感解释有关系。它对刺激和环境提供个体性解释和情感反应，尤其是那些与恐惧和厌恶情景相关的。根据过去的经历，一只大狗的突然出现会激起或恐惧或令人愉快的熟悉的感觉。在电梯里移动的感觉可激起恐惧反应，伴随着交感神经兴奋。杏仁核是恐惧调节的一个主要成分，每侧杏仁核都有功能作用。在一些学习中，刺激右侧杏仁核会激起消极情感（比如恐惧和悲伤），而刺激左侧杏仁核有时会激起令人愉快的情感。右侧可能与情景记忆有关，伴随着过去事件的情感回忆和感觉经历，这个记忆不一定必须是有意识的，可以无意识地引起一种激活状态。这种被一次经历激起的情感唤醒会加强对此次经历的记忆回顾，通过基底外侧核介导，如 James McGaugh 的工作所示。

请给下列结构涂色，每种结构涂不同的颜色

☐ 1. 终纹床核
☐ 2. 扣带皮质
☐ 3. 丘脑核（板内、背内侧）
☐ 4. 脑干传入
☐ 5. 下托
☐ 6. 感觉联合皮质
☐ 7. 杏仁基底外侧核
☐ 8. 杏仁皮质内侧核
☐ 9. 嗅球
☐ 10. 前额皮质
☐ 11. 隔核

临床意义

来自观察杏仁核损害影响的数据，比如 Klüver–Bucy 综合征，证实有恐惧缺失，对刺激迟钝的情感反应（甚至危险的刺激），无能力识别熟悉的物体，口部活动过度。对人类影响的研究提示左侧杏仁核可能参与了社会性焦虑、创伤后应激、强迫症、和无法从他人面部表情中察觉恐惧。一些研究者已经报道了杏仁核在情商和个体空间侵害认知中有重要作用。

对动物模型的实验刺激研究也提示杏仁核在攻击性互动和性行为中的作用。

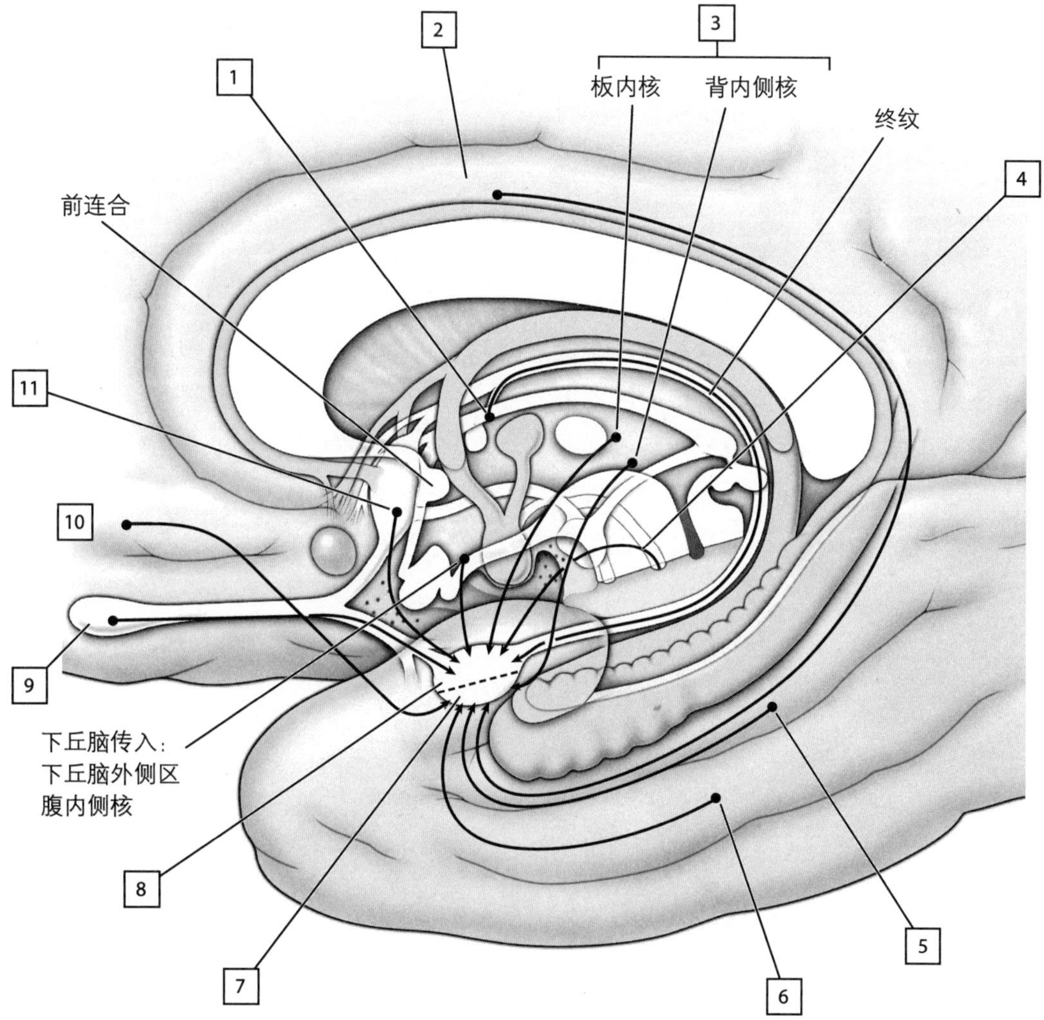

图 11.13　杏仁核的主要传入联系

14 杏仁核的主要传出联系

杏仁皮质内侧核的传出联系通过终纹主要投射到皮质下边缘结构，包括隔核、丘脑背内侧核、下丘脑核、终纹床核、伏核和吻侧纹状体（其中许多传入杏仁核）。杏仁基底外侧核的传出联系通过杏仁核腹侧传出通路投射到皮质区（包括额皮质、扣带回皮质、颞下皮质、下托、内嗅皮质）和皮质下边缘结构（隔核、下丘脑核、无名质胆碱能基底核）。中央杏仁核接受来自其他杏仁核的传入，投射轴突通过杏仁核腹侧传出通路到脑干自主和单胺能（去甲肾上腺素能和五羟色胺能）神经核团、丘脑中缝核、终纹床核和胆碱能基底核。中央杏仁核的连接控制用来执行情感反应和杏仁核活动激发反应的脑干和脊髓装置。

请给下列结构涂色，每种结构涂不同的颜色

- □ 1. 吻侧纹状体
- □ 2. 扣带皮质
- □ 3. 丘脑背内侧核
- □ 4. 终纹床核
- □ 5. 终纹
- □ 6. 至脑干自主和单胺能神经核团的通路
- □ 7. 颞下皮质
- □ 8. 下托
- □ 9. 内嗅皮质
- □ 10. 中央杏仁核
- □ 11. 杏仁基底外侧核
- □ 12. 杏仁皮质内侧核
- □ 13. 杏仁核腹侧传出通路
- □ 14. 伏核
- □ 15. 隔核
- □ 16. 下丘脑核

临床意义

刺激杏仁核已经应用于癫痫手术。刺激皮质内侧杏仁核导致冻僵反应，停止一切自主活动（可以在突然发现捕食者的猎物身上看到），姿势机械化，比如噘嘴和副交感神经激活（导致排尿和排便）。刺激基底内侧核导致报警响应，伴随警觉和观测环境。这种反应可能是为战斗或逃跑反应做准备。这些反应体现了杏仁核对脑干和脊髓环路的指导，这些环路是实现环境刺激和情景的情绪解释所激发的期望的行为反应。条件性恐惧反应和对应激或潜在危险形势的反应要求 ANS、内分泌系统和行为反应的运动器官的整合反应。

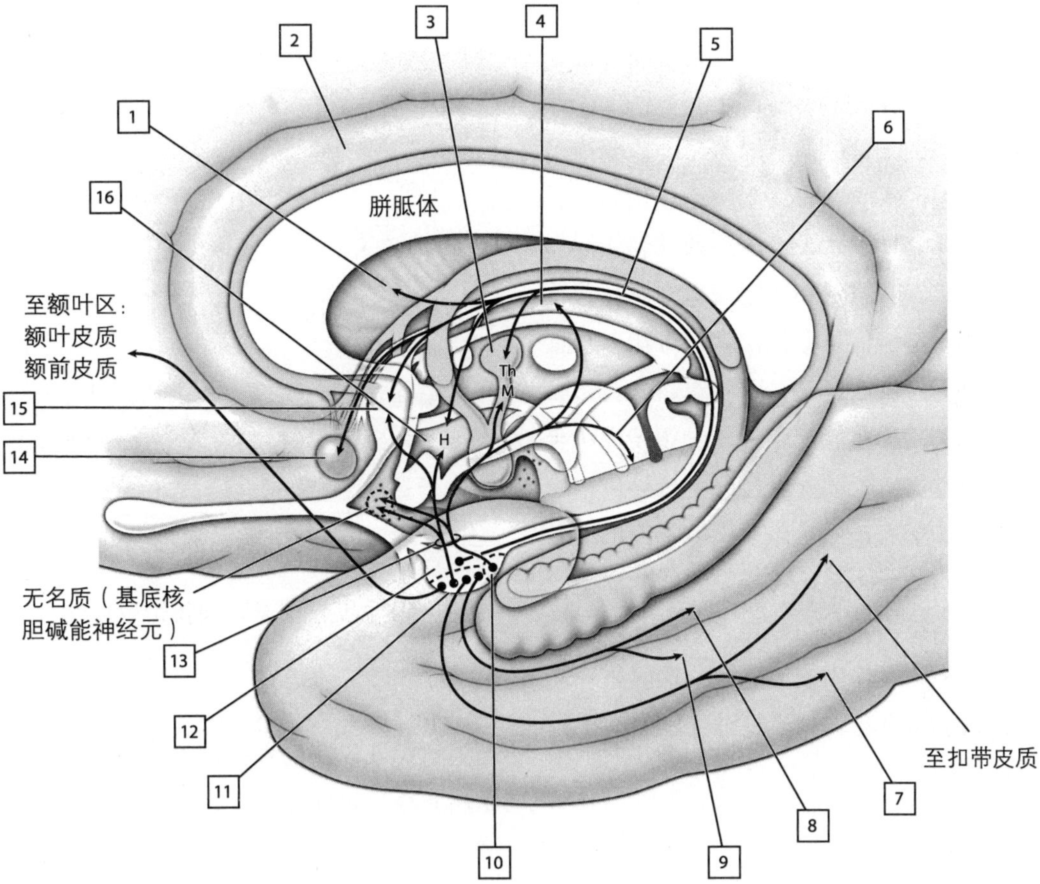

H= 下丘脑：
视前区
下丘脑前区
腹内侧核
下丘脑外侧区
室旁核

Th= 丘脑：
背内侧核

M= 丘脑中线核

图 11.14　杏仁核的主要传出联系

15 扣带皮质

扣带皮质位于胼胝体中间部分的上方，由前部和后部组成。前扣带皮质有助于调节自主和内脏功能（消化、心血管、呼吸、瞳孔反应），有助于调节情感，处理不舒服的或情绪的状况，帮助监测错误和不完整的反应，有助于决策和预测。后扣带皮质有助于意识、内在的被动认知、关注焦点，在思考和规划未来方面起着重要作用，参与情景记忆检索，可能参与意识疼痛的严重性。

至扣带皮质的传入起源于额皮质联合区、顶叶皮质、颞叶皮质、下托隔核、丘脑背内侧核前核。从扣带皮质的传出投射到额皮质联合区、顶叶皮质、颞叶皮质、边缘前脑结构，比如海马、下托、内嗅皮质、杏仁基底外侧核和隔核。这些边缘前脑区域利用下丘脑和自主神经联系实现行为的影响。

请给下列结构涂色，每种结构涂不同的颜色

- □ 1. 前扣带皮质
- □ 2. 顶叶皮质联合区
- □ 3. 后扣带皮质
- □ 4. 颞叶皮质联合区
- □ 5. 下托
- □ 6. 内嗅皮质
- □ 7. 海马
- □ 8. 杏仁基底外侧核
- □ 9. 隔核
- □ 10. 额皮质联合区
- □ 11. 胼胝体中间部分
- □ 12. 丘脑背内侧核和前核

临床意义

在病理状态可以看到扣带皮质病变，也可为了减轻严重的疼痛，或者减轻严重的精神紊乱，比如失能的焦虑、强迫症、顽固的抑郁，通过外科手术损毁。扣带皮质病变导致对痛和其他的与强烈情感相关的感觉漠不关心。这种病变也产生对社会的冷漠，缺乏对未来的关心，缺乏对决策的关心，消除讲话中的情感语调。有扣带皮质损伤的个体经历了显著的人格改变。

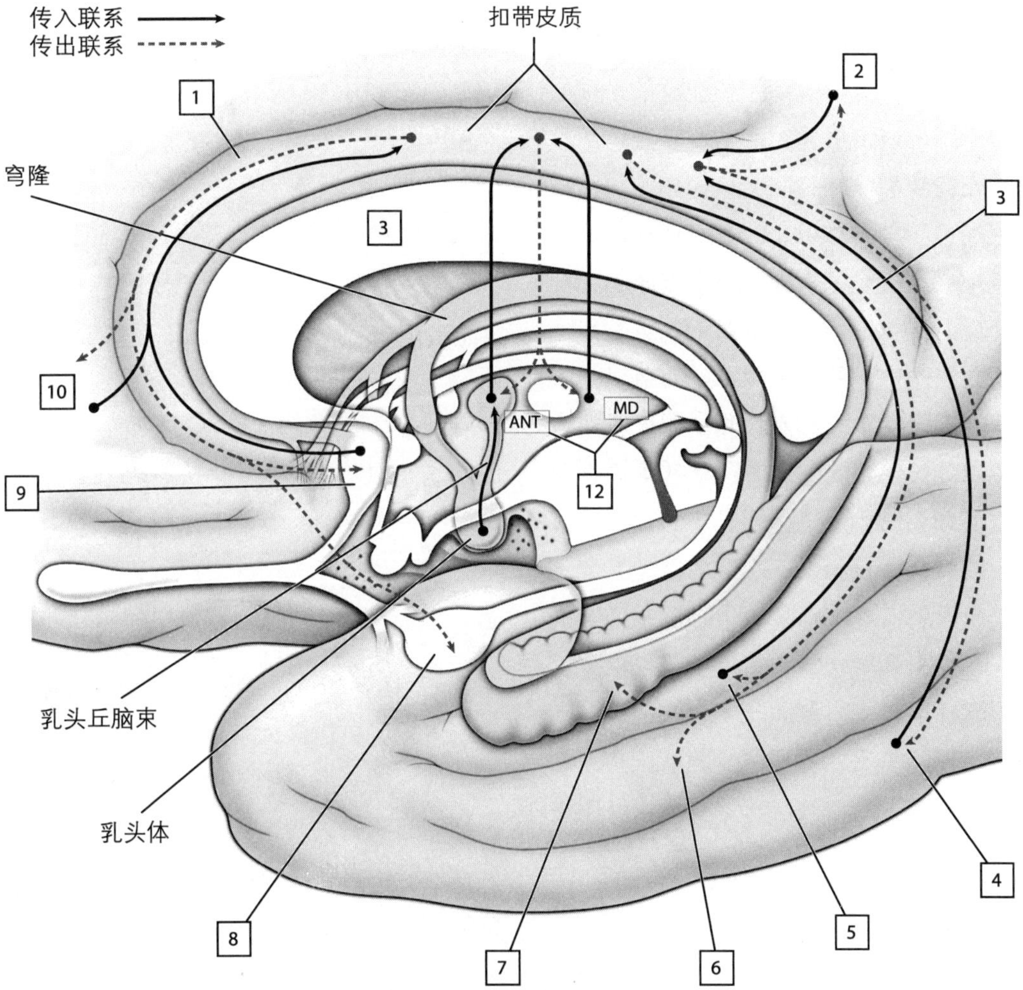

ANT= 丘脑前核
MD= 丘脑背内侧核

图 11.15　扣带皮质

16 嗅觉通路

发自嗅上皮的双极神经元的初级感觉嗅觉轴突能探测有气味的分子并将这些分子信号翻译成神经信号。轴突（嗅神经纤维）的中枢部分通过筛板在嗅球的小球层和嗅小球形成突触（突触结构复合体）。嗅神经纤维和簇状细胞、僧帽细胞树突形成突触，这是嗅觉系统的次级感觉神经元，产生嗅束投射。球周细胞充当嗅球的中间神经元。颗粒细胞与簇状和僧帽细胞形成联系并影响它们的兴奋性。来自蓝斑的去甲肾上腺素能投射和来自吻侧中缝核的五羟色胺能投射也能够调节簇状和僧帽神经元以及球周细胞的兴奋性。

嗅束绕过丘脑，不像其他感觉系统。嗅束投射轴突到嗅前核、伏核、钩回（初级嗅皮质）和杏仁核周围皮质、杏仁皮质内侧核、内嗅皮质侧面。嗅皮质与眶额叶皮质、岛叶皮质、海马和外侧下丘脑互相联系，与重要的内脏、情绪和行为反应进行整合。

请给下列结构涂色，每种结构涂不同的颜色

- □ 1. 嗅神经纤维
- □ 2. 嗅球
- □ 3. 筛板（筛骨的）
- □ 4. 嗅前核
- □ 5. 嗅束
- □ 6. 嗅上皮的双极神经元
- □ 7. 杏仁周围皮质
- □ 8. 外侧内嗅皮质
- □ 9. 杏仁核
- □ 10. 钩回
- □ 11. 颗粒细胞
- □ 12. 簇状和僧帽细胞
- □ 13. 球周细胞
- □ 14. 嗅小球

临床意义

初级嗅球神经元能探测成千上万的特定分子构型，以向大脑发出独特的嗅觉信号刺激。嗅觉形成不是通过丘脑详细的分析环路和深入的皮质分析，而是直接进入和情感翻译、行为反应、气味对其尤为重要的下丘脑内脏活动和适时的自主反应相关的边缘区。该系统参与对生存十分重要的行为和活动，包括食物获取、食欲、领域防卫、放松或警觉反应、恶心和许多其他反应，以及对潜在的威胁或危险的反应。气味信息必须快速地、恰当地整合运动、自主和神经内分泌部分。

嗅觉系统能为了实现许多有益的、健康相关的效果而被激活。通过鼻腔吸入治疗性的给药装置释放的气味分子，能够改善食欲、放松、抑制恶心(因为癌症化疗)、减轻充血、保持警觉和注意力，以及许多其他的效果。嗅觉反应是迅速、特异（通过从边缘—海马—自主环路特异的连接）和持久的（有时 2 个小时）。

嗅沟和蝶嵴脑膜瘤可损伤嗅束和嗅球，产生 Foster–Kennedy 综合征（同侧嗅觉缺失，压力损伤导致同侧视神经萎缩，升高的颅内压引起视神经盘水肿）。嗅球和嗅束也能够被其他肿瘤（胶质瘤）、发生在 Willis 环的动脉瘤和脑膜炎损伤。

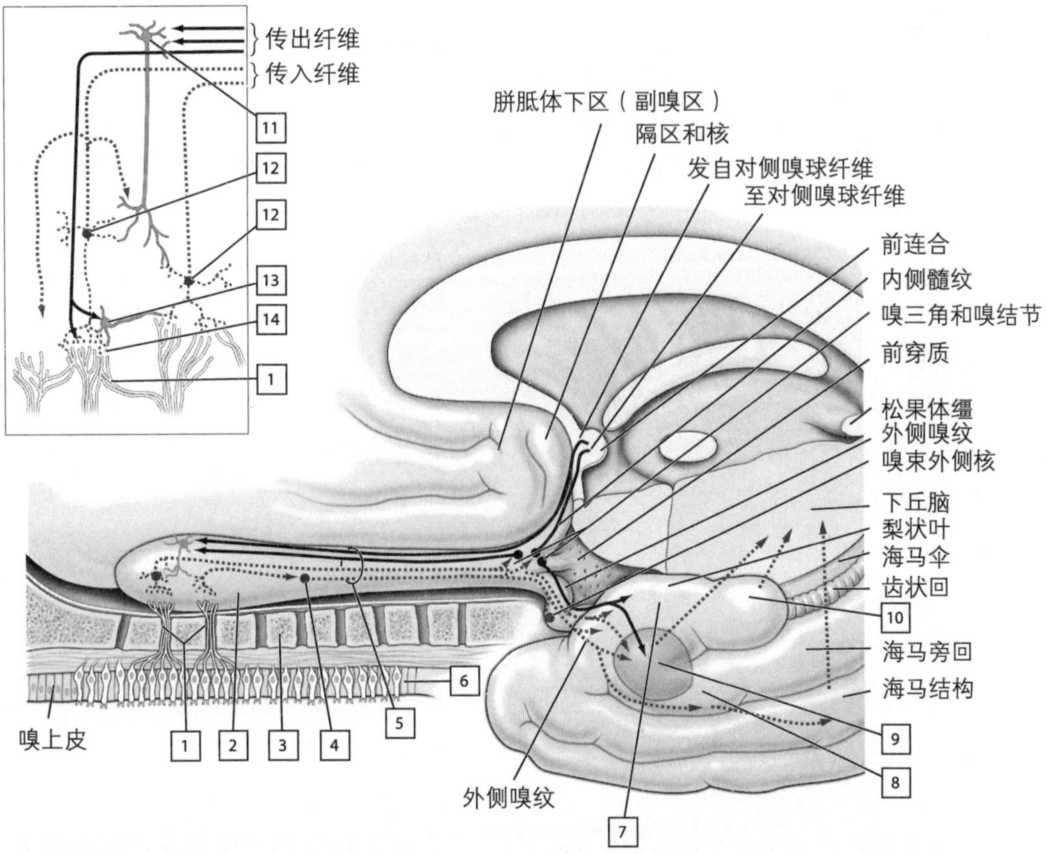

图 11.16　嗅觉通路

复习题

1. 在下列哪种情况下，会出现同一区域痛觉、精细触觉、辨别触觉的丧失？

A. 外周神经系统的脱髓鞘损伤（吉兰—巴雷综合征）

B. 脊髓半横断（Brown–Séquard）损伤

C. 延髓下部椎动脉旁中支缺血性卒中

D. 外侧延髓干卒中（小脑后下动脉）

E. 内囊后肢缺血性卒中

2. 下列哪个脑干下运动神经元群仅接受来自对侧皮质球束的传入？

A. CNN Ⅲ

B. CNN Ⅴ

C. 支配颜面上部的 CNN Ⅶ

D. 支配颜面下部的 CNN Ⅶ

E. CNN Ⅻ

3. 颅前窝血肿或水肿会导致脑疝，从而减轻对前脑和中脑的影响。患者会因为下列哪个系统的去抑制而出现去大脑姿势？

A. 皮质脊髓束

B. 红核脊髓束

C. 前庭脊髓外侧束

D. 延髓网状脊髓束

E. 齿状核向红核的投射

4. 皮质哪个区域参与调节计划与推理、预期目标驱动的行为以及社交行为？

A. 前额叶皮质

B. 前扣带回皮质

C. 后扣带回皮质

D. 内嗅皮质

E. 岛叶皮质

5. 皮质哪个区域参与意识、身体稳态、躯体感觉（温度、膀胱充盈、腹部牵张）、情绪反应，如哭、笑？

A. 前额叶皮质

B. 眶额皮质

C. 后扣带回皮质

D. 海马旁皮质

E. 岛叶皮质

6. 下列哪个室周器官是水平衡和渴感觉的重要调节器官？

A. 终板血管器

B. 连合下器

C. 最后区

D. 松果体

E. 中间隆起

7. 下列哪个边缘前脑区域同时参与对内、外刺激的情绪“翻译”？

A. 前额叶皮质

B. 伏隔核

C. 海马结构

D. 杏仁核

E. 内嗅皮质

8. 哪个初级感觉束路携带牙痛的信息？

9. 哪个听觉结构在声音的水平侧方定位中起关键作用？

10. 哪个束路在眼球运动中连接脑运

动核团与前庭核团?

11. 下丘脑哪个核团调节日间节律?

12. 视觉系统哪个部位损害会导致对侧上 1/4 视野的视觉障碍(象限盲)?

13. 大脑哪个部位是控制眼球垂直和斜向运动的中心?

14. 一个后窝肿瘤患者，存在肢体共济失调、辨距不良、排尿困难、交替直线行走改变、构音障碍。请问是哪个结构的损害?

15. 基底节的哪个部位直接调节丘脑皮质活动?

16. 哪些物质从中间隆起的接触带释放到下垂体门脉系统?

17. 哪个室周器官在调节恶心呕吐中起重要作用?

18. 海马结构的哪个区域对于缺血特别敏感? 哪个区域对于糖皮质激素水平特别敏感?

19. 哪个感觉系统的信息主要通过边缘结构处理并避开了丘脑皮质环路的精细分析?

答　案

1. E
2. D
3. C
4. A
5. E
6. A
7. D
8. CN V的下行束路
9. 上橄榄复合体
10. 内侧纵束
11. 视交叉上核
12. 颞叶的迈耶环
13. Cajal 间质核
14. 小脑、外侧大脑半球
15. 苍白球
16. 调节垂体前叶激素的释放和抑制激素
17. 最后区
18. CA1 区，CA3 区
19. 嗅觉